大医传承文库

全国名老中医
效方名论

主编　谷晓红

全国百佳图书出版单位
中国中医药出版社
· 北 京 ·

图书在版编目（CIP）数据

全国名老中医效方名论 / 谷晓红主编 . —北京：
中国中医药出版社，2023.12
（大医传承文库）
ISBN 978-7-5132-7954-3

Ⅰ . ①全… Ⅱ . ①谷… Ⅲ . ①验方—汇编—中国—现
代 Ⅳ . ① R289.5

中国版本图书馆 CIP 数据核字（2022）第 231748 号

中国中医药出版社出版

北京经济技术开发区科创十三街 31 号院二区 8 号楼
邮政编码　100176
传真　010-64405721
保定市中画美凯印刷有限公司印刷
各地新华书店经销

开本 710×1000　1/16　印张 37　字数 543 千字
2023 年 12 月第 1 版　2023 年 12 月第 1 次印刷
书号　ISBN 978 - 7 - 5132 - 7954 - 3

定价　169.00 元
网址　www.cptcm.com

服 务 热 线　010-64405510
购 书 热 线　010-89535836
维 权 打 假　010-64405753

微信服务号　zgzyycbs
微商城网址　https://kdt.im/LIdUGr
官 方 微 博　http://e.weibo.com/cptcm
天猫旗舰店网址　https://zgzyycbs.tmall.com

如有印装质量问题请与本社出版部联系（010-64405510）

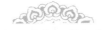

《全国名老中医效方名论》
编委会

顾 问（按姓氏笔画排序）

王 琦	王小云	王永炎	王庆国	王素梅	王道坤	王毅刚
韦企平	尹常健	艾儒棣	田金洲	田维柱	田德禄	白长川
冯建华	吕仁和	朱宗元	刘大新	刘伟胜	刘茂才	刘宝厚
刘铁军	刘瑞芬	刘德玉	刘燕池	米子良	孙申田	孙树椿
杜怀棠	李 莹	李 培	李曰庆	李立新	李佃贵	李素卿
李景华	杨积武	杨霓芝	肖承悰	何成瑶	何晓晖	沈舒文
宋爱莉	张之文	张西俭	张鸣鹤	张学文	张静生	陈彤云
陈学忠	武维屏	范永升	林 毅	罗 玲	罗才贵	周耀庭
郑卫琴	郑绍周	项 颗	赵继福	胡天成	南 征	段亚亭
姜良铎	姚乃礼	高益民	郭维琴	黄文政	曹玉山	商宪敏
彭建中	曾定伦	路志正	臧福科	廖志峰	禤国维	

主 编

谷晓红

副主编

翟双庆	高彦彬	冯全生	徐云生	丁 霞	窦 豆	于 河

编　委 （按姓氏笔画排序）

《大医传承文库》
顾　问

顾　问（按姓氏笔画排序）

丁　樱	丁书文	马　骏	王　烈	王　琦	王小云	王永炎
王光辉	王庆国	王素梅	王晞星	王辉武	王道坤	王新陆
王毅刚	韦企平	尹常健	孔光一	艾儒棣	石印玉	石学敏
田金洲	田振国	田维柱	田德禄	白长川	冯建华	皮持衡
吕仁和	朱宗元	伍炳彩	全炳烈	危北海	刘大新	刘伟胜
刘茂才	刘尚义	刘宝厚	刘柏龄	刘铁军	刘瑞芬	刘嘉湘
刘德玉	刘燕池	米子良	孙申田	孙树椿	严世芸	杜怀棠
李　莹	李　培	李曰庆	李中宇	李世增	李立新	李佃贵
李济仁	李素卿	李景华	杨积武	杨霓芝	肖承悰	何立人
何成瑶	何晓晖	谷世喆	沈舒文	宋爱莉	张　震	张士卿
张大宁	张小萍	张之文	张发荣	张西俭	张伯礼	张鸣鹤
张学文	张炳厚	张晓云	张静生	陈彤云	陈学忠	陈绍宏
武维屏	范永升	林　兰	林　毅	尚德俊	罗　玲	罗才贵
周建华	周耀庭	郑卫琴	郑绍周	项　颗	赵学印	赵振昌
赵继福	胡天成	南　征	段亚亭	姜良铎	洪治平	姚乃礼
柴嵩岩	晁恩祥	钱　英	徐经世	高彦彬	高益民	郭志强
郭振武	郭恩绵	郭维琴	黄文政	黄永生	梅国强	曹玉山
崔述生	商宪敏	彭建中	韩明向	曾定伦	路志正	蔡　淦
臧福科	廖志峰	廖品正	熊大经	颜正华	禤国维	

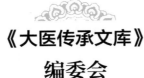

《大医传承文库》
编委会

总 前 言

名老中医经验是中华医药宝库里的璀璨明珠，必须要保护好、传承好、发扬好。做好名老中医的传承创新工作，就是对习近平总书记所提出的"传承精华，守正创新"的具体实践。国家重点研发计划"基于'道术结合'思路与多元融合方法的名老中医经验传承创新研究"项目（项目编号：2018YFC1704100）首次通过扎根理论、病例系列、队列研究以及数据挖掘等定性定量相结合的多元融合研究方法开展名老中医的全人研究，构建了名老中医道术传承研究新范式，有效地解决了此前传承名老中医经验时重术轻道、缺乏全面挖掘和传承的方法学体系和研究范式等问题，有利于全面传承名老中医的道术精华。

在项目组成员共同努力下，最终形成了系列专著成果。《名老中医传承学》致力于"方法学体系和范式"的构建，是该项目名老中医传承方法学代表作。本书首次提出了从"道"与"术"两方面来进行名老中医全人研究，并解析了道术的科学内涵；介绍了多元融合研究方法，阐述了研究实施中的要点，并列举了研究范例，为不同领域的传承工作提供范式与方法。期待未来更多名老中医的道术传承能够应用该书所提出的方法，使更多名老中医的道术全人精华得以总结并传承。本书除了应用于名老中医传承，对于相关领域的全人研究与传承也有参考借鉴作用。基于扎根理论、病例系列等多元研究方法，项目研究了包括国医大师、院士、全国名中医、全国师承指导老师等在内的136位全国名老中医的道与术，产出了多个系列专著。在"大医传承文库·对话名老中医系列"中，我们邀请名老中医讲述成才故事、深入解析名老中医道术形成过程，让读者体会大医精诚，与名老中医隔空对话，仿佛大师就在身边，领略不同大医风采。《走近国医》由课题组负责人、课题组骨干、室站骨干、研究生等组成的编写团队完成，阐述从事本研究工作中的心得体会，展现名老中医带给研究者本人的收获，以期从侧面展现名老中医的道术风采，并为中医科研工作者提供启示与思考。《全国名老中医效方名论》汇集了 79 位全国名老中医的效方验方名论，是每位名老中医擅治病种的集中体现，荟萃了名老中医本人的道术大成。"大医传承文库·疑难病名老中医经验集萃系列"荟萃了以下重大难治病种著作：《脑卒中全国名老中医治验集萃》《儿科病全国名老中医治验集萃》《慢性肾炎全国名老中医治验集萃》《慢性肾衰竭全国名老中医治验集萃》《2 型糖尿病全国名老中医治验集萃》《慢性肝病全国名老中医治验集萃》《慢性阻塞性肺疾病全国名老中医治验集萃》《免疫性疾病全国名老中医治验集萃》《失眠全国名老中医治验集萃》《高血压全国名老中医治验集萃》《冠心病全国名老中医治验集萃》《溃疡性结肠炎全国名老中医治验集萃》《胃炎全国名老中医治验集萃》《肺癌全国名老中医治验集萃》《颈椎病全国名老中医治验集萃》。这些著作集中体现了名老中医擅治病种的精粹，既包括学术思想、学术观点、临证经验，又有典型病例及解读，可以从书中领略不同名老中医对于同一重大难治病的不同观点和经验。"大医传承文库·名老中医带教问答录系列"通过名老中医与带教弟子一问一答的形式，逐层递进，层层剖析名老中医诊疗思维。在师徒的一问一答中，常见问题和疑难问题均得以解析，读者如身临其境，深入领会名老中医临证思辨过程与解决实际问题的思路和方法，犹如跟师临证，印象深刻、领悟透彻。"大医传承文库·名老中医经验传承系列"在扎根理论、处方挖掘、典型病例等研究结果的基础上，生动还原了名老中医的全人道术，既包含名老中医学医及从医过程中的所思所想，突出其成才之路，充分展现了其学术思想形成的过程及临床诊疗专病的经验，又讲述了名老中医的医德医风等经典故事，总结其擅治病种的经验和典型医案。"大医传承文库·名老中医特色诊疗技术系列"展示了名老中医的特色诊法、推拿、针灸等特色诊疗技术。

以上各个系列的成果，期待为读者生动系统地了解名老中医的道术开辟新天地，并为名老中医传承事业做出一份贡献。

以上系列专著在大家协同、团结奋斗下终得以呈现，在此，感谢科技部重点研发计划的支持，并代表项目组向各位日夜呕心沥血的作者团队、出版社编辑人员一并致谢！

总主编　谷晓红
2023 年 3 月

序

　　临床疗效是检验中医科学性的唯一标准。名老中医是当代中医临床和科技水平的优秀代表，在他们卓越的临床疗效中必然蕴含着高水平的科学内涵。名老中医的独到之处是善于把中医理论与临床实践相结合，从细微之处抓住事物的本质，形成巧妙的构思、严谨的逻辑、准确的遣方用药，从而在长期的临床实践中形成了自己独特的观察问题、分析问题的视角。对名老中医鲜活而实用的经验进行总结、提炼，继承和发扬他们的辨证思维方法，对于丰富和发展中医学术思想，提高临床水平，培养优秀中医临床人才，既生动又实用。

　　在中医学发展史上师承教育是中医延续和发展的主要形式，中医师承教育与中医学同步诞生，通过父传子受、师授徒承等方式，一代又一代中医药后起之秀在前辈老中医药专家的悉心培养下茁壮成长，中医学得以代代相传，不断发扬光大。名医传承工作，不仅仅是向名老中医学习一方一术，也不是单纯的经验总结，而是遵循中医药发展的规律，传承精华，守正创新的伟大工程。通过总结临床经验、研究学术思想、创新传承方法，对名老中医经验进行系统挖掘，揭示本质，发现规律，有利于优秀人才的成长和临床水平的提高，为中医药事业的发展提供了不竭的动力和源泉。

　　党的十八大以来，我国中医药事业稳步发展，传统医学与现代科技的结合日益紧密。中医药学的传承、发扬和创新，因现代科技的融入迎来了新的机遇。名老中医临床经验、学术思想的传承研究，属于研究型继承，大数据、智能化、云计算等新方法、新技术的融入，为我们提供了锐利的武器。

　　现代科技对名老中医经验开展研究的最基本模式就是用科学的方法完整采集和储存名老中医临床经验并进行整理、分类和挖掘，筛选凝练出能体现名老中医精华的特殊的辨证方法、特色疗法、有效方药、诊疗技术等实用方案，通过系统科学评价取得循证医学数据并进行大范围推广。谷晓红教授团队编著的《全国名老中医效方名论》，荟萃了79名国家级名老中医的宝贵临床经验精华，是总结名老中医有效方药的又一个标志性成果。不仅通过"方论解析""临床发挥""专家按语"等栏目将名老中医的学术思想进行了深入阐发，也在"参考资料"等栏目引用了名医传承工作室站对于名老效方的临床研究验证和循证数据，读者可根据自身需要进一步深入阅读。

重视中医药传承、加强名老中医经验保护挖掘工作，不仅能够提高中医药临床诊疗和学术发展水平，而且能提高中医药养生保健能力，又能有利于弘扬中华民族优秀传统文化和新一代名医的培养。期待我们在未来的工作中为名老中医传承事业做出更多贡献，也期待读者们能够通过这本效方集领悟名老中医学术思想，涌现出更多的名医，在学术理论和临床水平方面都更上层楼。

李振吉于北京

壬寅年七月

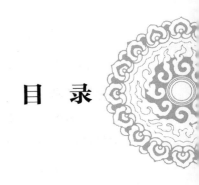

目　录

泌尿系统疾病

皮肤科疾病

妇科疾病

儿科疾病

骨伤科疾病

肿瘤科疾病

耳鼻喉科疾病

眼科疾病

精神科疾病

其他

循环系统疾病

冠心病

化浊祛湿通心方——路志正

一、专家简介

路志正（1920—2023）男，主任医师，中国中医科学院广安门医院研究员，首届国医大师，中华中医药学会风湿病分会终身名誉主任委员、心病分会原副主任委员。幼承家学，通古博今，悬壶济世80余载，发展中医脾胃论与湿病理论，提出"持中央，运四旁，怡情志，调升降，顾润燥，纳化常""北方亦多湿邪论"，阐发燥痹理论，擅长从脾胃及整体论治中医内、妇、儿科等疑难病。有《路志正医林集腋》《中医湿病证治学》《路志正医学丛书》等著作出版。

治学格言：满招损，谦受益。

行医准则：以爱心、细心、耐心对待患者，珍惜患者的信任，详细诊查，缜密思考，整体治疗。

最推崇的古代医家：张元素、李东垣、叶天士。

最喜读的著作：《医学启源》《脾胃论》。

最擅长治疗的疾病：脾胃病、心病、风湿病、疑难病。

最常用的方剂：枳术丸、清暑益气汤（《脾胃论》）、三仁汤、藿朴夏苓汤、宣痹汤等。

最善用的药物：太子参、白术、苍术、半夏、厚朴、枳实、炒杏仁、薏苡仁、黄连、茵陈等。

二、效方

（一）来源

1973 年，在路志正多次申请和坚持下，他终于回归本行，离开卫生部中医司，调入广安门医院内科工作，心无旁骛地从事中医心肺疾病、风湿病、疑难病的诊治与研究。他重视脾胃与湿邪，擅调理脾胃、祛湿化浊。1976 年，男性患者贾某，因冠心病反复多次住院，使用了当时多种中西药物以"活血化瘀"或"扩张冠脉"，却不能完全缓解，遂请路老会诊。路老察其胸闷痞塞，纳呆恶心，舌淡胖，苔厚腻，脉沉细小滑，认为是湿浊中阻，上遏胸阳，拟芳化湿浊、健脾祛痰方。患者服药 3 天后症状缓解，7 天出院，继于门诊调治，未再复发。路老对此感触颇深，萌发了调理脾胃治疗胸痹心痛的思路。其后，展开湿病证治及调理脾胃法治疗胸痹心痛方面多项课题研究，化浊祛湿通心方是其代表方，并获 2009 年"973 计划"等课题支持，进行了"化浊祛湿通心方配伍规律及作用机理研究"。

（二）组成

藿梗 10g（后下），苏梗 10g（后下），厚朴 10～12g，炒杏仁 9g，白豆蔻 6g（后下），菖蒲 10～12g，郁金 9～12g，茵陈 12g，茯苓 15～20g 等。

（三）功效

芳香化湿，健脾宁心。

（四）适应证

1. 湿浊痹阻之胸痹心痛（冠心病心绞痛等）
胸闷重而心痛轻，阴雨雾霾天加重，舌质暗，苔白腻，脉沉缓或沉滑。

2. 湿浊痹阻之血浊（高脂血症等）

头晕昏沉，肢体困倦，舌质暗，苔白腻，脉沉缓或沉滑。

（五）使用方法

本方适用于脾胃失调，纳化失常，湿浊内生，痹阻心脉，或湿浊中阻，凝聚为痰，痰瘀互结，阻塞脉道，痹遏胸阳而形成的胸痹。临床特点为胸闷重而心痛轻，阴雨雾霾天加重，舌质暗，苔白腻，脉沉缓或沉滑。重在化痰浊而宣痹痛，醒中州而化湿浊。若兼脾虚者，加党参、炒白术；兼湿热重者，加苦参；兼寒湿重者，加薤白、苍术等；痰湿重者，加清半夏、陈皮；兼血瘀重者，加丹参、红花、檀香、砂仁。本方药性以芳香为主，注意轻煎后下，每次煎煮时间以 20 ～ 30 分钟为宜。

（六）注意事项

运用本方过程中，若湿浊渐化，呈现舌淡嫩红、舌苔薄腻或少苔，气阴两虚显露者，酌减藿梗、苏梗、白豆蔻，厚朴改厚朴花 10g，酌加太子参 12g，麦冬 12g，黄精 12g，丹参 15g。

（七）方歌

化浊祛湿通心方，苏藿二梗茯茵菖。

厚朴杏子郁豆蔻，胸痹心痛血浊尝。

三、名论

（一）方论解析

本方由《医原》藿朴夏苓汤、《温病全书》菖蒲郁金汤化裁，从治湿温借鉴变通用于内伤湿浊瘀阻之胸痹、心痛、血浊。方中藿香梗气味芳香，化湿醒脾，理气和胃；紫苏梗辛香温通，舒郁和胃，理气宽胸；厚朴辛散苦降，下气除满，燥湿化痰；厚朴与藿香梗、紫苏梗配用，升降相宜，复脾胃之升降，以散湿浊之邪，共为君药。方中杏仁开宣肺气，通调水道，气化则湿化；白豆蔻芳香气清，宣滞宽胸，化湿行气，为中上二焦寒湿气滞之要药；石菖蒲辛香气温，入心肝经，能化痰湿、通心窍、和中辟秽；茯苓甘淡，健脾渗湿，宁心安神；茵陈苦辛微寒，善清利脾胃肝胆湿热；四药合用，宣上、畅中、渗下，以加强祛湿化浊之功，共为臣药。郁金辛苦寒，归肝心肺经，行气化瘀，清心解郁、疏肝利胆，与菖蒲共组对药，善理气通络，宣窍解郁，共为佐药。诸药相合共奏芳香化湿、健脾宁心、通气宣窍之效，如此脾胃健运，心身气机调畅，湿浊痰瘀自消，胸痹心痛缓解。

（二）临床发挥

胸痹心痛的致病因素及其病机、证候有多种，然而随着社会经济飞速发展，信息化快节奏，物质生活富足，人们过度饮食、思虑紧张、少动久坐，每致肝郁脾虚，脾胃失运，湿浊阻滞，聚而生痰，痹遏胸阳，气机不利，心脉不畅，由此可引发胸痹心痛。临床以胸闷重、心痛轻，阴雨雾霾天加重，舌质暗、苔白腻，脉沉缓或沉滑等为特点。"食气入胃，浊气归心，淫精于脉"（《素问·经脉别论》）。若过度饮酒、嗜食肥甘，则困遏脾阳，脾不升清，胃不降浊，水谷不化精微，脾不散精而变为湿浊，浊聚成痰，痰瘀互结，形成"血脂异常"之血浊，进而阻滞气机，闭塞血脉，正是引发胸痹心痛的重要机制。"高脂血症"属于中医血浊，以肥胖、乏力、睡眠鼾声、食后困倦、头晕头重、头面油垢、咯吐痰涎、脘痞腹胀、大便黏滞、舌暗苔腻为常见证候。血浊系脾胃运化失常的产物，湿、浊、痰、瘀相互搏结，阻滞气机，痹遏胸阳，阻塞心之脉络，终致"冠状动脉粥样硬化性心脏病"的发生，可形成中医胸痹心痛。因此，治疗现代胸痹心痛应以调理脾胃为主导，针对湿浊或血浊这一关键病机，我们拟制了化浊祛湿通心方，体现了未病先防、治病求本的思想。

四、验案

（一）医案记录

贾某，男，51 岁，工人，北京籍，1976 年 5 月 25 日初诊。患者于 1974 年开始经常胸闷，气短，心悸，心前区阵发性疼痛，伴恶心，纳呆，肢倦乏力，于 1976 年 1 月 7 日症状加重，住院拟诊冠心病，心动过缓（43～56 次/分），Ⅱ度房室传导阻滞，采用益气养血、活血化瘀、理气健中之剂、扩张血管、降脂等药物治疗 3 个月，诸症缓解，心率 60 次/分。出院后半个月，前症复发再次住院，曾服苓桂术甘汤、真武汤未见效，延请路志正会诊。刻诊：胸闷，心悸，阴雨天加重，头晕，目眩，恶心，食少，食后脘闷腹胀，口唇紫暗，舌体胖嫩，苔白厚腻，脉沉迟小滑。中医诊断：胸痹。西医诊断：冠心病、Ⅱ度房室传导阻滞。辨证：湿浊阻遏胸阳。治法：芳化湿浊，健脾祛痰。处方：藿香梗 8g（后下），苏梗 6g（后下），炒杏仁 9g，石菖蒲 12g，郁金 9g，茯苓 15g，姜半夏 9g，炒苏子 9g，路路通 12g。6 剂，水煎服，日 1 剂。

二诊（1976 年 6 月 5 日）：食欲改善，食后脘闷腹胀好转，眩晕减轻，心率 67 次/分，血压 128/80mmHg。既见初效，守方续服 6 剂，出院转门诊治疗。

三诊（1976 年 6 月 16 日）：诸症明显减轻，偶头晕、恶心，肢体倦怠，心率 68 次/分，心电图正常。继上方，加炒苍术 9g，炒白术 9g，山药 12g，赤小豆 30g，生姜 9g，以增健脾祛湿之功，再服 6 剂。

四诊（1976 年 7 月 19 日）：诸症悉除，心率 70 次/分，舌红嫩苔白，脉稍弦。续服前方 6～10 剂，以巩固疗效。追访 1 年病情稳定，未再复发住院。

（二）专家按语

本案患者冠心病、缓慢型心律失常，属胸痹，反复加重，曾住院予益气养血、活血化瘀、理气健中之剂及扩张血管、降脂西药治疗，出院半月后复发，再次住院，又服苓桂术甘汤、真武汤不效。察其胸闷，脘腹胀满，不能饮食，舌质胖嫩，苔白厚腻，脉沉迟小滑。此系痰湿中阻，中虚气滞，升降失常，阻遏胸阳所致。先予芳化湿浊、理气宽胸，藿朴夏苓汤、菖蒲郁金汤化裁，以藿香梗、苏梗、姜半夏、茯苓芳香化湿，健脾和胃；炒杏仁、炒苏子宣肺降气化痰；石菖蒲、郁金、路路通解郁宣窍，宽胸通络。待湿浊渐化，胸阳宣展，胸闷脘胀得缓，继增健脾祛湿之味如苍术、炒白术、山药、生姜等，以治其本，绝湿浊痰瘀之源。通过祛湿化浊、健脾和胃、调畅气机之法，患者病情得以稳定，未再复发住院。

（三）跟诊手记

本案患者男性，51 岁，体型稍胖，面色晦黄，询其个人情况及病史，言少语简，知其为北京某厂工人，工作繁重，家境一般，情绪显沉闷，诉胸闷而痛、心悸反复发作半年，阴雨天加重，伴头晕，目眩，恶心，纳少，食后脘闷腹胀。观其口唇紫暗，舌体胖嫩，苔白厚腻，脉沉迟小滑。路老指出：湿为阴邪，最易阻塞气机，伤人阳气，本案胸痹乃湿浊内阻，气机阻塞，升降失调之证。因湿阻胸阳，而见胸闷、心悸，湿为阴邪，故阴雨天加重；湿浊上蒙清窍则头晕、目眩；湿困脾胃，运化失司，升降失常，则食少、恶心，食后脘腹胀；脾不散精无以充养脏腑、四肢，故神疲、肢倦乏力。体型稍胖，面唇色暗，舌体胖嫩，苔白厚腻，脉沉迟小滑，为痰湿内阻，伏遏阳气、阻塞血络之象。路老还指出：湿性黏腻，不易速去，治宜轻剂芳化，苦辛温化，以化浊祛湿、健脾和胃、调畅气机为法。方中藿香梗、苏梗芳香化浊，理气开胸，用梗善理气通滞；半夏降逆散结，燥湿化痰；茯苓淡渗利湿，健脾养心；菖蒲芳香开窍，化湿祛痰，郁金解郁通络；苏子下气化痰，杏仁轻开肺气，肺主一身之气，气化则湿亦化。继佐加苍术、白术健脾燥湿，山药益脾气阴，赤小豆清利湿热，生姜温胃散饮止呕。路老本案辨证着眼于"湿"，主张轻剂芳化，颇中病机，治疗心脏病不拘泥益气养血、活血化瘀，不是仅考虑局部病变，而是从整体出发，辨证施治，故获佳效。

（陈炳焜）

参考文献

1. 路志正. 路志正医林集腋［M］. 北京：人民卫生出版社，1990.

2. 路志正. 中医湿病证治学［M］. 北京：科学出版社，2007.

3. 路志正，陈炳焜. 湿浊阻遏胸阳［J］. 福建医药杂志，1980（2）：57.

血府逐瘀汤化裁——杨积武

一、专家简介

杨积武（1945— ），男，汉族，籍贯山东蓬莱，共产党员。曾就读于辽宁中医学院（现辽宁中医药大学），1968 年毕业后，悬壶桑梓；1970 年入大连医学院附属医院心血管科进修；1971 年作为优秀人才，奉调回到辽宁中医学院附属医院工作。杨积武是辽宁中医药大学附属医院心血管科首席主任医师，博士、硕士研究生导师，第二届全国名中医，第四批、第五批、第七批全国老中医药专家学术经验继承工作指导教师，国家中医药管理局心血管重点专科学术带头人，国家中医药管理局中医心病重点学科学术带头人，2004 年被评为辽宁省名中医，同年组建心血管介入中心，2016 年被评为辽宁中医大师。先后主持省市级科研课题 5 项，发表相关学术论文 30 余篇，参与 20 余种中药新药的临床研究工作。曾任辽宁省中医药学会心血管专业委员会主任委员、中国中西医结合学会辽宁活血化瘀专业委员会副主任委员、中华医学会辽宁心病专业委员会委员等。杨积武擅长运用中医药治疗心力衰竭、PCI 术后心绞痛等多种心系病症，对扩张型心肌病所致心力衰竭的治疗具有独到之处。坚持中医理论与临床实践相结合，在继承古代医家学术思想的基础上，不断深入研究，根据五脏相生相克关系、天人合一理论，创立了"本于心，精于五脏论治，尤重脾肾阴阳"的中医心病学术思想体系，研制出治疗心衰病的院内制剂——强心宁合剂，应用于临床已 20 余年，对心力衰竭尤其是扩张型心肌病引起的心力衰竭收效显著。2012年成立了杨积武全国名老中医药专家传承工作室,推动了辽宁省中医、中西医结合心血管专业的发展。杨积武专注中医事业50余年,咏诵经典,博闻强识,传承古训,不断创新。对待学术研究精益求精,治学态度严谨,强调实事求是,反对华而不实,结合西医学知识,在中医原有的理论基础上,勇于提出新的见解。教导学生循循善诱,诲人不倦,倾囊传授自己的宝贵经验。在临床工作中一丝不苟,详察病情,究其要害,制方严谨,用药精当,虽然求诊者众多,依然审慎为之,不论患者地位高低、亲疏远近,同样认真诊治,深受患者爱戴。

治学格言:人命至重,有贵千金,一方济之,德逾于此,故以为名也。

行医准则:淡泊名利,从不计较个人得失,以德统才,方为良医。

最推崇的古代医家:张仲景、华佗等。

最喜读的著作:《伤寒杂病论》《黄帝内经》《金匮要略》等。

最擅长治疗的疾病:胸痹心痛、心衰病等。

最常用的方剂:血府逐瘀汤、真武汤等。

最善用的药物:黄芪、桃仁、红花、益母草、香附等。

二、效方

(一)来源

血府逐瘀汤是王清任诸方中应用最广泛的一方。本方以气血生化与脏腑经络的机能关系作为立法依据,不仅行血分之瘀滞,又善于解气分之郁结,是治疗气血同病的方剂。

(二)组成

黄芪20g,党参15g,红花15g,桃仁15g,赤芍15g,当归15g,生地黄15g,桔梗20g,柴胡15g,川芎15g,益母草20g,香附15g,郁金15g,枳壳10g,酸枣仁15g,远志15g,甘草10g。

（三）功效

益气活血，养心安神。

（四）适应证

本方主治气虚血瘀证。症见胸痛或胸闷，气短，心慌，寐差、二便调、舌红苔白、脉弦细。中医诊断：胸痹心痛或真心痛。西医诊断：冠心病心绞痛，或冠心病心肌梗死，或心血管神经症等。

（五）使用方法

水煎服，日 1 剂。

（六）注意事项

孕妇及哺乳期禁用。

（七）方歌

血府化裁胸痹通，参芪益母四物供。
柴桔草壳酸枣远，郁金香附与桃红。

三、名论

（一）方论解析

本方由血府逐瘀汤化裁，一补心气之虚，二行血分之瘀，三解气分之郁，寓补气、行气于活血之中。方中黄芪、党参为补气之品，补亏虚之心气；桃仁、红花活血祛瘀通经络；川芎活血行气止痛；赤芍清热凉血，祛瘀止痛；当归补血活血；生地黄凉血滋阴；桔梗开肺气，载药上行；香附、郁金疏肝理气，调畅气机；酸枣仁、远志养心安神，心肾同调；柴胡疏肝、枳壳理气，一升一降，调整气机，取气为血帅，气行则血行之意，以达到活血化瘀而不伤血，疏肝解郁而不耗气的目的；甘草缓急，通血脉而调和诸药。诸药共用，具有益气活血、养心安神之功。气血调和，气畅血行，心神同养，则心痛自除。

（二）临床发挥

临床治疗上益母草、香附、郁金、枳壳温经行气，疏肝解郁；应用桃仁、川芎、红花、鸡血藤活血通络；当归补血活血，芍药、柴胡疏肝理气，酸枣仁、远志养心安神。若气虚重者，可加大黄芪、党参用量至25g；肝火旺易生气者可加川楝子、龙胆草；胸闷气短严重者可加桔梗、瓜蒌。胸痛者可加延胡索、白芷。

四、验案

（一）医案记录

竺某，女，54岁。主诉：胸闷胸痛反复发作3年。现病史：患者3年来反复发作胸闷胸痛，与活动劳累相关。平素乏力，气短，心悸，心烦，多次查心电图均为轻度异常。现症见：胸闷胸痛，牵及左臂，气短，乏力，心悸，胃纳可，夜寐差，二便调，唇舌紫暗，舌下青筋显露，苔薄白，脉细弱。中医诊断：胸痹心痛（气虚血瘀，心神失养）。治法：益气活血，养心安神。处方：黄芪20g，党参15g，红花15g，桃仁15g，赤芍15g，当归15g，生地黄15g，桔梗20g，柴胡15g，川芎15g，益母草20g，香附15g，郁金15g，枳壳10g，酸枣仁15g，远志15g，甘草10g。

二诊：胸闷痛逐渐减轻，终至平复，余症亦失。复查心电图示正常，随访半年未发。

（二）专家按语

本案胸痹，以胸阳不足，心气虚弱，气虚不能行血，不通则痛为病机，结合夜寐差，胸痹发作与活动劳累相关，可知其病理以气虚血瘀、心神失养为主。心主神志，心失所养则心神不宁，夜寐不安；气为血之帅，气能摄血而行，气虚则血行无力，血滞则为瘀，血瘀则不通，不通则痛。血瘀心络，则见胸闷疼痛，牵及左臂，唇舌紫暗，舌下青筋显露。故辨为气虚血瘀，心神失养；治予补气活血，养心安神。药用血府逐瘀汤化裁。黄芪、党参补益心气；赤芍、川芎、红花、桃仁行气活血，化瘀止痛。全方疏通经络气血，令其条达而致和平。

本案气虚血瘀征兆明显，但病属胸痹，则必有其心脉痹阻的病机特点，且患者唇舌发紫，舌下青筋显露，脉细弱，突显一派气虚瘀阻心脉之征。故采用补气与化瘀同治、气血兼顾之法而获佳效。

（三）跟诊手记

杨老治疗胸痹治法灵活，变化多端。在理论上发展延伸了"阳微阴弦"的胸痹病机学说，从五脏相关理论出发，实现病性、病理因素与脏腑病位的有机结合，体现出审证求机，尤其是重视求脏腑病机的临床实用价值。

本案患者是一位中老年女性，在陈述病情时语声无力，语声低微，反复询问疾病预后，自诉其曾因多次治疗但疗效欠佳，身心俱疲，导致焦虑，夜寐差。希望杨老进行针对治疗。杨老耐心讲解胸痹发作与劳累活动相关，本案患者语声低微，胸闷痛，平素气短乏力，夜不能寐，可知其病理以气虚血瘀，心神失养为主。心主神志，心失所养则心神不宁，夜寐不安；气为血之帅，气能摄血而行，气虚则血行无力，血滞则为瘀，血瘀则不通，不通则痛。血瘀心络，则见胸闷疼痛，牵及左臂，唇舌紫暗，舌下青筋显露。故辨为气虚血瘀，心神失养，治予补气活血，养心安神。杨老详细阐述了疾病的预后，逐渐安抚其焦虑的情绪。西医学认为本病与精神应激因素以及身体自我调节息息相关，故解决患者焦虑问题，对该病的治疗大有裨益。

（杨莺）

高血压

曹氏降压方——曹玉山

一、专家简介

曹玉山（1938—　），男，教授，主任医师，甘肃中医药大学附属医院心血管内科原主任。祖籍北京，出生于西安，寄籍兰州，自小随父筑铁路漂泊，养成了吃苦耐劳、坚忍不拔的性格。医学院校毕业后开始了行医生涯，适逢北京医疗队在河西走廊送医送药，幸逢北京医学名家查房、讲学、带教，曾接受林传襄、张安、胡亚美、史铁繁、吴德成、杨天盈、谢宝屿、钱英、张向渠等专家教授培养。又于1972年参加甘肃省第三期西学中班，师从陇上名医张汉祥、尚坦之、柯与参、于己百、周信有等名家，聆听口传，接受名家之精华，在老师的悉心教授和耐心指导下，系统地学习了中医理论，入中医门径，踏上了中西医结合之路。从医多年来，他走医、教、研结合的道路，从医德到学术，从课堂到临床，言传身教，耳提面命，以身作则，一丝不苟。他严格要求学生，从医德医风、治学态度到中医、中西医结合诊治理论，临床经验，他都一丝不苟，认真讲授，精心示范，毫无保留地将自己所学传授给学生，使学生们受益匪浅，为他们的临床工作打下坚实的基础。在临床中对患者倾注满腔热忱，始终对患者保有一颗仁爱之佛心，几十年坚持在临床一线，潜心救治患者。40余年的医疗生涯中悉心研究中、西医学术，坚持教学与临床实践，发挥中医优势，形成了自己独到的诊治思想。发表论文 10 余篇。

治学格言：走医、教、研结合的道路，从医德到学术，从课堂到临床，言传身教，耳提面命，以身作则，一丝不苟。

最推崇的古代医家：朱丹溪。

最喜读的著作：《黄帝内经》《金匮要略》。

最擅长治疗的疾病：心血管常见病。

最常用的方剂：曹氏降压方、瓜蒌薤白紫苏汤、苓桂术甘汤等。

最善用的药物：天麻、钩藤、杜仲、牛膝、瓜蒌、薤白、丹参、红花、川芎。

二、效方

（一）来源

曹玉山遣方用药或以经方，或以时方，或加减化裁，形成了自己的经验和体会，他认为一些经几千年验证，疗效确切的名方，应熟练掌握，同时应注意古人在药物剂量上的特点。尝谓古人用方，其剂量是通过长期的临床实践总结出来的，其用量的多少与临床疗效密切相关。他经常鼓励学生既要遵古训，又要着眼于创新，充实古人之不足，在多年的临床诊疗实践中，逐渐形成了自己独特的诊疗方法和思辨特点。特别是在高血压治疗方面，他认为病机根本在阴虚阳亢，兼痰瘀互阻，故据此形成自己的治疗经验，总结出了曹氏降压方。

（二）组成

豨莶草 20g，夏枯草 20g，杜仲 12g，天麻 12g，钩藤 15g（后下），葛根 20g，牛膝 15g。

（三）功效

平肝滋肾潜阳。

（四）适应证

原发性高血压症见眩晕、头痛、腰酸、膝软、五心烦热、心悸、失眠、耳鸣、健忘、舌红、少苔、脉弦细而数，中医辨证属阴虚阳亢者。

（五）使用方法

本方主要用于高血压阴虚阳亢者，症见眩晕、头痛、腰酸、膝软、五心烦热、心悸、失眠、耳鸣、健忘、舌红、少苔，脉弦细而数。瘀象明显者加桃仁、红花、川芎、丹参；痰浊壅塞胸闷者加瓜蒌、薤白、苏梗、鲜竹沥；心肾阴虚者（特别是女性）加女贞子、旱莲草；失眠者加酸枣仁、夜交藤、龙骨、牡蛎；胁胀痛者加川楝子、延胡索；头痛甚者加石菖蒲、白芷、蔓荆子；血压居高不降者加桑白皮、车前子、泽泻、玉米须；血脂偏高者加何首乌、决明子；苔黄者加虎杖；苔腻者加薏苡仁、砂仁、佩兰。

（六）注意事项

孕妇及哺乳期慎用。如怀疑有受孕可能，应及时停药、检查后再予调方。

（七）方歌

曹氏降压方效奇，豨莶夏枯二草齐。
天麻钩藤仲膝葛，滋阴潜阳除痰瘀。

三、名论

（一）方论解析

根据高血压临床症状，本病属中医"眩晕""头痛"等范畴。曹玉山治疗本病多从肝肾入手，认为系本虚标实证，往往在肝肾阴虚基础上并见阳亢，且常兼痰瘀互阻之势。豨莶草归肝、肾经，《本草图经》曰："治肝肾风气，四肢麻痹……腰膝无力者。""服之补虚，安五脏。"功在祛风湿，降血压。夏枯草，《本草通玄》曰："补养厥阴血脉，又能疏通结气。"功在清肝明目，散结解毒。杜仲补肝肾，《本草纲目》称"古方只知滋肾，惟王好古言是肝经气分药，润肝燥，补肝虚，发昔人所未发也"。天麻、钩藤平肝祛风降逆。牛膝补肝肾，强筋骨，活血通脉，《本草经疏》曰："走而能补，性善下行，故入肝肾。"葛根，《本草正义》曰："葛根，气味皆薄，最能升发脾胃清阳之气，并治高血压病颈项强痛。"

（二）临床发挥

原发性高血压归于中医眩晕、头痛等病证，多在中年以后发病，临床上常见眩晕、头痛等症状。曹玉山认为人过中年，由壮渐老，肾气日亏，精气渐衰，待至老年，肝肾已亏；加之人们长期精神紧张，忧思郁结，或恣食肥甘，嗜酒过度，酿生湿痰、热痰，使阴阳消长失调，渐至阴阳平衡失调，尤其是肝肾阴阳平衡失调，出现"肝肾阴虚""阴虚阳亢""肝火亢盛""痰涎壅盛"等。其治疗的关键在于补益肝肾，清肝潜阳，化痰降浊，调整阴阳平衡。

高血压是导致各种心脑血管疾病发生的危险因素，而脂质在血管壁上的沉积是导致血压升高的重要因素，不论是因嗜食肥甘，饮酒过度等外因，还是五脏功能失调，津液传输失司之内因，最终形成的痰湿脂浊，注入血脉，均可使血脂升高。故高脂血症的脂质即为中医广义之痰，若痰湿蕴于脉络管道，堵塞于脑，会形成脑梗死、脑萎缩；若蕴于心当发心痹、心梗、心痛；

或蕴于肝则发为脂肪肝。曹老认为化痰（类似于西药降脂）是预防高血压及心、脑、肾等处的并发症的关键，且高血压一旦确诊，降压和降脂就应始终应用。

四、验案

（一）医案记录

宁某，男，70 岁，主因"反复头晕 20 余年加重 1 周"就诊。2019 年 9 月 24 日初诊。患者 20 余年前体检时发现血压偏高，140/90mmHg，无头晕头痛症状，未予重视，10 年前，出现头晕头昏症状，血压波动于 140 ～ 150/80 ～ 90mmHg，最高血压达 180/100mmHg，开始服用复方降压片治疗，近年来服用硝苯地平缓释片，1 片，1 日 1 次，血压控制于 140/80mmHg 左右。1 周前，患者从上海返回兰州后出现头昏头晕加重，伴头胀痛、手麻，前来求治。症见：头晕阵作，头胀痛，手麻，心悸，烦躁，口干多饮，口苦口气秽臭，腰膝酸软，夜尿频多，尿余沥不尽，体胖、面红，唇紫，纳差不欲饮食，舌质紫暗，苔黄厚，脉弦结代。患者有前列腺增生、葡萄糖耐量减低病史。查体：体胖，血压 150/90mmHg，心率 80 次/分，心律不齐，闻及期前收缩 3 ～ 5 次/分钟，二尖瓣听诊区及主动脉瓣第一听诊区闻及 2/6 级收缩期吹风样杂音，质柔和，无传导。主动脉瓣第一听诊区第二心音亢进。心电图示偶发房性早搏。西医诊断：原发性高血压 3 级，极高危，心律失常，房性早搏。中医诊断：眩晕，证属肝阳上亢，痰瘀交阻。自拟曹氏降压方加减：豨莶草 20g，夏枯草 20g，石决明 15g，钩藤 15g（后下），怀牛膝 15g，茯苓 12g，陈皮 10g，半夏 15g，竹沥水 20mL，生龙骨、生牡蛎各 25g，甘松 20g，丹参 15g，红花 12g，黄芩 10g，远志 10g，甘草 10g。6 剂，水煎分服，日 1 剂。配合西药盐酸贝那普利 10mg，每日 1 次。要求患者调饮食，控制热量摄入，减轻体重，适当锻炼，避风寒，畅情志。

二诊（2019 年 10 月 6 日）：刻下症见：头晕心悸症状已消失，口气秽臭消失，口苦减轻，仍手麻，腰膝酸软，尿余沥不尽，食纳转佳，睡眠可，唇紫，舌质紫暗舌苔白厚，脉弦细，血压 130 / 85 mmHg，心率 70 次 / 分。血脂提示总胆固醇（CHOL）5.65mmol/L，甘油三酯 3.89mmol/L，高密度脂蛋白（HDL–C）1.44mmol/L，低密度脂蛋白（LDH–C）3.02mmol/L。有高脂血症存在。肝火痰热渐清，故口干口苦减轻，舌苔转白。因阴血不足，肝风内动，手麻不减，需滋阴养血息风。方中加入生地黄、白芍、何首乌滋补肝肾之阴。肢麻不减，有阳动化风之势，加珍珠母合生龙骨、生牡蛎镇肝息风。处方：夏枯草 20g，豨莶草 20g，钩藤 15g，石决明 15g，茯苓 12g，陈皮 10g，半夏 15g，何首乌 20g，生龙骨、生牡蛎各 25g，生地黄 20g，丹参 15g，红花 12g，怀牛膝 15g，白芍 20g，珍珠母 20g，甘草 10g。6 剂水煎分服，日 1 剂，其他治疗不变。

三诊（2019 年 10 月 12 日）：刻下症见手麻减轻，腰酸，尿余沥不尽，食纳佳，睡眠可，唇紫，舌暗苔白脉弦细，血压 130/85mmHg，心率 70 次 /分。头晕心悸消失，其余诸症减轻，血压平稳，早搏消失，疗效肯定，辨证同前，继续巩固，守方不变。处方：夏枯草 20g，豨莶草 20g，钩藤 15g，石决明 15g，茯苓 12g，陈皮 10g，半夏 15g，何首乌 20mL，生龙骨、生牡蛎各 25g，生地黄 20g，丹参 15g，红花 12g，怀牛膝 15g，白芍 20g，珍珠母 20g，甘草 10g。6 剂，水煎分服，日 1 剂，其他治疗不变。

（二）专家按语

本患者其病机根本是由于肝肾阴虚，不能制约肝阳，而使其肝阳升动太过，由于阳亢化火，炼液为痰，因痰热中阻必碍血行而致血瘀，故本病病机特点是肝肾阴虚，肝阳上扰，兼夹痰火、血瘀为患，其矛盾的主要方面在于阴血的不足，又兼夹了痰火血瘀。在治疗上须滋阴治本，平肝潜阳，并注意清火化痰、活血化瘀法的使用。因久病年高肝肾阴液过度亏损，肝的阳气得不到肝肾阴液的濡养和制约，肝阳升逆无制而造成肝风内动，见手麻症状，重者可见手足抽搐、震颤，肝风往往夹痰夹瘀可见口眼歪斜、偏瘫等中风之症。在处方时重视阴虚动风，兼夹痰瘀的病机特点，填补肝肾，滋液养阴以潜阳治其本，平肝息风化痰祛瘀以治其标。叶天士《临证指南医案》指出："凡肝阳有余，必须介类以潜之，柔静以摄之，味取酸收，或佐咸降，务清其营络之热，则升者伏矣。"方中应用了钩藤、石决明、龙骨、牡蛎平肝息风潜阳；夏枯草、豨莶草、黄芩清肝泻火；牛膝通经脉利腰膝，引血下行；茯苓、半夏、陈皮、竹沥水清化痰热，远志化痰宁心安神；丹参、红花活血化瘀。复诊时痰热渐清，方中加入生地黄、白芍、何首乌滋补肝肾之阴。肢麻不减，有阳动化风之势，加珍珠母合生龙骨、生牡蛎镇肝息风。药证合拍，故能获效。

（三）跟诊手记

据舌脉症辨为眩晕，属肝阳上亢，痰瘀交阻。患者年已古稀，肾精渐亏，肾阴亏虚，肾水不能滋养肝木，致肝阳上亢，扰及清空则发为眩晕，其病机根本是由于肝肾阴虚，不能制约肝阳，而使其肝阳升动太过，由于阳亢化火，炼液为痰，因痰热中阻必碍血行而致血瘀，故病机特点是肝肾阴虚，肝阳上扰，夹痰火、血瘀为患，其矛盾的主要方面在于阴血的不足，又兼夹了痰火血瘀。因此曹师以降压方平肝潜阳，兼以化痰祛瘀，取得了良效。

（刘敏科）

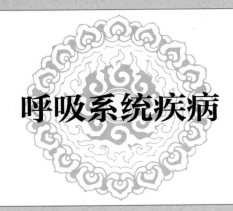

呼吸系统疾病

咳嗽变异性哮喘

小柴胡汤——武维屏

一、专家简介

武维屏（1940—　），女，教授、主任医师、博士生导师，传承博士后导师，第三届首都国医名师，国家有突出贡献专家，获国务院政府特殊津贴，东直门医院呼吸科首席专家。第四批和第六批全国老中医药专家学术经验继承工作指导老师。国家教委重点学科中医内科学肺系病学术带头人，国家中医药管理局重点学科呼吸科和重点专科肺病科学术带头人。曾任中华中医药学会内科肺系病专业委员会副主任委员，中华中西医结合学会变态反应分会副主任委员，北京市中西医结合学会肺系病专业委员会副主任委员等。对肺系各病证形成了自己的学术观点和完整理论体系，尤其对于咳喘病的治疗，所提出的"从肝治肺"创新思路，已受中医学术界广泛重视。首倡从肝论治咳、喘、哮，提出"调肝理肺法治疗哮喘""益气活血化痰法治疗肺胀""益肺肾化痰瘀通肺络治疗肺间质纤维化"等学术观点。对于这些疾病的论述，在本学科领域均起到引领作用。

治学格言：西医跟得上，中医承与创。

行医准则：衷中参西研学术，爱岗敬业修品格。

最推崇的古代医家：张仲景、朱丹溪。

最喜读的著作:《黄帝内经》《伤寒论》《金匮要略》《丹溪心法》。

最擅长治疗的疾病:支气管哮喘、慢性阻塞性肺疾病、间质性肺病、肺结节病、肺癌、支气管扩张等。

最常用的方剂:小柴胡汤、四逆散、过敏煎、乌梅丸、小青龙汤、补中益气汤、清燥救肺汤、逍遥散、金水六君煎、痛泻要方等。

最善用的药物:柴胡、黄芩、清半夏、白芍、前胡、浙贝母、防风、五味子、太子参等。

二、效方

(一)来源

小柴胡汤出自张仲景的《伤寒杂病论》。《伤寒论》第96条:"伤寒五六日,中风,往来寒热,胸胁苦满,嘿嘿不欲饮食,心烦喜呕,或胸中烦而不呕,或渴,或腹中痛,或胁下痞鞭,或心下悸、小便不利,或不渴、身有微热,或咳者,小柴胡汤主之。"武维屏认为肝与肺在生理病理上密切相关,"从肝治肺"是武维屏最重要的学术思想,小柴胡汤加减治疗肺系病是武维屏最常用的治疗手段之一。临床常见的咳喘哮之症,以肝肺不和者,多以小柴胡汤加减以和解少阳,疏利肝胆,从而宣降肺气,止咳平喘。

(二)组成

柴胡24g,黄芩9g,人参9g,半夏9g,炙甘草9g,生姜9g,大枣4枚。

(三)功效

和解少阳,疏利肝胆。

(四)适应证

1.少阳病证。邪在半表半里,症见往来寒热,胸胁苦满,默默不欲饮食，心烦喜呕，口苦，咽干，目眩，舌苔薄白，脉弦者。

2.妇人伤寒，热入血室。经水适断，寒热发作有时；或疟疾，黄疸等内伤杂病而见以上少阳病证者。

3.引申用于咳喘哮，肝肺不和者。

（五）使用方法

上七味，以水一斗二升，煮取六升，去滓，再煎，取三升，温服一升，日三服。

（六）注意事项

1.不宜在服小柴胡汤期间同时服用其他滋补性中成药。

2.不宜吃生冷及酸性食物，因为它们有收敛作用，会影响药物解表发汗。

3.禁用酒类、肉类、鱼类和辛辣食物。因为酒类及辛辣食物性热，而鱼、肉类则有腻滞生热生痰的作用，一旦食后会使病情加重。

（七）方歌

小柴胡汤和解功，半夏人参甘草从。
更用黄芩加姜枣，少阳百病此方宗。

三、名论

（一）方论解析

柴胡味苦微寒，少阳经主药，疏解透达少阳之邪，为方中君药；黄芩苦寒，泄少阳胆腑郁热，养阴退热，为臣药；半夏、生姜降逆止呕，人参、炙甘草、大枣补气和中，使邪气不得复传入里，为佐药；邪在半表半里，则营卫争，故用生姜大枣之辛甘，以和营卫为使也。全方寒温共用，升降并调，攻补兼施，共奏和解少阳、疏利气机、祛邪扶正之功。

武维屏将本方广泛应用于肺系病，尤其咳、喘、哮的治疗中。在外感病中，表邪未解，邪渐入里，本方使得大气一转，枢机和畅，邪能速从外解；在内伤病中，肝胆经气调达，使气机条畅，邪在内息，气血调和。

（二）临床发挥

武维屏认为，肺位在上，肺为华盖，易受脏腑火热之邪熏灼，故当慎用人参之类补益升阳之品，防止助其火热。所以武维屏应用小柴胡汤，常用太子参代替人参。此外，武维屏喜欢应用小方效方精药，生姜、大枣冗赘效弱，故往往摒弃不用，临证也用柴胡、黄芩、清半夏三味药以代小柴胡汤方义，疗效堪佳。

武维屏灵活应用经方，合用多方。因当今社会，患者多病程绵长，病机复杂，病证多变，故临证之时武维屏将小柴胡汤合用他方，如小柴胡汤合四逆散、小柴胡汤合半夏厚朴汤、小柴胡汤合麻杏石甘汤、小柴胡汤合小陷胸汤、小柴胡汤合桂枝茯苓丸等，合方悉本仲景原则，有各方方证和病机，以此来解决临床复杂的临床问题。

四、验案

（一）医案记录

黄某，女，31岁。2019年7月3日初诊。主诉为咳嗽时发半年余。半年前始咳嗽，白天不咳，晚上偶作，因工作繁忙未行诊治，4个月前开始在朝阳医院治疗，间断口服阿奇霉素、阿斯美至少1个月，效不佳。胸部CT检查未见明显异常，肺通气功能正常，激发试验阳性，诊断为咳嗽变异性哮喘。遂以舒利迭50μg/100μg吸入，每日2次，口服孟鲁司特钠片，每晚1片。咳嗽仍未见明显好转，3周前将舒利迭剂量调整至50μg/250μg，每日2次。仍无收效，为寻求疗效而来诊。刻下：咳嗽剧烈，昼轻夜重，白日偶咳，干咳少痰，夜半咳嗽阵作，反复咳醒，影响睡眠。咳时咽中作痒，偶有低热，纳可，二便调，舌尖红苔薄黄腻，脉细滑。中医诊断：咳嗽。辨证：风热外袭，邪入半表半里，枢机不利；风痰作祟，邪郁化热，肝肺失和。治法：疏风化痰清热，和解少阳。处方：柴胡 6g，黄芩 10g，清半夏 10g，荆芥 10g，桔梗 10g，前胡 10g，陈皮 10g，紫菀 10g，百部 12g，炒牛蒡子 10g，连翘 10g，瓜蒌 10g，浙贝母 10g，生甘草 4g，杏仁 10g。7 剂，免煎颗粒，每剂分早晚 2 次，温开水冲服。

二诊（2019 年 7 月 9 日）：患者诉咳嗽次数减轻，仍为咽痒作咳，咽中有痰色白，时有腹胀，食后明显，二便调，舌略红苔薄黄腻，脉细滑。前方去桔梗，加苏子、苏梗各 10g，加瓜蒌量至 12g。7 剂，用法同前。

三诊（2019 年 7 月 16 日）：患者诉偶夜间咳，痰白不多，咽痒减轻，但未完全消失。舌尖红苔薄黄腻，脉细滑。前方去荆芥、百部，加蝉蜕 6g，僵蚕 6g，7 剂，用法同前，患者完全不咳。停汤药 1 个月后，咳嗽未复发。

（二）专家按语

咳嗽变异性哮喘，以咳嗽为主要症状，当从咳论治。武维屏从风立论，肝肺并调，安和五脏为法。此患者从发病至今已半年，西药治疗效差，咳嗽夜间较重，就诊时夜半作咳，夜半乃阴阳气相接之时，肝主时，而咳嗽为肺脏本病，故治从肝理肺，肝肺同治。治宜小柴胡汤、止嗽散合用小陷胸汤。以小柴胡汤为主疏肝理气，调畅气机，以《医学心悟》的止嗽散宣肺疏风止咳，以小陷胸汤清热化痰，散胸中郁结。

药症相合，起桴鼓相应之效，患者原已咳嗽半年，服药仅 1 周，则咳减一半，但时有腹胀，食后明显，考虑肺胃气机不降，以苏子、苏梗降肺胃之气。三诊时患者咽痒未消失，考虑风邪未除，去荆芥百部，加蝉蜕、僵蚕等虫类搜剔之品，至咳嗽咽痒痊愈。

（三）跟诊手记

武老应用小柴胡汤治愈咳嗽之例不胜枚举。黑龙江哈尔滨一女性患者，被咳嗽困扰两年，诊断为咳嗽变异性哮喘，虽非不治之症，但咳嗽严重影响生活、工作，两年来苦不堪言，国内疫情控制后辗转找到武老求治，武老同样应用小柴胡汤，合用过敏煎，疗效甚佳。

（任传云）

参考文献

1.武维屏.武维屏学术思想及临床经验集［M］.北京：中国中医药出版社，2014.

2.武维屏，郝瑞福，田秀英.中西医临床呼吸病学［M］.北京：中国中医药出版社，1998.

3.武维屏，崔红生.试论支气管哮喘从肝论治的生理病理学基础［J］.中国中医基础医学杂志，2002（10）：7-8.

慢性阻塞性肺气肿

沉苏降气汤——罗玲

一、专家简介

罗玲（1956—　），女，主任中医师，重庆市名中医，重庆市第二届学术技术带头人（中医内科），博士研究生导师，国家中医药管理局"罗玲传承工作室"建设项目专家，全国第五批、第六批老中医药专家学术经验继承工作指导老师。贵州中医药大学、成都中医药大学硕士及博士研究生导师。从事中医内科临床40年，专长于呼吸系统疾病、肿瘤及内科杂症的中医、中西医诊治。主研国家级课题1项，重庆市科委及市卫生局课题7项，获中国中医药研究促进会科技进步奖1项，获重庆市科委科技进步三等奖及重庆市医药科技进步二等奖。发表专业学术论文28篇，主编或参编《重庆名医名方》《中医内科急症手册》等医学专著5部。

治学格言：书犹药也，善读可以医愚。

行医准则：行医德为先，服务人为本。

最推崇的古代医家：张仲景、张锡纯。

最喜读的著作：《医学衷中参西录》《血证论》。

最擅长治疗的疾病：肺系疾病、恶性肿瘤、高血压等。

最常用的方剂：三子养亲汤、苏子降气汤、小陷胸汤、生脉散类。

最善用的药物：苏子、厚朴、桔梗、麻黄、沉香、肉桂、细辛、地龙等。

目标：兼顾治人之病与治病之人相统一。

理论路线：坚持人—证—病—症相结合。

技术路线：重视察舌，四诊合参，辨证施治。

二、效方

（一）来源

苏子降气汤出自《太平惠民和剂局方》，原方主治男女虚阳上攻，气不升降，上盛下虚，膈壅痰多，咽喉不利，咳嗽，虚烦引饮，头目昏眩，腰痛脚弱，肢体倦怠，腹肚疗刺，冷热气泻，大便风秘，涩滞不通，肢体浮肿，有妨饮食，全以降泄逆气为主。罗玲认为原方补肾纳气或用肉桂，或用沉香。该方泄上有余，补下不足，降气泄浊有余，而补肾纳气不足，故力主原方沉香、肉桂同用并加淫羊藿、补骨脂补肾之阳气，增加纳气平喘之功，取名沉苏降气汤。上下同治，每用于上盛下虚或肺肾两虚、痰浊壅盛之慢阻肺患者，收效甚佳。

（二）组成

紫苏子 10g，沉香 5g（后下），法半夏 12g，甘草 9g，厚朴 15g，当归 15g，前胡 10g，肉桂 10g，淫羊藿 15g，补骨脂 15g。

（三）功效

降气平喘，祛痰止咳，温肾纳气，祛上温下。

（四）适应证

慢性阻塞性肺气肿、支气管哮喘、肺癌等病辨证属肺肾两虚、痰浊上壅或上盛下虚者。

（五）使用方法

如患者痰湿盛者，加瓜蒌皮、金荞麦、浙贝母，皂角刺等；如痰热毒盛，加鱼腥草、芦根、冬瓜子等；如为肺癌患者，则可在此方基础上加用龙葵、白英、猫爪草、金荞麦、蒲公英、山慈菇、蜂房、僵蚕等；如脾肾虚明显，可加用巴戟天、附片、干姜、人参、蛤蚧等。

（六）注意事项

1. 孕妇及哺乳期慎用。如怀疑有受孕可能，应及时停药、检查后再予调方。

2. 如过敏体质者，注意服药期间是否有过敏现象，如出现及时停药并随诊。

3. 阴血亏虚的患者慎用。

（七）方歌

沉苏降气半夏归，前胡桂朴草姜随。
又加补骨仙灵脾，上实下虚一同去。

三、名论

（一）方论解析

方中紫苏子降气平喘，祛痰止咳，沉香补肾纳气共为君药。半夏燥湿化痰降逆，厚朴下气宽胸除满，前胡下气祛痰止咳，三药助紫苏子、沉香降气祛痰平喘之功，共为臣药。君臣相配，以治上实。肉桂、补骨脂、淫羊藿共同温补下元，纳气平喘，以治下虚；当归既治咳逆上气，又养血补肝润燥，同肉桂以增温补下虚之效；略加生姜、苏叶以散寒宣肺，共为佐药。甘草、大枣和中调药，是为使药。全方降气止咳祛痰，补肾纳气平喘，祛上补下并重，标本兼治。

（二）临床发挥

本方证由痰涎壅肺，肾阳不足所致。其病机特点是"上实下虚"。"上实"，是指痰涎上壅于肺，使肺气不得宣畅，而见胸膈满闷、喘咳痰多；"下虚"，是指肾阳虚衰于下，一见腰疼脚弱，二见肾不纳气、呼多吸少、喘逆短气，三见水不化气而致水泛为痰、外溢为肿等。本方证属上实下虚，治以降气平喘，祛痰止咳为重，兼顾下元。《医方集解》载"一方无桂，有沉香"，则温肾之力减，纳气平喘之效增。本方沉香、肉桂同用，并加补骨脂、淫羊藿，显著增强了补肾纳气之功。如患者痰湿盛者，加瓜蒌皮、金荞麦、浙贝母、皂角刺等；如痰热毒盛，加鱼腥草、芦根、冬瓜子等；如为肺癌患者，则可在此方基础上加用龙葵、白英、猫爪草、金荞麦、蒲公英、山慈菇、蜂房、僵蚕等；如脾肾虚明显，可加用巴戟天、附片、干姜、人参、蛤蚧等。

四、验案

（一）医案记录

周某，女，58岁，2014年5月16日初诊。患慢阻肺27年，加重3个月。刻诊见患者咳嗽，喘累，胸闷，心慌，头晕，全身乏力，气往下坠，气上涌，咽有痰，咽干，背心发热，喷嚏，耳鸣，失眠，体虚易感，舌红，苔黄腻，脉细。西医诊断：慢性阻塞性肺气肿。中医诊断：肺胀。辨证：肺脾肾虚，痰结气滞。治法：健脾益肾纳气，降气化痰止咳。处方：沉苏降气汤加减。苏子15g，橘红15g，当归15g，厚朴15g，法半夏10g，五味子15g，杏仁15g，前胡10g，肉桂10g，沉香5g（后下），桑白皮15g，地骨皮15g，紫菀15g，怀山药30g，海蛤粉15g，补骨脂15g，泽兰15g，黄芩30g，太子参30g，蛤蚧粉3g（冲服）。水煎服，加水2000mL，煎取600mL，分3次服，2日1剂，共4剂。

二诊（2014年5月23日）：患者喘累，气紧，胸闷消失，不咳，无痰，心慌消失，气短，虚汗，肩痛，耳鸣如蝉，关节痛，全身酸软，身痛，背心胀，易感冒，舌红，苔白，脉细。处方：熟地黄30g，山萸肉15g，牡丹皮 15g，怀山药 30g，云苓 30g，桑白皮 15g，地骨皮 15g，沉香 5g（后下），苏子 15g，海蛤粉 15g，黄芪 30g，防风 10g，白术 15g，太子参 30g，麦冬 15g，蛤蚧粉 3g（冲服），肉桂 10g，黄芩 30g，补骨脂 15g，五味子 15g。水煎服，加水 2000mL，煎取 600mL，分 3 次服，2 日 1 剂，共 6 剂。服药后患者虚汗、耳鸣、关节痛消失，气短、身痛、背心胀减轻。

（二）专家按语

本案主要表现为咳嗽、喘累、气紧、胸闷，属中医学之"肺胀"范畴。《灵枢·胀论》云："肺胀者，虚满而喘咳。"肺胀患者病变首先在肺，继则影响脾肾，后期病及于心，故治宜健脾补肺益肾。沉苏降气汤主要治疗上实下虚并重之证，上实即痰涎上壅于肺，下虚主要指肾阳虚，故采用此方上下兼顾，降气平喘，化痰止咳。加用怀山药补肺健脾，补骨脂、蛤蚧粉补肾定喘，五味子收敛肺气，太子参补气，后患者出现虚汗、耳鸣，此属肾阴虚，故予六味地黄丸滋养肾阴，达到肺脾肾三补，喘嗽消失。

（三）跟诊手记

咳、痰、喘是肺系疾病的常见症状，咳嗽的辨证遵循虚实两端，虚证遵循"肺不伤不咳、脾不伤不久咳，肾不伤不喘"而辨证，所以凡是伴随久喘久咳之症的患者，罗老师都会考虑对患者加强补肾纳气平喘止咳而收功。

（刘勇）

间质性肺疾病

加味杏苏散——张之文

一、专家简介

张之文（1937—　），男，教授，首届全国名中医，全国知名温病学家，国务院政府特殊津贴专家，中华中医药学会中医药学术发展成就奖、四川省首届医疗卫生终身成就奖获得者。为第二、三批全国老中医药专家学术经验继承工作指导老师，四川省名中医，首批四川省委直接掌握联系的高层次人才，国家中医药管理局重点学科温病学学术带头人，四川省学术技术带头人。先后历任中华中医药学会感染病分会副主任、委员、顾问，四川省中医药学会常务理事、四川省温病专业委员会主任委员。张之文从事温病学理论和临床工作60余年，对温疫学说进行了系统梳理和总结，首次提出了温疫学的核心思想、构建了温疫学的研究体系，并将其用于指导传染病防治，提出建立中医感染病学，丰富温病学理论体系。代表性著作有《张之文温病学讲稿》《现代中医感染性疾病学》《温病舌诊图谱》《王孟英温病证治精萃》等。荣获四川省科技进步三等奖、四川省优秀教学成果二等奖、成都市科技进步三等奖等奖项。

张之文克勤克俭，治学谨严，德泽后学。系统研究温病、瘟疫理论，构建瘟疫理论体系，推动学科发展，以温病和瘟疫理论指导感染性疾病和传染性疾病的诊治，疗效显著。学术上孜孜以求，数十年如一日，皓首穷经，硕果累然；临床上矢志不渝，六十年风雨路，坚守临床，医无止境；教学上春风化雨，传承岐黄薪火，倾囊相授，德润后贤。

治学格言：人间怎了疮痍苦，沧茫浩淼渡无边；笃志漫劳薪火继，皓首难穷国粹渊。

行医准则：大医精诚，慈济众生。

最欣赏的古语：读书明理，好学虚心。

最推崇的古代医家／学派：叶天士、王孟英、吴鞠通，温病学派。

最喜读的著作：《温热经纬》《温病条辨》《临证指南医案》。

最擅长治疗的疾病：呼吸系统疾病、感染性疾病。

最常用的方剂：枳桔二陈汤、加味杏苏散、加味麦门冬汤、安肾汤、参蛤散、安神定志丸。

最善用的药物：人参、金荞麦、桔梗、枳壳、茯苓、法半夏、橘红。

二、效方

（一）来源

杏苏散出自《温病条辨》，为治疗凉燥的代表方。吴鞠通谓此方"减小青龙汤一等"，可用于治疗风寒咳嗽。张之文将此方与三拗汤、枳桔二陈汤合用，形成验方"加味杏苏散"，常用于上呼吸道感染、慢性支气管炎、慢性阻塞性肺疾病急性发作期等属风寒咳嗽者。

（二）组成

苏叶 10g，麻黄 10g，杏仁 10g，法半夏 10g，陈皮 10g，前胡 15g，枳壳 12g，桔梗 12g，茯苓 15g，生姜 10g。

（三）功效

宣肺散寒，化痰止咳。

（四）适应证

咳喘之属外感风寒、内生痰饮者。

（五）使用方法

本方适用于外感风寒、痰饮内蕴导致的咳嗽。主要症见咳嗽频作、咽痒、咯吐白色泡沫痰，常伴有头痛、鼻塞、眼痒、喷嚏、恶寒无汗、全身酸痛等表寒证，舌苔薄白，脉浮或浮紧。临床上随表证轻重可适当加减，如表证轻者改麻黄为炙麻黄绒，表证较重者则加防风、辛夷等。此方服用时一般日1剂，煎服时需水浸泡30分钟，煎3次，每次20分钟，将三次药汁混合，1日3次，每次约200mL，儿童减半。

（六）注意事项

1. 本方服用期间须嘱患者避风寒，忌食生冷油腻，以防痰浊再生。
2. 孕妇及哺乳期慎用。

（七）方歌

加味杏苏夏陈前，枳桔麻黄苓姜研。
宣肺散寒内化饮，减小青龙止咳安。

三、名论

（一）方论解析

杏苏散乃治疗咳嗽常用名方，吴鞠通《温病条辨·补秋燥胜气论》云："燥伤本脏，头微痛，恶寒，咳嗽稀痰，鼻塞，嗌塞，脉弦，无汗，杏苏散主之。"此方本专为凉燥而设，以苦温甘辛之法，发表宣化，乃表里同治之方，外可轻宣发表而解凉燥，内可理肺化痰而止咳嗽，表解痰消，肺气调和。张之文认为此方可用于外有表寒内有痰饮之外寒内饮之证，与经方小青龙汤有异曲同工之处，唯作用力度稍逊于小青龙汤。吴鞠通亦云："杏苏散，减小青龙汤一等。"张之文临床上喜将杏苏散与三拗汤合用，增强其散表寒之力，方中选用苏叶、麻黄解表散寒；杏仁、枳壳、桔梗开宣肺气；两组药同用，外散风寒，内宣肺气。法半夏、陈皮、前胡、茯苓、生姜温化痰浊，合前枳实、桔梗二药则暗含枳桔二陈汤基本架构，宣肺化痰，亦兼顾中焦脾胃生痰之源。诸药合用共奏宣肺散寒、化痰止咳之功。

（二）临床发挥

杏苏散为治疗咳嗽常用方剂，吴瑭曾云"杏苏散乃时人统治四时伤风咳嗽之方"，此方乃参苏饮、杏苏饮的化裁方，主治外有"次寒"或风寒表证较轻，内有痰饮证。在痰饮治疗方面，主要针对即病之饮、新生之饮，但温化之力不足。张之文将此方进行改造，加麻黄合三拗汤增强其解表散寒宣肺平喘之力，加枳实、桔梗合枳桔二陈汤肺脾兼顾增强其温化痰饮之功，形成个人验方加味杏苏散。临床上主要将此方运用于各类急慢性支气管炎、上呼吸道感染、咳嗽变异性哮喘、慢性阻塞性肺疾病急性期等呼吸系统疾病，症见咳嗽频作、咽痒、咯吐白色泡沫痰，常伴有头痛、鼻塞、眼痒、喷嚏、恶寒无汗、全身酸痛等表寒证，舌苔薄白，脉浮或浮紧。临床上表证不明显者则易麻黄为炙麻黄绒，取其止咳之力而去其解表之功，表证较重者则加防风、辛夷等辛温风药以助苏叶之力，痰热较重者症见咯吐黄色黏痰者则去生姜加黄连、瓜蒌皮、金荞麦、浙贝母等清肺化痰之品，咳嗽较甚且痰量明显较多者则加矮地茶祛痰止咳。

四、验案

（一）医案记录

王某，男，61岁，2021年4月15初诊。主诉：反复咳嗽半年余，晨起明显。刻下症：咯吐果冻样白痰，胸部憋闷感，鼻塞流清涕，恶寒，左上肢疼痛，体胖，腰常酸软无力，舌质淡红，苔薄白，中部稍厚，脉缓偏沉。既往史：过敏性鼻炎、脂肪肝。西医检查（2020 年 11 月 11 日）中性粒细胞比率 40.25% ↓，淋巴细胞比率 50.44% ↑，红细胞数 3.4×10¹²/L ↓，平均血红蛋白含量 34.1pg ↑，总胆固醇 6.4mmol/L ↑，甘油三酯 2.23 mmol/L ↑，低密度脂蛋白 4.58 mmol/L ↑。彩超：①轻度脂肪肝；②左侧颈总动脉粥样斑块。胸部 CT 示双肺弥漫间质性改变，心影稍大，主动脉钙化。X 线检查示颈椎骨质增生、腰椎骨质增生。心电图：①窦性心动过缓（58 次 / 分）；② I 度房室传导阻滞。肺功能检查示通气功能轻度减退。中医诊断：咳嗽。西医诊断：间质性肺炎。辨证：外感风寒，痰湿内蕴。治法：宣肺散寒，化痰止咳。处方：加味杏苏散。炒辛夷 15g，紫苏叶 15g，蜜麻黄 10g，燀苦杏仁 12g，法半夏 15g，茯苓 20g，麸炒枳壳 20g，桔梗 12g，化橘红 15g，前胡 20g，盐补骨脂 30g，生甘草 3g，生赤芍 15g，醋鳖甲 12g。6 剂，水煎服，日 1 剂。

二诊（2021 年 4 月 30 日）：服前方后呼吸较前通畅，咳嗽、气短减轻，咯黏稠白痰，咽痒，晨起流清涕，喷嚏，无鼻塞，夜间稍口干口苦，睡眠后半夜较差伴耳鸣，舌质淡红，舌苔微黄，苔中部稍厚满布，右脉偏浮，左脉缓而沉。

处方：蜜麻黄 10g，燀苦杏仁 12g，法半夏 15g，茯苓 20g，麸炒枳壳 20g，桔梗 12g，化橘红 15g，前胡 20g，盐补骨脂 30g，生甘草 3g，生赤芍 15g，醋鳖甲 12g，金荞麦 30g，蛤蚧粉 6g。6 剂，水煎服，日 1 剂。

三诊（2021 年 5 月 14 日）：服前方后咳痰量减少，痰黏度减轻。现偶有咽痒欲咳，暮重，活动后轻微气喘，舌质偏胖大，淡红，苔薄黄，左脉浮缓。

处方：紫苏叶 15g，炙麻黄 10g，燀苦杏仁 15g，法半夏 15g，麸炒枳壳 20g，桔梗 12g，茯苓 20g，化橘红 20g，金荞麦 30g，前胡 20g，生甘草 3g。6 剂，水煎服，日 1 剂。

随访（2021 年 5 月 30 日）：患者告知服药后诸症皆明显好转，咳嗽咯痰已无，已停药调养。嘱其避风寒慎起居，勿食生冷油腻，以防复发。

（二）专家按语

本案患者初起咳嗽并伴有恶寒肢痛、鼻塞流清涕等表证，咯吐果冻样白痰，为外感风寒、内有痰湿之证，故以加味杏苏散加辛夷以增强表散之力，解表散寒，宣化痰饮。赤芍、鳖甲宣痹散结，主要针对西医检查有双肺弥漫间质性改变者，通过开宣肺气，疏理郁痹。因患者为中老年男性，且脉缓偏沉，腰酸软无力，出现一派肾气不足之象，故加补骨脂以纳肾定喘。二诊患者表邪得解，肺气得宣，胸闷明显缓解，呼吸顺畅，肾虚本相突显，症见耳鸣，故以加味杏苏散为底方，加用蛤蚧等血肉有情之品，以纳肾填精定喘止咳。痰质黏稠，有化热之象，故重用金荞麦以清化痰热，此药清热化痰而不伤正。三诊时患者诸症已明显好转，继续以加味杏苏散善后收功。连续三诊以加味杏苏散为主方进行加减，针对外寒内饮的基本病机，取得了较好疗效。

（三）跟诊手记

本案患者是一位面色偏白、体型肥胖的老年男性，衣着明显较厚，恶寒症状较明显。张老在诊疗过程中询问得知患者和同龄人相比较明显怕冷，且有腰膝酸软等情况，属于肾虚阳虚体质。张老指出此类患者卫外之气亦不足，极易感受风寒外邪，且每受一次风寒病情则会加重一次，故特别嘱咐患者天气变化时需及时添减衣物，避风寒、慎起居，尽量减少患感冒的可能性。因患者体型较胖，体重超重，亦属于典型痰湿体质，且患有轻度脂肪肝，故张老亦嘱其饮食需要注意，避免高脂高糖食物，饮食清淡，并适度锻炼，控制体重。

患者咳嗽频繁，严重影响日常生活，情绪也较低落。张老在临床上除运用药物之外还非常重视患者的心理疏导，常引叶天士语："必得开爽，冀有向安，服药以草木功能，恐不能令其欢悦。"开导其思虑之忧，疏解其情志之郁，使患者愉快地接受治疗，用言语潜移默化地影响着患者。

本案治疗中，张老特别指出治病需顾及体质因素。患者素体肾虚阳虚，近来外感风寒，内生痰饮，咳喘作祟，在治疗时需时时关注其肾虚本质，初诊予补骨脂，二诊加用蛤蚧粉，标本兼顾，方能取得更好疗效。

（杨恺）

参考文献

1. 吴鞠通 . 温病条辨［M］. 北京：人民卫生出版社，1972.

2. 叶超，赵正奇，王泽然，等 . 杏苏散方证论析［J］. 浙江中医药大学学报，2018，42（12）：996-998.

3. 张之文 . 张之文温病学讲稿［M］. 北京：人民卫生出版社，2009.

消化系统疾病

慢性萎缩性胃炎

消滞运脾汤——白长川

一、专家简介

白长川（1944—　），男，主任医师，教授，博士生导师。首届百名全国名中医，辽宁中医大师，第三、四、六批全国老中医药专家学术经验继承工作指导老师，"全国中医药杰出贡献奖"获得者，国家中医药管理局"优秀中医临床人才研修项目"授课及临床指导专家，全国名中医传承工作室建设项目专家。潜心于临床、教学、科研50余年，擅长治疗内科、妇科、儿科等疾病，尤其对脾胃病、急危重症、疑难杂病的辨治有独到见解和丰富经验。发表论文170余篇，主持和参与科研课题10余项，获得国家专利3项，主编和参编《脾胃新论》《外感热病发微》等17部著作。

治学格言：《礼记·中庸·博学》曰："博学之，审问之，慎思之，明辨之，笃行之。"

行医准则："人命至重，有贵千金"的大医精诚态度。

教育、临床、传承格言：哲眼学中医，慧根悟临床，临床读经典，中西医统一。

座右铭：爱心融于工作，健康融于生活。

最擅长治疗的疾病：脾胃病、急危重症、疑难杂病。

最常用的方剂：六君子汤、小柴胡汤、青囊丸、失笑散、平胃散、二陈汤、四逆散等。

最善用的药物：厚朴、枳实、柴胡、木香、鸡内金、大腹皮、姜半夏、茯苓、白术。

二、效方

（一）来源

李东垣开创"脾胃学说"，多用温补，亦擅用通降导滞之法；后人多从"补土派"之健脾补中，益气升阳中专研，但现今若单用或主用补益之法则难以缓解。古今相较，古寒今暖，由饥至积，战乱忧思至焦虑压抑，正如《类经》所言："时气变迁，病必随之。"东恒时期"内伤脾胃，百病由生"之"伤"多为脾胃衰弱，脾胃多"因虚而病"；而今人多饱食而积，"饮食自倍，肠胃乃伤"，故白长川提出"滞伤脾胃，百病由生"的观点，今人之"伤"多为脾胃气机郁滞，脾胃多"因滞而病"，其"滞"包括湿（热）滞、气滞、食（酒）滞、血（浊）滞、毒滞。若久病则滞伤脾胃，湿阻气机，脾不运化，胃不收纳，"因滞而虚"，而"虚"又无力通"滞"，积于中焦，形成恶性循环，脾胃既滞又虚，虚实夹杂，寒热错杂，甚至影响到其他脏腑功能。因此，现代治疗脾胃病需重视通降导滞之法，可配合补益之法固其本以防传变，以消滞运脾为治疗原则。

滞伤脾胃，运化失司，湿浊内蕴，气机失调，故用二陈汤消湿滞以运脾，脾运则食滞、气滞等诸滞皆消；久则因滞致虚，则加党参、炒白术成六君子汤以健脾助运；脾胃为气机升降之枢纽，滞伤脾胃则气机不畅，除消滞外需加厚朴、枳实理气消积、降逆化痞，以承顺胃气，调畅升降脾胃之气机；木香乃全胃肠之气分动力药，可化一切积滞。由此白长川自拟"消滞运脾汤"作为"滞伤脾胃"的基础方。

（二）组成

姜半夏 9g，陈皮 25g，茯苓 25g，木香 10g，炒白术 15g，党参 20g，厚朴 15g，枳实 15g，炙甘草 10g。

（三）功效

运脾和胃，行气消滞。

（四）适应证

脾虚气滞型慢性胃炎等脾胃疾病。可见胃脘疼痛、痞闷，食欲不振，恶心呕吐等症。

（五）使用方法

本方含有运脾和胃补益之法，兼有行气化痰消滞之法，可作为治疗脾胃病的基础方，在使用之时需根据患者虚实之偏进行加减。若虚者则根据气血阴阳之偏加以他药，若实者则注意有无湿（热）滞、气滞、食（酒）滞、血（浊）滞、毒滞等实邪阻滞。当有湿浊、食滞、痰饮等实邪影响脾胃的纳化升降而致脾失健运，胃失通降时，除了针对病因予除湿、消导、化痰饮药之外，仍需加用鸡内金、香橼、佛手、苏梗等消食滞、行气滞之品。方中炒白术可因情况调整，若舌苔腻者，因其湿郁困脾尤重，则用苍术10g以温燥除湿；若大便秘结者用生白术以滋脾润便。若反酸者可加海螵蛸、儿茶。

（六）注意事项

1. 若有外感者宜先解表。
2. 忌寒凉生冷辛辣油腻的食物。

（七）方歌

消滞运脾汤二陈，朴实木香虚术参。
反酸海蛸儿茶入，滞伤脾胃此方斟。

三、名论

（一）方论解析

二陈汤源于《太平惠民和剂局方》，具有燥湿化痰、理气和中的功效，方中姜半夏和胃降逆，辛燥化痰，陈皮行气化滞，醒脾助运，二药合用，气顺痰消；茯苓健脾渗湿，健脾以杜生痰之源，渗湿以助化痰湿之力；炙甘草健脾和中，调和诸药。以二陈汤为底方可消湿滞以运脾。滞伤脾胃，久滞致虚，《素问》云："脾欲缓，急食甘以缓之……甘补之。"补脾胃者以甘味为主，酸味次之，方中加党参、炒白术甘味之品以健脾助运。厚朴、枳实辛苦合之，《本草汇言》言厚朴"宽中化滞，平胃气之药也……厚朴之温可以燥湿，辛可以清痰，苦可以下气也"。《药品化义》言："枳实专泄胃实，开导坚结，故主中脘以治血分……皆取其辛散苦泻之力也。"苦能泄能燥能坚，对湿困脾胃者宜用苦燥化湿之品，辛能散能行，对气机不畅者宜用辛散理气之品；朴实辛苦合一，一寒一热，互相制约，理气消积，降逆化痞，调畅升降脾胃之气机。木香乃全胃肠之气分动力药，《本草求真》言木香"下气宽中，为三焦气分要药。然三焦则又以中为要。中宽则上下皆通，是以号为三焦宣滞要剂"，可行气化滞。全方以二陈汤为底，消滞运脾；因滞致虚，加党参、炒白术之甘味药补脾胃固其本防传变；滞阻脾胃，气机不畅，加厚朴、枳实、木香辛苦合用，通降导滞。本方具有运脾和胃、行气消滞的功效，可作为治疗脾胃病的基础方。

（二）临床发挥

根据虚实加以用药，虚者若气虚重者四君子汤可加量或加山药、黄芪等；阳虚重者可加辛热、甘热药以温阳，如干姜、桂枝、附子等；阴血虚者须加甘寒、甘凉药以养阴生津，如石斛、沙参、麦冬等。实者若湿滞者则需"急食苦以燥之"，寒湿可用苍术、厚朴等苦温之品；湿热重可用黄连、大黄等苦寒之品；暑湿重则加藿香、苍术、砂仁等芳香化湿之品；气滞者可加枳壳、木香、砂仁、香橼、佛手、苏梗等辛散条达之品；食滞者可加焦三仙、砂仁、槟榔等消食解郁、化积导滞之品；酒滞者可加葛花解醒汤以解酒毒或栀子大黄汤以清热利湿；血滞者可加郁金、延胡索、川芎等活血化瘀、调血解郁之品；浊滞者可加山楂、神曲、荷叶等化浊降脂之品；毒滞则根据具体致病因素与症状而加以用药。若遇大便干燥者，炒白术可易为生白术以补脾阴，润肠道。慢性胃炎者因久病脾胃已伤，可加大党参药量以增健脾益气之功。

若见反酸、烧心、胃脘灼热疼痛者，可加用海螵蛸、儿茶。海螵蛸具有制酸止痛之效，可中和胃液，亦可在溃疡处形成保护膜，《黄帝内经》十三方称其"利肠中及伤肝也"；配伍儿茶入胃肠血分，敛疮生肌，和肝制酸，修复因炎症刺激而损伤的胃黏膜。甚者可加大贝、连翘以清胃热，缓解烧心之症状。若胃肠蠕动能力下降而饮食积滞，胃脘饱胀者，可加用焦山楂、焦神曲、炒麦芽、炒谷芽、莱菔子、鸡内金以促进胃肠动力。焦三仙、鸡内金均有健脾开胃、消食导滞之功，莱菔子，化痰下气，润肠通便，相互为用，调动胃肠纳运相济。

四、验案

（一）医案记录

金某，女，60岁，2020年4月25日初诊。胃脘痛1月余，既往有慢性萎缩性胃炎。现胃脘痛，呕吐，纳少，寐欠安。偶有尿频尿急，大便每日1次。情绪波动大，口干欲饮，口苦，时烧心，舌暗红偏胖，有齿痕，苔薄白腻，脉沉细弦。中医诊断：胃痛。西医诊断：慢性萎缩性胃炎。用药如下：姜半夏15g，陈皮25g，茯苓25g，炙甘草10g，党参20g，炒白术15g，厚朴15g，枳实15g，木香10g，苍术10g，柴胡15g，炒白芍25g，香附15g，乌药10g，川楝子10g，延胡索15g，五灵脂15g，炒蒲黄10g，生蒲黄10g，防风15g，浙贝母5g，生薏苡仁50g。14剂，水煎取，日1剂。

二诊（2020年5月9日）：时胃痛减轻，无吐，情绪控制可，纳寐可，大便不畅，尿频少，舌暗红偏胖，齿痕，苔薄白腻，脉沉细弦。上方加生白术15g易炒白术，加黄连5g，14剂。

三诊（2020年5月23日）：胃痛减轻，余同前。黄腻苔减轻。上方去川楝子，加当归15g。此后就诊8次，均在此方基础上随症加减。

（二）专家按语

当今社会，人们精神心理压力较大，情志病郁闷者逐渐增加，郁则气结，肝郁横逆中焦，脾胃气结，则脾失健运，胃纳失常，同时郁怒伤肝，肝郁化火犯胃，或致胃火上炎，或灼伤胃液，而成胃阴亏虚，或致胃气郁滞，正如《先醒斋医学广笔记》所云："怒气并于肝，则脾土受邪。"本案患者情绪不佳为肝郁气滞之象；口干欲饮，口苦为肝郁而化火之象；胃脘痛，呕吐，纳差为肝郁横逆中焦之象；其苔腻为湿浊困脾之象；寐欠安则因胃不和；舌有瘀滞阻络不通之象。此时治疗则需运脾和胃，疏肝清热，行气导滞。

以消滞运脾汤为基础方，通其滞，助脾运，但本患者兼有气滞、湿浊、瘀滞、郁热之实邪，加四逆散疏肝理气以行气滞；合用四合汤活瘀滞、清郁热、疏肝气。四合汤即青囊丸、金铃子散、失笑散、芍药甘草汤合方。青囊丸于《中国医学大辞典》记载：胃脘痛及气郁诸病。金铃子散以治肝火犯胃为主，对肝、胆、脾、胃、大小肠之疼痛有效；芍药甘草汤酸甘化阴，缓急止痛；失笑散活血化瘀药，一方面能改善胃部血供，促进胃黏膜固有膜再生，防止幽门螺杆菌再感染；另一方面能使胃部病变组织气行血活，恢复正常微循环，营养状况改善。

（三）跟诊手记

患者是一名体形偏瘦、身高中等的中老年女性，交谈之间，诉其老伴在家中烟酒不断，常与其斗气，且儿女远居外地，思念牵挂，心中不悦，情志不畅，不欲饮食。忧怒转换，情绪波动，精神紧张，诱发胃脘痛、呕吐、不欲饮食等脾胃病证。

白老谓现今人之脾胃病多"因滞而病"，而气机呆滞，脾气郁滞为主要病机，现许多脾胃病的发生与发展与情志有密切的关系，比如情志不佳可诱发或加重胃溃疡，甚至可延缓胃溃疡愈合。治疗上，木郁宜达，当以调畅气机为主，施以陈皮、枳壳、木香、香橼、佛手、苏梗等理气助运之品。若气壅不开者，当以柴胡、枳实破气解郁；若气陷不举者，当以黄芪、党参、升麻益气解郁。气滞得行，清阳浊阴方能各行其性，中焦气机始复，脾胃乃调。白老称与情志有关的疾病，不能仅靠药物治疗，还需要开导患者，所谓解铃还须系铃人，给患者建议，同时嘱患者心情放松，多运动，改善情绪，且对患者老伴进行教导，使家庭关系和谐。

最后白老称作为一名医生，不仅要有精湛的医术，还必须具有爱心、耐心、责任心，才能把"精诚"融为一体，以平等的心态、服务的心态对待医患关系。

（庞敏）

附：中西医统一：是指临床思维模式，尤其是形式逻辑思维与辩证逻辑思维的统一，在系统科学指导下，中西病证结合的诊治方法。

参考文献

1. 李翌萌，马超，白长川.论东垣通降法［J］.环球中医药，2015，8（S1）：144-145.

2. 竺可桢.中国近五千年来气候变迁的初步研究［J］.中国科学，1973（2）：168-189.

3. 白长川.脾胃新论［M］.北京：中国中医药出版社，2019.

脾胃病常用角药——姜良铎

一、专家简介

姜良铎（1948— ），男，北京中医药大学东直门医院主任医师、教授、博士生导师，享受国务院政府特殊津贴专家，全国名老中医，全国公共卫生应急专家，教育部重点学科中医内科学学科带头人，第五、六批全国老中医药专家学术经验继承工作指导老师。姜良铎从医 50 余年，在中医药治疗呼吸热病、消化系统疾病、老年病及内科疑难病症方面具有丰富的临床经验且疗效卓著，形成了"状态医学理论""外感病的内伤基础""中医急症的三法辨治""角药治疗理论"等独特的学术理论体系，发表学术论文 300 余篇，主编出版《中医急诊学》《中医急诊临床研究》《咳嗽从状态论治》《姜良铎医案选》等 7 部专著。

治学格言：怀救世之心，秉超悟之哲，嗜学不厌，研理务精，抗志以希古人，虚心而师百氏（引自吴鞠通《治病杂辨》序言）。

最推崇的古代医家：张仲景、吴又可、叶天士、吴鞠通。

最喜读的著作：《伤寒杂病论》《温疫论》《温热论》《温病条辨》。

最擅长治疗的疾病：外感热病、肺间质纤维化、肺结节、慢性萎缩性胃炎、肝硬化。

最善用的角药：生石膏、知母、大黄；瓜蒌、半夏、黄芩；黄连、吴茱萸、石斛；九香虫、刺猬皮、苏梗等。

二、效方

（一）来源

角药，即三味药物组合，其思想源自《黄帝内经》，"一君二臣，奇之制也"理论，始见于张仲景《伤寒杂病论》。角药是针对一定病因、病机、病证，从提高临床疗效出发，结合历代医家及近代名医和导师的用药经验，经过临床应用证明确实行之有效，经得起临床验证的药物组合。角药药物间或功效相近，取其共性增强药力，或作用各异，针对病因、病机、病证的不同方面，多管齐下，多因并治，亦或药性相背，功效相反，起相反相成或佐制纠偏的作用。角药既能自成体系，单独成方，又可与其他药物合用，成为复方的一部分，较之单味药和对药，适应病证广泛，较之复方，又药少力专，切中病机，更加切合临床实际。

（二）组成

角药一：柴胡 15～24g，桂枝 15～30g，瓜蒌 15～30g。

角药二：黄连 10～15g，吴茱萸 5g，石斛 15g。

角药三：九香虫 6～10g，刺猬皮 6～10g，苏梗 9～15g。

（三）功效

角药一：疏利三焦，畅达气机。

角药二：清泻肝火，和胃降逆，养阴通络。

角药三：理气止痛，活血化瘀。

（四）适应证

慢性萎缩性胃炎

角药一：适用于三焦气机壅滞证。症见除脘腹痞满疼痛、嗳气吞酸等局部症状外，还常伴有畏寒畏热、头痛心悸、口干口苦、大便秘结或溏泄等全身表现。

角药二：适用于肝胃郁热，胃阴不足证。症见胃脘胁肋灼热疼痛，呃逆吞酸，心烦口渴，舌质红，舌苔少而乏津，脉弦细或兼数。

角药三：适用于气滞血瘀证。症见胃痛或腹痛，胃脘或腹部胀痛，或有刺痛，舌暗，脉弦涩。

（五）使用方法

水煎服。

（六）注意事项

针对病机，组合使用。

（七）方歌

脾胃角药三焦宜，柴桂瓜蒌畅气机。

黄连石斛能降逆，香虫苏梗刺猬皮。

三、名论

（一）方论解析

角药一：柴胡辛苦，微寒，为少阳经专药，《本草便读》言柴胡"转旋枢机，主少阳表邪之寒热，味苦寒而轻举，通调上下"，具有透解少阳半表之邪、疏泄少阳气机、宣通上下的功效。桂枝辛甘，温，辛能散，甘能和，温以祛寒。李中梓言桂枝能"达营卫，和表里"，张锡纯亦称桂枝"宣通表散之力，旋转于表里之间，能和营卫"，是调和表里营卫的要药。瓜蒌甘微苦，寒，上归肺经清热涤痰，中归胃经消痞散结，下归大肠润肠通便，清润一身上下，与柴胡、桂枝配伍，增强上下通降之力。三药合用，兼具上下、表里、内外多向通达之力，正中三焦壅滞病机。

角药二：黄连苦，寒，苦以泻火，寒以清热。《本草正义》载黄连："治一切火证，凡病因火而致者皆治之。"吴茱萸辛苦，热，具有温中散寒、降逆止呕的作用。两药配伍，吴茱萸得黄连制约，去其辛热之性，取疏肝和胃之用，黄连得吴茱萸反佐，清泻肝火而无过寒伤阳之虞，李时珍言其"一冷一热，一阴一阳……主辅相佐，阴阳相济，最得制方之妙"。又辛开苦降，行散与通降并举，增强中焦理气和胃之功。阳明之脏多气多血，本易化火生热，加之黄连苦寒而燥，吴茱萸辛温燥热，皆可损伤胃中津液，对此姜良铎循叶天士"不过甘平或甘凉濡润，以养胃阴，则津液来复，使之通降"之法，合用甘寒质润之石斛。石斛甘，微寒，有"欲清胃救津，自非用石斛之甘滋轻灵不为功"之称，是清胃热、养胃阴的要药。三药合用，肝胃同治，补泻兼施，既可清肝泻火，降逆和胃，又可滋养胃阴，顺应胃喜柔润的生理特性，适用于慢性胃炎、消化性溃疡、反流性食管炎等辨证属肝胃郁热、胃阴不足者。

角药三：九香虫咸，温，能理气而止痛。刺猬皮苦甘，平，善行瘀而止痛。苏梗辛，温，归脾、胃、肺经，《本草纲目》称其"味辛，入气分，其色紫，入血分"，可除中焦气血壅滞。姜良铎认为九香虫、刺猬皮皆血肉有情之品，可行血通络止痛，与苏梗配合，既除气滞，又化血瘀，故治疗气血郁滞引起的胃脘痛或腹痛等肠胃病证屡见良效。

（二）临床发挥

姜良铎认为各种原因导致的中焦气机阻滞不通是脾胃病的基本病机，此基础上形成的三焦壅滞是最常见状态。脾胃升降相因，通连上下，是脏腑气机升降出入的枢纽，《格致余论》曰："脾具坤静之德，而有乾健之运，能使心肺之阳降，肾肝之阴升，而成天地交之泰，是为无病之人。"若中焦阻滞为病，则水谷精气不能上归心肺宣发布散，饮食糟粕不能下达肠腑排出体外，导致上下表里不通，或肾水不能上济心火，心火不能下温肾水，出现上热而下寒，上实而下虚，又或波及肝肺，使"肝木左郁而血病，肺金右滞而气病"，气血阴阳失于调和，最终形成上下表里不通，营卫气血不和的三焦壅滞状态。

三焦壅滞以中焦为先，亦以中焦为重，中焦而言，又以肝胃不和，气滞血瘀为主要病机。《血证论》言："木之性主于疏泄，食气入胃，全赖肝木之气以疏泄之，而水谷乃化。"肝主疏泄，调畅气机，使其通而不滞，散而不郁，是维持脾胃升降有序，纳运健旺的关键。若失于调达，则横逆犯胃，致肝胃失调而患病，故有"肝为起病之源，胃为传病之所"之说。初期病在气分，气滞无以行血，血行易瘀滞为患，故随着病情进展，又常表现出由气滞到血瘀的病机演变过程。

针对脾胃病三焦壅滞状态和中焦肝胃不和，气滞血瘀的病机，姜良铎提出"疏利三焦，畅达气机以调状态""调和肝胃，理气活血以畅中焦"的治疗大法，形成"柴胡、桂枝、瓜蒌""黄连、吴茱萸、石斛""九香虫、刺猬皮、苏梗"等多组角药，同时姜良铎临证强调病证结合，标本兼治，以辨证为纲，结合辨病整体把握疾病病机、证候演变规律、发展预后等，常获得事半功倍的效果。

四、验案

（一）医案记录

患者，女，36岁，2020年9月11日初诊。主诉：间断胃痛3年，加重10天。患者3年前无明显诱因出现胃脘疼痛，伴反酸烧心，于当地医院行胃镜检查示慢性萎缩性胃炎、反流性食管炎，未予系统治疗，症状反复。10天前生气后再次诱发，现胃脘胀满疼痛，反酸烧心，时有嗳气，口干，晨起口苦，乏力，劳累则易头痛心悸，四末不温，纳差，眠可，大便2～3日一行，质干，小便调，平素情绪急躁，舌暗红，苔白腻，脉弦细数。中医诊断：胃痛。辨证：三焦壅滞，肝胃不和，兼有脾虚证。治法：疏利三焦，清肝和胃，佐以健脾。处方：柴胡15g，桂枝20g，瓜蒌30g，黄芩15g，姜半夏9g，黄连10g，吴茱萸5g，石斛15g，旋覆花10g（包煎），代赭石30g（先煎），九香虫9g，刺猬皮9g，厚朴15g，炒枳壳、炒枳实各20g，赤芍、白芍各15g，川楝子10g，延胡索10g，党参15g，生麦芽30g，生白术20g，紫河车15g。水煎服，日1剂，早晚饭后分服。另处饭前方：海螵蛸30g，煅瓦楞子30g，浙贝母15g，日1剂，三餐前代茶饮。

二诊（2020年9月25日）：服药两周，胃痛及反酸烧心减轻，大便日1～2次，质可，原方去旋覆花、代赭石、厚朴，加鸡内金9g，守方续服两周，诸症基本缓解。

（二）专家按语

本案患者属典型的脾胃病三焦壅滞状态、中焦肝胃不和。病因为肝气失于条达，横逆犯胃，致肝胃失调而患病，因此治疗当以疏利三焦、畅达气机为法，调和肝胃，理气活血，以畅中焦。治疗选用"柴胡、桂枝、瓜蒌""黄连、吴茱萸、石斛""九香虫、刺猬皮、苏梗"等常用角药加减组合，切中病机，故取得良效。

（三）跟诊手记

此为姜良铎教授运用角药治疗脾胃病的典型病例。患者平素急躁易怒，肝失调达，郁而化火，横逆犯胃，则见胃痛，反酸烧心；肝木克伐脾土，脾失健运，则见纳差，乏力；脾气亏虚无以行血，肝胃气滞影响血液运行，导致中焦气滞血瘀，枢机不利，继而波及上下，出现上焦气结（口干苦，头痛等）、中焦不畅（胃痛，嗳气等）、下焦不通（便秘等）的一系列临床表现。结合舌脉，四诊合参，辨证为三焦壅滞，肝胃不和，兼有脾虚证。针对病机，姜良铎教授选用柴胡、桂枝、瓜蒌；柴胡、黄芩、半夏；黄连、吴茱萸、石斛；川楝子、延胡索、白芍；九香虫、刺猬皮、厚朴；海螵蛸、煅瓦楞子、浙贝母共六组角药。以柴胡、桂枝、瓜蒌、黄芩、半夏疏利三焦，通达上下内外，调整人体状态；以黄连、吴茱萸、石斛、川楝子、延胡索、白芍疏肝气，泻肝火，养肝阴，调和肝胃；以九香虫、刺猬皮、厚朴合枳壳、枳实、赤芍行气活血通降，运转枢机；再益旋覆花、代赭石降逆和胃；党参、生麦芽、生白术、紫河车健脾开胃，益气养血。诸药合用，正中三焦壅滞，肝胃不和，兼有脾虚的病机。同时患者病史较长，反酸烧心症状显著，故单用角药海螵蛸、煅瓦楞子、浙贝母为饭前方，使其直达病所，增强制酸之力。两方并用，兼顾标本，故疗效卓著。

（安荣仙）

参考文献

1. 魏文浩. 姜良铎教授论角药的理论基础及配伍特点［J］. 环球中医药，2009，2（2）：137-138.

2. 焦扬，刘承. 姜良铎内科方药心得［M］. 北京：科学出版社，2010.

3. 董环，张晓梅，肖培新，等. 姜良铎状态中医学与系统科学思想的临床解析. 中华中医药杂志，2019，34（10）：4630-4632.

4. 刘涓，王兰. 姜良铎教授应用疏通三焦法治疗脾胃病的临床经验［J］. 现代中医临床，2019，26（2）：58-60.

香连化浊汤——李佃贵

一、专家简介

李佃贵（1950—   ），张家口蔚县人，教授、主任医师、博士生导师，中医浊毒论创始人，全国劳动模范，第三届国医大师，全国首届中医药高校教学名师，全国中医药杰出贡献奖获得者，庆祝中华人民共和国成立70周年纪念章获得者，2020年中国老科学技术工作者协会突出贡献奖获得者，河北省应对新冠肺炎中医药专家组顾问。享受国务院政府特殊津贴，卫生部、科技部科技评审专家，教育部高校设置委员会评审专家。第三至六批全国老中医药专家学术经验继承工作指导老师，从事中医临床工作50余年，尤其擅长脾胃病的治疗。指导、发表科研论文400余篇，主编各类院校教材10余部，学术专著40余部，获批专利20多项，获各类科技进步奖30余项。

治学格言：不想当大医的医生不是好医生。

行医准则：不是患者"求"医生，而是医生"求"患者。

最推崇的古代医家：李东垣。

最喜读的著作：《黄帝内经》《脾胃论》。

最擅长治疗的疾病：脾胃常见病。

最常用的方剂：香连化浊汤、化浊解毒消胀汤、祛浊解毒止痛汤、清浊解毒凉润汤等。

最善用的药物：藿香、佩兰、茵陈、黄连、茯苓、白术、全蝎、白花蛇舌草等。

做人准则：做人要有大智慧，不能是小聪明。

做事准则：要么不做，要么做好。

二、效方

（一）来源

李佃贵有一位本家叔叔是当地小有名气的医生，很受人们尊重，闲暇之余，会在家教授他一些中医中药知识，这算是对李佃贵中医的启蒙了。后来李佃贵曾跟随当地名医李思琴老中医学习。自20世纪70年代，李佃贵便开始了对慢性萎缩性胃炎及胃癌前病变的研究。他根据多年的临床实践及感悟，以天人合一的中医整体思维方式来探究当代生态环境及人体自身饮食、情志和生活方式的改变对人体健康的影响，首创浊毒理论及"香连化浊汤"等系列浊毒方药，成功逆转胃癌前病变，打破了传统的理论束缚。浊毒理论有其深刻的内涵和广泛的外延，现已广泛用于临床近百种疾病的诊疗，是当代中医理论的重要原创成果，是中医学术体系的重要组成部分。

（二）组成

广藿香 10g，黄连 6g，麸炒白术 12g，半枝莲 15g，当归 12g，川芎 9g，茯苓 15g，醋香附 9g，木香 6g，炒白芍 15g，醋延胡索 10g 等。

（三）功效

化浊解毒，和胃降逆。

（四）适应证

用于胃脘痞闷、疼痛、嗳气、纳呆、口干口苦、大便黏腻不爽等；慢性胃炎、肠上皮化生及上皮内瘤变等症，见上述证候者。

（五）使用方法

本证因浊毒内蕴所致诸症，辨证除患者自觉症状外，尚需关注全身表现，比如望诊可见浊毒内蕴患者面色晦暗油腻。如患者面色萎黄或苍白，应考虑气血亏虚，加大茯苓、白术、当归、白芍的用量以补益气血；如患者面色红赤，面部可见痤疮，应考虑湿热较重，加大藿香、黄连、半枝莲及白花蛇舌草用量以清热利湿；如患者口唇紫暗，舌下脉络迂曲紫暗，应考虑瘀血阻络，加大川芎、三七、延胡索的用量以活血化瘀；如患者因情志不畅症状加重，应考虑气机不畅，加大香附、木香用量以行气解郁。

（六）注意事项

孕妇及哺乳期慎用。如怀疑有受孕可能，应及时停药，检查后再予调方。

（七）方歌

香连化浊半枝莲，茯苓白术芎归芍。
香附木香延胡索，化浊和胃百毒消。

三、名论

（一）方论解析

李佃贵根据 50 余年临床经验，结合现代人生活压力较大、精神紧张、饮食不规律等因素，观察到慢性胃炎患者治疗多以化浊解毒、和胃降逆为主，总结出香连化浊汤。方中广藿香芳香化浊，和胃降逆，黄连清热解毒，厚肠胃，清浊毒，共为君药；麸炒白术健脾化浊和胃，半枝莲清热解毒，共为臣药；当归、川芎活血止痛，茯苓健脾渗湿，醋香附、木香行气和胃，消胀除痞，炒白芍养血缓中，醋延胡索行气活血止痛。诸药合用，共奏化浊解毒、和胃降逆之功效。

（二）临床发挥

李佃贵精研经典，结合多年的临床实践及现代生活饮食结构的变化、工作压力的增大、精神紧张的增强、大气环境的污染等现代因素对人体影响的特点，首创浊毒理论，总结出慢性胃炎的病机关键为浊毒内蕴。胃病日久，湿浊之气留滞于中焦，郁久化热，凝为浊毒。浊毒内蕴则见胃脘胀满，胀痛灼热；湿热浊毒之气郁滞于中焦，灼伤真阴，阴液不能上蒸于口，则见口干口苦；胃气受浊毒影响，不主受纳，则见纳呆；浊毒之气内蕴于中焦脏腑，气机不通，可见大便黏腻不爽；舌红或紫红，苔黄腻，脉滑或滑数，为浊毒内蕴之象。如出现慢性胃炎伴肠上皮化生，则为浊毒内蕴日久，化热伤阴，导致胃阴不足，治疗以化浊解毒为关键，辅以滋阴养胃。若日久浊毒未除，致阴损及阳，出现阳气不足，血行不畅，瘀血阻络之证，则治疗除化浊解毒外，应辅以平衡阴阳、活血化瘀之法。

四、验案

（一）医案记录

李某，男，65 岁，2008 年 1 月 31 日初诊。主诉：间断胃脘胀满 1 年，加重 1 周。胃镜检查示慢性浅表 – 萎缩性胃炎。病理检查示黏膜慢性炎症，黏膜糜烂。为求中医药治疗而来诊。刻下症：胃脘胀满，食后甚，嗳气，无胃痛，口干口苦，大便干，舌红，苔薄黄微腻，脉弦细。中医诊断：胃痞病。西医诊断：慢性萎缩性胃炎。辨证：浊毒内蕴，胃气上逆。治法：化浊解毒，和胃降逆。具体用药：瓜蒌 15g，清夏 12g，黄连 9g，百合 12g，乌药 9g，当归 12g，川芎 9g，白芍 30g，云苓 15g，白术 9g，全蝎 9g，炒莱菔子 15g，砂仁 15g，鸡内金 15g，甘草 9g。14 剂，日 1 剂，水煎服。

二诊（2008 年 2 月 14 日）：胃脘胀减轻，嗳气减少，夜间口干口苦，大便头干，舌淡紫，苔薄黄，脉弦细滑。上方减鸡内金，加广木香 9g，沉香 9g，紫豆蔻 15g，以行气健脾，继续服用 14 剂。

三诊（2008 年 3 月 3 日），患者胃脘胀满明显好转，时有脐周胀满及下腹胀，夜间口干，肠鸣，矢气，纳可，寐可，大便可，日行 1 ～ 2 次，舌淡紫，苔薄黄腻，脉弦细。上方去沉香、百合、乌药、甘草，加延胡索 12g，龙胆草 12g，白花蛇舌草 15g，以化浊解毒。继续服用 17 剂后，患者无不适症状。

（二）专家按语

本案患者为老年男性，胃脘不适已 1 年有余。《兰室秘藏·中满腹胀》云："或多食寒凉，及脾胃久虚之人，胃中寒则胀满，或脏寒生满病。""也有膏粱之人，湿热郁于内而成胀满者。"根据患者症状及舌脉，辨证为浊毒内蕴，胃气上逆。胃主通降，以降为顺，以降为和。浊毒内蕴中焦，阻滞气机，食后加重气机阻滞，故食后胃脘胀满加重；胃气上逆，可见嗳气；浊毒阻滞气机，津液不能输布，不能上承可见口干口苦，不能下输可见大便干结；舌红，苔黄腻也是浊毒内蕴之象。治疗首先要恢复脾胃功能，才能进一步祛除浊毒。首诊治疗以健脾和胃、行气消痞为主，方用小陷胸合香连化浊汤加减。脾胃运化功能恢复，才能运化津液；升降功能恢复，才能畅通气机。脾胃功能恢复后二诊时减健脾消食药物，加用健脾行气药物以调畅气机。脾胃健运，气机畅通，则三诊时加用化浊解毒药物以祛除浊毒，标本兼治。

（三）跟诊手记

本案患者为一位退休人员，退休后生活起居及饮食不规律，逐渐出现胃脘不适的症状。遇到这样的患者李老总是耐心讲解生活起居及饮食的注意事项，指出脾胃的调护要注重平时各方面的因素。首先是精神保养，心态要好，不能恐惧，心情要愉悦。其次是要注意饮食，少吃辛辣油腻刺激性的食物，少吃甜食，少吃腌制的食品；饮食要规律而有营养，早饭要吃好，午饭要吃饱，晚饭要吃少。再次是要适当地运动，比如走路、太极等，避免剧烈运动。最后要注意中医药的调养，可以坚持服用一段时间的中药。另外李老在诊治患者时，常常问及患者的工作、家庭情况、籍贯等各种信息，甚至聊一些家长里短，看似在聊天，实则了解了患者的很多情况。李老也常常教导我们，看病要认真、仔细、负责，多了解患者的信息，不要嫌麻烦，患者的工作、家庭情况里藏着患者发病的原因，了解了病因，才能合理用药，才能有好的疗效。从老师身上能真正地体会到何为大医精诚。

（王绍坡）

参考文献

1. 李佃贵 . 中医浊毒论［M］. 人民卫生出版社，2016.

2. 李佃贵 . 从浊毒理论的建立与应用谈中医学创新与发展［J］. 中医杂志，2020，61（22）：1938–1940.

胃食管反流

启陷汤——姚乃礼

一、专家简介

姚乃礼（1944—　），幼时见身边民众生活在苦难之中，贫病相加，遂立志从医，以济世救人。1962 年他以优异的成绩考入北京中医学院（现北京中医药大学）中医系，中医启蒙教育即得到秦伯未、任应秋、陈慎吾、颜正华、董建华等医学泰斗的熏陶。1978 年考入中国中医研究院（现中国中医科学院）研究生班，成为首届中医研究生，师承秦伯未、任应秋、陈慎吾、岳美中、方药中、谢海洲等享誉全国的中医药大家。

姚乃礼任中国中医科学院主任医师，博士研究生导师，享受政府特殊津贴专家，第十届、十一届全国政协委员，第四、五、六批全国老中医药专家学术经验继承工作指导老师，第三届首都国医名师，国务院学位委员会学科评议组专家，国家药典委员会委员，国家药品监督管理局药品评审专家，北京市中医学会副会长，中华中医药学会常务理事，中华中医药学会内科学会副主任委员，急诊学会副主任委员，疑难病专业委员会主任委员，中华医学会理事，《光明中医》杂志主编，《中医杂志》编委。

最喜读的著作：《黄帝内经》《伤寒杂病论》《临证指南医案》《脾胃论》。

最擅长治疗的疾病：脾胃疾病、肝病、心脑血管、痹证及内科杂病。

二、效方

（一）来源

姚乃礼从事中医内科临床及研究工作近 50 载，尤擅治脾胃病，并对难治性胃食管反流病的诊治有其独到见解。姚乃礼认为，本病初起多在气分，证属肝脾不和，痰气交阻，或湿热蕴结，或胃阴被耗。诸邪涩滞食管，迁延日久，则深入血分，可及络脉，致痰、热、瘀交阻，食管黏膜失于濡养，并受到损害，而诸症变生，导致难治性胃食管反流。姚乃礼提出了"健运脾胃，通降气机，祛除痰热，益气养阴，散结通络"的治疗原则，并创立"启陷汤"治疗本病。启陷汤由启膈散合小陷胸汤加减化裁而得。启膈散出自清代医家程钟龄所著《医学心悟》，原方为治"噎膈"所设，以润燥降气、开郁化痰为法；小陷胸汤则出自《伤寒论·辨太阳病脉证并治》，原治痰热互结于胸之小结胸病。现姚乃礼将二方合用于治疗痰、热、瘀互结之难治性胃食管反流病，共奏清热化痰、活血化瘀之效，多能屡起沉疴。

（二）组成

北沙参 12g，黄连 10g，浙贝母 20g，法半夏 10g，瓜蒌 30g，麸炒枳壳 10g，姜厚朴 10g，郁金 15g，丹参 15g，茯苓 20g，荷梗 10g，砂仁 12g（后下）。

（三）功效

清热化痰，活血化瘀。

（四）适应证

痰热互结、痰瘀交阻所致难治性胃食管反流病。

（五）使用方法

本方组方以清热化痰、活血化瘀为法，故适用于证属痰热互结、痰瘀交阻之难治性胃食管反流病。临证之时，当注意本病多病程日久，久病必虚，故以脾胃虚弱为本虚，痰、热、瘀阻于食管脉络为邪实，治疗应扶正与祛邪并行，以祛邪为主。方中茯苓性平，健脾利湿宁心，或可加用太子参、党参等益气运脾，且补益而不致过热；瓜蒌、法半夏、浙贝母清化痰热、开郁散结，郁金、丹参活血化瘀，黄连、北沙参清热滋阴，胃气上逆较明显者如嗳气或呃逆频频，可选枳壳、厚朴理气降逆，对于纳谷不馨、早饱者，以砂仁、荷梗醒脾和胃为宜，临证时当灵活加减变通。煎服法：头煎加水500mL，煎出200mL，再煎加水400mL，两煎合用，分早晚两次服。

（六）注意事项

注意辨明寒热虚实，如以脾胃虚寒为主者，或温病后期阴伤者，不适用此方。

（七）方歌

启陷汤中蒌夏连，枳朴二参贝苓牵。
郁金砂仁兼荷梗，吞酸噎膈服之痊。

三、名论

（一）方论解析

启膈散源于清代医家程钟龄所著《医学心悟》，原方本为"噎膈"而立，以开郁化痰、润燥降气为法，用于证属痰气交阻之噎膈，后世医家多用于治疗西医范畴中的"食管癌""胃食管反流病"。小陷胸汤出自《伤寒论·辨太阳病脉证并治》，"小结胸病，正在心下，按之则痛，脉浮滑者，小陷胸汤主之"。正在"心下"即食管至胃脘处，"按之则痛""脉浮滑者"当为病性属实，故不通则痛。姚乃礼临床上擅用启陷汤（启膈散合小陷胸汤）加减治疗胃食管反流病，其中瓜蒌、半夏、黄连清化痰热，开郁散结，郁金、丹参解郁行气，活血化瘀，沙参、贝母质润兼养肺胃二阴，茯苓健脾渗湿，荷梗、砂仁醒脾化湿和胃。诸药合用，共奏清化痰热、开郁散结、降逆化瘀、润燥解郁之效，契合病机。姚乃礼临床上常根据辨证加减化裁：反酸较重者加乌贼骨、煅瓦楞子、煅牡蛎收涩制酸；血瘀较重者加莪术、三七粉活血化瘀止痛；嗳气、反胃较重者可酌情选用苏梗、陈皮、旋覆花、代赭石以增行气降逆之力；咽部不适加清利咽喉之蝉蜕、木蝴蝶、桔梗；情志不舒选用柴胡、白芍、香附、青皮等疏肝解郁行气之品。姚乃礼根据病机灵活变通加减，每获良效。

（二）临床发挥

《素问·六微旨大论》中关于气机之升降出入言道："是以升降出入，无器不有。"《素问·阴阳应象大论》又言："清阳出上窍，浊阴出下窍；清阳发腠理，浊阴走五脏；清阳实四肢，浊阴归六腑。清气在下，则生飧泄；浊气在上，则生䐜胀。"姚乃礼认为胃食管反流病的基本病机为"脾虚失运、气机失畅、胃失濡润、痰热互结"，其中气机失调贯穿本病始终，故治疗方面重视调畅脾胃、肝胆、肺肠的脏腑气机，并重视痰、热等病理产物对气机升降的影响。故总结出"健运脾气、润降胃气、疏理肝气、畅通腑气、肃降肺气、清化痰气"之治则要点。姚乃礼运用启陷汤时多据此化裁：方中茯苓健脾渗湿宁心，常可加太子参、党参、白术等补益脾气之品，佐以鸡内金、麦芽、谷芽等消积健脾；以贝母、沙参润养肺胃之阴，酌加旋覆花、代赭石等降逆胃气之品；枳壳（或枳实）、厚朴行气除满，郁金疏肝解郁，胃不和则卧不安，或兼以柴胡、合欢花增解郁安神之效；肺为贮痰之器，用瓜蒌、半夏、黄连清化痰热同时以莱菔子、杏仁等肃降肺气，从而使胃气得降，反流诸症减轻。此方适用于证属痰热互结、痰瘀交阻之难治性胃食管反流病，若脾胃虚寒者，或温病后期阴伤者，注意辨明病机，当随症加减，避免苦寒太过或滋阴欠佳。

四、验案

（一）医案记录

闫某，女，37 岁，2018 年 11 月 1 日初诊。就诊节气：霜降。因节食、情志不畅出现咽部阻塞感 3 个月，伴嗳气，自行服药效果不显，10 月 10 日于当地医院查腹部 B 超提示胆囊炎，10 月 17 日行胃镜检查提示慢性非萎缩性胃炎、十二指肠球炎、幽门螺杆菌（Hp）(+)，病理提示浅表黏膜中度急性慢性炎。予质子泵抑制剂（PPI）类药物治疗，效果欠佳。后经抗 Hp 治疗及中药汤剂治疗，症状稍有缓解。刻下症：咽部阻塞感，口苦，纳差，泛酸，烧心，无胃痛，自觉气上冲咽，大便质干，日一行，夜寐多梦，舌质暗红苔白微黄，脉关弦尺弱。据症舌脉，四诊合参，辨病为梅核气，证属痰浊瘀滞，胃气上逆。西医诊断：胃食管反流病，慢性胃炎，胆囊炎。中药汤剂治疗以理气化痰，降浊化瘀，和胃降气为法，方选启陷汤加减化裁。处方：北沙参 12g，黄连 10g，浙贝母 20g，法半夏 12g，瓜蒌 30g，丹参 15g，茯苓 20g，莪术 10g，郁金 15g，生龙骨 30g（先煎），生牡蛎 30g（先煎），合欢花 15g，煅赭石 20g(先煎)，旋覆花 12g(包煎)，生甘草 6g。14 剂，水煎服，日 1 剂。

二诊（2018 年 11 月 22 日）：自诉药后症减，嗳气时有，咽部食后烧灼感，稍有阻塞感。大便质已不干，夜寐转安，舌暗红苔薄，脉右弦细滑，左细弱。辨病辨证同前，效不更方，于前方基础上，去生龙骨、生牡蛎，北沙参，加木香 10g，豆蔻 10g，草豆蔻 12g，14 剂，水煎服，日 1 剂。

三诊（2019 年 1 月 3 日）：诉纳食增加，咽部阻塞感缓解，嗳气减轻，大便成形，间日一行，畏寒，手不温，舌暗淡，苔白腻微黄，脉细滑关弱，辨病同前，证属脾气不足，痰浊瘀滞，守方，煅赭石加至 30g，去茯苓、草豆蔻，加黄芩 12g，党参 15g，干姜 6g，桂枝 10g，14 剂，煎服法同前。

（二）专家按语

本案患者以咽部阻塞感为主症，初诊以梅核气论病，但从其主症表现来看当属"食管瘅"病。本病的基本病机为脾虚失运、气机失畅、痰热互结、胃失和降，并进而成气阴两虚、络脉受损。《素问·至真要大论》云："诸逆冲上，皆属于火。""诸呕吐酸，暴注下迫，皆属于热。"由于气机出入变化失常，气机郁滞不通或气虚推动无力而致血运不畅；痰浊壅塞络道，阻滞气机；热邪煎熬津液而使血液黏稠，均加重血运不畅而致血瘀，逐渐呈现出"由气及血，深入血分"的病机演变规律。最终痰、热、瘀诸邪共同蕴结食管脉络，变证丛生而发为本病。临床上应掌握这一病机及病机演变，方选启陷汤加减进行治疗。《灵枢·四时气》云："邪在胆，逆在胃，胆液泄，则口苦，胃气逆，则呕苦。"本案患者咽部阻塞感，伴口苦，缘于胃气上逆，初诊时证属痰浊瘀滞，胃气上逆，治以理气化痰，降浊化瘀，和胃降气；二诊时患者药后症减，继用前法，并增木香、豆蔻、草豆蔻等芳香理气化湿之品；三诊时患者不适症状已大减，证属脾气不足，痰浊瘀滞，故增加健脾化湿理气之力量，治以理气化痰，降浊化瘀，健脾益气，和胃降气。

（三）跟诊手记

本案患者是一名37岁的青年女性，初诊症见咽喉阻塞、嗳气、反酸，病机属痰浊瘀滞，胃气上逆。姚老曾提出气机失于调畅贯穿本病始终，胃失濡润、胃失和降为病机关键，痰、热为重要病理因素，并善用启陷汤加减治疗。患者陈述病史时言辞较急迫，反复强调身体之不适，并表示饮食起居为此受扰，结合患者自述发病前曾情志不遂，夜寐多梦，诊脉见关弦之象，考虑患者平素性情急躁或易焦虑，此次发病与情志、与肝相关，故方用启陷汤加减，治法以理气化痰、降浊化瘀、和胃降气为主，加旋覆花、煅赭石和胃降逆，佐以莪术、合欢花疏肝理气安神，生龙骨、生牡蛎重镇安神。至二诊、三诊时患者诸症缓解，夜寐已转安，且脉弦之象有缓和之迹。针对此类情志不畅的患者，姚老不仅于用药时缀以疏肝解郁之品，亦于言语中予以患者安抚。正如腹有诗书气自华，姚老学识渊博，坐诊时不经意流露出的从容淡然总能令患者安定，从而能对医者产生信任。姚老曾言，医患关系中，患者的信任是十分重要的，对其病情亦是有利的。故临床实际不仅需要辨析病因病机，辨证施治，仍需优良医德医风和仁心，增强患者之信心，这对于提高治疗水平亦是有意义的。

（刘慧敏）

参考文献

1. 冯晴，马继征，燕东. 姚乃礼教授治疗难治性胃食管反流病经验［J］. 现代中西医结合杂志，2016，25（6）：656-658.

2. 刘慧敏，刘绍能，刘震，姚乃礼. 姚乃礼基于气机升降理论治疗胃食管反流病经验［J］. 北京中医药，2020，39（4）：335-336.

3. 赵辉. 姚乃礼教授治疗胃食管反流病的临床经验研究［D］. 北京中医药大学，2017.

消化性溃疡

和中调胃汤——何晓晖

一、专家简介

何晓晖（1952—   ），男，江西抚州人，江西中医药大学教授、主任医师、博士研究生导师、全国首批中医药传承博士后合作导师、首批江西省名中医、首批江西省国医名师，全国第三、四、五批名老中医学术经验继承工作指导老师。从事中医临床、医疗、教研工作至今 50 余年。2006 年获全国五一劳动奖章。2004 年至 2008 年任江西中医药高等专科学校校长，2008 年至 2012 任江西中医学院副院长。曾任中华中医药学会脾胃分会副主任委员，中国中西医结合学会消化专业委员会常务理事，江西中西医结合学会常务理事，江西中西结合学会消化专业委员会名誉主任委员，江西抚州市中医药学会会长等。

精于脾胃病的治疗，尤其对于萎缩性胃炎、胃黏膜肠上皮化生及异型增生、功能性消化不良、胃食道反流病、胃癌、溃疡性结肠炎、肠易激综合征等疾病的治疗有着丰富的经验。每日门诊量 50～80 人，年门诊量近一万人次。患者来自全国全省各地，外埠患者占 70%。主编著作和全国性教材 17 部，发表学术论文译文 146 篇，获发明专利 2 项。

治学格言：谦以立身，勤以求学，严以修业。

行医准则：以诚心待人，以仁心施术。

最推崇的古代医家：张仲景、李杲、张景岳、龚廷贤等。

最喜读的著作：《黄帝内经》《伤寒论》《内外伤辨惑论》《脾胃论》《景岳全书》。

最擅长治疗的疾病：精于内妇儿科疾病的治疗，擅长治疗脾胃病，尤其是治疗慢性萎缩性胃炎、胃食道反流病、溃疡性结肠炎、胃肠肿瘤等难治病。

最常用的方剂：和中调胃汤、双蒲散、健脾益营汤等。

最善用的药物：黄芪、太子参、蒲公英、蒲黄等。

二、效方

（一）来源

《素问·至真要大论》言："谨察阴阳所在而调之，以平为期。"指出中医治疗就是针对偏差加以调整，促使机体重新趋于平衡，即"以平为期"。何晓晖认为该种治法可用"衡法"来加以高度概括。衡法即平调、平治之法，是中医治疗学中一个具体的法则，通过平调、平治达到人体整体水平的相对动态平衡。"衡法"是"和"思想在治疗学中的具体应用，"和"是衡法治疗的目的和追求，"和"是目标，"衡"是手段。和中调胃汤就是何晓晖运用"衡法"思想治疗脾胃病的代表方，何晓晖认为脾胃病属中焦，乃人体气机斡旋升降之枢纽，又是气血生化之源，其病易产生气机不畅、寒热错杂、虚实相间的复杂病机，因此治疗当以和中调胃汤斡旋升降、燮理纳运、权衡润燥、平调寒热、兼顾虚实等。

（二）组成

半夏 10g，黄连 3g，黄芩 8g，干姜 3g，党参 15g，白术 12g，茯苓 20g，白芍 12g，吴茱萸 3g，丹参 12g，枳壳 15g，蒲公英 20g，海螵蛸 20g，莱菔子 8g。

（三）功效

和胃健脾，平调中焦。

（四）适应证

慢性胃炎、胃十二指肠溃疡属寒热虚实夹杂者，症见胃脘疼痛，多食则胀，泛酸，饥时嘈杂，烧心，嗳气时作，胃中冷而喜热饮，口苦，纳差，大便不调，舌苔白或黄，脉细弦或缓。

（五）使用方法

本方为平衡中焦之方，为衡法代表方，具有寒热并用、通补兼施、气血同调、湿食同理，平调中焦脾胃阴阳、气血、寒热、虚实、升降、润燥的功效。临床脾胃病因其生理病理的特殊性，常见寒热错杂、虚实相间的复杂病机，因而临床但见患者寒热虚实皆有之症象，即可选用此方。

（六）注意事项

1. 本方中有黄连、干姜、吴茱萸等大寒、大热之品，脾胃用药应以中正平和为法则，用药不宜峻猛，上药剂量过重则易伤脾胃，因而当严格控制药物剂量及相互制衡关系，以期寒热同调、以衡为期。

2. 莱菔子此药临床反馈有烧心之虞，若兼见反酸、烧心者，宜去之。同时，莱菔子此药通常认为有破气之功，不宜与参同用，何晓晖认为在补气药中少佐莱菔子可使补而不滞，反能提高疗效。

3. 传统认为蒲公英性寒，是清热解毒、消痈散结之要药，主治乳痈、肠痈、肺痈、疔疮等外科疾患。何晓晖通过长期临床发现，此药味薄性平，虽苦寒而不伤胃，具有清胃火、健胃气、泻胃实、愈胃疡、灭胃菌、抗胃癌、利肝胆等多种功效，是一味治疗胃病佳品良药，临床不可因其苦寒之性而畏葸不用。

（七）方歌

和中姜夏与连芩，参术苓芍并蒲英。

茱丹枳螵莱菔子，衡法调和效果灵。

三、名论

（一）方论解析

何晓晖认为，随着现代社会发展，物质生活的极大丰富，饮食已成为脾胃病发生的主要原因，脾胃病发病率直线上升，五味皆入肠胃，渐则碍其气机，进则发而为病，故而临床脾胃病特点多以慢性过程多见，由于迁延日久，故而病机常常错综复杂，多脾胃兼病，寒热虚实错杂。对于此种复杂病机，何晓晖常以经验方和中调胃汤加减治疗。此方由半夏泻心汤、四君子汤、戊己丸等合方而成，方中半夏、干姜、黄芩、黄连辛开苦降以复其升降，寒热同调以和其阴阳。同时，其病本虚标实，根据其脾胃本虚之基，以党参、白术、茯苓健脾益气，脾旺得健，运化自复，湿食俱除，既可使得气血生化有源，又可制约黄芩、黄连之苦寒，半夏、干姜之温燥。戊己丸中白芍柔肝敛肝、缓急止痛，与吴茱萸、黄连共奏疏肝和脾、清热降逆之功，体现肝脾同理、木土兼顾的治疗原则；枳壳、莱菔子宽胸下气，消食行滞；蒲公英清热解毒，健胃利湿；海螵蛸制酸止痛，和胃护膜；丹参活血养血，功同四物。全方寒热并用，通补兼施，气血同治，湿食同理，平调中焦脾胃，以达和胃止痛之效。

（二）临床发挥

临床上患者寒、热、虚、实均有病情深浅、轻重的差异，根据这种差异性，可在以此方为基本方的基础上，从炮制、药量、药味、合方四个方面随证加减，灵活变通。从炮制方面来说，如寒偏重者，可用姜半夏代法半夏以加强温里之功；如湿偏重者，可用炒白术代生白术以加强燥湿之功。从药物剂量方面来说，如寒重者，加重干姜至 5g，如热重者，加重黄连至 4g，黄连、干姜其药性大寒、大热，中焦用药不可味重以防伤胃碍脾；如兼见便结者，白术用量可增至 30～40g，因大剂白术有通下之功。从药味加减方面来说，如胃脘痛明显者，加木香、延胡索；脘腹胀闷甚者，加厚朴、大腹皮；胃脘冷痛者，加桂枝、制附子；虚寒者加淫羊藿以脾肾同补；大便干结者，加大黄、虎杖；大便溏薄者，加山药、扁豆；泛酸明显者，加瓦楞子、浙贝母，甚者加煅牡蛎、大剂山楂以加强制酸；嗳气明显者，加旋覆花、代赭石。从两方或多方相合方面来说，如见较严重的病理变化而单味药物加减尤显力薄者，可根据病机而合用降逆、疏肝、润中、温中、清中、清化、逐瘀等调胃汤。

四、验案

（一）医案记录

李某，女，56 岁，2019 年 10 月 27 日初诊。因胃脘胀闷不适半年余来诊，半年前因解黑便乏力，于东乡人民医院行大便常规检查，示大便潜血弱阳性，胃镜：①非萎缩性胃炎伴糜烂；②胃体多发黏膜下隆起；③十二指肠球部溃疡（A1）。病理：（胃窦）黏膜中度慢性浅表性胃炎。经治后（具体不详）大便正常。刻下症见受凉后胃脘胀闷不适，左上腹隐痛不适，偶有嗳气、泛酸，无烧心、嘈杂，多食易饥，天冷易头晕恶心，精神一般，纳可，寐安，大便日一行，成形，偏干，小便调，舌质红，苔黄，稍厚腻，脉细弦。中医诊断：胃痞（寒热错杂证）。治以寒热平调，理气消痞。处方：和中调胃汤加减。姜半夏 10g，黄连 4g，干姜 4g，黄芩 10g，党参 15g，黄芪 20g，白术 15g，茯苓 20g，蒲公英 20g，枳壳 15g，厚朴 15g，木香 10g，山药 15g，丹参 12g，海螵蛸 15g，瓦楞子 12g，莱菔子 10g。14 剂。

二诊（2019 年 11 月 10 日）：诸症均缓，胀少，不痛，纳尚可，大便干结，舌质稍红体胖，苔薄黄，脉细。守上方去瓦楞子、枳壳，加生地黄 15g，枳实 15g，蒲公英改 30g，14 剂。

三诊（2019 年 11 月 24 日）：胃无不适，大便正常，舌苔如前，脉细弦，守方加当归 10g，14 剂。嘱其服药后复查胃镜，随诊胃镜：①非萎缩性胃炎；②十二指肠球部溃疡（S1），胃脘未再不适。

（二）专家按语

此患者因胃脘胀闷不适来就诊，胃镜检查：①非萎缩性胃炎伴糜烂；②胃体多发黏膜下隆起；③十二指肠球部溃疡（A1）。病理：（胃窦）黏膜中度慢性浅表性胃炎。其诊断是明确的，西医属于糜烂性胃炎、十二指肠溃疡病，其大便潜血也多半是溃疡引起的。从中医角度来说，通过主诉得知此属中医胃痞病的范畴，辨证是寒热虚实错杂证。受凉后症状发作属寒，大便偏干，苔黄属热，苔厚腻属实，嘈杂多食属虚，寒热虚实皆有，可辨为寒热虚实错杂证，处方应当以和中调胃汤加减。但是这个跟典型的和中调胃汤的寒热错杂证又有所不同，和中调胃汤所治病位以胃为主，此病例兼见腹痛腹胀的腹部症状，因此治疗上当兼顾消胀止痛，加用厚朴、木香等药以消胀除满止痛。再者，该患者泛酸症状明显，要在海螵蛸的基础上加用护胃制酸的药物以消除症状。

（三）跟诊手记

此患者因胃脘部胀闷不适来就诊，辨病属于胃痞病，症见受凉后胃脘胀闷不适，左上腹隐痛不适，偶有嗳气、泛酸，无烧心、嘈杂，多食易饥，天冷易头晕恶心，精神一般，纳可，寐安，大便日一行，成形，偏干，小便调，舌质红，苔黄，稍厚腻，脉细弦。脾胃虚寒中焦气机斡旋失司则见受凉后胃脘胀闷不适，天冷头晕恶心；寒主收引凝滞，气血不畅不通则痛，故上腹隐痛；中焦乃运化之所，脾胃受损极易引起水液代谢失常，水湿停聚，郁久化热，故可见大便偏干，苔黄厚腻。综合辨证属于寒热虚实错杂证，处方以和中调胃汤加减。何晓晖教授处方中以姜半夏、黄连、干姜、黄芩四药辛开苦降，和中消痞，又以黄芪、党参、白术、茯苓健脾益气，以培护其本，其中白术用量稍大，因大剂白术有导泻之功，兼顾其大便稍干之症，并加枳壳、厚朴、木香、莱菔子等理气药，一则使补而不滞，二则以消胀除满止痛，同时，加用丹参以活血补血，兼顾脾胃为气血生化之源的生理特性，瓦楞子以加强其制酸止痛之功。全方以衡为法则，寒热并调、虚实兼顾、气血同理，是何晓晖教授治疗脾胃病的代表之法、代表之方。

（揭智媛、汪朝）

参考文献

1. 周玉平，何晓晖. 何晓晖教授"衡"法论治脾胃病临床经验介绍［J］. 新中医，2012，44（2）：133-135.

2. 黄勇，邓棋卫，周玉平，等. 运用何晓晖教授"调胃八方"治疗难治性胃病［J］. 实用中西医结合临床，2012，12（1）：83-85.

3. 葛来安. 何晓晖教授脾胃学术思想及其运用衡法治疗脾胃病的经验研究［D］. 南京中医药大学，2015.

4. 付勇，葛来安，吕国雄，等. 何晓晖诊治难治性脾胃病的临证思路和经验［J］. 江西中医药，2016，47（2）：32-36.

5. 何晓晖，葛来安. 何晓晖论治脾胃病［M］. 北京：中国中医药出版社，2018.

6. 徐文强. 何晓晖教授用经方、创新方治疗胃脘痛的经验研究［D］. 江西中医药大学，2021.

胃和冲剂Ⅰ号——米子良

一、专家简介

米子良（1939—　），男，主任医师，1963年毕业于内蒙古医学院中蒙医系中医专业。享受国务院政府特殊津贴，全国名中医，第六批全国老中医药专家学术经验继承工作指导老师，内蒙古地区名老中医，内蒙古自治区首批（2012年）、第二批（2015年）老蒙医中医药专家学术经验传承工作指导教师，国家中医药管理局重点学科伤寒学术带头人。从事临床工作六十余载，擅用经方治疗内科、妇科、皮肤病等疾病的治疗。曾出版《内蒙古食疗药》等著作3部，发表论文40余篇。曾荣获内蒙古科技奖项3项，（1项已获内蒙古自治区科技进步三等奖），1983年中华人民共和国劳动人事部，中国科学技术协会授予少数民族科技工作者荣誉证书。

治学格言：严谨治学，医教协同，开放创新。

行医准则：大医精诚、仁心至上。

最推崇的古代医家：李东垣。

最喜读的著作:《伤寒论》《黄帝内经》《金匮要略》。

最擅长治疗的疾病：脾胃系统疾病。

最常用的方剂：胃和冲剂Ⅰ号、胃和冲剂Ⅱ号、逍遥散等。

最善用的药物：黄芪、半夏、黄连、白术、莪术、旋覆花、佛手、陈皮、茯苓。

二、效方

（一）来源

米子良年少时，由于父亲得急病早亡，遂矢志于岐黄之术，常诵读《黄帝内经》《难经》《伤寒论》《金匮要略》，精研医理，以彰经旨，博览群书，是仲景"勤求古训，博采众方"的践行者。在长期的临床实践中，米子良诊治了大量的消化系统疾病患者，秉持着《黄帝内经》"有胃气则生，无胃气则死"之论及《脾胃论》"脾胃内伤，百病由生"之核心。米子良深谙中医学中"脾主升清、胃主降浊，脾升胃降为人体气机之枢纽"的理论证机，他认为调和脾胃，固护中焦具有保持机体气机正常升降出入，使血脉、津液运行通畅，脏腑阴阳平衡各司其职的重要作用。米子良在多年应用半夏泻心汤治疗脾胃病的基础上，结合几十年的临床经验，创制了用于治疗慢性胃炎和消化性溃疡的系列方——胃和冲剂，其中胃和冲剂Ⅰ号方用于脾胃虚寒型。

（二）组成

半夏 9g，党参 15g，黄芪 15g，炒白芍 10g，瓦楞子 12g，炙甘草 6g，干姜 8g，大枣 3 枚。

（三）功效

温中散寒，降逆止痛。

（四）适应证

脾气虚弱，运化失常，久则脾胃虚寒，失于温养的慢性胃炎、胃溃疡等脾胃病证。

（五）使用方法

脾胃病以虚证多见，治疗该类疾病时常与其他方药配伍使用，如香砂六君子汤、黄芪建中汤等方同治之。脾胃病多以正气虚馁为本，极易虚中夹滞，而成虚实错杂之证，故出现夹滞夹实之时，应消补合施，多配伍焦三仙、厚朴等药；脾为生痰之源，脾胃运化失常，则易生痰湿之邪，导致气机阻滞，故方中适当配伍健脾渗湿之品，如茯苓、陈皮、半夏。处方剂量因人而异。长时间大剂量用中药常弊多利少，药量力求适中，既要避免杯水车薪，也不能诛伐太过。对于临证药物配伍要谨慎，大苦大寒败胃慎用，助湿满中轻用，辛香耗气少用，大辛大热防伤胃阴，时时要保护胃气。如应用大黄、黄柏、栀子等苦寒之品时要小心，应注意时时顾护胃气，防苦寒败胃，可用蒲公英、白花蛇舌草、夏枯草等清热而不伤胃之品。同时注意慎用大热大寒之品，处方尤宜从小剂量开始，不可过量，且要中病即止。

（六）注意事项

按时进餐，以清淡易消化食物为宜，尽量避免进食浓茶、咖啡和辛辣食物，忌食过咸或过热食物，要细嚼慢咽，忌暴饮暴食。

（七）方歌

胃和一号芪参芍，温中健脾胃痛消。

瓦楞半夏炙甘草，还有干姜和大枣。

三、名论

（一）方论解析

米子良结合几十年的临床经验及在《伤寒论》中调和胃肠的经典方半夏泻心汤的基础上，创制了用于治疗慢性胃炎和消化性溃疡的新型中药复方——胃和冲剂Ⅰ号及胃和冲剂Ⅱ号。胃和冲剂Ⅰ号方中党参（太子参）、黄芪补中益气，半夏、干姜散寒温中，白芍敛阴兼制姜、夏过燥之弊，合方有温中散寒、降逆止痛之功。现代药理研究认为，半夏有减少胃液分泌、促进胃黏膜的修复等作用，党参能够增强胃黏膜屏障及其防御功能。经实验研究显示胃和冲剂抗溃疡的作用机制可能是通过胃黏膜屏障的防御因子实现的。

（二）临床发挥

脾胃病患者多为饮食不节，护养不当，久病不治，迁延日久，导致脾胃气虚。脾与胃一脏一腑，同居中焦，脾主升，胃主降，脾胃是气机升降之枢纽，升降失常则易出现呕吐、嗳气、胃痛、便秘、腹泻等诸多症状或疾病。故气机升降失调是脾胃病的总病机。《临证指南医案》云："脾宜升则健，胃宜降则和。"《未刻本叶氏医案》云："脾阳不主默运，胃腑不能宣达，疏脾降胃，令其升降为要。"因此，治疗脾胃疾病需升降之机得宜，使得湿滞自宣，中脘自爽。在针对主病治疗外，还应重视肝脏的调节，肝和胃共同调节全身气机，故在配伍时要加入疏肝解郁之品，使肝脾功能协调，气机顺畅。

四、验案

（一）医案记录

赵某，男，62 岁，2018 年 11 月 12 日初诊。胃胀疼反复发作 5 年余，加重 1 周。刻下症：受凉后出现胃痛，胃胀满，伴反酸，吐酸水，多食易饥（15 个馒头 / 天），手足心出汗，大便日 1 次，既往腰椎间盘突出病史，否认糖尿病及甲亢病史。舌淡暗，苔白中小裂，脉细弦，左关尺脉大。中医诊断：胃痛。辨证：脾胃虚弱。西医诊断：胃溃疡。治法：健脾益气，温中止痛。处方：胃和冲剂 I 号合二陈汤加减。黄芪 20g，桂枝 10g，干姜 8g，炒白芍 15g，大枣 3 枚，木香 10g，砂仁 10g，党参 20g，炒白术 15g，茯苓 20g，延胡索 15g，煅瓦楞子 15g，厚朴 15g，姜半夏 10g，陈皮 10g。7 剂，水煎服，日 1 剂，分两次口服。

二诊（2018 年 1 月 11 日）：时胃痛胃胀满好转。此期间行相关检查，胃镜提示慢性胃炎，十二指肠球溃疡，深溃疡 0.7cm。Hp（+++）。腹部彩超提示胆囊炎、肝血管瘤（1.9cm×1.3cm）。前原方中加莪术 10g，白及 6g，炒三仙（炒莱菔子、炒麦芽、炒山楂）15g，7 剂。

三诊（2018 年 1 月 30 日）：诸症好转，上方加金樱子 12g，瓦楞子改为 20g，10 剂，日 1 剂。

（二）专家按语

本例患者为老年男性，《寿亲养老新书·饮食调节》指出："年高之人，真气耗竭，五脏衰弱，全仰饮食以资气血。"老年人脾胃功能衰退，运化水谷功能失调，不能化生水谷精微，气血化生乏源，正所谓"胃气一虚，脾无所禀受，则四脏及经络皆病"。调治脾胃失常诸证，宜以通运为主，升降结合，气机畅达方能生化不息，以益后天。选方上以胃和冲剂 I 号合二陈汤基础上加木香、砂仁，木香、砂仁芳香化湿，善醒脾胃之气而止胃痛，可恢复脾升胃降之功，诚如李时珍言："木香，乃三焦气分之药，能升降诸气。"二诊中除上方药物外加炒三仙助运，其中炒山楂，在此可显三种功用，一以消食助运，一以行气止痛，一以活血逐瘀。全方合用，温中补虚为主，兼以行气、消导、活血止痛之法，标本兼治，故收效明显。

（三）跟诊手记

本案患者就诊时精神较差，已经饱受胃痛多年，在呼和浩特市某三甲医院检查及诊治，疗效不甚满意。胃部不能受一点凉，即使是吹了凉风或者吸入凉气后也会诱发胃病，虽然每餐吃的多，但是又很容易饿。

米老在治疗胃病时，特别强调凡治脾胃病，当遵《难经》治损之法"损其脾者，调其饮食，适其寒温"，嘱患者生活中注意调养，做到饮食规律有节，寒温适宜。一则可加速疾病的治疗，再则对预防胃病的复发起着至关重要的作用。

在本案的治疗中，患者饮食不节，护养不当，久病不治，迁延日久，导致脾胃虚寒。因此，辨证属虚寒型。《临证指南医案》云："脾宜升则健，胃宜降则和。"《未刻本叶氏医案》云："脾阳不主默运，胃腑不能宣达，疏脾降胃，令其升降为要。"米老常讲"升降之机得宜，湿滞自宣，中脘自爽"。调治脾胃失常诸证，应当权衡两者孰重孰轻，而选择升降之主从。米老认为，气机升降失调是脾胃病的总病机。故加胃和冲剂 I 号方加减以温中散寒，降逆止痛。再者，患者素体胃寒，复加肝郁气滞，郁而化火，火热移胃，亦可导致寒热错杂。因此，其治疗当以"和"为宗旨，寒热药物并用，温清之法并投。

米老在治疗脾胃疾病时常强调应注意情志的调护，生理上肝与脾胃是相辅相成的，脾胃升降有序，皆赖肝气的疏畅条达。肝脾功能协调，气机顺畅，有利康复。因此在治疗疾病时，米老常告诫患者保持积极乐观情绪，尽量避免过度紧张，遇事要冷静，任何事情以平和的心态去应对。另外，米老强调，脾胃疾病是一个慢性疾病，要坚持合理、长期的服用，既不可操之过急，亦不可随时停药。

（张志芳、李永乐）

参考文献

1. 麻春杰，董秋梅．米子良教授临证经验集要［M］．北京：中医古籍出版社，2018.

2. 谭晓慧，王滨，麻春杰．浅析米子良教授治疗胃痛辨治方药特点［J］．中医药导报，2014，20（14）：94–95.

3. 李树德，王蓉，米裕青，等．米子良教授学术思想临床运用［J］．内蒙古中医药，2018，37（9）：38–39.

4. 张志芳，米裕青，米子良．米子良治疗老年慢性脾胃疾病四要素［J］．时珍国医国药，2019，30（2）：476–477.

5. 任园．基于中医传承辅助平台探讨米子良教授诊治胃痞的用药规律［D］．内蒙古医科大学，2020.

6. 刘守义，尤春来．半夏抗溃疡作用机理的实验研究．辽宁中医杂志［J］，1992，19（10）：42.

7. 焦红军．党参的药理作用及其临床应用［J］．临床医学，2005（4）：89–92.

8. 董秋梅，米子良，杜锦辉，等．胃和冲剂对胃溃疡模型大鼠的抗溃疡作用及对胃液的影响［J］．中国中西医结合脾胃杂志，2000，8（3）：158–159.

9. 张志芳，李永乐，翟双庆，等．米子良道术结合的诊疗模式探析［J］．辽宁中医杂志，2021，48（8）：74–77.

温中愈溃汤——王道坤

一、专家简介

王道坤（1941— ），教授，主任医师，甘肃省名中医，第三、第五、第六批全国老中医药专家学术经验继承工作指导老师。1961年从山西左权中学考入北京中医学院（现为北京中医药大学）6年制中医学专业，在任应秋、王绵之、颜正华、周信有等名师教导下，勤奋好学，功底扎实；1967年毕业后，响应党的号召，扎根甘肃。五十多年来工作认真，临床与教学相结合，谙熟经典，兼通百家，尤精伤寒、易水、温补学派。临证中医德高尚，技艺精湛，既善攻邪，又娴扶正，擅长诊治内、儿、妇科疾病。诊治 50 余万人次。创立"风火痰瘀"辨证疑难病辨证方法，对消化系统疾病、再障、肾病、急慢性胰腺炎、糖尿病等疑难病证有自己独到的见解。特别是用敦煌禁秘方治疗慢性萎缩性胃炎及其癌前病变，独树一帜。多年来坚持主攻慢性萎缩性胃炎（CAG）及其癌前病变、胃癌等；开创敦煌医学研究先河，填补世界显学"敦煌学"空白。研制出"萎胃灵"系列院内制剂，治愈 CAG 及癌前病变 3 万多例，治愈消化道溃疡 3 千多例，外号"胃病王"。主要论著有《医宗真髓》《新脾胃论》《守正传承岐黄术》等。

治学格言：集中主要精力，一个一个地去学习去探索去总结。别人花一小时，我花十个小时去学习应用。

行医准则：三个一样：领导和群众一个样；先看后看一个样；汉族和少数民族一个样。都要一丝不苟地认真处理好每一个患者和每一次诊治。

最推崇的古代医家：张机、金元四大家、孙思邈、吴又可、程国彭、叶天士等。

最喜读的著作：四大经典、《脾胃论》《医学心悟》《医宗真髓》《决生死秘要》和《中医各家学说》等。

最擅长治疗的疾病：脾胃病、虚劳病和疑难怪病。

最常用的方剂：桂枝汤、大小柴胡汤、四逆汤、补中益气汤、八珍汤、温中愈溃汤、温补脾肾汤等经方和时方 300 余首。

最善用的药物：人参、黄芪、当归、生石膏、大黄、玄明粉、地黄等。

二、效方

（一）来源

王道坤于北京中医学院学习期间，在任应秋、王绵之、颜正华、周信有等名师教导下，勤奋好学，功底扎实；1967 年毕业后，响应党的号召，扎根甘肃。1983 年创造性提出"敦煌医学"新概念，成为敦煌学的一个分支。

次年发表论文《敦煌医学初探》，随后展开了更深入的文献整理、临床应用、实验研究。在此基础上，王道坤合敦煌经卷中的大阳旦汤（黄芪易人参，病重者用人参）、《丹溪心法》中左金丸及验方乌贝散等为一方，用以治疗脾胃虚弱、中焦虚寒、气血失调之消化性溃疡（胃溃疡、十二指肠球部溃疡、食管溃疡等），命之曰"温中愈溃汤"，疗效颇佳。

（二）组成

红景天 15g，黄芪 15g，白芍 15g，吴茱萸 6g，白术 15g，枳实 15g，海螵蛸 12g，浙贝母 12g，黄连 6g，甘松 12g，高良姜 3g，蒲公英 15g，三七粉 6g，血竭 6g，桂枝 12g，生姜 3 片，大枣 3 粒。

（三）功效

温补脾胃，抑酸止痛。

（四）适应证

本方主治饮食不节，或劳役过度致脾胃虚弱、寒邪入侵、气血失调之消化性溃疡（胃溃疡、十二指肠溃疡、食管溃疡）等。症见胃脘隐痛，绵绵不休，喜温喜按，空腹痛甚，得食痛减，泛吐酸苦，遇冷加重，纳少乏力，甚则手足不温，大便溏薄，舌质淡嫩，或见齿痕，苔薄白，脉沉细或虚大。

（五）使用方法

日 1 剂，水煎 2 次，早晚饭后 1 小时服，6 周为 1 个疗程。出血、解黑粪者加血余炭、白及、地榆炭；兼胃脘胀者加鸡内金、神曲；脾胃虚寒甚者加炮姜、肉桂；形瘦体弱者仍用人参；瘀血偏重者加蒲黄、五灵脂。也可以结合微观辨证，调整药味。胃镜检查溃疡面色红、充血者加牡丹皮、黄芩；出血明显者加茜草、蒲黄；溃疡边缘凹凸不平者加半枝莲、薏苡仁；色灰白、水肿者加法半夏、猪苓、茯苓等；溃疡面大有恶变倾向者，加白花蛇舌草，加大蒲公英量。

（六）注意事项

消化性溃疡属阴虚内热者忌用。

（七）方歌

温中愈溃景萸连，公英海蛸浙贝全。
术芪桂芍松姜枣，枳良三竭效若仙。

三、名论

（一）方论解析

本方由大阳旦汤去饴糖合左金丸及乌贝散，加健脾益气之红景天，活血化瘀之三七、血竭等而成，意以"建中补脾，温中愈溃"为主旨。大阳旦汤是治疗虚劳里急诸不足方，但其性仍偏温补，而溃疡多由饮食不节或情志抑郁所致，常可见郁久化火，故合左金丸清泻肝火，降逆止呕；"无酸不溃疡"，乌贝散制酸止痛，收敛止血。消化性溃疡具有周期性、长期性、反复发作性的特点，久病多瘀，最终会造成"因瘀致虚"的病理状态，所以在抑酸、温补脾胃的基础上加用三七、血竭，既能活血止痛，又可破解"虚""瘀"之互结。全方配伍精妙，寒热并用，补中有泻，兼以化瘀、止痛，共奏补益脾胃、温中愈溃之效。

（二）临床发挥

王道坤认为，消化道溃疡出现的脘腹胀痛、神疲乏力、泛吐酸水、纳呆等临床表现，其病机为中阳虚弱，脾胃失养，故法当建其中脏，使饮食增而阴血旺。寒凝于胃则气机壅塞不通，不通则痛。然通不必以下泄为通，如虚者助之使通，寒者温之使通，调气和血，亦通之之法；温法能化凝寒，宣通气机，故能止痛。治中阳虚弱之胃痛，用温补法可达到以补促温、以温助补之目的。

四、验案

（一）医案记录

柴某，女，57岁，兰州市。2007年12月9日初诊。主诉：胃脘痛（复合性多发性溃疡兼巨大溃疡）。胃脘痛伴腹胀1月余，灼热，泛酸，食少乏力，日渐消瘦，汗多，脚冷，肠鸣便溏，3次/日，日渐加重。睡眠尚可。舌淡白，苔白厚腻，舌下静脉扩张暗紫，脉象沉细。2007年12月7日在兰州医科大学第一附属医院做胃镜检查。镜下检查结果如下：食道：距门齿24cm起至食道下段全周可见弥漫充血糜烂，上覆白苔。贲门：齿状线清晰，进镜顺利。胃底：可见多发小溃疡。胃体：多发糜烂。胃角：见0.3cm×0.5cm的溃疡，底覆白苔，周围黏膜充血。胃窦：近幽门前曲小弯侧见0.2cm×0.5cm的溃疡，周围黏膜水肿。幽门：变形狭窄，镜身通过。十二指肠球部：前壁侧见3cm×4cm的巨大溃疡，底覆污苔，周围黏膜水肿，球腔高度充血水肿狭窄，镜身未通过。胃镜诊断：①食管炎（D级）；②复合性多发性溃疡（A1-A2期）；③糜烂性胃炎。综观脉症，证属脾胃阳虚，寒湿内盛，损伤形质所致。中医诊断：胃痛。西医诊断：多发性溃疡。治以温补脾胃，和胃化湿，制酸愈溃。方用温中愈溃汤加减：生黄芪15g，杭芍12g，桂枝10g，苍术12g，煅瓦楞30g，半夏15g，陈皮12g，茯苓15g，苏梗12g，甘松10g，和胃散30g（包煎），佩兰15g，草果12g。5剂，日1剂。生姜3片、大枣3枚作引，水煎两次，早晚饭后1小时服。

二诊（2007年12月13日）：药后脘痛大减，胃胀恶心、泛酸及烧灼均减轻，后背、肋间及腰部疼痛。食可，大便可，日1次。舌暗苔白厚，舌下静脉扩张暗紫，脉沉细。效不更方。上方加生黄芪15g，藿香30g，佩兰15g，延胡索12g，7剂。日1剂。生姜3片、大枣3枚作引，水煎两次，早晚饭后1小时分服。

三诊（2007年12月20日）：药后胃胀痛、恶心、泛酸、灼热均减轻，纳可，眠可，二便调，舌淡苔白厚腻，脉沉弱。上方加甘松2g，云苓5g，藿香 10g，佩兰 10g，苍术 3g，7 剂。日 1 剂。生姜 3 片、大枣 3 枚作引，水煎两次，早晚饭后 1 小时分服。

四诊（2007 年 12 月 27 日）：药后胃酸灼热胀痛均减，汗少，稍食后恶心，食可，眠可，背稍胀，肠鸣，口干引水不多，便溏一日两次，舌淡白，苔白厚腻，脉沉弱。上方加藿香 10g，佩兰 10g，草果 3g，14 剂。日 1 剂。姜枣引，生姜 3 片、大枣 3 枚，水煎两次，早晚饭后 1 小时分服。

五诊（2008 年 1 月 17 日）：药后胃痛痊愈，口中无味，睡眠可，背不胀，肠鸣止，二便调，舌淡白，苔白腻，脉沉缓。上方加九香虫 12g，高良姜 6g，肉桂 3g，白及 12g，14 剂。日 1 剂。生姜 3 片、大枣 3 枚作引，水煎两次，早晚饭后 1 小时分服。

六诊（2008 年 1 月 24 日）：现上腹偏右侧偶有隐痛，食眠可，二便调，舌淡苔白略腻，脉沉细。2008 年 1 月 23 日，在兰州医科大学第一附属医院复查胃镜。胃镜诊断：①反流性胃炎轻度；②十二指肠球炎；③未发现溃疡。上方减半夏 3g，藿香 10g，佩兰 10g，去白及，加青皮 12g。用法同前。继服 14 剂善后，巩固疗效。并嘱，药后停服药，以"谷肉果菜，食养尽之"。

随访（2008 年 6 月 18 日）：身体壮实、饮食、睡眠、二便均好。

（二）专家按语

无论是用中药还是用西药治愈活动期的消化性溃疡一般不难，难点是如何预防溃疡病的复发。特别是西药如 H_2 受体阻滞剂或质子泵抑制剂的使用。不论是控制疼痛症状，还是愈合溃疡，其疗效是非常显著且快捷的。但是，溃疡频繁复发是其短板。中医药治疗不仅可控制症状，药后病情较稳定，可较长期服用而无毒副作用，使复发率降低。这位患者初诊时，胃脘痛胀月余，灼热泛酸，消瘦乏力，汗多脚冷，肠鸣便溏，舌淡苔白厚腻，脉象沉细。说明患者由于平时脾胃虚弱，阳气受损，寒邪嚣张，日久正不抵邪，一溃千里，致使胃腑形质大损，一派阳虚阴盛之象，出现五处溃疡，并有巨大溃疡。经云："邪之所凑，其气必虚。"因此，治疗就应该急急扶正，温补阳气。为何急急温补阳气？经云："阳气者，若天与日，失其所则折寿而不彰。"

又云："阳者，卫外而为固也。"前贤张景岳也说："天之大宝，只此一丸红日，人之大宝，只此一息真阳。"故选用温中愈溃汤加藿香、草果等。待阳气恢复，自然阴霾自散。

动物试验研究证实：温中愈溃汤可以增强胃黏膜保护因子，促进胃黏膜血液循环及调节免疫功能，调节幽门括约肌舒缩功能，防止胆汁等碱性液胃反流，改善胃的内环境，能提高溃疡愈合质量。

（三）跟诊手记

王老常说，辨证论治，是提高治愈率的关键所在。消化性溃疡作为内在疮疡，应该在区别是湿热还是寒湿蕴酿成疡后，再辨证治疗：寒疡（脾胃虚寒）要温补、要补托；热疡（脾胃湿热）要清热、要祛湿，疗效才能满意。

本病患者属于寒疡（脾胃虚寒），使用温中愈溃汤，疗效出奇的好，从胃底、胃体、胃角、胃窦、十二指肠球部等五处发生溃疡，其中十二指肠球部前壁侧又见 3cm×4cm 的巨大溃疡，用药近 50 剂，不仅患者体力恢复，而且胃镜复查证实五处溃疡和两处糜烂均都恢复正常，实属不易。且 8 年后随访患者，患者愈后身体一直健康。这说明中医药治疗溃疡病疗效显著，且不易复发。王老治疗的这类患者，有的愈后已经随访 30 多年，未再发作过。如酒泉的秦某、兰州的郭某、杨某等，比比皆是。

王老在临床中已经形成了自己的"五十三诊疗体系"，即诊治疾病主张五诊合参，十纲辨证，三疗并重。该例患者就诊时压力很大，说胃镜检查显示整个胃都坏了，还能治好吗？听到此话，王老给患者解释了很长时间，进行"话疗"。直到患者说，我相信你，一定好好接受治疗。说罢，王老说用温中愈溃汤，病能治好。该患者为先天不足，虚寒之证，加之平素饮食不规律，损伤脾胃并加重畏寒之症，嘱患者消除其紧张情绪，积极服药；饮食方面不可吃辛辣刺激性食物，忌烟酒等。患者高兴地去取药去了。

王老认为溃疡病如检查出 Hp 阳性，治疗中可选加具有抑杀幽门螺杆菌的药物（如黄连、大黄、黄芩、厚朴、桂枝等），可以有效提高疗效、提高根治率。

（段永强）

参考文献

1. 王道坤.新脾胃论［M］.2 版.北京：科学出版社，2018.

2. 刘维忠，甘培尚，李顺保.甘肃省名中医医案精选.第一辑［M］.北京：中国中医药出版社，2016.

3. 李红艳，段永强，李小牛，等.景芪愈溃胶囊对大鼠胃溃疡愈合质量及 PCE\ECF 的影响［J］.中医临床研究，2013，5（5）：4-7.

4. 李小牛.愈溃灵促进大鼠冰醋酸胃溃疡愈合及抗复发的实验研究［D］.兰州：甘肃中医学院学报，2008.

5. 王道坤.守正传承岐黄术［M］.北京：中国中医药出版社，2021.

功能性消化不良

实痞通——田德禄

一、专家简介

田德禄（1938—   ），男，全国名中医，全国中医药高等学校教学名师，首都国医名师，博士后导师，第四、六批全国老中医药专家学术经验继承工作指导老师。田德禄师承于中国工程院院士董建华教授，尽得其术。田德禄自1963年从北京中医学院毕业后即留校，在东直门医院内科一线从事医、教、研工作，从医近60载中提出了以"清降论""内疡论"等为代表的学术观点，擅长治疗酒精性肝病、慢性萎缩性胃炎癌前病变、炎症性肠病等疾病。先后主编7部《中医内科学》教材，并发表100余篇学术论文。

治学格言：读经典，重传承，勤临床，勇创新。

最推崇的古代医家：外感病推崇张仲景、吴鞠通、叶天士之学，内伤病推崇朱丹溪、沈金鳌。

最喜读的著作：《伤寒杂病论》《格致余论》《杂病源流溪烛》《临证指南医案》《医宗己任编》。

最擅长治疗的疾病：消化内科疾病。

最常用的方剂：柴胡剂、香苏散、滋水清肝饮、连朴饮等。

最善用的药物：苏梗子、柴胡、青蒿、威灵仙、焦三仙等。

二、效方

（一）来源

田德禄在大学期间欲从事外科，但毕业后被分配到东直门医院内科，于是田德禄便博及医源，深耕于内科。田德禄师承董建华院士，在20余年的跟师学习中将董老的诊疗思路与学术思想均熟练掌握，董老认为胃生理上"以降为顺"，病理上"以滞为病"，治疗上"以通为用"，故脾胃病当以"通降"为法，董老习用"加味香苏散"，方中以苏梗代替苏叶，又酌加香橼、佛手、大腹皮、绿萼梅、玳玳花使其通降消滞之力更宏。田德禄在长期临床中发现，随着生活水平提高、饮食结构的改变及社会压力的增大，脾胃病的特点也由古代之多虚多寒，转变为当代多实、多郁、多热（火），病位亦以肝、胃为主，故田德禄在"通降论"基础上提出了"清降论"，并创立验方"实痞通"。

（二）组成

苏梗10g，香附10g，陈皮10g，半夏10g，枳实15g，焦神曲10g，焦麦芽10g，焦山楂10g，焦槟榔10g，连翘15g，蒲公英30g，荷梗10g。

（三）功效

清热除满，和胃消痞。

（四）适应证

1. 胃气壅滞，湿热内阻之胃炎、功能性消化不良、胃食管反流病、便秘等病。

2. 对于消化系疾病辨为气机壅滞，郁而化火，中焦湿热证者，亦可辨证使用。

（五）使用方法

本方主要为通降胃肠、清热散结、消导祛积之品，以清降为立方思想，故可用于胃气壅滞，中焦郁火之证。运用时常根据患者疾病判断其病程，从而辨别病机，循证选方加减。若患者伴有肝气，则根据肝气是否郁而化火加入四逆散或小柴胡汤。若患者伴有泛酸、烧心等症，则根据肝胃不和证、肝胃郁热证、虚实夹杂证的不同合入乌贝散、左金丸、失笑散等。对于合并中焦湿热者，根据湿热轻重程度的多少，搭配连朴饮、三仁汤等清热祛湿。若患者病及血分，则可酌情加入柴胡疏肝散、丹参饮等。若病程日久，脾胃之气不足，常加入百合乌药汤，若伤及胃阴则搭配益胃汤，伤及肝肾则用滋水清肝饮加减。

（六）注意事项

1. 注意虚实辨证，若为偏虚寒者，应随症加减，以防更伤阳气。
2. 孕妇及哺乳期慎用。
3. 对方中所含药物过敏者慎用。

（七）方歌

实痞苏荷梗香附，陈夏翘蒲枳实助。
更益四仙消胀满，脘腹痞闷皆可除。

三、名论

（一）方论解析

《景岳全书·杂症谟·痞满》言"痞者，痞塞不开之谓；满者，胀满不行之谓"，而且提出痞满可有虚实之辨，"凡有邪有滞而痞者，实痞也……无物无滞而痞者，虚痞也"，并提出"实痞实满者，可散可消"的治疗原则。故田德禄以清降立论治疗"实痞"，验方"实痞通"由香苏散化裁而成，其出自《太平惠民和剂局方》，为治疗外感风寒之方。后董建华院士将其发展为"加味香苏散"用以治疗脾胃病，田德禄惯以上下宣行，宽胸利膈之苏梗，替代辛温发散之苏叶，伍理气调滞，疏郁散结之香附，配和胃宽中之陈皮，陈皮性缓不峻而理脾，有散积化滞不伤正，健脾和胃不碍邪之功，并以半夏健脾燥湿，和中降逆，又针对食滞病机，用焦四仙消食导滞，连翘清宣血分郁热，更加荷梗，于消导清降诸药中升清，使清升浊降，相反相承，从而恢复脾胃升降，全方理气消胀，清热和胃，配伍精当，以恢复脾胃气机和降为要义。

（二）临床发挥

《灵枢·平人绝谷》中论述"胃满则肠虚，肠满则胃虚，更虚更实"，只有胃肠气机和降顺畅才能使"气得上下，五脏安定，血脉和利，精神乃居"。胃属六腑，其性受纳，传化物而不藏，在生理上，以通为用，以降为顺。不论其人或情志郁思，肝失调达，或脾胃虚弱，气运壅塞，或外邪干犯，升降失司，皆可形成热郁、寒凝、实滞、虚涩等病变，故内有郁滞是胃病共有的病理特点。故在治疗方面，胃病虽然辨证有清温消补之别，但皆应顺承胃肠和降之性，从而恢复"更虚更满"的正常生理状态。如今生活中营养已不缺乏，少见脾胃纯虚，故田德禄与时偕行，创"清降"之说。《脾胃论》提出"胃肠为市，无物不受，无物不入"，当代人纵食厚腻，肆饮酒浆，多超过脾胃运化之能，而《素问·血气形志》云"阳明常多气多血"，且使胃内运化不及之水谷易于化热生火，又由于社会压力大，情志郁思不遂，进一步引起胃气壅滞，导致水反为湿，谷反为滞，郁而化热，引起湿热内生。故治疗上除了通降胃气之外，还当兼用清法，以祛除胃中湿热郁滞，恢复中焦气机和畅。

临床上之功能性消化不良、慢性胃炎、胃食管反流病、便秘等疾病不论虚实均有气机壅滞这一基本病机，且当今实证为多，虚证时亦多为虚实夹杂，故治疗上述疾病时或针对气机壅滞，郁而化火，中焦湿热之病机辨证用药时，以"实痞通"为底方进行加减化裁，往往可收到满意疗效。

四、验案

（一）医案记录

杨某，女，57岁，2021年3月17日初诊。患者脘痞不舒1年余，2个月前就诊于当地医院查胃镜提示慢性非萎缩性胃炎，肝胆胰脾双肾B超提示胆囊壁毛糙，予以奥美拉唑肠溶胶囊，硫糖铝混悬液治疗未见明显好转，此次为求中药治疗来诊。刻下症见胃脘痞满，反酸烧心，嗳气频，口疮反复发作，时泛呕，大便排出不畅，1日1行。脉细滑，舌暗苔黄厚腻。西医诊断为功能性消化不良，中医诊断为胃痞病，辨证为胃气壅滞，湿热内蕴证。治疗以"实痞通"加减清降胃肠气机。处方：苏梗10g，苏子10g，制香附10g，陈皮12g，清半夏10g，连翘15g，虎杖30g，炒枳实15g，生薏苡仁30g，黄连10g，炒川朴10g，焦神曲10g，焦麦芽10g，焦山楂10g，焦槟榔10g，吴茱萸5g，竹茹6g，竹叶6g。14剂，水煎服，日1剂，早晚餐后2小时服。

当年5月，当地其他患者于田德禄处就诊时言其服药1个月后诸症皆除，后电话随访，证实本患者疗效满意。

（二）专家按语

本案是一个典型的功能性消化不良的病例，属于胃气壅滞，湿热内蕴之"胃痞"。"胃痞"主要病机为胃气壅滞，多由情志失调、饮食不节、外邪犯胃等因素引起，经云"阳道实，阴道虚"，结合当代中医临床特点，提示胃病多趋于实证。在治疗上根据患者所处的不同病程，针对相应病机采取通降胃气，清肝和胃，清化湿热，益胃养阴，健脾益气等法。目前此患者胃气壅滞已于中焦化热，但尚未波及血分，且未伤及胃阴，亦无明显脾虚之象。在治疗本患者时，患者脘痞、嗳气、泛呕、大便不畅表明其中焦气滞，反酸烧心表明其内生郁热，故在治疗时当以清降胃气、条畅中焦为法。

（三）跟诊手记

本患者是一位中老年女性，体型偏瘦，面色偏暗，在陈述病情时多次强调不适，反复询问疾病预后，自诉其曾多次治疗但疗效欠佳，且因多地就诊而引起家庭不顺心，从而多有郁思。

田老常常教导我们，因当代社会发展所导致脾胃病实证、热证者多，肝气怫郁者多，嗜酒肥甘伤脾胃者多，故当代证型较前代亦多变化。患者体瘦，因痞满导致食纳不佳，所以其反复强调自己脾虚，希望以温补之法治之。田老耐心讲解其本不虚，为大实有羸状，需用通利法而非温补法治之。并详细阐明了疾病的预后，逐渐安抚其焦虑的情绪。西医学认为本病与精神应激因素以及与脑－肠轴有关，故解决患者焦虑问题，对于功能性消化不良的治疗大有裨益。

本患者以脘痞胀满为主要表现，其平素肝气不舒，导致胃肠气滞。胃气壅滞则浊气不降，清气不升，可引起患者大便不畅，嗳气频发且时泛呕，而阳明水谷不化，易于郁而化热，又因中焦如沤，则常常湿热相搏结，此时若郁火横逆于肝，则见肝木曲直失调而克土而见反酸烧心，郁火上炎则可有口疮时作等症。古人云"气为血之帅，血为气之母"，气滞则血瘀，故患者舌质暗，湿热熏蒸则苔黄厚腻，湿热涩滞气机则脉细滑。所以方中以实痞通清降胃气，加黄连、厚朴取连朴饮之意清化中焦湿热，又以左金丸清肝抑木，治其反酸烧心，以竹茹、竹叶同用清胃降气止呕又兼疗口疮，配伍大剂量生薏苡仁既宏清利湿热之效，又增通利大便之功，全方配伍严谨，环环相扣，是田老"清降论"与"实痞通"的体现。

（李志红）

参考文献

1. 李晓林，田德禄. 田德禄治疗脾胃病学术思想及临床经验［J］. 中医杂志，2011，20（10）：1730–1731.

2. 李志红，田德禄. 运用田德禄教授"清降"理论治疗功能性消化不良的经验［J］. 北京中医药大学学报（中医临床版），2013，20（2）：45-46.

柴胡桂枝汤——王庆国

一、专家简介

王庆国（1952— ），北京中医药大学终身教授，博士生导师，第四届国医大师，享受国务院政府特殊津贴专家，第五批全国老中医药专家学术经验继承工作指导老师，北京中医药大学原副校长，国家级重点学科——中医临床基础学科带头人，973 首席科学家，北京市重点实验室及教育部重点实验室主任，国家中医药管理局重点研究室主任，著名中医学家刘渡舟教授学术传人，国家中医药管理局"燕京刘氏伤寒学派"带头人。兼任国家药典委员，中国民族医药学会副会长，中华中医药学会常务理事、仲景学说专业委员会名誉会长，世界中医药学会联合会经方专业委员会主任委员，教育部科技委生物医药学部副主委。主持多项国家级科研项目，曾两度荣任国家973 项目首席科学家，四度获国家科技进步奖。主编《实用中医临床学》等著作 20 余部，发表学术论文 600 余篇。

治学格言：拜求名师，熟读医典，勤求博采，躬行诊病，总结提升。

行医准则：医乃仁术，大医精诚。

座右铭：守有度，节有礼；尊所闻，行所知。

最推崇的古代医家：张仲景。

最喜读的著作：《伤寒论》《金匮要略》。

最擅长治疗的疾病：消化系统疾病、心脑血管疾病、风湿免疫性及过敏性疾病，尤其对类风湿、红斑狼疮、强直性脊柱炎、过敏性鼻炎、过敏性哮喘、免疫功能低下、萎缩性胃炎、溃疡性结肠炎、瘀胆性肝炎、肝硬化等疾病的中西医结合治疗有独到之处。

最常用的方剂：小柴胡汤、柴胡桂枝汤、半夏泻心汤、麻黄附子细辛汤等。

最善用的药物：柴胡、桂枝、麻黄、附子、细辛、半夏。

二、效方

（一）来源

柴胡桂枝汤为经方合方应用代表方之一，首载于《伤寒论·辨太阳病脉证并治》，其曰"伤寒六七日，发热，微恶寒，支节烦疼，微呕，心下支结，外证未去者，柴胡桂枝汤主之"，药味由小柴胡汤与桂枝汤原方各二分之一组成。

（二）组成

柴胡 10～15g，炒黄芩 10g，法半夏 10～15g，桂枝 10～15g，白芍 10～15g，人参 10～15g，炙甘草 10g，大枣 10g。

（三）功效

和解表里，疏肝健脾，调和营卫，调理气血。

（四）适应证

1. 太少不和之表证、痛证。
2. 肝脾不调之肝胆病、脾胃病。
3. 肝气郁结、气血不和的情志病。

（五）使用方法

在治疗颈椎病、腰椎间盘突出等因太少不和所致项背部疼痛时，可选用柴胡桂枝汤加减以疏利项背部气机止痛，若患者兼有湿热内蕴，则加茵陈、凤尾草、土茯苓等以清热利湿，若兼有肾气亏虚，则加淫羊藿、巴戟天等以补肾壮阳、强筋健骨。柴胡桂枝汤不仅治疗在表之疼痛性疾病，亦可治疗病位偏于在里之诸症。临证中常见因情志不畅引起各种厥阴经、少阳经病变患者，可用柴胡桂枝汤加减以治之；足厥阴肝经循喉咙之后，临证时见甲状腺疾病患者属肝郁脾虚，亦可用柴胡桂枝汤治之；足厥阴经夹胃，布胁肋，足少阳经过季胁，故柴胡桂枝汤又可用治各种肝胆、脾胃疾病，加减化裁，临证疗效佳。

（六）注意事项

抓主证，守病机，方证相应，病证结合，灵活化裁。

（七）方歌

小柴原方取半煎，桂枝汤入复方全。
阳中太少相因病，偏重柴胡作仔肩。

三、名论

（一）方论解析

柴胡桂枝汤源自《伤寒杂病论》，乃太少表里双解之轻剂。本方取小柴胡汤、桂枝汤各用半量，合方而成。桂枝汤调和营卫，解肌辛散，以治太阳之表；小柴胡汤和解少阳，宣展枢机，以治半表半里。桂枝汤为仲景"群方之魁"，虽为辛温解表轻剂，以调和营卫为主，但其还有调和脾胃、调和气血、调和阴阳等诸多功效，因此举凡营卫、脾胃、气血、阴阳不和诸症，用桂枝汤加减治疗，均有良效。小柴胡汤则为"和剂之祖"，融祛邪扶正、木土同治于一体。全方寒温合用，攻补兼施，升降协同，内外并举，具有疏利三焦、宣通内外、调达上下、和畅气机的作用，确能体现和解大法之奥义。由此可知，柴胡桂枝汤乃是张仲景将其最善于运用的两方合方并用，故而功效全面，用途多样，尤其对一些疑似难明、症状繁杂、病机多变的复杂病症，用柴胡桂枝汤作为主方使用，不失为投石问路、开路先导之举。

（二）临床发挥

因本方既能调和营卫气血，又能和解表里，疏利肝胆，故临床治疗范围颇广，应用机会亦甚多。本方去大枣，酌加鳖甲、牡蛎、红花、茜草等软坚化瘀药，常用于治疗慢性肝炎、肝脾肿大以及早期肝硬化等病证，并多能取效，但并非十数剂所能已，因其药性平和，故可久服无妨。盖肝主疏泄，脾主运化，木疏土运与气机的条畅、水谷的输转关系密切。肝病日久，疏泄失常，木不疏土，脾先受病，运化有所不及，谷不为精便为湿，湿阻气机则生胀满。且肝之疏泄失常，肝不疏则血不畅，肝脏之血藏而少泄，血不泄便为瘀，瘀血凝滞肝络，络阻则滞水，从而形成肝脾不和、肝郁脾虚、气滞血瘀的病机特点。

唐容川《血证论》曰："木之性主于疏泄，食气入胃全赖肝木之气以疏泄之，而水谷乃化。"正常情况下，肝之疏泄条达有利于脾之运化，使清阳之气升发，又可助胃受纳腐熟，使浊阴之气下降。然而在病理情况下，肝之病变最易影响脾胃，如疏泄不及则"肝气郁结"，如疏泄太过则"肝气横逆乘脾胃"，多出现"肝脾失调"或"肝胃不和"等，此种情况在慢性萎缩性胃炎患者中相当多见，用柴胡桂枝汤合枳术汤等化裁效佳。

本方还可治疗"肝气窜"的病证，此证多见于妇女，患者自觉有气在胸胁脘腹甚至四肢游走窜行，气至之处则觉疼痛，医生检查多无器质性病变，辨证多属肝气郁结，气血不和，故俗名"肝气窜"，本方舒肝调气兼和血脉，用之每可获效。对于风湿痹证而兼胸胁苦满、脉弦等肝气不舒证者，应用本方而效亦满意。

四、验案

（一）医案记录

王某，女，63 岁。2020 年 1 月 20 日初诊。患者自述口中黏腻不爽并伴有异味半年余，胃脘部胀满不适，纳差食少，时有呃逆，同时头晕寐差，口角流涎，恶风，走路不稳，运动后易出汗，舌淡嫩，苔薄白，脉缓无力。中医诊断：痞证。辨证：太少不和，表里气虚。治法：和解表里，辛开苦降。处方：柴胡桂枝汤合半夏泻心汤合玉屏风散合苓桂术甘汤加减。具体用药：柴胡 10g，炒黄芩 10g，法半夏 15g，桂枝 10g，白芍 10g，炙甘草 15g，大枣 30g，煅牡蛎 15g，人参 10g，黄连 4g，干姜 10g，黄芪 30g，防风 25g，炒白术 25g，茯苓 20g。14 剂，水煎服，日 1 剂。

二诊（2020 年 2 月 3 日）：患者自述诸证大减，唯食欲不振，易醒，舌脉均正常。效不更方，于前方中加干姜至 25g，焦神曲 10g，炒麦芽 10g，焦山楂 10g，制附片 10g，柏子仁 30g。14 剂，水煎服，日 1 剂。并嘱其注意饮食起居。半年后随访患者，患者称病情未再发作。

（二）专家按语

"太少不和证"是当代中医临床中极为常见的证型，贯穿于各种疾病的病理过程中。素体太阳经气不足且少阳经气郁滞者，又感受外邪或外感迁延不愈，内传少阳而导致寒热错杂、表里同病。因此，在治疗过程中应以柴胡桂枝汤，外解太阳，内和少阳，肝、脾、肺三脏同调，畅达肝胆、脾胃气机，亦可促进气血运行，调和营卫。本案患者诊断为痞证，同时明显有太少不和的病机，因此柴胡桂枝汤是最为合适的方剂。

（三）跟诊手记

本案患者虽以"口腻口臭"为主诉就诊，但王老根据其核心病机诊断为"痞证"。这是由于"胃脘部胀满而不痛，伴纳差食少有呃逆"，因中焦脾胃虚弱，升降失职，胃不受纳，脾不运化，湿从内生而导致出现了口腻、口臭的症状，故体现了燕京刘氏伤寒学派"抓主证、辨病机"的学术特点。而针对痞证，王老临床中喜用《伤寒论》半夏泻心汤治疗痞证。半夏泻心汤以半夏、干姜辛苦温中化痰，黄芩、黄连苦寒清热燥湿，两组寒热属性不同的药物相反相成，体现了太阴阳明"阴道实，阳道虚"（《素问·太阴阳明论》）

的特点；人参、大枣、甘草甘温补中益气的同时，亦可调和药性防止药伤正气。由于本方配伍精良，故王老认为本方乃"脾胃病症通用方"，只要"心下痞满"主症明确，病机恰当，便可放心使用且疗效显著。

此外，由于中焦虚弱，在里表现为气机失常，清阳不升，导致"头晕、走路不稳"等证候，与《伤寒论》第 67 条阐述的病机相同（"伤寒，若吐，若下后，心下逆满，气上冲胸，起则头眩，脉沉紧，发汗则动经，身为振振摇者，茯苓桂枝白术甘草汤主之"），故选择苓桂术甘汤健脾气，升清阳，化水湿。在表表现为营卫失于化源，卫气弱则腠理开，营阴失守，汗液外泄，故出现"恶风、动则汗出"的证候，故治以益气固表止汗的玉屏风散，方中以甘温为之黄芪大补肺脾之气，表气足则营阴固；白术苦温专补脾胃，使气之生化有源，同时亦可止汗。防风为"风中之润剂"，散在表之邪而不耗伤阴液。三药同用，收中有散，补中有泻，相辅相成，故御风有"屏风"之势。临床中如遇自述"易感冒、易出汗"等患者可优先考虑使用本方。

本案中虽出现"寐差""易醒"，但王老并未着眼于心肝，大量运用酸枣仁等养心安神的药物或者朱砂等重镇安神的药物，而是着眼于脾胃，二诊加入焦三仙，一是针对食欲不佳的证候，健脾消食，二是取"胃不和则卧不安"（《素问·逆调论》）之义，降阳明以和少阴。加入柏子仁，一方面可以养心安神疗不寐，另一方面可以润肠通便助运化，安神之力虽不胜酸枣仁，润下之力虽不胜火麻仁，但兼取二者之长，且药力和缓，王老的用药特色可见一斑。

王老在本案的治疗中采用了"先健后温，先补后泻"的方案。患者脾胃虚弱已久，寒热错杂，且运化失职，因此首当其冲的是解决"清阳不升，浊阴不降"的问题，故在选择治法的顺序时，健脾应早于温阳；而当清气升，浊气降，中焦恢复功能后，仍有食欲不振可知应为因病所致宿食在胃，故通阳明以和胃气，故润泻下之法应晚于甘温补益之法。这便是《伤寒论》所说："观其脉症，知犯何逆，随证治之。"

（邵奇、赵京博、唐雪纯、孟庆鸿）

参考文献

1. 刘渡舟，赵清理，党炳瑞. 当代名家论经方用经方［M］. 北京：中国中医药出版社，2014.

2. 尹湘君，程发峰，穆杰，等. 王庆国教授应用柴胡桂枝汤治疗杂病五则［J］. 环球中医药，2019，12（7）：1105–1107.

3. 闫军堂，王雪茜，刘晓倩，等. 王庆国教授治疗肝硬化的证治经验［J］. 现代中医临床，2017，24（2）：36–39.

4. 翟昌明，鲁放，马重阳，等. 王庆国治疗胃脘病三法［J］. 中华中医药杂志，2020，35（1）：189–192.

5. 刘渡舟，傅士垣. 伤寒论诠解［M］. 北京：人民卫生出版社，2013.

6. 闫军堂，刘敏，王雪茜，等. 王庆国教授运用经方"泻心剂"经验［J］. 中华中医药杂志，2011，26（11）：2610–2613.

溃疡性结肠炎

翁榆方——李培

一、专家简介

李培（1950—　），男，教授，主任中医师，全国老中医药专家学术经验继承工作指导老师，全国名老中医药专家传承工作室指导老师，国务院政府特殊津贴专家，成都中医药大学博士研究生导师，四川省学术技术带头人，四川省第二届十大名中医。任世界中医药联合会内科学会常务理事、中华中医药学会内科分会常务理事、中华中医药学会脾胃病分会常务理事、四川省中医药学会副会长、绵阳市中医药学会会长。

李培从事中医临床、教学、科研工作 50 余年，研制院内制剂 5 个，主研及参研国家省市级课题 15 项，获得省市科技进步奖 9 项，出版著作 3 部。带教国家和省级学术传承人 4 人，培养博士后、博士、硕士研究生 40 余人。李培及其弟子发表论文 70 余篇。

治学格言：严谨求实。

行医准则：医者仁心，待患如亲。

最推崇的古代医家：张仲景、李东垣。

最喜读的著作：《伤寒论》《金匮要略》《脾胃论》《濒湖脉学》。

最擅长治疗的疾病：脾胃疾病及内科疑难疾病。

最常用的方剂：柴胡香附方、翁榆方、加味香苏饮、加味丹参饮等。

最善用的药物：柴胡、香附、白头翁、地榆、高良姜、紫苏梗、丹参。

二、效方

（一）来源

李培通过几十年的临床观察，总结出溃疡性结肠炎极易反复，常常呈现急性发作期与间歇期交替出现的发病特点，从而提出溃疡性结肠炎当分期分型施治的学术思想。急性期以腹部疼痛明显，里急后重，便下脓血，肛门灼热，舌红苔黄腻，脉滑为主要表现，证多属热毒炽盛。治疗当急则治其标，顿挫邪气，治疗以清热燥湿，凉血解毒，调气宽肠为主。正如刘河间所言："调气则后重自除，行血则便脓自愈。"白头翁汤出自张仲景《伤寒论》等 371 条及 373 条，仅白头翁、黄连、黄柏、秦皮四味，历来被医家认为是治热毒血痢的首选之方。香连丸为治痢名方，宋·唐慎微《经史证类备用本草》卷七记载："香连丸亦主下痢……此方出自李绛《兵部手集方》。"李时珍于《本草纲目》盛赞此方："古方治痢香连丸，用黄连、木香……一冷一热，一阴一阳，寒因寒用，热因热用，君臣相佐，阴阳相济，最得制方之妙。"李培在多年治疗本病的基础上，潜心研究，以白头翁汤合香连丸化裁加减，名为"翁榆方"，疗效显著。

（二）组成

白头翁 18g，黄连 6g，地榆 15g，黄柏 9g，木香 9g，赤芍 9g，枳壳 9g，当归 9g，儿茶 9g，肉桂 3g，仙鹤草 15g，甘草 3g。

（三）功效

清热燥湿，凉血解毒，调气宽肠。

（四）适应证

溃疡性结肠炎热毒炽盛证。

（五）使用方法

水煎服（煎药前先用没过药物 3cm 的冷水浸泡药物 25 分钟，每剂煎煮两次，每次大火烧开，改中小火煎 25 分钟），每剂煎 1000mL，分 5 次饭后服用。临证加减：如不思饮食者加用山楂、麦芽、建曲之品消食导滞；脘闷者可加用槟榔、木瓜行气宽中；伴见怕冷、腰膝酸软、大便溏、次数多者可酌加肉豆蔻、炮干姜温补脾肾；中气下陷者加用黄芪、升麻益气升阳；腹中冷痛者加吴茱萸、小茴香、乌药之属行气温中；烦渴尿赤者加用栀子、滑石等化湿生津；久泻便血者加用诃子、蒲黄等加强收敛、止血。李培在治疗慢性肠炎中常加用少量风药，如柴胡、葛根、升麻、防风之属升发清阳以止泻。

（六）注意事项

孕妇慎用。

（七）方歌

湿热溃结翁榆方，连柏枳壳与木香。
赤芍当归儿茶助，仙鹤肉桂甘草强。

三、名论

（一）方论解析

本方由白头翁汤、香连丸加减而成，由白头翁、黄连、木香、黄柏、枳壳、甘草、赤芍、当归、仙鹤草、儿茶、肉桂、地榆等中药组成。方中白头翁、黄连、黄柏三药是仲景治疗下痢之主药，三药皆味苦，性寒，主入大肠经，善于清热解毒，凉血止痢，是古今公认的治疗湿热泄泻、痢疾的常用药；地榆性寒而酸涩，善于凉血止血，敛疮生肌，与赤芍、当归合用，凉血止血化瘀并行，止血而不留瘀，相得益彰；木香、枳壳是宽肠行气，治疗腹痛坠胀之常用配对，必要时加入槟榔，疗效更佳。李培特别喜用槟榔，调气除胀，对于溃疡性结肠炎肛门坠胀，便意频频，里急后重者投之辄效。肉桂、甘草辛甘化阳，为反佐，大队苦寒药物使用，容易损伤脾胃阳气，肉桂善于温阳，甘草和中补脾。全方合用，清热燥湿，凉血解毒，调气宽肠。

（二）临床发挥

1. 理气与清肠同用

湿为有形之邪，阻碍肠中气机；热邪煎灼而致瘀血，甚则灼伤血络而致出血；更有气血壅滞，血败肉腐，化为脓血。血分受病，脉络受损则便血；气分受病，大肠传导受阻则后重、便下黏液。故调气行血为治疗本病必用之法，调畅气机则湿邪易除"气能行湿也"。瘀血不去，则新血难生，脉络失养，内疡难以愈合。活血通络去瘀生新则脓血易去，瘀去而精微归于正常。

2. 止血与活血同步

李培认为便下脓血乃大肠气血凝滞，血不归经，加之热入血分，迫血妄行使然。治疗应活血化瘀，凉血止血兼顾。湿热毒邪熏灼肠络，以致便下脓血量多者，固当以大剂清热解毒，凉血止血。若只凉血止血，反致湿瘀留滞。然少佐活血化瘀，则可凉血无凝血之弊，活血无动血之虞。

3. 寒热同用，收涩有时

方中多药属寒凉之品，为防药物误伤中阳，当以温运中阳；且溃结患者多脾阳虚，久则脾肾两虚，则当使以温肾暖脾，寒热同用，止泻除弊。本病纯虚者并不多见，治疗上应注意疏泄导滞，当邪气去，则可轻投收敛固涩之品。

4. 补气与养阴共举

患病日久，耗伤气阴，故对于久病者常益气健脾、养阴生津兼顾。

5. 借鉴现代药理

李培认为中医也要与时俱进，借鉴现代药理知识研究新进展为临床服务。选用药物多有抗炎、抗溃疡、促进溃疡愈合、促进血液循环、消除黏膜水肿、解痉镇痛、抗菌解毒、促进胃肠蠕动、增强免疫力等作用。

四、验案

（一）医案记录

程某，男，46岁，2019年7月15日初诊。主诉：反复大便性状改变伴黏液血便4年多，加重1个月。现病史：4年前，无明显诱因出现黄绿色黏液血便，大便不成形，2～3次/日，伴间断腹部不适，于当地医院就诊，行电子结肠镜提示"溃疡性结肠炎"，予对症治疗后好转，此后症状反复。1个月前，患者劳累后，再次出现大便性状改变，稀糊状，偶有水样便，伴见黏液脓血，里急后重，腹部隐痛、腹胀，为寻求中医治疗，来门诊就诊。刻下症：大便呈稀糊状，偶有水样便，伴见黏液脓血，2～3次/日，里急后重明显，腹胀，腹部隐痛，进食后明显，口干，舌红，苔黄厚，脉弦滑。中医诊断：久痢（热毒炽盛证）。西医诊断：溃疡性结肠炎。治法：清热燥湿，凉血解毒，调气宽肠。处方：翁榆方加减。白头翁18g，地榆15g，当归9g，黄连6g，赤芍15g，吴茱萸4g，枳壳15g，黄柏9g，儿茶9g，桂枝9g，海螵蛸18g，炙甘草3g，仙鹤草15g，木香15g。日1剂，7剂。

二诊（2019年7月22日）：首诊服药后，患者大便情况明显好转，2～3次/日，伴脓血，里急后重感，腹胀腹痛减轻，舌红，苔黄厚，脉弦滑。方药：院内制剂翁榆合剂。50mL，每日3次口服。

三诊（2019年8月1日）：二诊服药后，大便成形，偶稀糊状，1～2次/日，偶有脓血和里急后重感，无腹胀腹痛。舌红，苔黄厚，脉弦。方药：院内制剂翁榆合剂。50mL，每日3次口服。

此后5次调理而痊愈，均用翁榆方加减/翁榆合剂治疗。3个月及半年后随访，患者症状未反复。

（二）专家按语

首诊：此患者以腹痛、里急后重、下痢黏液脓血为主，且病程日久，反复发作，属中医久痢范畴。此患者湿热毒邪壅滞肠中，气机不畅，传导失常，故腹痛，里急后重。湿热毒邪熏灼肠道，经络受伤，气血瘀滞，化为脓血，故下痢黏液脓血。苔厚为湿，黄为热，脉弦滑为实。治疗当清热燥湿、凉血解毒、调气宽肠。用翁榆方加减。此方中李培易肉桂为桂枝，肉桂和桂枝同生于桂树，肉桂为桂树皮，桂枝为嫩枝，两者均有温营血、助气化、散寒凝的作用。但肉桂长于温里止痛，入下焦而补肾阳，归命火。桂枝长于发表散寒，振奋气血，助阳化气，温通经脉。此患者为中年男性，病史较长，口干，进食可，无腰膝酸软之象，舌红，苔黄厚，脉弦滑。综合分析，脾肾阳气未亏，故用桂枝振奋气血，助阳化气，温通经脉。患者大便呈稀糊状，偶有水样便，伴见黏液脓血，加用海螵蛸收敛止血，收湿敛疮。

二诊：首诊方药效佳，为便于长期服用，改为翁榆合剂巩固治疗。翁榆合剂为我院院内制剂，由翁榆方各药适量，按标准制作方法制成口服液，口服、灌肠均可，疗效颇佳。

三诊：患者服用翁榆合剂疗效稳定，诸症减轻，效不更方，溃疡性结肠炎容易反复发作，继续巩固治疗。

（三）跟诊手记

本案患者从进入诊室开始就给人一种"久病折磨、满面愁容"之感，面色红、身形瘦削、性格急躁，然李老仍不紧不慢、一脸慈祥、面带微笑、仔仔细细与患者耐心沟通交流。李老首先用几句家常话，拉近医患距离，打消患者疑虑，增加患者信心，然后，李老熟练运用中医望、闻、问、切四诊收集病情资料、获取疾病特征、归纳病证类型。望诊时，除望神、望面色、望舌等之外，李老尤重视望咽喉，望咽喉是否红肿、溃烂、有伪膜。李老问诊内容遵循"十问歌"，问诊详细，非常耐心。切诊中，李老擅长脉诊，喜寸口诊法，分寸、关、尺三部，每部各以轻、中、重指力按脉，分浮、中、沉取，特别推崇《难经》《濒湖脉学》。李老尤重视"腹诊"在临床中的运用，腹诊诊疗疾病历史悠久，《黄帝内经》中就强调了腹诊的重要性，李老一边为患者腹诊一边对我们说："腹腔中包含了很多重要的脏器，腹诊可以帮助我们定位病变所在的脏器，使我们辨病辨证更加准确；腹诊中获得的信息也能帮助我们判断疾病的性质，如刺痛、胀痛、钝痛等代表的疾病性质均有不同。"然后四诊合参，辨证用药。看病结束时，李老叮嘱患者按煎服法煎药服药，要注意饮食，纠正不良习惯。

（尹华富）

附：临床上很多因素会影响到疗效。首先情志因素，当今社会生活节奏快，工作压力大，很多疾病与情志因素密不可分，如焦虑、抑郁等导致睡眠障碍，服药效果差。其次饮食因素对消化性疾病影响也较大，如烟、酒、肥甘厚味、辛辣刺激等。再次，正确的煎药方法也是提高药效的关键。类似影响疗效的因素还有很多，这些因素往往不好控制，但是我们作为医生应该尽量多与患者沟通，减少这些不必要的影响因素，达到更好的治疗效果。

参考文献

1. 王飞，张瑛梅，邢文文，等. 李培教授治疗溃疡性结肠炎临床经验举隅［J］. 时珍国医国药，2015，26（3）：715-716.

2. 屈杰，孔文霞，李培. 李培治疗溃疡性结肠炎学术经验总结［J］. 辽宁中医杂志，2018，45（9）：1821-1824.

慢性肝炎

疏肝调脾汤——李景华

一、专家简介

李景华（1959— ），男，主任中医师，吉林省松原市中医院名誉院长。幼时受其祖父影响喜爱中医，加之后期又有在大队卫生所司药经历，国家恢复高考考入白城卫校中医班，参加临床工作40余年，在学术上崇尚仲景，在理论上提出了"痰瘀内阻、百病由生"的学术观点，临床主张应用和法治疗疾病，以经方为主，辅以时方诊治内科常见病、多发病和疑难病，尤其善于治疗肝脾胃病、糖尿病、肾病。主持吉林省中医药管理局科研项目多项，研制开发20多种中药院内制剂。临床以"大医精诚"和"济世活人"为宗旨，认真实践"医乃仁术"的人道主义精神。

治学格言：读经典固根本，找名师多请教，勤临床多实践。

行医准则：患者患病很痛苦，一定要理解患者、体谅患者，要因病施治，合理用药。

最推崇的古代医家：张仲景。

最喜读的著作：《伤寒论》《医林改错》。

最擅长治疗的疾病：肝脾胃病。

最常用的方剂：小柴胡汤、桂枝汤、半夏泻心汤、半夏厚朴汤、柴胡加龙骨牡蛎汤、血府逐瘀汤等。

最善用的药物：柴胡、半夏、桂枝、厚朴、白术。

二、效方

（一）来源

李景华出生于一个农村家庭，其祖父虽不是正规大夫，但是自学中医，早年在农村常为当地百姓看病，在其幼小的心灵里就喜欢中医。国家恢复高考后，他考入白城卫校中医班。毕业后在基层打拼20余年。在临床上他崇尚仲景，特别是喜欢应用小柴胡汤，他认为小柴胡汤不偏不倚，和解少阳，扶正祛邪，适合大部分患者应用。他来到中医院以后，承担了国家"十二五"中医重点专科项目中医肝病科的建设，在治疗中他更看重小柴胡汤，在此基础上，他以小柴胡汤为底方加味效仿出疏肝调脾汤。此方对于慢性肝病，无论是病毒性肝病、酒精性肝病，还是脂肪性肝病、药物性肝病都有较好效果。并且加减后可以治疗各种神经功能性疾病、孔窍性及淋巴性疾病、功能低下性疾病，从这里也可以体现出他在实践中奉行"致中和"思想。

（二）组成

柴胡 15g，黄芩 10g，党参 15g，半夏 10g，平地木 30g，炒白术 30g，茯苓 15g，麦芽 15g，陈皮 15g，生姜 15g，大枣 30g，炙甘草 15g。

（三）功效

疏肝解郁，健脾化湿。

（四）适应证

1.慢性肝病（病毒性、酒精性、脂肪性、药物性）。

2.神经功能障碍性疾病，如失眠、多梦、抑郁、焦虑。

3.孔窍及淋巴性疾病，如眼、耳、鼻、喉及淋巴结肿大等疾病。

4. 免疫功能低下性疾病, 肿瘤放化疗后引起的食欲不振等。

5. 老年人或小儿的反复外感。

(五) 使用方法

临床所见的各种慢性肝炎, 无论是病毒性肝病、酒精性肝病、脂肪性肝病、药物性肝病, 肝郁脾虚是一个长期的症状, 患者表现为胁痛、口干口苦, 还有食欲不振、恶心呕吐、腹胀腹泻, 所以用疏肝调脾汤可以疏肝解郁, 健脾化湿, 一般伴有轻度转氨酶升高, 加垂盆草、田基黄; 乙肝加叶下珠、白马骨; 有消化道症状加白术、茯苓; 肝硬化时加牡蛎, 重用白术, 一般可用至 100 ~ 300g; 情志不调酌加玫瑰花、绿萼梅、苏梗、橘叶; 酒精肝加葛花、厚朴花、玳玳花; 脂肪性肝炎加红曲、荷叶、山楂; 有腹水加蟋蟀、蝼蛄、大腹皮; 腹泻明显的加山药、莲肉、茯苓; 睡眠不佳加酸枣仁、五味子。对于发生在孔窍的疾病, 如眼、耳、鼻、喉等的疾病, 如神经性耳聋、耳鸣, 用疏肝调脾汤加连翘、栀子、细辛、石菖蒲; 中耳炎加龙胆草、车前子、茵陈、泽泻。淋巴结肿大加浙贝母、土贝母、牡蛎。

(六) 注意事项

1. 本方药性较平和, 以扶正为主, 对于肝病早期以湿热为主者, 要加清热利湿退黄药, 如茵陈、金钱草、田基黄等。

2. 孕妇及哺乳期应慎用。

(七) 方歌

疏肝调脾用柴胡, 芩夏参草麦苓术。

加用平地陈姜枣, 慢性肝病殊归途。

三、名论

（一）方论解析

疏肝调脾汤来源于张仲景的小柴胡汤，是由小柴胡汤加平地木、炒白术、茯苓、麦芽、陈皮而成，小柴胡汤具有和解少阳、扶正祛邪之功能，方中柴胡外散少阳之邪，黄芩内清里热，半夏、生姜和胃降逆止呕，党参、大枣、炙甘草和中补脾，正如《伤寒论》所言"上焦得通，津液得下，胃气因和"为目的。加平地木活血利湿，且药性平和，对于慢性肝病是较适宜。小柴胡汤虽然扶正祛邪，但尚缺少扶正健脾之药，合上炒白术、茯苓有四君子之义，健脾益气利湿，因为仲景旧有"见肝之病，知肝传脾，当先实脾"之说，应增强其健脾功能。麦芽健脾消食，助四君子汤之力，且有一定的疏肝之功。陈皮在《本草经疏》曰："辛能散，苦能泻，温能通行……苦温能燥脾家之湿，使滞气运行。"理气化痰，健脾燥湿，使脾湿得去。全方共奏疏肝调脾、活血行气、理气化湿、扶正祛邪之功。

（二）临床发挥

尽管目前病毒性肝病已经得到有效控制而发病率减少，但是脂肪性肝病、酒精性肝病、药物性肝病仍然危害着老百姓的健康。对于这些疾病，我们从古代医家的论述中可以窥见古人治肝实脾思想，如张仲景的"见肝之病，知肝传脾，当先实脾"论述，因此疏肝解郁，健脾化湿成为治疗肝病的基本准则。疏肝调脾汤源于小柴胡汤，原方扶正祛邪，和解少阳，但是健脾力量略显不足，故加茯苓、白术等药以增强健脾化湿之力，体现了张仲景治肝实脾的思想。从方中可以体现出"致中和"思想，中医治疗疾病的终极理念就是"致中和"，不论是汗、吐、下法，还是温、清、消法，归根结底最终是求得"阴平阳秘"。《黄帝内经》云："阴平阳秘，精神乃治，阴阳离决，精气乃绝。"肝病之慢性期是一个很长的阶段，因此选择用药既要疏肝理脾化湿解毒，又要药性柔和而不伤胃气，因此在用药时就要兼顾两者之间的关系。另外孔窍类疾病和淋巴类疾病，其经脉循行都属于少阳经部位，因此可以参照本方加减用药。慢性虚弱性疾病，肿瘤的放化疗之后正气不足，邪气亦不盛，扶正祛邪非常重要，本方具有疏肝理脾、扶正祛邪之功能，亦可用本方化裁治疗。神经功能性疾病，多与思虑过度，惊恐恼怒有关，本方疏肝理脾，可以用本方加减治疗。

四、验案

（一）医案记录

张某，男，42 岁，农民，吉林省松原市大洼镇人。2019 年 11 月 6 日初诊。该患者于 10 年前在体检中发现乙型肝炎病毒携带，自述未曾发病，也无任何不适。一年前出现乏力，近一个月自觉胁肋部隐痛不适而就诊。刻下一症：乏力、肝区不适、时有隐隐作痛，口苦、腹胀、易怒、食欲不振、便溏、尿黄，舌质暗，舌苔白腻，脉弦细。理化检查：谷丙转氨酶 95.6 U/L，谷草转氨酶 79.9 U/L，总胆红素 36.1μmol/L，直接胆红素 6.6μmol/L。肝胆脾彩超提示肝损伤，继发性胆囊改变。西医诊断：慢性乙型肝炎。中医诊断：肝着，肝郁脾虚证型。治以清热解毒，疏肝解郁，健脾化湿。处方：柴胡 15g，黄芩 10g，党参 15g，半夏 10g，平地木 30g，炒白术 30g，茯苓 15g，麦芽 15g，陈皮 15g，垂盆草 20g，叶下珠 15g，生姜 15g，大枣 30g，炙甘草 15g。14 剂，日 1 剂，水煎服。

二诊（2019 年 11 月 21 日）：自述服药后上述症状明显缓解，但仍有腹胀嗳气，食欲不振，时有便溏，尿黄色减，舌质暗红，舌苔白腻，脉弦滑。原方加鸡内金 15g，薏苡仁 20g。继续服用 14 剂，日 1 剂，分早晚口服。

三诊（2019 年 12 月 10 日）：患者自述口苦、胁肋部隐痛不适症状明显改善，仍有乏力、时有便溏，仍情绪不佳，舌质暗，舌苔白，脉弦细。化验肝功能：谷丙转氨酶 34U/L，谷草转氨酶 31U/L，总胆红素 16.2μmol/L，直接胆红素 4.6μmol/L。肝胆脾彩超提示：肝损伤。处方：柴胡 15g，党参 15g，半夏 10g，炒白术 30g，茯苓 15g，麦芽 15g，陈皮 15g，白芍 15g，郁金 15g，生姜 15g，大枣 30g，炙甘草 15g。14 剂，日 1 剂，水煎服。

1 个月后随访，患者自述诸症均已消失。

（二）专家按语

病毒性肝炎皆由湿热疫毒之邪客于肝脏，致肝疏泄太过，则横逆乘脾犯胃，致脾失健运，胃失和降，湿浊内生，而发生上述诸症。其病位在肝，涉及脾、肾诸脏。病情正虚邪实，错综复杂。初以邪实为主，故治疗以清热解毒、疏肝解郁、健脾化湿为法，予以疏肝调脾汤治之。该方为小柴胡汤加味而来。小柴胡汤出自《伤寒论》第 96 条："伤寒五六日中风，往来寒热，胸胁苦满，嘿嘿不欲饮食，心烦喜呕……小柴胡汤主之。"方中柴胡疏肝达外，黄芩清胆内泄，共奏疏肝泄胆之功；党参、半夏和甘草健脾和胃；生姜、大枣，性味辛甘透达，温养阳气调和营卫；因考虑有毒邪内伏，湿热内生，故加垂盆草、叶下珠、平地木清热解毒，活血化瘀；《金匮要略》脏腑经络先后病脉证提出"见肝之病，知肝传脾，当先实脾"，患者肝病日久传脾，脾胃虚弱，运化乏源，故以炒白术、茯苓健脾利湿，陈皮、理气健脾，麦芽健胃消食。治肝实脾，古有明训，截断疾病的传变途径，以防止疾病的蔓延、发展。

（三）跟诊手记

慢性病毒性肝炎属于中医"胁痛""黄疸"等疾病的范畴。湿热之邪侵犯机体，正不胜邪，病邪蕴结日久伤及脏腑和气血，导致脏腑机能失调而发病。其主要病机为病邪未尽，正气已虚，致气血失调，阴阳失衡。疾病初期以邪实为主，治疗当以清热解毒为主，兼以疏肝健脾。湿为阴邪，胶结难解，且易阻遏阳气，稽留体内，日久脾阳受困致脾虚。肝为风木之脏，体阴而用阳，肝气郁滞克伐脾土，亦是致脾虚原因之一。故《金匮要略》提出治肝实脾总的治疗原则。

在临证中治法中，李老提倡"和法"治疗多种内科疾病，在肝病的治疗中，善用小柴胡汤加味治疗慢性肝病，取得了较好的疗效。疏肝调脾汤就是在小柴胡汤基础上加炒白术、茯苓、麦芽、平地木、陈皮而成。本方柴胡疏达外邪，黄芩清降肝胆，又有生姜、半夏辛温开散，配合人参、大枣、甘草甘温补中益气，加平地木活血利湿，寓扶正与祛邪于一体。小柴胡汤方尚缺少扶正健脾之药，故加上炒白术、茯苓健脾益气利湿，因为仲景有"见肝之病，知肝传脾，当先实脾"之说，增强其健脾功能。麦芽健脾消食，助四君子汤之力，且有一定的疏肝之功。陈皮理气化痰，健脾燥湿。全方共奏疏肝调脾、活血行气、理气化湿、扶正祛邪之功能。诸药相辅相成，寒热并用，攻补兼施，既能疏泄肝胆之气机，又能调理脾胃气机之升降，使内外宣通，气血运行，三焦通畅，上下相和，脏腑协调，阴阳和顺。本案患者初为邪实，故治疗以清热解毒、疏肝解郁、健脾化湿为法，予以疏肝调脾汤治之。后期邪祛正虚，故去清热利湿解毒药，加健脾化湿药以善其后，致邪去正安，诸症得以缓解。

（崔春光）

肝硬化腹水

七消饮——刘铁军

一、专家简介

刘铁军（1954—　），男，中共党员，长春中医药大学终身教授，博士生导师，主任医师。师从首届国医大师任继学教授、全国名中医阎宏臣教授。从事医教研工作40余年，临床中根据中医学"下法"及本人创立的"脏毒腑秽学说"之理论治疗内科疾病，尤善治疗消化系统疾病。培养国内外硕士研究生120余人，博士研究生13人，国家级学术继承人6人，主持及指导团队完成科研课题超50项。出版专著5部，主编著作4部。发表学术论文150余篇。

治学格言：追大医之脚步，承大医之精髓，随大医之精诚，传承精华，守正创新。

行医准则：凡大医治病，必当安神定志，无欲无求，先发大慈恻隐之心，誓愿普救含灵之苦。

最推崇的古代医家：张仲景。

最喜读的著作：《黄帝内经》《伤寒杂病论》。

最擅长治疗的疾病：消化系统疾病。

最常用的方剂：柴胡疏肝散、保和丸、黄芪建中汤、小承气汤、龙胆泻肝汤。

最善用的药物：大黄、黄芪、桂枝、石膏、柴胡、附子。

二、效方

（一）来源

肝硬化腹水中医称之为鼓胀，刘铁军研读历代医家对鼓胀论述，对于此病的病因病机、治法方药有了详细的了解，指出鼓胀的病机为气血水互结的本虚标实病理观。《素问·至真要大论》曰"坚者削之""结者散之""留者攻之""逸者行之""衰者补之"，为鼓胀的治疗确定了基本大法。刘铁军认为治疗鼓胀不外攻、消、补三法。他在临证过程中发现脾虚基础上肝郁为本病主要病机，因此在治疗上应注意行气疏导。阴虚有热、湿热蕴结为本病的主要病理特点，因此慎用逐水之法，以免伤阴损正，热无以制。虽有本虚，补法恐有恋邪之嫌。综上，刘铁军认为中医"消法"应是治疗鼓胀的主要之法，故自拟方剂七消饮治疗鼓胀。

（二）组成

盐泽泻 15g，白茅根 20g，茯苓 20g，芦根 30g，大腹皮 10g，黄芪 50g，丹参 30g。

（三）功效

行气健脾，活血利水。

（四）适应证

气滞湿阻、正虚邪实之鼓胀、水肿；肝硬化腹水属上述证候者。

（五）使用方法

本方适用于正虚邪实，气滞湿阻证，凡临床中见腹胀，胁肋不适，乏力，胃脘不适，食后胀满，颜面、下肢水肿，情志不遂，纳眠差，小便少，大便溏，舌质淡苔白，脉细弱，即可用之。若胸脘痞闷，腹胀，嗳气为快，气滞偏甚者，可酌加佛手、木香、沉香；如尿少，腹胀，苔腻者，可加砂仁、车前子；若神倦，便溏，舌质淡者，宜加党参、附片、干姜、川椒；若兼胁下刺痛，舌紫，脉涩者，可加延胡索、莪术、鳖甲等。煎服方法：水煎取汁 450mL，150mL，日 2 次，早晚温服。饮食上，宜进清淡、低盐、富含营养且易于消化的食物。少食甚至禁食生冷寒凉不洁、辛辣油腻、粗硬食物。此外，要低盐饮食。情志上，保持心情舒畅，情志和调。

（六）注意事项

患者出现严重并发症、顽固性腹水等要积极对症治疗。

（七）方歌

七消泽苓大腹皮，丹芪芦根与白茅。
行气健脾能活血，血利气行水胀消。

三、名论

（一）方论解析

方中泽泻、猪苓合用为君，助气化、通水道、利小便，为除湿利水要药，二药相伍，既可利水，又可清火，且能保阴。重用芦根以理肺气，上可滋阴润肺、清热，中可清胃热、生津止渴，下可利小便、导热外出，专清气分之热。白茅根清肺胃之热，既生津止渴，又利尿而导热下行。利水而不伤阴，善清血分之热。四药伍用，气血双清，共奏清热解毒、滋阴利水之功，且药性平和，祛邪而不伤正。黄芪有益气之功而无壅闭之忧，健脾且有利水湿的作用，应为治疗鼓胀首选药物。丹参，补血而不壅滞，活血而不伤正，与黄芪合用，大补中焦之气。气为血之帅，气足则血运通畅，使结于腹中气、血、水得以推动运化。大腹皮以行气宽中，利水消肿，以消腹胀难忍之苦。诸药合用，共奏行气宽中、活血利水之功用。

（二）临床发挥

《格致余论·鼓胀论》载："此病之起，或三五年，或十余年，根深矣，势笃矣，欲求速效，自求祸耳。"肝硬化腹水属于各类肝病的晚期，病程长，病情较重，属于危重疾病。患者处于该病程时，往往腹胀苦不可忍，渴求速速见效。肝硬化腹水临床治疗虽有腹水，也不可见水治水、急于求成而重用利水化湿之品强行利水，以免有伤津耗阴之弊，以致"阴虚不能化水，则小便不利"，致使消胀效果大打折扣。朱丹溪云："不要急于求成，当慢慢养阴……病者苦于胀急，喜行利药，以求一时之快，不知宽得一日半日，其肿愈甚，病邪甚矣，真气伤矣。"须兼顾肝肾两脏，治以滋阴柔肝，使肾气充足，以助膀胱气化，腹水减退，最终才能取得临床疗效。晚期肝硬化多因郁热伤阴，或长期大量使用西药利尿剂伤阴，或滥用攻逐法泻水伤阴，终至难治性或者顽固性腹水。古今医家对此多有共识，"舌红阴虚"之肝硬化腹水比"舌淡阳虚"者更为难治，应及早固护阴血。肝硬化腹水总的病机多为正虚标实，在兼顾护卫正气的同时应注重中医消法中的下法，因此在通利小便的同时，可加用大黄少许，可使水从大便而去，使邪有出路，事半功倍。

四、验案

（一）医案记录

张某，女，73岁。2015年4月3日初诊。患者间断性右胁肋不适5个月，腹胀1个月。刻诊：右胁肋不适，腹胀，乏力，周身瘙痒，纳眠可，小便黄、量少，大便不成形，日一行，舌质淡苔白，脉细弱。既往原发性胆汁性肝硬化病史5个月。彩超检查示肝硬化，胆囊壁粗糙、增厚，脾大，腹水（大量，最大深径11.7cm）。西医诊断：原发性胆汁性肝硬化（失代偿期）。中医诊断：鼓胀。辨证：气滞湿阻。治法：行气健脾，活血利水。方以自拟七消饮方加减。处方：泽泻10g，白茅根20g，猪苓10g，芦根30g，黄芪

50g，丹参 30g，大腹皮 10g，柴胡 15g，大黄 5g（后下），桂枝 5g。日 1 剂，水煎服。并配合螺内酯片（每次 20mg，每日 3 次）、呋塞米片（每次 20mg，每日 2 次）口服，以增加利尿效果。并嘱注意休息，低盐饮食。

二诊（2015 年 4 月 10 日）：腹胀较前减轻，尿量较多，24 小时尿量可达到 2000mL 左右，但自觉口干，皮肤瘙痒，余症较前均有所减轻，舌脉同前。上方去黄芪，加天花粉 20g，石斛 20g，地肤子 15g，蝉蜕 5g，白鲜皮 10g。配合螺内酯片（每次 20mg，每日 2 次）、呋塞米片（每次 20mg，每日 1 次）口服。

三诊（2015 年 4 月 17 日）：腹胀明显好转，余症悉除，大便成形，日 2 次。消化系彩超示肝硬化，胆囊壁粗糙、增厚，脾稍厚，腹水（少量，最大深径 1.5cm）。效不更方，利尿剂可逐步减量。后随访，腹水未复发。

（二）专家按语

本患者平素情志不调，肝失疏泄，日久气机不畅，以致脾胃气机升降失常，脾失健运，湿阻中焦，湿郁化热，湿热蕴于肌肤，灼液生痰，进而阻滞气机，久则气虚无力推动水液运行，气血凝滞，水道不通，引起腹胀、纳差、乏力、瘙痒等症状。本病治疗在通利小便的同时应兼顾疏肝、温阳、补气、活血等，使阴液、气血得以温煦运化，因此在七消饮方的基础上加用柴胡、桂枝、大黄等药物。另配合小量利尿药物，疗效颇佳。

（三）跟诊手记

患者情志不遂，满脸愁容，唉声叹气，毫无精神，自述长期饮食欠佳，睡眠不良，患有此病后更加焦虑，严重影响了生活起居。该患年老体衰，气机衰弱，肝气郁结失于疏泄，中焦脾胃气机失司，导致水谷纳入困难，饮食糟粕停留六腑。毒邪长期停留肝络，使肝络受损，水液溢出留滞腹腔，郁久化热，又生热邪，停聚三焦，阻塞气机。根据患者病情可知整体为虚，局部为实，正虚邪盛，故应调和营养，畅通水道，疏肝解郁，调畅气机，补气利水，化瘀祛湿，选方七消饮加味正对此证。

鼓胀病位在脾，涉及肝肾等脏，病因主要与病后续发、情志郁结、酒食不节、感染虫毒以及积聚迁延不愈有关，病理产物无外乎气滞、血瘀、水停，病机为肝失疏泄、脾失转运、肺失通调、肾失开合，致气滞、血瘀、水停互结于腹中形成，临床上多以肝郁脾虚型多见。

肝病患者因长期疾病的困扰出现情志改变，引发抑郁、焦虑等情绪症状，肝主疏泄，疏泄异常，易加重病情。肝病患者要注意休息，不要过度劳累，劳累过度会降低机体免疫力，减弱肝脏对抗病毒的能力，从而加剧病情发展。由于鼓胀病情易于反复，预后一般较差，气、血、水互结，邪盛而正衰，治疗较难。在疾病的早期，要积极治疗，改善饮食结构，生活规律，避免过劳，当腹水消退时，仍要定期检查。若失治误治，迁延不愈，正气亏虚，邪毒凝聚，腹水反复发作，严重影响机体正常的气化功能，若饮食不节，劳倦体虚，外感风寒，服药不当，都可使疾病迅速加重，病情恶化较快。如血脉受损，气不固摄，则血溢脉外，出现严重的出血性疾病。肝肾阴虚，邪热上攻，内蒙心窍，引动肝风，出现神昏谵语等症。若邪盛正脱，气阴耗竭，最终阴阳离决，病情转危。故应早发现早治疗，调畅情志，积极配合。

（安颂歌）

蝉蜕利水方——尹常健

一、专家简介

尹常健（1950— ），男，二级教授，主任医师，曾任山东中医药大学附属医院内科主任、内科教研室主任。全国中医传承博士后合作导师，第四、第五批全国老中医专家学术经验继承工作指导老师，山东中医药大学博士生、硕士生导师；中华中医药学会理事，中华中医药学会肝胆病专业委员会学术顾问，山东省保健科技协会常务理事；《中西医结合肝病杂志》《世界中西医结合杂志》编委，国家自然科学基金委员会评委；享受国务院政府特殊津贴。

治学格言：业精于勤，荒于嬉。

行医准则：中西融合，治病求本，注重细节，精准用药。

最推崇的古代医家：张景岳。

最喜读的著作：《黄帝内经》《伤寒论》。

最擅长治疗的疾病：慢性肝炎、肝纤维化、肝硬化、慢性胃炎。

最常用的方剂：茵陈蒿汤、实脾饮、左金丸、四逆二金汤、柴芍六君子汤、归芍地黄汤、二至丸等。

最善用的药物：茵陈、水牛角、吴茱萸、黄连。

二、效方

（一）来源

尹常健大学毕业后分配至山东中医学院（现山东中医药大学）附属医院内科工作，早年曾长期跟随我省著名肝病专家王文正教授学习。王教授经验丰富、用药独特，擅用蝉蜕、莱菔子、灯心草等治疗肝硬化腹水，临床疗效显著；尹常健深受启发，经反复思考，不断实践，提出肝硬化并大量腹水的病机在于肝脾两虚，气郁不宣，窍闭水聚。虽病由肝起，但大量腹水的形成却是全身多脏腑功能紊乱的结果，非健脾疏肝、宣畅肺气、活血通经同时并举而莫能见效。原本原方只有健脾利水和宣肺利水两组药物，后来尹常健在总结大量经治患者用药经验的基础上，多次改良方剂，筛选药物，斟酌药量，又先后增加了活血利水和行气利水的药物，照顾到了机体水液代谢失常的各个方面，进一步提高了临床疗效，使该方成为治疗肝硬化合并大量腹水的辨病专方。

（二）组成

蝉蜕 9g，炒莱菔子 9g，芦根 30g，白茅根 45g，桔梗 9g，生黄芪 30g，生白术 45g，大腹皮 30g，柴胡 15g，砂仁 6g，地骷髅 30g，茵陈 15g，王不留行 30g，通草 6g，大枣 6 枚。

（三）功效

利水消肿，下气除胀。

（四）适应证

肝硬化合并大量腹水。

（五）使用方法

1.本方专为各种原因所致的肝硬化腹水而设，以中到大量腹水者最宜，症见腹大如鼓，攻撑难忍甚或不能平卧，下肢水肿，小便不利。方选药物大多具有利水作用，如宣肺利水的蝉蜕、白茅根、芦根；健脾利水的生白术、黄芪；行气利水的大腹皮、地骷髅（即莱菔之老根，又称仙人头）；活血通经利水的王不留行、泽兰；清热利水的通草等。再配合砂仁芳香开窍，柴胡疏肝理气，茵陈清热利湿，炒莱菔子下气消胀。组方遣药合理精当，针对人体水液代谢失调的各个环节，发挥整体调节作用。

2.中药日1剂，冷水浸泡1小时，煎煮两遍，总量400～500mL，三餐后1分次温服。不便口服者，可浓缩灌肠，每天1～2次，每次60～100mL。

3.辨证加减：①脾肾阳虚者改黄芪30g，加干姜6g，肉桂3g；②肝肾阴虚者加生地黄15g，车前子30g；③湿热重者去黄芪，改茵陈30g，加蒲公英15g；④寒湿重者加草果6g，苍术15g；⑤血瘀甚者加泽兰12g，水红花子15g；⑥失眠多梦伴见左寸、关脉沉细者，加炒酸枣仁30g，柏子仁30g；⑦气短乏力、食少、脉细弱者，加党参15g，生山药30g；⑧面色黧黑，手足心热，午后为甚者，酌加银柴胡、地骨皮、女贞子各9g；⑨转氨酶和或胆红素明显升高者，改茵陈30g，加羚羊角粉1g（冲服）。⑩齿鼻衄血者，加仙鹤草30g，三七粉3g（冲服）。

（六）注意事项

治疗本病，必要时需联合补充白蛋白、抗感染等西医学规范化治疗措施，才能获得最佳疗效。感冒发热、腹泻、劳累等是导致肝功能失代偿，出现腹水的常见诱因，应嘱患者注意预防。

（七）方歌

蝉蜕利水生黄芪，二根莱桔王腹皮。
柴砂通枣术茵地，水臌肿满效称奇。

三、名论

（一）方论解析

本方中白茅根味甘性寒，归肺、胃、膀胱经，功能清热利尿，养阴生津，健脾益气；芦根甘寒，归肺、胃经，清热利尿消肿；大腹皮味辛，微温，功效行气宽中，利水消肿，《本草纲目》谓其"降逆气，消肌肤中水气浮肿……"净蝉蜕味甘、咸，性寒，轻浮宣散，入肺、肝二经，既可疏散入肝，又可宣畅肺气，通调三焦而利水。以上四味共为君药。炒莱菔子味辛、甘，性平，归肺、脾、胃经，功效消食除胀，降气化痰；黄芪味甘，微温，既能健脾补中，又能利水退肿；白术味甘、苦，性温，功能健脾益气，燥湿利尿；仙人头行气消胀，利尿退肿；桔梗味苦、辛，性散上行，能宣肺利气、通调水道以利祛湿。以上五味共为臣药，辅助君药利水消肿，行气消胀。柴胡疏肝理气；砂仁芳香开窍；茵陈善清利脾胃肝胆湿热，使之从小便而出；王不留行性善下行，能活血利尿；通草气寒味淡而体轻，入肺经，善利小便而消肿。以上五味皆为佐药，在佐助君、臣药行气利水消肿的同时，又具有清热、利湿、通窍、活血之功效。大枣为佐使药，在调和诸药的同时，加强该方扶正之功效。

本方具有疏肝健脾利水、益气宣肺通窍、活血通经、理气消胀、清热利湿等综合疗效，和西医常规治疗方法相结合，比单纯西医治疗效果更优，尤适用于大量腹水患者，在改善患者症状体征、增加尿量、促进腹水消退等方面，具有显著的疗效。

（二）临床发挥

尹常健在继承总结前人经验的基础上，结合实践，提出肝硬化并大量腹水的病机关键在于肝脾两虚，气郁不宣，窍闭水聚，气血水互结，停聚腹中。病位在肝，与肺、脾、肾三脏相关。病机特点为本虚标实，本虚涉及肝脾肾气血阴阳不足，病至后期，损及肝肾，肝肾阴虚是本虚的主要方面；标实主要指气滞、湿热、血瘀、水饮等病邪胶结为患。"急则治标"，本方的主要功效是利水消肿，围绕"利水"，理气、活血、宣肺、培土多法并用，综合调治。与抗生素、白蛋白等药物联合，本方主治可涵盖低蛋白血症、腹腔感染等多种病因所致的腹水，无论虚实寒热，均可选用。尹常健曾用此方治疗部分脾栓塞术后乳糜样腹水 1 例，大获奇效。经多年实践验证，此方已成为本院肝病科治疗肝硬化腹水的辨病专方。

四、验案

（一）医案记录

何某，男，67 岁，2020 年 3 月 2 日初诊。主诉：腹胀大、下肢肿反复发作 2 年。患者既往有乙肝肝硬化病史，"小三阳"。曾多次入院治疗，效果一般，腹水反复消长，纳尚可，眠尚可，轻度乏力，大便调，每日 1 次，小便正常。查体：巩膜皮肤未见明显黄染，腹壁浅静脉曲张，腹胀如鼓，叩诊实音，肚脐外凸，肝、脾未能触及，腹水征阳性，下肢水肿，舌质淡暗，苔白厚腻。长期大量饮酒史 10 年，已戒 2 年。理化检查：血钠 130mmol/L，谷丙转氨酶 19 U/L，谷草转氨酶 20 U/L，总胆红素 34.23 μmol/L，前白蛋白 90.2 mg/L。白细胞 $4.19×10^9$/L，血小板 $48×10^9$/L，血红蛋白 112g/L，红细胞 $3.91×10^{12}$/L。HBV DNA $1×10^3$copies/mL。抗 HCV 阴性。B 超：肝硬化腹水，脾大，平卧腹水最深 91mm。右侧胸腔积液。西医诊断：①肝炎肝硬化（乙型，静止性，失代偿期）；②酒精性肝硬化（失代偿期）。中医诊断：鼓胀（脾阳不足，水湿内停）。治法：扶正祛邪，标本兼顾。健脾化湿，活血通经，宣肺利水。处方：蝉蜕利水方加减。具体用药：蝉蜕 9g，炒莱菔子 9g，泽兰 12g，王不留行 15g，白茅根 45g，芦根 30g，地骷髅 30g，生白术 30g，生黄芪 30g，砂仁 9g，草果 6g，大腹皮 15g，薏苡仁 30g，苍术 15g，炒牛蒡子 15g，桔梗 12g，郁金 15g，通草 6g，生甘草 6g。水煎服，日 1 剂。西医综合治疗：① 限制饮水；② 口服补钠：食盐装入空心胶囊，每粒 1g，5～6 粒/天，分次服用，3～5 天后复查血钠，正常后停用；③ 螺内酯 80mg，1 日 1 次；④ 氢氯噻嗪 25mg，1 日 1 次；⑤ 白蛋白 10g，静脉注射，1 周 2 次；⑥ 特苏尼（托拉塞米）20 mg，静脉推注，1 日 1 次；⑦ 生理盐水 20mL + 罗世芬（头孢曲松钠）1g，静脉推注，每 12 小时 1 次（皮试阴性后执行）；⑧ 奥美拉唑片 40mg，1 日 1 次。

二诊：经上述综合治疗及服中药 30 余剂，尿量显著增加，腹胀较前明显减轻，腹围缩小 40cm，体重减轻 30 余斤，下肢水肿基本消失，纳可，口干，不觉乏力，大便干，每 1～2 日 1 次，舌淡苔薄黄腻，脉细。肝功能：白蛋白 35.7g/L，谷丙转氨酶 17 U/L，谷草转氨酶 12 U/L，总胆红素 36.66μmol/L，前白蛋白 86.4mg/L。HBV–DNA <1×10^3copies/mL。B 超提示腹腔少量液性暗区，肝硬化，脾大。鉴于腹水已基本控制，停用罗氏芬、特苏尼，其他药物酌减用量，根据血浆蛋白水平决定白蛋白输注频度，维持血浆白蛋白 ≥ 35g/L。中医治疗转向以健脾和胃、疏肝养血、滋补肝肾为主，兼顾利水，改用自拟"健脾补肾方"调理善后，具体用药：生黄芪 30g，苍白术各 20g，生薏苡仁 30g，茯苓 30g，半夏 9g，苏梗 12g，炒莱菔子 9g，女贞子 9g，旱莲草 9g，当归 12g，玄参 15g，炒白芍 15g，白豆蔻 9g，王不留行 30g。日 1 剂，水煎 2 遍，总量 400mL，分 3 次温服，连服 1 个月。

三诊：体重基本维持不变，诸症减轻，已无明显不适感，纳可，眠可，大便通畅，每日 1 次，舌质淡，苔薄白，脉弦细。复查 B 超示肝硬化，脾大，腹水消失。肝功能：谷丙转氨酶 10.7 U/L，谷草转氨酶 25.9 U/L，白蛋白 36 g/L，总胆红素 31.71 μmol/L，间接胆红素 20.7μmol/L，直接胆红素 10.97 μmol/L，前白蛋白 110mg /L。HBV–DNA <1×10^3copies/mL。无创性肝纤维化扫描（Fibroscan）：23.3 kPa。鉴于腹水已控制，且无特殊不适，治疗

重点转向抗肝纤维化，以健脾益气、化痰软坚、活血通经为法，力求在一定程度上逆转肝硬化。换用自拟"养肝化瘀汤"加减化裁，具体用药：生黄芪45g，炒白术30g，生薏苡仁30g，当归15g，炒白芍15g，山萸肉15g，郁金12g，鸡内金15g，王不留行30g，醋鳖甲15g（先煎），醋莪术12g，生牡蛎30g，三七参9g（捣碎），生甘草6g。水煎服，日1剂。

四诊：患者连续服药治疗1年余，白蛋白已停用，白蛋白37～39g/L之间，未再出现腹水，每月复诊1次，随症加减出入，调整处方用药。每1～2个月复查肝功能1次，均基本正常，HBV–DNA持续低于正常下限。再次复查Fibroscan：14.5 kPa。腹部B超示肝硬化，脾厚3.5cm。目前仍在观察治疗中。

（二）专家按语

随着西医学对肝硬化腹水认识的不断深入，疾病的本质逐渐得以揭示，针对低蛋白血症、腹腔感染、门脉高压、病毒感染等关键问题，西医学也都有了针对性较强的药物和疗法，相比传统中医药疗法，确实有了长足的进步。但是，传统中药复方在本病的治疗方面仍然具有不可替代的优势，在改善症状、恢复肝功能、抗肝纤维化、减轻腹水等方面有确切疗效。中药利水作用温和，作用持久，副反应小，易被患者接受，可长期使用。中药复方与现代医药恰当结合，是大势所趋，值得深入研究。以抗病毒、抗感染、营养支持、纠正低蛋白血症等措施为保障，更加有利于中药药效的发挥。中西药物各取所长，优势互补，可以更好地突出个体化治疗特色，减少毒副作用，降低费用，进一步提高临床疗效。

该患者感受湿热疫毒多年而不自知，疫毒长期蕴伏体内，加之饮食不节，过量饮酒，化生湿热，影响中焦气化。肝失疏泄，肝木乘脾，脾胃不和，运化失常，水湿停滞不化而生湿热，气滞日久则血瘀，血瘀湿阻，湿、热、瘀邪相互胶结，耗伤脏腑阴精，阻滞经络，血脉不利，病情迁延，形成"鼓胀"。初诊时患者大量腹水，腹大如鼓，攻撑难忍，行动不便，急则治标，应当以利水消肿为主，待水肿消退后，积极善后调理，治疗重点转向健脾和胃，滋肾养肝，缓解消除症状，重点是调整睡眠，改善食欲，令气血调和，为后继治疗做好准备，最后再把治疗重点转向抗肝纤维化治疗。后者需时较长，连续服药半年以上才可见效。不同阶段治疗重点各异，充分体现了中医学"急则治标，缓则治本，标本兼顾，扶正祛邪"的原则和治法的灵活性。

阴虚日久，阴损及阳，阴虚型肝硬化腹水患者也可兼见脾肾阳虚证，阳虚不能温化水饮，于腹水消退不利；而温阳药应用不当又可能伤阴动血，加重病情。此时的治疗应恰当选择滋阴与温阳药物，合理配伍，用量适中，避免大辛大热。阴虚血热或兼有湿热发黄者，温阳更要慎重。水饮内聚辨证属阴阳俱虚，以阴虚为主时，可在补阴的方药中，稍佐肉桂，一般 3～6g，以温通肾阳，化气行水；在阴虚的前提下，即使阳虚较重，也不应大剂温阳，肉桂、干姜、附子等药用量宜小，点到辄止，取其"阴中求阳"之意。

（三）跟诊手记

该患者患病日久，辗转多地治疗，曾反复住院，效果不佳，初诊时低蛋白血症不甚明显，但腹水量大，考虑与腹腔感染有关，腹水持续时间越长，越易合并感染，因此选用头孢三代抗生素静脉滴注，同时应用利尿、抑酸、补钠、补蛋白等药物。在此基础上再口服中药复方蝉蜕利水方，切中大量腹水"肝脾两虚，气郁不宣，经脉不利，窍闭水聚，气、血、水互结，停聚腹中"的病机特点，发挥疏肝健脾利水、益气宣肺通窍、活血通经、理气消胀、清热利湿等功效，因而收到了良好效果。方中蝉蜕、炒莱菔子行气利水；泽兰、王不留行活血通经，利水消肿；白茅根、芦根、炒牛蒡子、桔梗宣肺利水；生白术、生黄芪、薏苡仁、苍术健脾益气，利水渗湿；砂仁、草果、郁金、大腹皮、地骷髅芳香开窍，行气消胀；通草、甘草引经报使，调和诸药。鼓胀属机体水液代谢失调，病位在肝，与肺、脾、肾三脏有关，治疗本病应强调着眼全局，抓住病机重点，综合施治。大量腹水时，往往伴有一侧或双侧胸腔积液，肺气失宣的情形十分多见，本方组方配伍特别强调宣畅肺气。蝉蜕质轻上扬，宣肺祛风，利水消肿；桔梗宣肺行气，提壶揭盖；芦根、白茅根利水而不伤阴，且均入肺经；生黄芪、白术健脾利水，大补脾肺之气，为治本之法；地骷髅也入肺经，行气消胀，利水消肿；再配合其他药物清热利湿、活血通经、芳香开窍，对肝硬化腹水多种病机要素都有很好的针对性，因而疗效显著。综合治疗1月余，患者症状减轻，腹水基本消失，继服"健脾补肾方"，间断静滴白蛋白，善后调理1个月，诸症悉除，随后开始抗肝纤维化治疗，以"养肝化瘀汤"为主方，随症加减出入，调理1年余，Fibroscan数值明显下降，肝硬化好转，脾脏回缩，患者精神状态良好，未诉特殊不适，疗效满意。

（张永）

参考文献

1. 张永.滋阴清利法在失代偿期肝硬化中的运用［J］.中医研究，2007，20（10）：52-53.

2. 尹常健.尹常健学术文集［M］.山东科技出版社，2012：3.任万华，张娇，王强修.肝病诊断与治疗［M］.人民军医出版社，2013.

4. 吕雪梅，张永.宣肺利水法在肝硬化腹水中的运用［J］.黑龙江中医药，2015，44（4）：9.

5. 崔莹，张永，宋迪.尹常健宣肺利水法治疗水肿验案［J］.中医药临床杂志，2016，28（4）：496-498.

6. 孙传秀，张永.尹常健应用蝉蜕利水方加减治疗肝硬化腹水验案［J］.实用中医药杂志，2016，32（9）：919.

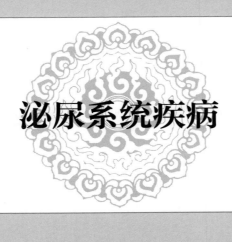

泌尿系统疾病

急性肾炎

肾炎 1 号方——李莹

一、专家简介

李莹（1936—　），女，吉林舒兰人，主任医师，吉林省中医药科学院第一临床医院肾病内科创始人，首届科主任。享受国务院政府特殊津贴，全国、吉林省名中医，曾任中华全国肾病学术委员会委员，东北三省肾病学术委员会委员，吉林省肾病学术委员会副主任委员。全国老中医药专家学术经验继承工作指导老师。黑龙江中医药大学特聘博士研究生导师。自幼在自家开设的中医馆"福盛堂"当学徒抓药。1955 年，拜师当地老中医李显庭先生学医。1958 年，考入长春中医学院，成为该校首批大学生，系统学习中医。从事中医诊疗工作 60 余年，擅长诊治急、慢性肾小球肾炎，肾功能不全，肾病综合征，糖尿病肾病，紫癜性肾炎，结石症，遗尿症，男科病等疾病。新药"肾炎舒"的研制者，发表有《肾炎舒片治疗慢性肾炎 302 例临床观察》等论文。

治学格言：业精于勤荒于嬉，不断学习。

行医准则：大医精诚，仁德济世。

最推崇的古代医家：李东垣、张景岳。

最喜读的著作：《黄帝内经》《脾胃论》。

最擅长治疗的疾病：肾病、男科疾病。

最常用的方剂：六味地黄丸、金匮肾气丸、五子衍宗丸、参芪地黄汤、肾炎2号方等。

最善用的药物：地黄、山药、山茱萸、茯苓、菟丝子、淫羊藿、巴戟天、杜仲、黄芪。

二、效方

（一）来源

李莹自幼接触中医药，家传、师承、大学均以内科为主，从医以来，潜心钻研内科疾病的治疗。她成立吉林省中医中药研究院肾病科后，更加专注于肾脏疾病的治疗。经过长期的临床实践，结合古典医籍和现代医家的临床经验，她逐渐形成了自己的学术思想：慢性肾脏病以正气亏虚为本，表现为本虚标实，虚常责之于脾肾两脏，实则表现为热毒、水湿。咽喉肿痛为上呼吸道感染的重要表现，而上感为慢性肾炎发生和加重的重要因素，故清热解毒为重要治法。而浮肿、尿少、腰痛、血尿、蛋白尿为肾病主要临床表现，故创立"肾炎1号方"，处方以益肾健脾、清热解毒、利水止血为主，可治疗咽喉肿痛、腰痛、乏力、水肿、蛋白尿、血尿。

（二）组成

生地黄10～15g，山药10～15g，白术15～30g，玄参10～15g，金银花15～30g，土茯苓10～15g，茅根10～15g，牡丹皮10～15g，杜仲10～15g，藕节10～15g，鸡内金10～15g，续断10～15g，大蓟10～15g，小蓟10～15g。

（三）功效

益肾健脾，清热解毒，利水止血。

（四）适应证

急性肾炎和慢性肾炎急性发作所引起的咽喉肿痛、浮肿、尿少、腰痛、乏力、血尿、蛋白尿。

（五）使用方法

本方整体仍以补益为主，续断、杜仲、白术、山药、生地黄益肾健脾；金银花、玄参清热解毒；藕节、大蓟、小蓟、牡丹皮、白茅根凉血止血；土茯苓解毒，除湿；鸡内金消食健胃，可助诸药运化，增强药力。全方消补兼施，标本兼治。

当患者来诊时，应明确是否以脾肾两虚之证为主，亦应注意是否有咽喉肿痛、水肿等实邪兼夹，如夹实明显，咽部不适者，可先权宜以银翘解毒汤、桔梗甘草汤等方随证治之，或加大金银花剂量，清热解毒。浮肿、尿少，可加大白术、白茅根剂量，或加入泽泻、车前子等药利水消肿；无明显上呼吸道感染和水肿表现，腰痛为主，可加大续断、杜仲用量；疲乏无力较重者，白术、山药适当增加，可另外加入黄芪、党参等药，益气健脾；血尿显著，藕节、大蓟、小蓟、白茅根应增加剂量；尿液浑浊、尿路不适，尿常规白细胞、细菌增加者，土茯苓加量，增强解毒除湿功效；食欲不振、厌食者，增加鸡内金用量，或加入麦芽、神曲、谷芽等药。

（六）注意事项

1. 注意辨别虚实，如为肾阳亏虚者，不宜使用。
2. 孕妇及哺乳期慎用。

（七）方歌

肾一地薯术玄参，双花二蓟藕茅根。

土茯鸡金丹皮入，续断杜仲补益珍。

三、名论

（一）方论解析

续断，性微温，味苦、辛，入肝经、肾经。有补肝肾、强筋骨之效。《药品化义》曰："苦能坚肾，辛能润肾，可疗小便频数，精滑梦遗，腰背酸疼，足膝无力，此皆肾经症也。"《神农本草经》云："补不足……久服益气力。"白术，苦，甘，性温，入脾、胃经。善于健脾益气，燥湿利水。《长沙药解》称赞："最益脾精，大养胃气。"《本草通玄》曰："白术，补脾胃之药，更无出其右者。土旺则能健运，故不能食者，食停滞者，有痞积者，皆用之也。土旺则能胜湿，故患痰饮者，肿满者，湿痹者，皆赖之也。土旺则清气善升，而精微上奉，浊气善降，而糟粕下输，故吐泻者，不可阙也。"续断、白术相伍，一补肾，一健脾，共为君药。杜仲，微辛，温，入肝、肾经。补肝肾，强筋骨。《神农本草经》曰："主腰脊痛，补中益精气，坚筋骨，强志，除阴下痒湿，小便余沥。"山药，甘平，入肺、脾、肾经，健脾，补肺，固肾，益精。《神农本草经》云："主伤中，补虚……补中益气力，长肌肉，久服耳目聪明。"杜仲补肾，山药健脾，二者共助续断、白术增强补肾健脾之力。生地黄，甘苦寒，入心、肝、经，有滋阴补肾、增强续断补肾之功。金银花，甘寒，入肺胃经，善于清热解毒。《滇南本草》曰："清热，解诸疮，痈疽发背，丹流瘰疬。"玄参，甘苦咸，微寒，入肺、胃、肾经，有凉血滋阴、泻火解毒之功。《本草纲目》曰："滋阴降火，解斑毒，利咽喉，通小便血滞。"金银花、玄参皆属寒凉，共奏清热解毒功效。藕节，甘、涩，性平，归肝、肺、胃经，具有收敛止血的功效。大蓟、小蓟皆甘、苦、凉，入心、肝经，凉血止血，祛瘀消肿。牡丹皮，辛苦，凉，微寒，入心、肝、肾经，清热活血散瘀。《日华子本草》曰："消仆损瘀血，续筋骨。"藕节、大蓟、小蓟皆为止血之佳品，与牡丹皮相伍则收敛之中兼有活血之效，止血而无留瘀之弊，共为臣药。白茅根，甘寒，入肺、胃、膀胱经，凉血止血，清热利尿。《本草纲目》曰："白茅根，甘能除伏热，利小便，故能止诸血。"《滇南本草》曰："止吐血，衄血，治血淋，利小便。"本药为凉血止血之良药。土茯苓，性平，味甘、淡，入胃经、肝经，解毒，除湿，通利关节。土茯苓、白茅根相须为用，则利水化湿之力倍增，为佐药。鸡内金，甘平，入脾、胃、小肠、膀胱经，消食健胃，可助诸药运化，增强药力，为佐药。全方消补兼施，标本兼治，共奏益肾健脾、清热解毒、利水止血之效。

（二）临床发挥

方中地黄补益肾阴；杜仲、续断补肾强腰，缓解腰痛；山药、白术、内金补脾益气；藕节、牡丹皮化瘀止血；土茯苓、白茅根、大蓟、小蓟利湿消肿、凉血止血；金银花、玄参清热解毒。其中补肾药地黄、杜仲、续断和有化瘀止血作用的藕节、牡丹皮配伍，与著名国医大师张大宁提出的"肾虚血瘀论"暗合，与白茅根、大蓟、小蓟等凉血止血药同用，以防止血留瘀。现代药理研究证明，山药、白术通过调节脾虚患者的血 IL-4、IL-8、IgG，IgA 水平来改善其免疫功能，进而改善脾虚状态；鸡内金为常用消导药，具有消食健胃助消化功效，以利于药物吸收。西医学认为，急性肾炎是一种感染后的免疫反应，常继发于上呼吸道或皮肤的链球菌感染之后，而咽喉感染更为常见，常常是肾炎的始发因素和加重因素，故方中加入金银花、玄参清热解毒利咽，肺肾同治，解决上感问题，有助于控制患者的微炎症状态，保护肾功能，利于疾病的缓解和祛除。

急性肾炎和慢性肾炎急性发作或者慢性肾炎有咽喉不适、浮肿、尿少、腰痛、乏力，尿常规检查有蛋白尿、血尿者，均可考虑选用本方。

四、验案

（一）医案记录

周某，男，35 岁，2017 年 9 月 25 日初诊。因反复镜下血尿 3 年，加重伴腰痛 1 周就诊。曾间断口服中药汤剂，疗效不显。1 周前复查尿常规示潜血（++），蛋白（++），红细胞 127/μL。刻下症：腰酸痛，咽干，纳少，足心时热，乏力倦怠，双下肢略浮肿，尿黄，舌淡红，苔黄腻，脉细数。中医诊断：腰痛。西医诊断：慢性肾小球肾炎。辨证为气阴两虚证。治以气阴双补。予以肾炎 1 号方加减：生地黄 20g，山药 20g，山茱萸 20g，枸杞子 20g，白术 20g，金银花 15g，鸡内金 15g，茯苓 20g，白茅根 20g，黄芪 20g，玄参 15g，大蓟、小蓟各 15g，狗脊 15g，续断片 15g，杜仲 15g，甘草 10g，牡丹皮 15g，藕节 15g。5 剂，水煎服。

二诊（2017 年 10 月 3 日）：腰酸、足热减轻，乏力略减轻，舌红，苔黄腻，脉细数，原方加薏苡仁 20g，15 剂，水煎服。

三诊（2017 年 10 月 25 日）：腰酸、足热不明显，乏力减轻，食少，下肢浮肿消失，舌红，苔薄黄，脉沉无力。复查尿常规示潜血（++），蛋白（+），红细胞 65/μL，病情改善，原方 15 剂，水煎服。

四诊（2017 年 11 月 16 日）：无咽干，时倦怠，饮食可，原方黄芪增为 30g，去金银花，15 剂，水煎服。

此后长期调理，基本不离"肾炎 1 号方"加减出入。

（二）专家按语

本案患者乏力，纳少，足热，咽干，为气阴两虚之象，尿黄，浮肿，苔黄腻，兼湿热证，故采用肾炎 1 号方加减，加薏苡仁祛湿热，加黄芪补气利水，诸症日趋减轻。方中生地黄柔腻碍脾，为避免部分患者可能会食减纳呆，故方中始终加鸡内金消食健胃，使补而不滞。本病病程长，非短期所能彻底治愈，故需在用药准确的基础上，较长时间坚持服药才能取得满意疗效。气阴两虚之证，以益气养阴为大法，理固如此，但需注意的是偏于气虚者服药后有时可能出现便溏、腹痛等症，此为滋阴寒凉太过进一步损及中气所致，可少加干姜、砂仁温中健脾，黄芪加量健脾利水，服后脾气渐复，进食增加，浮肿可渐减。故气阴两虚证要分清气虚、阴虚的主次，处方时使用药物比例有所侧重，避免顾此失彼。

（三）跟诊手记

本例肾炎患者病程较长，加之饮食不节，导致脾肾气虚，不能正常运化水谷，水湿内生，蕴久化热，且"久病必有瘀"，终成脾肾气虚、瘀热互结之候，气虚不能固摄，故见尿蛋白、尿潜血；瘀热实邪亦可使络破血溢，血溢脉外而见尿血。故选肾炎1号方加味，益肾健脾，清热解毒，利水止血，标本兼顾，正虚得补，邪去正安，故效果显著。

李老推崇补土派，金元四大家之一的《脾胃论》的创始人李东垣的学术思想对她影响最大，十分重视中焦脾土在治疗中的意义。李东垣脾胃论的核心是："脾胃内伤，百病由生。"这与《黄帝内经》中讲到的"有胃气则生，无胃气则死"的论点有异曲同工之妙，都十分强调胃气的重要性。李老认为治肾必先调理脾胃，脾胃和则肾气足。李老认为：脾胃为后天之本，为元气之本，是人体生命活动的动力源泉。先天元气、精气依赖于后天之气血滋养。正如李东垣所说："夫元气、谷气、荣气、清气、卫气、生发诸阳上升之气，此数者，皆饮食入胃上行，胃气之异名，其实一也。"《脾胃论》曰："或下泄而久不能生，是有秋冬而没春夏，乃生长之用陷于殒杀之气，而百病皆起，或久升而不降，亦病焉。"人身体之气来源有二，一为先天，一为后天。先天受之于父母，后天来源于水谷。人出生之后，气的先天来源途径已经终止，唯有后天一途，而后天则在于脾胃。无论久病、新病，只要脾胃功能正常则元气充足，则可使疾病向好或缩短病程。故李老在治疗各种肾病时常常选用黄芪、山药、白术、鸡内金等益气健脾中药，其目的都是为了保护和恢复元气，使之充盛，体现了其脾胃为气血生化之源，为元气之本，而元气又为健康之本的指导思想。

此外，李老很赞同"喉肾相关理论"，认为外感时疫之邪最易侵袭咽喉，循少阴肾经而入，引发或加重肾病。这与西医学上链球菌感染后感冒引起急性肾小球的理论很贴近。西医学还认为：慢性肾炎微炎症状态能够促进患者肾功能恶化及并发症发生。故金银花、玄参等清热解毒药物用于急慢性肾炎，可以缓解咽喉肿痛，改善微炎症状态，提高了肾病治疗的疗效。

（刘新瑞）

参考文献

1. 葛均波 . 内科学［M］. 北京：人民卫生出版社，2018.

2. 陈堃，邓园园，刘秀娟 .CRP、IL–18 在慢性肾脏病患者中的表达及与 CKD–MBD 进展的关系［J］. 国际检验医学杂志，2021，42（2）：129–132.

慢性肾小球肾炎

肾疏宁——黄文政

一、专家简介

黄文政（1941—　　），男，主任医师，教授，博士研究生导师，首届全国名中医，天津市名中医，第二、四、五、六批全国老中医药专家学术经验继承工作指导老师，国家中医药管理局全国优秀中医临床人才研修项目指导老师，享受国务院政府特殊津贴，曾任天津中医药大学第一附属医院副院长、内科主任。1962年毕业于天津中医学院，经五年理论及临床学习打下良好基础，曾师从柴彭年教授，并得到老一辈名老中医哈荔田、董晓初、顾小痴等中医大家的指导，通过不断的学习及实践，逐渐积累，最终学有所成，从事中医内科临床、科研、教学60余年。临床擅长中医肾脏病、脾胃病及内科疑难病症的治疗，尤在肾脏病方面，创立"疏利少阳三焦"的治疗大法，在治疗慢性肾炎、慢性肾衰竭、肾病综合征等慢性肾脏病上取得了良好的疗效。黄文政共发表学术论文140余篇，培养硕、博士及带徒、指导优秀临床人才共计60余人，其中12人获省市级名中医称号。黄文政虽年事已高，但仍坚持出诊，年门诊量约为6000人次，并查房、疑难病会诊、为领导保健，曾为加蓬总统邦戈、缅甸总理吴貌貌卡夫人及两国政府官员保健医疗，赢得赞誉。他始终以"患者至上"为服务宗旨，务实求真，勤勉敬业，对患者的态度和诊疗过程始终如一，深受患者的爱戴。

治学格言：做一位医生首先要清醒的地认识到自己肩上的责任，患者把自己最宝贵的生命交到我们手上，是对我们的信任，我们没理由不负起这个责任，而负责最基本的条件就是我们要有扎实的医学基础，这就要求我们博览群书，充实自己。

行医准则：我们要读好书，行好医，做好人，要"救死扶伤"，要"以人为本"，要"待患者如亲人"。

最崇拜的医家：张仲景、叶天士、丁甘仁。

最喜读的著作:《伤寒杂病论》《医宗金鉴》《医醇賸义》《丁甘仁医案》《柳选四家医案》。

最擅长治疗的疾病：肾病、脾胃病、内科杂病。

最常用的方剂：肾炎 3 号方、参芪地黄汤、清心莲子饮、柴苓汤、当归六黄汤、过敏煎、加味扶桑丸、三才封髓丹等。

二、效方

（一）来源

黄文政师从于柴彭年教授，柴老从事临床内科工作近 60 年，提出"先后天并重"的观点，指导临床治疗肾脏疾病。在脾胃病论治方面主张培补后天之本，调理气机。在总结其多年临床医案及经验上，可看出柴老在治疗内科疾病尤其是肾脏疾病水肿方面"健脾温肾、调理气血、平衡阴阳"的思想，他提出养阴利水、温肾行水、化瘀利水等法，尤其在治疗关格病中明确提出应明辨三焦病位，详审病因，攻补兼施。在脾胃病论治中以调肝为主，重视气机枢纽调节的重要性，气机顺则脾胃和。在吸收张镜人等前辈经验的同时，黄文政认为三焦是一个协调脏腑经络功能和信息传导的庞大而又复杂的网络系统，类似于西医学的神经－内分泌－免疫网络，以三焦为核心，以肾为基础，构成的三焦功能系统有三：肾－三焦元气运行系统，肺脾肾－三焦水液系统和心肝肾 – 三焦相火系统。三焦对于气机升降出入运动起到了重要的调节作用，是人体正常生理活动的根本保证，体现了"三焦网络调节机能"。故对慢性肾脏病的治疗，在应用健脾补肾、清利湿热、活血化瘀法的基础上，提出了"疏利少阳三焦"的大法。在慢性肾脏病的治疗上，在中医"少阳主枢""少阳三焦为气化之枢"的理论指导下，经过多次药物筛选和精简优化，制定了以疏利少阳为主，融益气养阴、清热解毒、活血化瘀为一体的复方制剂，多年来治疗慢性肾小球肾炎取得良好临床疗效，以小柴胡汤加减化裁，组成肾炎 3 号方，即肾疏宁及其系列方药。

（二）组成

柴胡 15g，黄芩 10g，黄芪 30g，山萸肉 12g，萹蓄 15g，白花蛇舌草 30g，丹参 30g，益母草 30g，鬼箭羽 30g。

（三）功效

疏利少阳三焦，补脾益肾，清热活血，利湿解毒。

（四）适应证

1. 脾肾气阴两虚之慢性肾小球肾炎，如系膜增生性肾小球肾炎、IgA 肾病，以及继发性肾炎，如乙肝相关性肾小球肾炎。

2. 脾肾亏虚、浊瘀内蕴之肾衰病。

（五）使用方法

本方融益气养阴、清热解毒、活血化瘀为一体，患者证属脾肾气阴两虚证，兼见浊毒内蕴、瘀血阻络之证，临床应用时注意辨证，若患者表现为纯虚无实之证，慎用萹蓄、白花蛇舌草、黄芩等清热类中药。若患者主要以邪实为主，应先行清利、祛瘀通络等祛邪之法。另外，方中生黄芪初始剂量可用 30g，根据患者气虚证候之轻重，可酌增黄芪剂量。

（六）注意事项

1. 注意辨别虚实及病情缓急。

2. 孕妇及哺乳期慎用。如怀疑有妊娠可能，应及时停用活血通络药，检查后再予调方。

3. 小儿用量酌情减量。

（七）方歌

肾炎 3 号肾疏宁，柴芩芪丹山萸肉。

萹蓄舌草鬼益母，肾虚浊毒此方投。

三、名论

（一）方论解析

肾疏宁是在"少阳三焦为气化之枢""少阳主枢""三焦者决渎之官，水道出焉"的理论和疏利少阳标本兼治方法的指导下，经多次药物筛选和精简优化，制定的以疏利少阳为主，融益气养阴、清热解毒、活血化瘀为一体的纯中药复方制剂，多年来临床观察用以延缓肾衰竭的进程取得良好的疗效。肾疏宁是以疏利少阳三焦的小柴胡汤为基础加减化裁组方，基本由 3 组药物组成：①以小柴胡汤疏利少阳三焦之气机，使三焦水道通畅，由此邪去正安，柴胡之升散，得黄芩之清泄，以达和解少阳、清解郁热、畅达三焦、枢转气机、恢复三焦的网络调节机能之目的；柴胡为疏解少阳枢机之要药。黄芩苦寒，清热泻火，燥湿解毒。②黄芪补肺脾之气，助三焦气化，山萸肉益肝肾之精，扶正以祛邪。③以白花蛇舌草、萹蓄清热利湿，丹参、鬼箭羽、益母草活血化瘀，以达清热解毒、活血化瘀、泄利湿浊之效。肾疏宁为融"和""补""清""消"为一体的中药复方，组方合理精当，选药简约质朴。研究结果证实，肾疏宁对系膜增生性肾炎和终末期肾小球硬化有很好的防治作用。

（二）临床发挥

系膜增生性肾炎多属脾肾亏虚为本、湿热瘀血为标，而病机关键是少阳三焦枢机不利，故治以健脾补肾，清热解毒活血，疏利少阳三焦，方用肾疏宁。以柴胡、黄芩、生黄芪、丹参4味药为主药，旨在疏利少阳三焦，改善三焦气化功能，使气血水液得以通畅，疾病方能愈。临床患者症见气短懒言，神疲乏力，食少纳呆，腰膝酸软，颜面或四肢水肿，尿中泡沫多伴蛋白尿、血尿等，或伴口干口苦，目眩，胁肋胀满，舌红或紫暗，苔黄腻，脉弦或弦细数。本方加减应用参考如下：兼脾虚气弱者加太子参、党参、茯苓、山药、莲子；若血虚不足加熟地黄、当归、白芍、鸡血藤；若肾阳不足加菟丝子、巴戟天、淫羊藿、鹿角胶；若肝肾阴虚加山茱萸、麦冬、生地黄、女贞子、墨旱莲、制何首乌；若兼湿热内蕴者加萹蓄、石韦、萆薢、白花蛇舌草、土茯苓；兼瘀血内结者加益母草、桃仁、赤芍、红花、川芎、山楂、鬼箭羽；水肿较重者加茯苓、猪苓、泽泻、车前子；大量蛋白尿者加芡实、覆盆子、金樱子；血尿较重者加茜草、生地黄榆、地锦草、苎麻根、小蓟、仙鹤草。风邪为患加荆芥、防风、蝉蜕、僵蚕等；肾虚腰痛者加桑寄生、骨碎补、狗脊、细辛等。

一项以肾炎3号方治疗206例慢性肾炎的临床疗效观察研究结果提示本方临床总有效率达87.86%，完全缓解率34%，相关因素分析提示肾炎3号方可明显降低蛋白尿、提高血浆白蛋白，明显减少血尿，降低胆固醇和甘油三酯，调节免疫球蛋白，改善高凝状态。为了验证肾炎3号方及其系列方的临床疗效及机理探讨，进行了多项实验研究，如"对四种不同类型肾炎模型病理进程影响的实验研究""对肾小球系膜细胞增殖及细胞因子网络影响的实验研究""对肾小球细胞表型转化影响的实验研究""对肾小管间质损害影响的实验研究""对肾小球硬化影响的实验研究"。实验研究表明，该系列方能明显降低系膜增生性肾炎大鼠的蛋白尿，减轻肾小管损伤，修复损伤的肾组织。肾疏宁通过抑制肾小球系膜细胞表型转化，减少肾小球内固有细胞 α-SMA 和 TGF-β1 的表达，减少细胞外基质蓄积，从而防治肾小球硬化，通过对抗结缔组织生长因子（CTGF）基因的表达，抑制 TGF-β1，抑制炎细胞浸润及细胞外基质的合成，促进其降解，从而保护肾小管间质损害，延缓肾纤维化；通过抑制肾小球系膜细胞增殖，抑制 IL-1 水平和 TNF-α 水平及 TGF-β1 的分泌及其基因表达，打破以系膜细胞为中心的调节网络，从而治疗几种类型的慢性肾小球肾炎。我们还通过离体细胞实验探究了肾疏宁干预乙型肝炎病毒（HBV）诱导人肾小管上皮细胞（HK-2）转分化的作用机制，HBV 转染 HK-2 细胞，激活了 TGF-β1/Smad 信号通路，HK-2 细胞开始发生表型转化，细胞外基质大量沉积，而肾疏宁可以下调 TGF-β1、p-Smad2、p-Smad3 等相关蛋白的表达及 Col Ⅲ、Col Ⅳ、FN mRNA 的表达，从而减轻 HBV 诱导的人肾小管上皮细胞转分化，减轻细胞外基质的沉积，从而延缓纤维化的进程。

四、验案

（一）医案记录

路某，男，39 岁，2014 年 7 月 22 日初诊。主诉：发现镜下尿蛋白及红细胞 18 个月。患者于 2013 年 8 月体检时发现尿中蛋白（+++），潜血（+++），于天津医科大学总医院住院治疗，诊断为慢性肾炎。行肾穿刺结果为系膜增生性 IgA 肾病，予肾炎康复片等治疗效果不显，半月后出院。近查尿常规示尿蛋白（+++），潜血（+++），肾功能正常。刻下症：自觉疲乏无力，无浮肿，小便色黄，尿中泡沫较多，大便尚可，纳可寐安，舌红苔薄，脉弦数。西医诊断：系膜增生性 IgA 肾病。中医诊断：尿浊病。证属三焦不利，气阴两虚，湿热内蕴。治法：疏利三焦，和解少阳，益气养阴，清热利湿。处方：肾疏宁加减。具体用药：柴胡 15g，黄芩 10g，黄芪 30g，太子参 15g，麦冬 15g，丹参 30g，莲子 15g，山萸肉 15g，萹蓄 15g，草薢 15g，苎麻根 30g，茜草 15g，覆盆子 30g。共 14 剂，水煎服，日 1 剂，分两次服，每次 150mL。

二诊（2014 年 12 月 9 日）：自觉腰酸痛、疲乏无力稍缓解，小便仍色黄，有较多泡沫。复查尿常规示尿蛋白（+++），潜血（+）。舌红苔薄，脉细，前方加补骨脂10g，仙鹤草30g，共14剂，水煎服，日1剂，分两次服，每次150mL。

三诊（2015年1月17日）：症如前述，舌红苔薄，脉沉，前方加乌梢蛇10g，共14剂，水煎服，日1剂，分两次服，每次150mL。

四诊（2015年3月25日）：自觉疲乏无力已明显减轻，无腰酸痛，小便色黄，尿中泡沫较前明显减少，纳可寐安，舌红苔薄，脉细弦。复查尿常规示尿蛋白（+），潜血（±）。前方去莲子、苎麻根，加金樱子15g，芡实15g，共14剂，水煎服，日1剂，分两次服，每次150mL。后继以此法治之，随症加减，经一年治疗至2015年7月自觉无明显症状，尿常规结果转阴。

（二）专家按语

本案患者肾穿刺病理示系膜增生性IgA肾病，中医属水肿、尿浊、血尿等范畴，本病病机复杂，多属本虚标实证，本虚多责于脾肾气阴两虚，标实多为湿热瘀毒。脾虚运化失司，清阳不升，水谷精微下泄，肾虚封藏失职，肾不藏精，则精微物质外泄，而出现尿蛋白；湿热内蕴，热伤血络，血溢脉外而出现血尿；正常水液代谢，血液运行无不依赖少阳三焦这种网络调节机能，若少阳三焦枢机不利，则气化功能受阻，肺、脾、肾三脏功能失司，脏腑升降功能失常，水液代谢障碍，导致输布、排泄不利，清浊不分，水液潴留，精微物质外泄，血运迟缓等系列病理改变，治疗上应以疏利三焦为基本治则，柴胡轻清升散、善于疏肝，解少阳三焦气郁，黄芩苦寒清降，与柴胡配伍，一升一降，使少阳之气得以条达疏畅，共奏疏利少阳、清解郁热、畅达三焦、枢转气机之功，恢复三焦的网络调节机能。在此基础上并以生黄芪、太子参补肺脾之气，山萸肉、麦冬滋阴益肝肾之精，扶正以祛邪；以萹蓄、白花蛇舌草、草薢、莲子清热利湿，丹参、茜草活血化瘀，以解毒泄浊。并加入蝉蜕、僵蚕、地龙、乌梢蛇等虫类药祛风镇痉，增强缓急通络之疗效。既有整体调节，又含对因治疗，立法全面，选药精当，疗效确切。

（三）跟诊手记

本案患者男，39岁，正值青壮年，但在问诊过程中，患者疲倦懒言，腰酸痛，属很典型的肺脾气虚、肾阴不足之证。交谈过程中患者诉其平素工作压力较大，加之患病1年余，病情仍未缓解，时常处于焦虑状态，分析该患者病之根本，不仅存在气阴两虚之证，且气机、血液运行失常，郁而化火，有明显气滞、瘀血、湿热之候，如小便泡沫多等症，故少阳枢机不利是慢性肾脏病发生、发展的重要病理环节，治法当然就应该疏利少阳气机，清解少阳郁热，兼顾益气养阴。

"疏利三焦"时临床应用注重三焦分治辨证：上焦重肺，中焦重脾，下焦重肾。《黄帝内经》云："上焦如雾，中焦如沤，下焦如渎。""少阳属肾，肾上连肺，故将两脏。"少阳枢机功能对于肾之气化、肺之宣肃，以及一身气、血、水的升降出入来说，具有重要意义。少阳枢机不利，气、血、水都为之郁，则可致脏腑功能失调，三焦水道不利，变证从生。黄老经常对学生说："治病求本是临床医学的最高境界，通过疾病表象，分析、推理、解析、思考、判断病因病机，是中医治疗学的精华之一。"

另外，黄老在诊疗过程中从不打断患者诉说病情，能认真倾听，并结合自身生活经历，在生活、饮食、起居等方面给予患者可行而合理的建议。

（赵晰）

参考文献

1. 王翠菡，武玉琳，王耀光.黄文政教授运用"和法"治疗慢性肾脏病［J］.吉林中医药，2016，36（1）：23-27.

2. 王耀光，黄文政.黄文政教授三焦学术思想论治肾病探讨［J］.中医药通报，2012，11（5）：24-27.

3. 李国霞，黄文政.黄文政教授治疗系膜增生性肾炎经验介绍［J］.新中医，2005（5）：12-13.

4. 程小琳. 黄文政教授临证治疗肾病特色方剂及经验浅析［J］. 河北中医，2017，39（2）：173-176.

5. 李蔓，王耀光，黄文政，等. 黄文政教授疏利少阳、通畅三焦学术思想总结探讨［J］. 光明中医，2018，33（9）：1241-1243.

6. 黄文政，黄建新. 三焦理论与慢性肾炎临床实践［J］. 世界中医药，2013，8（9）：1010-1014.

三芪口服液——杨霓芝

一、专家简介

杨霓芝（1948—　），女，教授、主任医师、博士生导师、博士后合作教授，广东省名中医，第五批全国老中医药专家学术经验继承工作指导老师，国家中医肾病临床研究基地、广东省中医院肾病科学术带头人。从事内科医疗、教学和科研工作40余年，在急慢性肾炎、肾病综合征、急慢性肾衰竭等肾内科常见及疑难病诊治方面造诣颇深。主持国家自然科学基金等等课题13项。牵头全国30家中医肾病重点专科进行重点病种慢性肾衰竭诊疗方案的制定及临床研究工作。主编、副主编《泌尿科专病中医临床诊治》等著作9部，发表论文60多篇；培养博士后、博士、硕士研究生各级人才70余名。

治学格言：继承发扬中医学遗产是我辈义不容辞的责任，要时刻保持学习的态度。

行医准则：技术精湛、医德高尚、大医精诚，全心全意为人民服务。

最推崇的古代医家：张仲景、王清任、张锡纯。

最喜读的著作：《黄帝内经》《金匮要略》《医林改错》《医学衷中参西录》。

最擅长治疗的疾病：肾内科常见病及疑难病。

最常用的方剂：参芪地黄汤、六味地黄汤、六君子汤、猪苓汤、二至丸等。

最善用的药物：黄芪、党参、太子参、白术、丹参、益母草、石韦、丹参、熟地、山萸肉、白芍。

二、效方

（一）来源

杨霓芝经过多年临床经验总结出，慢性肾脏病多为本虚标实之证，以气虚为本，以血瘀为标，治疗原则应为扶正祛邪并举，本虚虽有肺脾肾气虚，但脾气虚最为常见；标实虽有瘀血、湿浊、湿热为患，但以瘀血最为关键。气虚血瘀证是慢性肾脏病的基本证型并普遍存在，气虚血瘀贯穿慢性肾炎疾病过程的始终。这与由免疫反应介导的凝血启动是病变持续发展和肾功能进行性减退的重要因素，慢性肾脏病多数都伴有血液流变学的异常、血浆纤维蛋白原及胆固醇升高，形成黏、浓、凝、聚的血液改变等现代机制相吻合。从而确立"益气活血"为治疗慢性肾脏病的总则，临床创制中药复方三芪口服液，直接针对发病机理而设，多项实验研究结果证实，其可改善肾内高凝状态，并且增加抵抗力，调节免疫功能紊乱，临床应用于慢性肾病及杂病具有气虚血瘀证者有良效。

（二）组成

黄芪、三七、丹参。

（三）功效

益气活血通瘀。

（四）适应证

慢性肾炎、肾病综合征、急慢性肾衰、深部静脉血栓形成及高血压、动脉硬化、冠心病等属气虚血瘀证者。

（五）使用方法

口服，1 次 1 ～ 2 支，1 日 3 次。

（六）注意事项

1. 体质壮实者慎用。
2. 本品为无糖型制剂，药液有少量沉淀属于正常现象。
3. 孕妇慎用。

（七）方歌

三芪通脉君黄芪，臣以丹参七佐使。
肾病气虚血瘀证，益气活血贵合机。

三、名论

（一）方论解析

三芪口服液是杨霓芝根据多年临床实践，基于慢性肾病过程中气虚血瘀的基本病机，并结合现代研究研制的创新中药制剂。方中黄芪味甘、性微温、无毒，归肺、脾经，被誉为"补药之长""疮家圣药"等，其色黄入脾，具有益气健脾之功效。脾气健则气血生化有源，气为血帅，气足则血行有力，气行则血行；中土健运则先天之肾得以充养，符合补肾不如健脾之理。丹参苦，微寒，归心、肝经，具有祛瘀止痛、活血通经、清心除烦功效。慢性肾病过程中，瘀血既是病理产物，也是致病因素，丹参祛瘀通经可治癥瘕，一方面与慢性肾病之血流改变瘀血相通，另一方面与后期肾脏纤维化之癥瘕相类，于此中西互通之理也是杨霓芝辨证慢性肾病的特色之一。三七甘、微苦，温，归肝、胃经，具有散瘀止血、消肿定痛之效，不仅能活血，又能养血，用之于慢性肾病，则起到活血不伤正、祛瘀以生新的作用。全方以黄芪为君，丹参为臣，三七为佐使，共奏益气活血之效。

（二）临床发挥

1. 益气活血，行气利水

气虚血瘀则气机受阻，脏腑气化功能受损，故使水津失布，或聚而成湿，或停而为饮，形成气虚血瘀兼夹水湿等病证。水饮内停，则气虚血瘀之证难以纠正。所以对这类证候，在益气活血的基础上必须兼顾气、血、水。

2. 益气活血，泄浊蠲毒

脾肾气化不及，升清降浊的功能受到破坏，不能及时运化水液、浊毒、瘀血等病理产物，于是造成因虚致实，虚中夹实，以虚为本，以实为标的复杂状态。其中毒邪是慢性肾衰竭病程中的重要病理因素之一，毒邪表现有热毒、瘀毒、浊毒、溺毒等形式，毒邪蕴结于肾，可使病情反复或加重，甚至危及生命；因此，脾肾不足，浊毒瘀阻是慢性肾衰竭的主要病理基础。故对于此类患者，在内服益气活血方药的基础上，可综合运用结肠透析、药浴、沐足等疗法以祛除体内浊毒。

4. 益气活血，滋阴养血

瘀血阻滞、气虚不化、津液亏虚等均能影响新血的生成。而血与津液在运行、输布过程中相辅相成，互相交会，津可入血，血可成津。所以在气虚血瘀而又兼阴血不足的情况下，应适当配伍滋阴养血药，或具有滋阴养血而兼有活血作用的中药，如干地黄、白芍等。

5. 益气活血，温补脾肾

气虚进一步发展则为阳虚，阳虚则生内寒。而血得温则行，遇寒即凝。因此，对于慢性肾病虚寒内生之患者，应在益气活血的基础上侧重温补脾肾之阳，加用淫羊藿、仙茅、熟附子、肉桂等。

四、验案

（一）医案记录

张某，男，38岁，2018年7月18日初诊。患慢性肾炎综合征3年。

3年前发现尿液中有泡沫，查尿常规提示尿蛋白（PRO）（++++），潜血（BLD）（++++）。未经规律诊治。期间查尿蛋白波动于（+）～（+++），潜血（++）～（+++），尿蛋白肌酐比（PCR）2.39～1.89g/g，血肌酐98～114μmol/L。因病情反复，寻求中医药诊治，2018年7月11日我院肾穿提示IgA肾病（局灶增生硬化性肾小球肾炎型改变，M1E0S1T0C1）。肾功能：肌酐110μmol/L，尿酸518μmol/L。血脂：总胆固醇5.25mmol/L，LDL 4.05mmol/L。PCR 1.00g/g。24小时尿蛋白排泄率1.037。尿常规：红细胞7HP，蛋白（++）。刻下症：神清，精神尚可，腰酸，耳鸣，夜间口渴明显，纳眠可，尿中见较多泡沫，大便日1～2次，成形，舌淡暗，苔薄黄，脉沉细，尺弱。血压138/96mmHg。中医诊断：脾肾气虚，湿热瘀阻。予三芪口服液健脾益气，活血通络，拟方补益脾肾，清热利湿，凉血止血。具体用药：黄芪（北芪）30g，盐山萸肉10g，菟丝子15g，丹参15g，泽兰15g，蒲公英15g，桃仁5g，白茅根15g，当归5g，白芍15g，甘草5g。7剂，水煎内服，日1剂。另嘱：①慎起居、避风寒，避免感冒、感染，避免剧烈运动、活动，注意休息；②清淡饮食，少食辛辣、动物内脏、油腻；③避免肾损害药物、食物。

二诊（2018年8月15日）：腰酸好转，耳鸣，多梦，纳可，尿中泡沫减少，大便日1～2次，成形，舌淡暗，苔薄黄，脉沉细，尺弱。8月12日查PCR 0.51g/g，尿常规：蛋白（−）。湿热之象减轻，予去白茅根、当归，加酸枣仁、合欢皮安神，太子参健脾益气。14剂，继服三芪口服液。

三诊（2018年9月9日）：睡眠改善，偶有做梦，纳可，尿中见少量泡沫，大便日1～2次，成形，舌淡红，苔薄黄，脉沉细，尺弱。2018年9月9日查尿常规：潜血（++），蛋白（−），PCR 0.38g/g。继续前方7剂，后稍加减出入，2018年10月7日查肾功能：肌酐110（59～104）μmol/L，尿酸530μmol/L。血脂：甘油三酯2.47mmol/L，总胆固醇7.84mmol/L，LDL−C 6.56mmol/L。尿常规：潜血（+），蛋白（−）。继续予三芪口服液、中药汤剂口服，后随访病情稳定。

（二）专家按语

气虚血瘀是慢性肾脏疾病过程中始终贯穿的病机，气虚血瘀证也是慢性肾脏疾病的基本和核心证型。患者病情反复三年有余，有久病多瘀之前提，加之病理提示有肾小球增生硬化，具有中医血瘀证微观之改变，且患者整体证候具有气虚、血瘀之表现，因此在首次诊治中即在中药补益脾肾、清热利湿、凉血止血方药之外，加三芪口服液着重益气活血之力。复诊见患者临床指标、气虚血瘀表现皆有改善，又增健脾益气之太子参等，同时照顾患者睡眠不佳之兼证，做到整体协调、慢病缓图，针对慢性疾病坚持守法守方与灵活加减相结合，是慢性肾脏疾病治疗重要的原则。随后，又在此基础上坚持服药，才取得满意的临床疗效。

（三）跟诊手记

杨霓芝教授常言，气血关系是中医学重要的人体生理病理内容，在肾病的研究与诊治中尤其重要。《素问·调经论》曰"血气不和，百病乃变化而生"，认为疾病的产生是源于气血的病变。朱丹溪曰："气血冲和，百病不生，一有怫郁，诸病生焉。"王清任曰："元气既虚，必然不能达于血管，血管无气，必停留而瘀。"无不重视气血关系，重视气虚血瘀在疾病中的重要意义。

本案患者为青年男性，反复尿蛋白阳性而未经重视及诊治。中医认为，蛋白是人体的精微物质之一，其生化和固藏主要与脾肾两脏相关，脾主运化、升清，是人体精微的生化之源；肾主藏精、气化，是人体精微封藏的根本。二者相互为用，共同摄藏精微，并主一身气化。在慢性肾病诊治之中，尤其要重视脾肾的地位，脾肾虚以气虚为始，并随病情进展，逐渐出现阴虚、阳虚，甚至阴阳两虚，涉及其他脏腑的程度。就西医学肾脏而言，其血流丰富，肾脏血流流变异常、凝血异常是肾脏疾病重要的病理机制，与中医血瘀相符合。患者就诊时，具有腰酸、脉沉细弱等气虚表现，同时有舌暗的瘀血体征，更有肾脏病理所见的硬化等微观瘀血表现，因此在辨证、治疗方面，紧扣脾肾之气虚，瘀血之阻滞而辨证处方，又增三芪口服液以增强益气活血之力，初诊即显效明显。在后期的加减过程中，始终坚持补益脾肾、益气活血的基本治法，随症加减。除此之外，对于慢性疾病患者，长期的治疗过程对其影响深远，甚至影响家庭、社会等关系，在诊治疾病过程中，要特别重视患者情绪的安抚，重视心理的疏导，鼓励患者与医生建立相互信任的医患关系，坚持治疗，从而更加全面立体的针对疾病进行治疗。这也是中医整体观念的重要体现和要求，也是中医人文关怀、大医精诚的要求。

（胡天祥）

参考文献

1. 罗粤铭，李晓朋，胡天祥，等. 杨霓芝运用益气活血法治疗 IgA 肾病经验拾撷［J］. 辽宁中医杂志，2019，46（8）：1605-1607.

2. 马红岩，蔡寸，杨霓芝. 杨霓芝治疗慢性肾脏病用药特点［J］. 中国中医药信息杂志，2019，26（6）：127-129.

3. 王丽娟，林文秋，包崑，等. 杨霓芝教授用益气活血法治疗慢性肾炎蛋白尿的经验［J］. 中国中西医结合肾病杂志，2017，18（8）：665-667.

4. 侯海晶，杨霓芝. 杨霓芝教授治疗肾小球疾病经验拾零［J］. 新中医，2012，44（7）：209-210.

5. 金华，张蕾，杨霓芝. 杨霓芝运用益气活血法治疗慢性肾炎的临床经验［J］. 辽宁中医杂志，2011，38（7）：1283-1285.

6. 张再康，王立新，包崑，等. 杨霓芝教授运用益气活血法治疗慢性肾脏病的学术思想［J］. 中国中西医结合肾病杂志，2009，10（2）：98-100.

紫癜性肾炎

柴芩升降散——彭建中

一、专家简介

彭建中（1949—　　），男，教授、主任医师、博导，北京中医药大学首批中医药传承博士后合作导师。北京中医药大学原基础医学院医学人文系副主任兼中医各家学说教研室主任。著名中医学家任应秋先生关门弟子，著名中医学家、三代御医之后赵绍琴先生学术继承人，北京市第四批、全国第五批师承指导老师，赵绍琴名家研究室负责人，彭建中名医传承工作室（国家级）指导老师，彭建中名医传承工作站（北京市）指导老师，曾任第五届中央保健会诊专家。

主编《古今名医验案精粹选评》，编著《赵绍琴临证验案精选》《汪逢春泊庐医案释评》《彭建中学术讲座实录》《彭建中中医医案学讲课实录》；发表论文百余篇，汇编为《彭建中医学文集》。

治学格言：纸上得来终觉浅，绝知此事要躬行。

行医准则：大医精诚。

最推崇的古代医家：张仲景、李东垣、叶天士。

最喜读的著作：《黄帝内经》《伤寒论》《脾胃论》《临证指南医案》《古今医案按》。

最擅长治疗的疾病：慢性肾病。

最常用的方剂：升降散。

最善用的药物：蝉蜕、僵蚕、片姜黄。

二、效方

（一）来源

升降散（蝉蜕、白僵蚕、片姜黄、大黄）升降散由来很久，古代的时候叫赈济散，当瘟疫流行时用这个药来赈济灾民，因此叫"赈济散"。最初的名字叫"太极丸"（蝉蜕和僵蚕），因为它的处方组成包含了太极之理。太极者，动而生阳，静而生阴，清阳上升而为天，浊阴下降而为地，天地由是而分。这实际上是在讲宇宙的起源。所以，太极之理就是宇宙的基本道理。太极丸的药物组成具太极之理，蝉蜕动而升清，白僵蚕静而沉降，一动一静，一升一降，效像太极之理。后人又加入片姜黄和大黄，片姜黄通利气血，生大黄直降浊阴，更增强了全方的升清降浊之功，故更名为升降散。

升降散之名首见于清代杨栗山的《伤寒瘟疫条辨》，杨氏自创治疗伤寒瘟疫一十五方，均是以升降散为基础加味而成。升降散为后人所熟知实源于此。杨栗山的《伤寒瘟疫条辨》是一部辨治外感热病的书，把升降散应用于治疗外感热病实际上是传承了古代用赈济散治疗瘟疫的思路。这对于我们今天辨治外感病和急性传染病有很好的启示作用。但升降散还可以广泛应用于内科杂病辨治。因为升降散的主要作用是升降气机，疏肝解郁。

彭建中的恩师、著名中医学家、三代御医之后赵绍琴先生临床上特别喜欢用升降散加减治疗肝气郁结络脉瘀阻所导致的各类内科杂病，效果显著。彭建中跟师多年，尽得其传，总结师承经验，将升降散与小柴胡汤合方，名曰柴芩升降散，用治肝郁络阻所致的紫癜性肾炎、血小板减少症、功能性子宫出血、更年期子宫出血、顽固性失眠等内、妇、儿科常见病，多获良效。

（二）组成

柴胡 6g，黄芩 9g，川楝子 6g，蝉蜕 6g，僵蚕 9g，片姜黄 6g。

（三）功效

疏肝解郁，升降气机。

（四）适应证

1.肝气郁结、络脉瘀阻之紫癜性肾炎。

2.肝气郁结、络脉瘀阻之功能性子宫出血。

3.肝气郁结、络脉瘀阻之更年期子宫出血。

4.肝气郁结、络脉瘀阻之血小板减少症。

5.肝郁化火、火扰心神之失眠。

6.肝郁化火、风阳上扰之癫痫、手足震颤（帕金森病）。

（五）使用方法

柴芩升降散系小柴胡汤合升降散加减而成，取柴胡、黄芩二味小柴胡汤之主药，有和解少阳之功，加川楝子更增强了清泄肝胆郁热的作用，配伍升降散升清降浊，疏调气机，运行枢机，共奏疏肝解郁、恢复肝胆之疏泄功能，主要作为治疗肝气郁结诸般病证的基础方，在临床上需要根据病证病机的具体情况进行加减化裁，才能取得更好的疗效。建议临床上以传统汤剂为主要应用剂型，也可以以颗粒剂入药。饭后半小时即可服药，或饭后 1 小时左右服药。不建议空腹吃药。若同时服用西药或中成药，须间隔 1 小时左右。

（六）注意事项

1.注意辨别虚实，纯虚无实者不用。

2.注意辨别寒热，大寒无热者不用。

（七）方歌

柴芩川楝合升降，蝉蜕僵蚕片姜黄；

肝经郁热络脉阻，用此加减不日康。

三、名论

（一）方论解析

升降散原方（蝉蜕、白僵蚕、片姜黄、大黄）出自清代瘟疫专著、杨栗山的《伤寒瘟疫条辨》，为杨氏所创制的治疗瘟疫病一十五个主方的基础方。瘟疫者，乃感受天地之疫气所致，疫气者，混沌恶劣之气也！疫气之袭人也，每致人体清浊不分、升降失司，是以变生之证，奇形怪状，甚至莫可名状者，不可胜数。然则，万变不离其宗，无非清浊不分，气机壅塞，升降失司而已。故杨栗山创制治疫十五方，悉以升降散为基础。蝉蜕体轻而动，功擅升清；白僵蚕质重而静，具沉降之性，二味相配，动静相伍，升降相错，升清降浊，效像太极；更加入片姜黄通利气血，生大黄直降浊阴，全方升清降浊之功愈加显著。此理此方，非必治疗瘟疫所独用者也！凡诸内科杂病之难辨难治者，其用武之地亦大矣哉！

再论张仲景《伤寒论》小柴胡汤为和解少阳之总方，柴胡达少阳之表，黄芩清少阳之里。少阳者，肝胆之分也。后人广其用，谓伤寒杂病，别无二治。此说甚笃！小柴胡临床应用之广，古往今来，无一方能出其右！唯其所治，无非肝胆而已！故肝胆之病，非柴芩何以治之！而今欲治肝胆，用柴芩合入升降，疏解肝郁，升清降浊，条达气机，理在其中矣！

清代著名肝病大家王泰林谓：肝病者，最多而杂！虽分肝气、肝火、肝风论治，然三歧归于一源，初起无非肝郁而已。故曰：治肝必治郁，治郁即治肝。今以升降散合小柴胡加减组方，以升降散升降上下左右，小柴胡条达内外表里，一纵一横，互为其用，而斡旋之力愈大，则肝郁解，气机畅，清浊分，郁解热除，四维通达，诸症向愈矣。故名曰柴芩升降汤，疏肝解郁，条达气机，其意博矣！

（二）临床发挥

柴芩升降散功能疏肝解郁，主治由于肝郁日久所致诸多病证，如紫癜性肾炎、血小板减少症、功能性子宫出血、更年期子宫出血、顽固失眠、癫痫等。但本方只是一个疏肝解郁的基础方，临床上在治疗上述病证时，需要分别病机的特点进行必要的加减化裁。兹略述如下。

肝郁日久而生热，热伤血络，导致血热妄行，有出血倾向者，如皮肤紫癜，肉眼血尿或镜下血尿，牙龈出血，咳血、咯血，便血或大便潜血试验阳性，均可加入犀角地黄汤，方中犀角可以水牛角代之。

肝郁日久，必然生热，热入血分，必致络脉瘀阻，宜加入凉血化瘀之品，如生地黄榆、丹参、赤芍、茜草、炒槐花之类。

若素体阴虚水亏，兼有肝郁日久，而见上述诸症者，宜加龟甲、鳖甲、玄参、麦冬、生地黄、石斛等。

肝郁日久，必然化火，火盛伤阴，而肝阳萌动，终致肝阳化风，轻者顽固失眠，终日不寐；重者可表现为癫痫、手足震颤（帕金森病），皆可加入生龙骨、生牡蛎、珍珠母、生龙齿、磁石等重镇之品。

若肝郁日久而变生诸症，兼有元气亏损下元不足者，可酌情加入生黄芪、生杜仲、川续断、桑寄生等平补肾气之品，或锁阳、肉苁蓉、菟丝子等柔剂阳药。

肝郁日久，化热入血，络脉瘀阻，在妇女必然动血、出血诸症，均宜加入失笑散，以收化瘀止血之效。

四、验案

（一）医案记录

张某，男，15 岁，学生，黑龙江省五常市人。2021 年 2 月 26 日初诊。一年前因小腿上出现散在的出血点，前往当地医院就诊，发现血小板减少，经多家医院检查，未能查明原因。曾用激素及中药汤剂（药物不详），疗效欠佳。遂于 2021 年 2 月 26 日到北京中医药大学国医堂，就诊月余。观其身形瘦小，面显忧郁，沉默寡言，唇红舌赤，舌边尖红点，舌下络脉粗大，脉弦小数，按之有力。询其在校学习情况，谓学习压力甚大，以致常常失眠多梦。得病后屡治乏效，更添忧虑，终日闷闷不乐，鲜见笑容。来京前专程去医院化验血常规，血小板为 $55×10^9$/L。诊断：血小板减少症。合参脉舌色证，结合病史情况，辨证为肝郁日久，化热生火，火热深入血分，络脉瘀阻。治宜疏肝解郁，畅达气机，凉血化瘀之法。处方：柴胡 6g，黄芩 10g，川楝子 6g，蝉蜕 6g，僵蚕 10g，片姜黄 6g，赤芍 10g，丹参 0g，茜草 10g，金银花 10g，连翘 10g，小蓟 10g，卷柏 10g，蔓荆子 10g，川芎 30g，藁本 10g，鸡血藤 80g，生黄芪 30g，白茅根 10g，芦根 10g。14 剂，水煎服，日 1 剂，分两次，饭后服。医嘱：忌食辛辣海鲜高蛋白，多喝水，适度运动，谨防感冒，保持心情舒畅。

患者当晚携药返乡，依法用药。2021 年 3 月 9 日发来邮件云："彭老师您好：我是哈尔滨的患者（姓名张某，年龄 15 周岁），在十多天前去您那看血小板减少症，吃您的药已经 13 天，效果很好，还需要再麻烦您给治疗，家里的药还能吃两天。地址：黑龙江省五常市某小区。"邮件后有 2 个附件，一为初诊处方照片；一为 2021 年 3 月 8 日血常规化验单照片。化验结果显示血小板 $171×10^9$/L。血小板既已恢复正常，说明治疗思路及用药正确。故二诊依前法加减。

二诊处方：柴胡 6g，黄芩 10g，川楝子 6g，蝉蜕 6g，僵蚕 10 片，姜黄 6g，赤芍 10g，丹参 10g，茜草 10g，生地黄 15g，金银花 10g，连翘 10g，小蓟 10g，紫草 10g，卷柏 10g，生黄芪 30g，鸡血藤 80g，川芎 30g，茅芦根各 10g。15 剂，水煎服。医嘱：忌食辛辣海鲜高蛋白，多喝水，适度运动，谨防上火感冒。

2021 年 5 月 27 日邮件随访，患者血小板正常。

（二）专家按语

本案患者 15 岁，正值青春年少，花季少年，本应无忧无虑、意气风发，却因面临中考，学习压力太大而濒临崩溃，观其面带忧郁之貌，沉默寡言，非不善言辞，乃内心苦闷之外露也。诊脉双手寸关尺三部皆端直以长，乃典型的弦脉，根据本人的经验，下手脉弦，便知肝郁，多见于心胸狭窄、思虑过度之人，遇事无问大小，皆藏之心中，瞻前顾后，难以忘却，日久肝郁，岂非必然也！夫肝为藏血之脏而具疏泄之能，若肝木不能舒畅条达则气机窒塞，郁而化火，血分被火热所扰动，则血不清净矣！是以变生诸般血证，此血证之所由来也。血证者，非皆出血之谓也，血中指标异常亦当作血证视之，而血小板减少症即血证之一端耳。故此证当以肝郁血热络脉瘀阻治之，而用柴芩升降汤为基础方加减化裁也。

（三）跟诊手记

柴芩升降散是师门口传心授的一张方子，师门弟子在临床中都广泛运用且各有心得体会。多年来在跟师过程中经常看到彭老师在临床上以此方为基础治疗内、外、妇、儿各科疾病，屡有奇效。

柴芩升降散是小柴胡汤与升降散合方化裁，小柴胡汤是伤寒方，升降散是温病方，柴芩升降散取小柴胡汤中柴胡黄芩二味，柴胡用量为 6g 远轻于原方，加川楝子 6g，以疏肝清热为主要目的。升降散是温病方，"瘟""温"通治，升清降浊、燮理阴阳。二方合用可宣郁散热导滞、调畅气机，是师门重视"火郁发之"的体现，是"轻可去实"的临床实践。此方既可入气分亦可入血分，合栀子豉汤可治心烦、心悸；合瓜蒌、薤白治疗胸痹烦闷；合金银花、连翘、焦三仙、大腹皮、大腹子治疗小儿食积外感；合酸枣仁、夜交藤治疗失眠等。

本门弟子交流经验时都有谈到，本方更有神奇之处在于，临床中四诊信息错综复杂，无从入手时以此方3剂开路大都有效。个人体会，患者初诊心烦急躁，主诉繁杂无序，脉象模糊不清，舌苔厚腻时，以本方加焦三仙、大腹皮、大腹子，生大黄少量。服药3～5剂后，患者心情舒畅，主诉有条理，脉象转清晰，舌苔消退，可随症治之。之所以有此奇效都是开郁散结，调理气机，畅达三焦起到的效果，可谓"不治而治"！

（孙晓光）

附：彭建中认为中医药的疗效应该通过西医学的实验室检查指标的改善和恢复体现出来。彭建中通过大量的临床实践认识到现代中医应当大大方方地接纳西医学的研究成果，努力做到西为中用。因此，彭建中提出西医参照论，主张把西医的检测指标纳入中医的辨治体系，作为诊断和疗效判定的参照系，用中医药理论指导临床辨治，在临床实践中逐渐探讨西医各项检测指标的中医诊断意义，用切切实实的临床疗效，既治疗了生了病的人，也治好了人的病，不论用中西医哪个体系衡量，都取得了令人信服的效果。充分彰显中医自信自强与时俱进，也是中医走向世界的必由之路。

肾病综合征

桑菊饮合银翘散——刘宝厚

一、专家简介

刘宝厚（1932—　　），男，甘肃兰州人，中共党员，大学学历，兰州大学第二医院主任医师、教授。中国中医科学院博士研究生导师。甘肃中医药大学终身教授。首届"全国名中医"，首届"甘肃省名中医"。提出"中西医双重诊断，中西药有机结合"的临床医学模式；创立"病位病性辨证"法，提高了临床辨证的准确性、规范统一性及可操作性，是中医诊断学的一大创新与发展。提出了"标本兼治，祛邪安正；湿热不除，蛋白难消；瘀血不祛，肾气难复"三大肾脏病治疗原则，对提高疗效起到了指导作用。他主持完成多项科研课题，分获国家和省级科技进步奖 6 项。核心期刊发表论文 70 余篇，其中"慢性肾小球肾炎中医辨证分型的研究"，1985 年被中华中医药学会肾病分会采纳为全国试行方案，1993 年由卫生部收入《中药新药临床研究指导原则》。在国内率先将血液流变学检测运用于肾脏病血瘀证的辨证及疗效评估上，为肾脏病血瘀证提供了一种简便的检测方法及微观辨证指标。

治学格言：实事求是，与时俱进。

行医准则：对患者认真负责，设身处地地为患者着想。

最推崇的古代医家：张仲景。

最喜读的著作:《黄帝内经》《伤寒论》。

最擅长治疗的疾病：肾脏病。

最常用的方剂：桑菊饮、银翘散、金匮肾气丸、真武汤、六味地黄丸。

最善用的药物：黄芪、白术、石韦、金银花、党参、当归、连翘。

二、效方

（一）来源

刘宝厚在长期临床实践中发现，肾病多由外感所诱发，而外感邪气诱发之肾病，多伴上焦之湿热，上焦之湿热当选轻清之药。刘宝厚从《温病条辨》"太阴风温、温热、瘟疫、冬温……但热不寒而渴者，辛凉平剂银翘散主之"和"太阴风温，但咳，身不甚热，微渴者，辛凉轻剂桑菊饮主之"中提取主要药物，结合肾病在外邪诱发或导致病情加重初期，便化生上焦湿热之证，去方中之豆豉、防风，避免其风助火热，加用青风藤、半枝莲、白花蛇舌草加强清热利湿，二方合用，共奏疏风解表、清热解毒之效。

（二）组成

金银花 20g，连翘 15g，荆芥 10g，炒牛蒡子 10g，薄荷 6g，竹叶 10g，芦根 10g，甘草 6g，桔梗 10g，桑叶 10g，杏仁 10g，青风藤 10g，半枝莲 15g，白花蛇舌草 30g。

（三）功效

疏风解表，清热解毒。

（四）适应证

本方适用于肾病初起伴有表证者，或因外感而诱发肾病者。患者表现为恶寒发热，咽痛、咽痒、咳嗽，咳痰色黄，或痰黏难以咳出，查体咽部红肿或充血，脉浮者可用本方。

（五）使用方法

咽痛伴有咽部红肿者加玄参 30g；咳嗽咳黄痰者，加石膏 30g；痰黏难以咳出者，加竹沥水 20g，瓜蒌 15g；咽痒者加蝉蜕 10g；紫癜性肾炎患者辨证属"气营两燔"者，去杏仁、桔梗、荆芥、薄荷，加水牛角 30g，生地黄 30g，赤芍 15g，牡丹皮 15g；汗出多者去薄荷。

（六）注意事项

1. 外感风寒者不适用。
2. 孕妇及哺乳期慎用。

（七）方歌

上焦湿热用二合，银翘荆牛杏薄荷。
桑竹芦根甘桔配，半支青风白花蛇。

三、名论

（一）方论解析

桑菊饮、银翘散源自清代吴鞠通《温病条辨》，其功效为疏风解表，清热解毒，是治疗温病初起的要药。至现代，刘宝厚将二方合用，用于治疗肾病初起伴有表证者，或因外感而诱发肾病者。其中方中金银花、连翘清热解毒；荆芥、青风藤、白花蛇舌草、半枝莲疏风清热；桑叶、杏仁、桔梗、芦根恢复肺之宣发肃降而止咳；薄荷、竹叶清解肌热；甘草调和诸药并可清热解毒。本方以刘宝厚学术思想"湿热不除，蛋白难消"为立方依据。

（二）临床发挥

上焦湿热，常见于急性咽炎、扁桃体炎、上呼吸道感染以及皮肤疔疮疖肿等。风邪外袭，客于肌肤，犯于肺脏，致使肺失宣降，不能通调水道，下输膀胱，水液溢于肌肤，发为水肿。风性轻扬，先犯于上，故水肿从头面部开始。风为阳邪，善行而数变，风水相搏，水肿迅速波及全身。属风热者咽喉疼痛，舌红苔黄，脉浮滑数。肾小球疾病根据期临床表现，相当于中医"水肿""风水""肾风"等范畴。多数患者素体肺气虚弱，卫表不固，易感外邪。风邪上受，首先犯肺，肺之宣通和肃降功能失调，不能通调水道，下输膀胱，风水相搏，风遏水泛而成水湿浸渍之证。水湿内阻，郁而化热，产生湿热之证。风邪首先犯肺，故风热、风寒之邪常作为诱发因素而引发肾小球疾病的发生、复发或加重。肾脏病患者体内若有感染病灶存在，临床上常有湿热证的表现，治疗必须根据湿热的轻重缓急，采取标本兼治，或急则治标的方法，彻底清除湿热，才能收到好的疗效。否则湿热留恋或湿热未净，过早应用温补之品，就会造成闭门留寇之弊，导致患者长时间蛋白尿难消。

四、验案

（一）医案记录

王某，女，23 岁，患者 6 个月前不慎感冒后出现双眼睑及双下肢水肿，就诊于某三甲医院。查尿常规：蛋白（+++），24 小时尿蛋白定量 4.9g/d。诊断为"肾病综合征"，给予强的松足量（60mg/d）治疗，治疗 2 周后患者水肿消退，尿检蛋白转阴出院，出院后激素规范减量。激素减至 20mg/d，因劳累后感冒，再次复发，遂来我科就诊。查尿常规：蛋白（+++），24 小时尿蛋白定量 3.9g/d，血浆白蛋白 23g/L。刻下症见全身水肿、咽痛、咳嗽，咳痰色黄白相兼，脉浮稍数。西医诊断：肾病综合征合并上呼吸道感染。中医诊断：风温。辨证：风热犯肺。治法：疏风清热，宣肺止咳。处方：桑菊饮合银翘散加减。桑叶 15g，菊花 15g，薄荷 6g，连翘 30g，甘草 6g，桔梗 10g，苦杏仁 10g，芦根 15g，金银花 15g，荆芥 15g，牛蒡子 10g，竹叶 10g，青风藤 10g，半枝莲 15g，白花蛇舌草 30g。水煎服，日 1 剂，分两次服。7 剂。西药：给予足量强的松 60mg，口服，晨顿服，双嘧达莫 50mg，口服，1 日 3 次。

二诊：患者服药后咽痛、咳嗽减轻，尿中泡沫减少，水肿减轻，口干明显。今日尿检：蛋白（+++）。舌红，苔薄，脉浮细数。前方加减如下：桑叶15g，菊花15g，玄参30g，连翘30g，甘草6g，桔梗10g，蝉蜕10g，芦根15g，金银花15g，竹叶10g，生地黄20g，半枝莲15g，穿山龙15g。水煎服，日1剂，分2次服。14剂。

三诊：患者服药后咽痛消失，咳嗽基本消失，水肿减轻，尿中泡沫明显减少，口干较前好转。今日尿检：蛋白（++）。24小时尿蛋白定量1.9g/d。舌红，苔薄，脉细数。前方加减如下：桑叶15g，菊花15g，玄参30g，连翘15g，甘草6g，芦根15g，金银花15g，竹叶10g，生地黄20g，半枝莲15g，穿山龙15g。水煎服，日1剂，分2次服。14剂。

（二）专家按语

肾病综合征在应用大剂量激素治疗阶段，感染特别是上呼吸道感染，是病情复发、恶化的危险因素。咳嗽、咳痰、咽喉肿痛等上呼吸道感染症状，中医辨证则为上焦湿热，尿频、尿急、尿痛等尿路感染症状，中医辨证为下焦湿热，足见感染和湿热的病因相同，只是中西医在理论上解释有所不同，因此在肾病综合征的病程中，只要有湿热证存在，必须清除湿热，才能使病情缓解，也就是"湿热不除，蛋白难消"。感染重者也可选用敏感抗生素治疗。

（三）跟诊手记

本案患者是一位青年女性，在某大学上学，从进入诊室开始就诉说本人病情，询问刘老师，为什么治疗好了还会复发。刘老师耐心听完后，向患者解释：肾病综合征属于比较难治的肾脏病，你在吃了足量的激素后，尿蛋白很快转阴了，说明是肾病综合征病理类型中最轻的微小病变型。这是很幸运的，因为激素敏感，吃了后很快控制住了病情。这个病理类型有一个特点就是易治愈易复发，而且复发的原因就是劳累或者感冒。但是，我们用足量的激素配合中药后，病情既可以很快得到控制，又不宜复发。一定要树立信心，饮食和保暖对你很重要，盐要少，切忌接触冰的东西。

在本案的治疗中，刘老师特别指出，《灵枢·营卫生会》曰："营出于中焦，卫出于下焦。"卫气由肾气生化而来，肾气虚则卫气不足，此类患者尤易受到外邪的侵袭，导致肾病复发。患者肾气本虚，复加外感，此时，应先治疗哪个方面呢？刘老师认为，如《金匮要略》所言，"夫病痼疾，加以卒病，当先治其卒病，后乃治其痼疾也。"

（张杰）

前列腺增生

灵泽方——李曰庆

一、专家简介

李曰庆（1946—　），毕业于北京中医学院（现北京中医药大学），是主任医师、二级教授、博士研究生导师，首都国医名师，我国著名中医外科大家，我国中医男科学开创者之一。他从医逾50载，深耕临床，博采众长，学验宏富，形成了系统的学术思想及诊疗特色。他以传承岐黄之道、培育桃李为己任，注重教学、科研工作。他主编全国中医药行业高等教育"十一五"和"十二五"规划教材《中医外科学》，主持国家"十一五"科技支撑计划项目"中医外治特色疗法和外治技术示范研究"；先后培养硕士研究生、博士研究生、博士后30余名，培养学术继承人5名；出版学术著作10余部，发表论文百余篇。

临床格言：衷中参西巧辨证，身心同治除男疾。

行医准则：以务实求真的态度为患者恢复健康而奋斗终生。

最推崇的古代医家：张景岳。

最擅长治疗的疾病：男性不育症、前列腺炎、前列腺增生、男性性功能障碍等。

最常用的成方：六五四二，左右中和（六味地黄丸，五子衍宗丸，四物

汤 / 四君子汤 / 四妙散，二妙丸 / 二仙汤 / 二至丸，左归丸，右归丸，中和种子丸)。

二、效方

（一）来源

灵泽，意指滋润万物的雨水，《楚辞·王逸》曰："灵泽，天之膏润也。"晋·张骏《东门行》曰："旱天降灵泽，朝日辉华精。"灵泽方来自我国著名男科学专家、首都国医名师李曰庆的长期临床实践总结，对良性前列腺增生症的治疗具有显著疗效。

（二）组成

乌灵菌粉、莪术、浙贝母、泽泻。

（三）功效

益肾活血，散结利水。

（四）适应证

精癃（良性前列腺增生）肾虚血瘀湿阻证。

（五）使用方法

以肾虚为主者，加重温阳补肾的力量；以血瘀为主者，可加丹参、桃仁、川牛膝、红花等活血化瘀药物；以湿热为主者，可加茯苓、泽泻、萹蓄、车前子等利湿药。

（六）注意事项

1.有胃及十二指肠溃疡以及各种急慢性胃炎、肠炎者慎用。

2.部分患者用药后出现口干、呃逆、恶心、胃胀、胃酸、胃痛、腹泻等。

3. 少数患者用药后出现谷丙转氨酶、谷草转氨酶升高。

（七）方歌

灵泽方能治精癃，乌灵菌粉泽泻同。

再加莪术与浙贝，益肾活血功效宏。

三、名论

（一）方论解析

对于良性前列腺增生肾虚血瘀湿阻证的治疗，李曰庆经过多年临证总结出自拟灵泽方，临床随症加减，疗效卓越。方中仅有乌灵菌粉、莪术、浙贝母、泽泻四味中药，药味虽少但配伍精妙，对于良性前列腺增生肾虚血瘀湿阻证较轻患者，往往可仅用该四味中药抑或使用以灵泽方为原型而研制的中成药"灵泽片"进行治疗，从而体现中医药价廉效显之特点。方中以乌灵菌粉为补肾除湿利尿之品，李曰庆认为老年男性"肾虚血瘀"为本病发病之病理基础，故治疗上必不可忽视补肾之品的使用，同时乌灵菌粉一药兼有养心安神之效，对于长期受前列腺增生困扰而出现情志抑郁的病患来说更为合适；莪术辛散苦泄，走而不守，入血分又入气分，能破积聚，攻癥瘕，行滞气消食积，为攻坚破积之峻品；浙贝母具有清热化痰、开郁散结的作用，两药兼用可降低前列腺的湿重和缩小前列腺直径。泽泻性寒，入肾、膀胱经，寒可泄热，淡能渗湿利水，《药性论》云其主肾虚精自出，治五淋，利膀胱热，宣通水道。诸药合用共奏补肾活血、散结利水之功。

（二）临床发挥

李曰庆认为本病的病理基础是年老肾气虚衰，气化不利，血行不畅，与肾和膀胱的功能失调有关。年老体虚，或久病体虚，肾阳不足，命门火衰，气化不及州都，膀胱气化无权，而致小便不通或点滴不爽，排尿无力；或下元虚冷关门不利，而致尿频、夜尿尤甚，或见小便自溢而失禁等症状；或下焦积热，日久不愈，津液耗伤，导致肾阴不足，出现排尿困难、小便频数不爽、淋沥不尽的症状。本病以肾虚为本。肾之气（阳）阴不足可以导致瘀血内停，正所谓气帅血行，气虚则血瘀，阳虚亦血凝。血属阴类，营阴虚耗不能载血以行或阴虚内热致槁血瘀结，蓄于下焦，阻塞水道以致膀胱决渎失司，血瘀日久，可以凝结成形，此为发病之标。故该病病机特点为肾虚为本，血瘀为标，湿热为诱发加重因素。临床治疗该病多以本方为基础加以化裁。

四、验案

（一）医案记录

陈某，男，65 岁。因小便滴沥不通 10 天，于 2019 年 4 月 13 日初诊。曾在北京某医院诊断为前列腺增生症，B 超示前列腺 4.4cm×3.8cm×3.4cm。刻下症：尿频滴沥不畅，排尿无力，夜尿增多，且排尿时间延长难尽，逐渐加重，伴腰酸痛，膝软乏力，四肢怕冷，舌质暗淡，脉沉弱。诊断为前列腺增生，肾虚不固，痰瘀互结。治以益肾调气，化痰消瘀。处方：乌药 15g，益智仁 15g，肉桂 6g，覆盆子 15g，山茱萸 10g，五味子 6g，穿山甲 12g，海藻 30g，浙贝母 30g，沉香 3g，莪术 12g，黄芪 45g。水煎服，日 1 剂。同时服用中成药灵泽片，1 次 4 片，1 日 3 次。

服 6 剂后排尿较前通畅，时间缩短，夜尿减少，腰酸膝软，四肢畏寒等症明显减轻。上方继服 20 余剂，排尿基本正常。

（二）专家按语

本病基本病机为肾虚血瘀，本案患者年逾六旬，肾气虚亏则腰膝酸软，尿频畏寒；痰瘀互结，尿路阻塞则排尿滴沥不畅，时间延长难尽。方以乌药、益智仁为主，以温肾调气；肉桂、沉香一气一血，以补命门之火而纳肾气司开阖；山茱萸、五味子、覆盆子助益智仁补肾固精而缩尿；穿山甲、莪术消瘀散结；海藻、浙贝母化痰软坚。诸药合用，使肾气得温，膀胱开阖有度，再加中成药灵泽片，增强补肾活血之效，痰化瘀消故病证得愈。

（三）跟诊手记

李曰庆教授提出，补肾活血法为治疗前列腺增生症的主要大法。李曰庆教授多年临床实践证明，只要气行血畅，症状多可得到改善。在临床上常选用具有补肾活血功用的方药治疗，取得了较好临床效果。

（金津）

内分泌和代谢性疾病

高脂血症

降脂通脉方——郭维琴

一、专家简介

郭维琴（1940—　　），女，北京人，汉族。教授、主任医师、博士生导师、临床博士后导师，首都国医名师，北京中医药大学东直门医院心血管科首席专家，享受国务院政府特殊津贴。郭维琴出生于中医世家，我国著名中医心血管专家郭士魁先生之女，幼承家学，博采众家之长，最终形成益气活血学术思想。擅长于冠心病心绞痛、心肌梗死、高脂血症、动脉粥样硬化、高血压、心力衰竭、心肌病、风湿病、风心病、心肌炎等疾病的治疗。

为人处世：严以律己，宽以待人，淡泊名利，低调谦逊。

治学态度：勤于经典，勇于创新，严于治学，学无止境，博采众家之长，融古今为一体，创中西医结合之妙用。

行医准则：一视同仁，尊重患者，热心公益，心系患者。

最擅长治疗的疾病：心血管疾病，冠心病、慢性心功能不全、病态窦房结综合征尤为擅长。

最常用的方剂：活血通脉方、益气泻肺汤、复窦合剂（均为自拟方）。

最善用的药物：党参、黄芪（红芪）、丹参、红花、鬼箭羽。

二、效方

（一）来源

郭维琴毕业后从事心血管临床工作 50 余年，对于高脂血症积累了大量临床经验。郭维琴认为，高脂血症属于中医学污血范畴，病位在脉。脉主血，脉中之血不洁谓之污血，指水谷不化之痰湿，过盛入脉之浊气及瘀滞之血在脉中结聚而成，并不单指瘀血。本病病位在血脉，基本病机为脾虚，痰瘀互阻，病性为本虚标实，本虚于脾，标实于痰湿血瘀。于是针对高脂血症脾虚、痰瘀互阻的基本病机，遵循虚者补之，实者泻之的原则，主要采用健脾消痰化瘀来治疗，重在整体调节，标本兼顾，扶正祛邪，自拟降脂通脉方（红参、泽泻、海藻、生蒲黄等）治疗高脂血症，临床研究证实，降脂通脉方能够调节动脉粥样硬化患者血脂，缩小颈动脉斑块面积，有抗动脉粥样硬化作用；还可以降低高脂饲料喂养所致动脉粥样硬化家兔的血清总胆固醇、低密度脂蛋白、甘油三酯；还能够抑制单核细胞与内皮细胞黏附。

（二）组成

红参 10g，泽泻 15g，海藻 10g，生蒲黄 10g 等。

（三）功效

益气健脾，消痰化瘀。

（四）适应证

1. 辨证为脾胃虚弱、痰瘀内阻之高脂血症。
2. 高脂血症患者合并胸闷、头晕等症状患者，亦可辨证加减使用。

（五）使用方法

对于心前区疼痛者，加入鬼箭羽、红花、丹参、郁金、片姜黄活血理气止痛；脾虚，食少腹胀，进食后加重者，加茯苓、炒白术、半夏曲、炒莱菔子健脾益气、降逆除胀；对于肾虚腰酸腰痛，膝软乏力，劳则加重者，加入桑寄生、杜仲、菟丝子、怀牛膝补肾益精强腰膝；头沉、头重者，加入炒白术、半夏、天麻健脾化痰降浊。

（六）注意事项

注意辨虚实，如纯实证无气虚者，或阳明腑实者，切勿使用。

（七）方歌

降脂通脉君红参，泽泻协同力破沉。
海藻蒲黄合诸药，消痰化瘀和当温。

三、名论

（一）方论解析

本方从健脾消痰化瘀入手，以红参为君药，味甘性温，入脾、肺经，有补中益气之功，以治其本，脾气健运，而能运化水湿，使痰湿易消。此外，脾旺则心气亦旺，推动血液运行有力，瘀血易去。泽泻甘寒，入肾、膀胱经，具有祛痰湿、利湿热、通利三焦、宣畅气机、泄湿浊的功效；蒲黄甘平，归肝、心经，甘缓不峻，性平无寒热偏盛，生用有化瘀通脉之功；海藻苦咸而寒，入脾、肺、肾经，具有软坚、消痰、利水、泄热之效，助泽泻祛痰利湿，而为佐药。全方配伍应用，既治其本，补其虚，从而使五脏功能健全，发挥其正常功能，又能祛痰湿，化瘀血，防患于未然。

（二）临床发挥

本病病情复杂，病证多端，多由于膏粱厚味，食积内热，痰浊内生，或脾虚，脾失健运，痰湿内生，或由于长期情志不舒，木郁乘土，忧思伤脾，致使脾失健运，痰湿浸淫脉道，或劳心、思虑过度，心脾受伤，瘀血内生，

179

脾气虚，水谷不化精微，痰湿内生，或年老肾精始亏，精血不足，血行稽迟而为瘀，肾虚可影响脾的运化，生痰生湿，最终导致痰浊瘀血共阻于脉。基于临床观察，郭维琴发现高脂血症患者多为肥胖之人，往往多以胸痹为主诉前来就诊，患者多兼见有心悸、乏力、自汗、舌体胖大、边有齿痕等表现。故总结出本病病位在血脉，基本病机为脾虚，痰瘀互阻，病性为本虚标实，本虚于脾，标实于痰湿血瘀。

脾气虚、脾阳虚以致脾失健运，运化失职，痰湿内生，内阻于脉；肾阴精亏虚，精血不足，血脉空虚，脉道不利；肾阳亏虚，失于温煦，寒自内生致血凝，最终导致痰瘀互阻于脉络。平素嗜食膏粱厚味，滋腻碍脾，脾胃失于健运，湿邪内生，蕴湿生痰，痰湿入络，痰瘀脉络。精神刺激、情志不遂，郁怒伤肝，木郁乘土，肝郁脾虚，脾失健运，湿邪内生，蕴湿生痰，痰瘀脉络。

经久伏案少动，心气心阳不足，心气失于推动作用，心阳失于温煦作用，以致瘀血阻络；加之思虑太过伤脾，脾气虚、脾阳虚以致脾失健运，运化失职，痰湿不化，内阻于脉，终致痰瘀互阻。年老体弱，肝脾肾亏虚，脾肾亏虚，脾失健运，肾失气化，水饮内停，痰湿内生；肝肾亏虚，精血不足，脉道不利，血行迟缓，痰湿瘀血相合，闭阻脉络。

四、验案

（一）医案记录

武某，女，68岁。主因发现血脂升高20余年，头晕2个月，于2014年4月22日初诊。患者20年前在单位体检时发现血脂升高，未有不适而未予重视，一直未治疗。近2个月来患者无明显诱因出现头晕，伴心烦急躁，为求中药治疗来我院门诊就诊。刻下症：头晕，心烦急躁，眠尚可，食欲好，时有食后腹胀，时有大便溏薄，大便每日2～3次，小便调，血压145/100mmHg，心率88次/分，律齐，舌淡，苔薄腻，脉细弦。既往史：高血压病20余年，曾间断服用硝苯地平缓释片降压，未规律监测血压。辅助检查：总胆固醇（CHO）6.37mmol/L，甘油三酯（TG）9.94mmol/L，低密度脂蛋白（LDL）3.46mmol/L，高密度脂蛋白（HDL）0.5mmol/L，载脂蛋白A1（ApoA1）1.5g/L，载脂蛋白B（ApoB）1.5g/L。颈动脉B超示双侧颈动脉粥样硬化斑块形成。西医诊断：高脂血症，高血压病。中医诊断：污血病，眩晕。辨证：肝郁脾虚，肝阳上亢。治法：疏肝健脾，平肝潜阳。处方：泽泻10g，生蒲黄10g（包煎），昆布10g，钩藤15g（后下），菊花10g，夏枯草12g，赤芍15g，白芍15g，生龙骨30g（先煎），生牡蛎30g（先煎），炒白术20g，炒苍术10g，茯苓15g，川楝子10g，当归15g，莲子心6g，决明子10g，制何首乌12g。西医治疗：口服厄贝沙坦氢氯噻嗪片降压，每次150mg/12.5mg，1次/日。因患者甘油三酯较高，嘱其控制饮食，必要时联合降脂药物治疗。上方28剂，水煎服，1剂/日，分2次服。

二诊（2014年6月4日）：患者服药后头晕减轻，头昏沉，服药期间矢气多，腹胀减轻，有时大便成形、有时溏薄，每日1～2次。血压150/90mmHg，心率96次/分，律齐。苔薄腻，脉沉弦。上方去莲子心，炒白术加至30g，炒苍术加至15g，加干姜6g，山药15g，山茱萸15g。28剂，水煎服，1剂/日，分2次口服。继服厄贝沙坦氢氯噻嗪片降压。

三诊（2014年7月9日）：患者服药后已无头晕发作，仍时感头昏沉，腹胀减轻，食欲可，仍大便溏薄，每日1～2次。血压120/80mmHg，心率84次/分，律齐。苔薄腻，脉沉弦。复查血脂：CHO4.4mmol/L，TG2.79mmol/L，LDL 3.0mmol/L，HDL 0.4mmol/L，ApoA 1.0g/L，ApoB 1.2g/L。二诊方去赤芍、白芍、生龙骨、生牡蛎、川楝子、当归，夏枯草减至10g，加清半夏10g，天麻10g，川芎10g，葛根15g。28剂，水煎服，1日1剂，分2次口服。继服厄贝沙坦氢氯噻嗪片降压。

（二）专家按语

本例患者以体检发现血脂升高就诊，症状表现为头晕，心烦急躁，时有食后腹胀，时有大便溏薄，每日2～3次，舌淡苔薄腻，脉细弦，综观舌脉症，辨证为肝郁脾虚，肝阳上亢。患者为老年女性，平素情志不遂、肝气不舒，肝木横逆犯脾土，脾胃虚弱，水谷运化不及，痰浊内生，上蒙清窍则见头晕、头昏沉。气机升降受阻、大肠传导失司则见腹胀、大便溏薄。加之患者年迈，肝肾阴亏于下无以制阳，肝阳偏亢于上，则见头晕、心烦急躁。舌淡、苔薄腻，脉细弦，亦为肝郁脾虚、肝阳上亢的表现。治以疏肝健脾、平肝潜阳为法，用茯苓、白术、苍术、泽泻、当归、赤芍、白芍以健脾化湿，养血疏肝，用钩藤、菊花、夏枯草、川楝子、决明子、生龙骨、生牡蛎以平肝潜阳。加莲子心清心除烦，何首乌填精益肾。针对患者污血病兼有脾虚，辨病辨证结合，加减合用适于脾胃虚弱、痰瘀内阻之高脂血症的"降脂通脉方"。

二诊、三诊时患者脾虚、痰湿内阻较重，肝阳上亢渐平，故以头昏沉为主，头晕好转，仍大便溏薄，每日 1 ～ 2 次，治以健脾化湿为主，渐减清心除烦、平肝潜阳之品，以半夏白术天麻汤为基础方进行加减，加清半夏燥湿化痰，天麻潜阳息风，干姜温中阳，山药、山茱萸补益脾肾，川芎行气活血祛风，葛根升阳解肌。

临床见高脂血症患者若合并高血压、颈动脉粥样硬化斑块形成等多项冠心病危险因素，则在益气健脾的基础上加用生蒲黄、生山楂等活血化瘀之品，这属辨病论治，既病防变，一方面可调节血脂，另一方面防止污血病进一步发展致胸痹。

（三）跟诊手记

本案患者为老年女性，素有情绪不畅，气机郁结，木旺克土，肝郁脾虚，结合其舌象色淡苔薄腻，而脉弦细，此均为肝郁脾虚之象。此外，患者平素饮食油腻，多肥甘厚味，滋腻碍脾，脾胃失于健运，运化失职，湿邪内生，蕴湿生痰，痰湿入络，内阻于脉，故血脉不通。

郭老在临床诊治中注意先后调理顺序，辨明标本缓急。在该患者治疗中，患者初为头晕所扰，故前方侧重于平肝潜阳，解决患者刻下所苦。而湿浊黏滞，相对缠绵，患者脾虚湿阻之象较重，复诊肝阳渐平，治则以健脾化湿为主。

（肖锐）

糖尿病

补血二丹汤——吕仁和

一、专家简介

吕仁和（1934—　　），教授，国医大师。北京中医药大学东直门医院首席教授，肾病内分泌科主任医师，博士生导师，中央保健局专家，享受国务院政府特殊津贴专家。首届中医大学生，师从施今墨、秦伯未、祝谌予等中医大家，并曾随西医名家张乃峥教授等临床。是国家中医药管理局重点学科中医内分泌学科和重点专科中医肾病专科学术带头人，世界中医药学会联合会糖尿病专业委员会名誉会长，中华中医药学会糖尿病分会名誉主任委员、肾病专业委员会顾问，卫生部新药审评委员。

治学格言：承古求用，纳新求好。

行医准则：仁心仁术。

最推崇的古代医家：张仲景。

最喜读的著作:《黄帝内经》。

最擅长治疗的疾病：内分泌代谢病及慢性肾脏病。

最常用的方剂：当归补血汤、葛根芩连汤、龟鹿二仙胶、二陈汤等。

最善用的药物：黄芪、当归、川芎、牡丹皮、丹参、龟甲、鹿角、猪苓、木瓜、狗脊、蕲蛇等。

二、效方

（一）来源

吕仁和师从施今墨、祝谌予等中医大家。祝谌予教授在传承施老降糖对药的基础上，加用葛根、丹参这一活血化瘀对药治疗糖尿病，有效提高了临床疗效。因此，吕仁和十分重视血脉瘀阻在糖尿病发生发展中的重要地位。此后，吕仁和在传承施门学术的基础上，结合中医经典及长期的临床实践，总结提出了糖尿病微血管并发症"微型癥瘕"形成理论。此后，"微型癥瘕"形成理论又被逐渐扩展到肾脏病领域。针对出现多种并发症的糖尿病患者及晚期的肾脏病患者，吕仁和将益气扶正、通活血脉、化瘀散结、清热凉血治法熔于一炉，合成专治糖尿病并发症期及晚期肾脏病之剂，名曰"补血二丹汤"。

（二）组成

黄芪 30 ～ 60g，当归 10g，川芎 10 ～ 15g，丹参 30g，牡丹皮 10 ～ 30g，赤芍或白芍 10 ～ 60g。

（三）功效

益气养血，通活血脉。

（四）适应证

1. 糖尿病症见血脉瘀阻或气虚血瘀者。
2. 慢性肾炎、肾衰竭等症见肾气亏虚、血脉瘀阻或肾元虚衰者。

（五）使用方法

本方多用于糖尿病并发症期及慢性肾脏病 3 ～ 5 期。病情虚实夹杂，虚以气血亏虚或肾元虚惫为主，实以络脉血瘀或微型癥瘕为主。因糖尿病及慢性肾脏病病程长，病情复杂，常有多种病理产物，故需根据患者实际情况进行加减。常以元气亏虚之轻重、血脉瘀结之深浅、血分实热之多寡，分别斟酌黄芪、芍药、牡丹皮之用量。糖尿病则重在清热益气，肾脏病则重在泄浊补肾。兼水湿者，则合猪苓、茯苓之辈；兼热毒者，则加金银花、连翘之属；脾胃失和者，常选香橼、佛手以辛润调气而开胃；肾精不足者，每用龟甲、鹿角以通补任督而益精；阳虚者则黄芪用炙，瘀结者则芍药用赤。元气亏虚之重者，每加用人参、红景天，湿浊泛溢之甚者，常选用大黄、番泻叶。依其病、分期、证、症之不同，灵活加减使用。

（六）注意事项

孕妇慎用。儿童需酌减剂量。

（七）方歌

补血二丹归芍芎，丹参丹皮黄芪共。

益气活血化瘀结，肾病消渴皆堪用。

三、名论

（一）方论解析

本方配伍精当，法度严谨。黄芪、当归合用，即当归补血汤，可益气养血以补糖尿病及肾脏病晚期气血之虚。此外，气属阳，血属阴，阴血同源，二药合用更有阴阳双补之妙，既可补因糖尿病火热而耗伤之气阴，又可补益肺脾之气，以后天养先天而治肾脏病肾元之虚。当归、川芎合用，即佛手散，又名芎归汤，可活血养血，祛邪而不伤正。一味丹参功同四物，有凉血活血、养血补血之功。此外，《神农本草经》更言其有益气之效，可治肠鸣幽幽，能调理胃肠气机以助脾胃运化，畅后天生生之气。赤、白芍同用，除可活血养血、清热凉血外，更能通利二便，以治终末期肾病小大不利之标。黄芪、当归、川芎、赤芍等药合用，更是有补阳还五汤之意，有益气行血、通活血脉、活血散结之效，有助微型癥瘕之消除。此外，丹参、芍药、牡丹

185

皮等药,《神农本草经》明言其除癥瘕积聚之功,其药力平和,散结消聚而不伤正。本方药物虽少,但配合得当,性味平和,可于平淡中见功。

(二)临床发挥

传统认为糖尿病的病机是"阴虚为本,燥热为标",实际上"热伤气阴"才是糖尿病的基本病机。热为阳邪,性易伤阴,热为壮火,性善耗气,故而气阴两虚,久则阴阳俱虚,变生百病,继发百证。微型癥瘕不同于单纯瘀血状态,而是消渴病日久,治不得法,热伤气阴,久病入络,在气阴两虚或阴阳俱虚基础上的内热、痰湿、气滞、血瘀互相胶结的复杂状态。络脉遍布周身,内络五脏六腑,外络四体百骸,所以络脉瘀结可导致心、脑、肾、眼底和足多种并发症,而发生胸痹心痛、中风痴呆、水肿关格、肢体麻木疼痛、视瞻昏渺等,这种复杂的病理产物、病变部位和病变过程,即"微型癥瘕"。而依据《黄帝内经》所论,可将糖尿病分为"脾瘅""消渴""消瘅"三期,即糖尿病前期、糖尿病临床期、糖尿病并发症阶段。在糖尿病并发症阶段,气阴耗伤较重,微型癥瘕形成,故治疗需以益气清热、通活血脉、散结消聚为主。

同样,"肾络微型癥瘕"形成在慢性肾脏病发病中具有重要地位。肾居下焦,不若肺之华盖易受邪气侵犯。故本病多由久病邪气入里而成。常因淋证、水肿、癃闭、肾风、消渴日久,久病及肾而入络,多种病理产物相互堆积,形成"肾络微型癥瘕"。既阻碍气血运化,又瘀结肾络,影响肾用,损伤肾体。故亦可辨证选用本方。

四、验案

(一)医案记录

王某,女,66岁,主因发现尿中有泡沫3个月,于2020年10月27日初诊。患者3个月前无明显诱因发现尿中泡沫多,偶眼睑浮肿,小便量较前减少,查血肌酐227μmol/L,患者未予重视,于2020年10月13日复查血肌酐 396μmol/L，尿酸 449μmol/L，尿素 27.46mmol/L。刻下症：尿中泡沫多，腰酸痛，乏力汗出，口唇干燥，腹部隐痛，纳差，入睡困难，眠浅易醒，梦多，大便日 1 行，成形，质黏，尿频，舌暗红，舌体胖舌苔薄黄腻，脉弦滑数。既往糖尿病病史 7 年余，高血压病史 1 年余，血糖、血压控制欠佳。中医诊断：慢性肾衰，气虚血瘀、湿浊内停证。西医诊断：①慢性肾脏病 5 期；②2 型糖尿病；③高血压 3 级；③高尿酸血症。处方：生黄芪 30g，当归 10g，川芎 15g，丹参 30g，人参 5g，猪苓 30g，陈皮 10g，姜半夏 10g。14 剂，水煎服，日 1 剂，早晚分服。

二诊（2020 年 12 月 8 日）：腰酸腹痛、乏力汗出较前明显缓解，无明显水肿，大便已不黏，食欲较前好转。仍眠差易醒，多梦。舌脉变化不明显。上方去人参，加黄芩 10g，炒栀子 10g，牡丹皮 20g，赤芍 20g。14 剂，水煎服，日 1 剂，早晚分服。

三诊（2021 年 1 月 5 日）：2021 年 1 月 4 日复查血肌酐 348μmol/L，尿素 16.1mmol/L，尿酸已恢复正常。睡眠较前好转，舌暗，舌体胖舌苔薄黄腻，脉滑数。处方：生黄芪 30g，川芎 15g，牡丹皮 15g，丹参 30g，人参 10g，葛根 15g，猪苓 30g，土茯苓 30g，泽兰 15g。28 剂，水冲服，日 1 剂，早晚服。

（二）专家按语

本案患者肾衰进展速度快，初诊时虚实夹杂，有气虚、肾虚、血瘀、水湿、湿浊等多种表现，但已有胃气渐衰之象，故当先存脾胃生生之气，但需明其脾胃衰败之因，即肾络微型癥瘕形成，导致肾体受损、肾用失司、浊毒内停。当益气扶元以补肾体而畅肾用，活血利湿以祛湿浊而调气机，和胃理气以护中焦而保生机。故以补血二丹汤加人参以培元扶土，猪苓以利水泄浊，陈皮、姜半夏以理气和胃，兼有调中焦以祛水湿而复气机升降之效。仲景明训"设当行大黄、芍药者宜减之，以其人胃气弱，易动故尔"，故去补血二丹汤之芍药，虑牡丹皮寒凉而遏脾胃气机，故亦去之。二诊诸症悉减，纳佳肿消，是湿浊渐祛而正气渐复。但仍有眠差多梦，脉象仍弦，人卧则血归于肝，肝经有热则夜寐多梦，故去人参而加清肝之品，因其胃气已复，故加入赤芍，略运胃肠以促湿浊从大便而出。三诊则纳佳眠安，脉已不弦，但舌质仍暗，故加益气活血利湿之品，守方以图其功。

（三）跟诊手记

本案患者是一位有多种慢性病的中老年女性，素来不在意自身健康状况，肌酐升高后亦未进行治疗，直到肾功能明显恶化后才寻求医治。患者在候诊时，即靠在诊室门边不停张望，神情焦虑而疲惫。进入诊室后，患者佝偻而依伏与诊桌之上，经问诊得知，患者平素对身体状况尤为自信，此番病情迅速进展，患者深以为苦，忧愁烦闷不能自止。吕老并未立刻询问患者不适，而是与患者聊起家常，询问患者家庭状况，如家中子女的婚育状况、是否已有孙子或孙女等，一番交谈之后患者情绪较前明显放松。之后吕老才进行下一步的诊疗。开具处方后，吕老又耐心叮嘱患者饮食禁忌，根据患者症状特点教导其运动方法，并亲自向患者示范。终末期肾脏病患者心理负担较大，吕老每每听其倾诉，并常常给予相应的建议，从言语的潜移默化中减轻患者的心理负担。

在本案的治疗中，吕老均以补血二丹汤为基础，但并非墨守成方，而是根据患者舌脉等四诊信息，综合考虑患者的正邪关系、胃气的强弱，灵活对药味进行增减。岳美中教授曾有治慢性病当有方有守之训，世人多以守一处方而长服解之，吕老亦强调守方，更强调守其病机，其加减变化之精当，思虑忖度之深邃，令人叹为观止，唯深谙岐黄之国医圣手能有此手笔也。

（张耀夫）

参考文献

1. 赵进喜，王世东，肖永华，等.国医大师吕仁和诊疗糖尿病"二五八六三"经验［M］.北京：中国中医药出版社，2018.

2. 赵进喜，王耀献.吕仁和临床经验集.第二辑［M］.北京：人民军医出版社，2009.

3. 赵进喜，肖永华.吕仁和临床经验集.第一辑［M］.北京：人民军医出版社，2009.

消渴安汤——南征

一、专家简介

南征（1942—   ），男，主任医师，长春中医药大学终身教授、博士生导师。第四届国医大师，首届全国名中医，享受国务院政府特殊津贴专家，卫生部、国家中医药管理局糖尿病重点专科、学科学术带头人，第三至第七批全国老中医药专家学术经验继承工作指导老师，中国代谢病防治创新联盟专家委员会副主任，世中联糖尿病专业委员会副会长、内分泌专业委员会顾问，中国民族医药学会朝医药分会名誉会长。吉林省防控疫情中医救治专家组顾问，吉林省中医药学会高级顾问，吉林省中医药防治艾滋病专家组组长。从事中医诊疗工作 57 年，擅长消渴及并证，及心、脑、肾疑难重症的治疗。

治学格言：读经典，跟明师，多临床。

行医准则：全心全意为患者服务。

最推崇的古代医家：张仲景。

最喜读的著作:《黄帝内经》《伤寒论》《医林改错》。

最擅长治疗的疾病：消渴及并证。

最常用的方剂：肾气丸、补中益气汤、血府逐瘀汤、归脾汤、达原饮等。

最善用的药物：人参、西洋参、紫河车、黄芪、黄精、莱菔子、土茯苓等。

二、效方

（一）来源

本方始创于 20 世纪 70 年代初期，经 50 余年临证实践摸索，逐渐定型。该方形成思路受《圣济总录》地黄生姜煎丸方影响。《圣济总录》地黄生姜煎丸具体药物为生姜汁、生地黄汁、蜜、生麦门冬汁、牛胫骨内髓、茯神、炙甘草、石斛、黄连、栝楼根、五味子、知母、人参、当归、丹参、肉苁蓉、地骨皮、胡麻仁、姜薤、生竹根。原文记载："治消渴后，四肢羸弱，气虚乏，地黄生姜煎丸。"南征结合长期临床经验，化滋阴清热、益气养阴、活血化瘀三法为一法，研发了消渴安胶囊，由生地黄、知母、黄连、地骨皮、枸杞子、玉竹、人参、丹参等八味组成。后来为了增强益气养阴功效、并保护脾胃后天之本，加了黄芪、黄精、厚朴、佩兰、葛根等，名曰消渴安汤。

（二）组成

生地黄 15g，知母 15g，黄连 10g，葛根 20g，地骨皮 20g，玉竹 20g，枸杞子 30g，黄芪 50g，黄精 50g，佩兰 10g，厚朴 10g，丹参 10g，人参 10g（包煎）。

（三）功效

滋阴清热，益气养阴，活血化瘀。

（四）适应证

消渴病阴虚燥热兼气虚血瘀证。

（五）使用方法

指征：口干渴，多饮，多尿，多食易饥，五心烦热，大便秘结，倦怠乏力，自汗等。

煎服法：水煎服，一次 120mL，日 3 次，饭后温服。

辨证加减：口干者加玄参、石斛、花粉、五味子；消食善饥者加麦冬、石膏；多尿者加益智仁、诃子；手足心热者加青蒿、黄柏；腰酸者加杜仲、寄生；盗汗者加牡蛎、麻黄根、浮小麦；畏寒者加小茴香、肉桂；便溏者加白术、茯苓；阳痿者加巴戟天、肉苁蓉；不寐者加酸枣仁、柏子仁、夜交藤；目昏者加青葙子、决明子；头痛者加菊花、白芷；肢麻者加地龙、豨莶草；血瘀重者加川芎、桃仁、红花。

（六）注意事项

嘱患者严守"一则八法"，中药治疗同时配合饮食治疗及运动治疗，具体医嘱如下。

1. 饮食治疗（60kg）

早餐：米饭二两，蔬菜 250g，瘦肉 50g，豆制品 50g。

午餐：米饭三两，蔬菜 250g，瘦肉 50g，豆制品 50g。

晚餐：米饭二两，蔬菜 250g，瘦肉 50g，豆制品 50g。

2. 运动治疗

早餐后 20 分钟后运动 20 分钟。

午餐后 20 分钟后运动 30 分钟。

晚餐后 20 分钟后运动 40 分钟。

3. 其他事项

（1）每日 90 分钟运动以散步为主，劳累即刻休息，运动时间误差不能超过 5 分钟。

（2）严格按饮食表饮食，服药期间不吃萝卜，不吃生冷瓜果，不能乱用营养品。

（3）不饮茶水，晚餐后 4 小时睡觉。

（4）改善生活方式，规律作息，按时服药。

（5）避风寒，保持心情舒畅。

（七）方歌

消渴生地知葛根，枸杞佩兰厚二参。

黄连芪精竹地骨，清热益气化瘀神。

三、名论

（一）方论解析

本方证由阴虚燥热，竭烁津液，气虚血滞，血脉瘀阻所致。可出现阴虚燥热兼气虚血瘀所导致的诸多症状。治宜滋阴清热，益气养阴，活血化瘀。

方中生地黄味甘苦，性微寒，入心、肝、肾经。质润降泄，滋阴清热，甘寒生津。《本草汇言》曰："生地黄，为补肾要药，益阴上品，故凉血补血有功，血得补，则筋受荣，肾得之而骨强力壮。"知母苦、甘、寒，入肺、胃、肾经，上济肺胃，下滋肾水，清燥热。《神农本草经》曰："主消渴热中，除邪气肢体浮肿，下水，补不足，益气。"上二药清润肺肾，润燥泻火，为君药。

黄连味苦入脾、胃经，清心泻火。《药类法象》曰："泻心火，除脾胃中湿热。"葛根味甘、辛，性凉，归脾、胃经，止渴，生津。《医学启源》曰："除脾胃虚热而渴。"地骨皮味甘，寒，归肺、肝、肾经。清热，退蒸。《本草求真》曰："入肺降火，入神凉血。""甘淡微寒，补阴退热。"玉竹味甘，微寒，归肺、胃经。清肺润胃，生津止渴。《日华子本草》曰："除烦闷，止渴，润心肺，补五劳七伤，虚损，腰脚疼痛，天行热狂。"上四药，入阴退火，共为臣药。

黄芪味甘，温，归肺、脾经，益气升阳。《本草纲目》曰："补三焦，实卫气。"《药品化义》曰："主健脾，故内伤气虚，少用以佐人参，使补中益气，治脾虚泄泻，疟痢日久……主补肺，故表疏卫虚，多用以君人参，使敛汗固表，治自汗盗汗。"黄精味甘，平，归脾、肺、肾经，滋肾润肺，补脾益气。《本草便读》曰："黄精，为滋腻之品，久服令人不饥……此药味甘如饴，性平质润，为补养脾阴之正品。"枸杞子味甘，平，归肝、肾经，滋肾润肺。《本草通玄》曰："补肾益精，水旺则骨强，而消渴、目昏、腰疼膝痛无不愈矣。"佩兰味辛，平，归脾、胃、肺经，化湿。《雷公炮炙论》曰："生血，调气与荣。"厚朴味苦、辛，温，入脾、胃、肺经，燥湿，行气。《神农本草经》曰："谓温中益气者是也。"丹参味苦，微寒，归心、肝经，清血热，通经络，祛瘀生新。《云南中草药选》曰："活血散瘀。"人参味甘、微苦，平，归脾、肺、心经。大补元气，补脾益肺，生津止渴。李杲曰："人参甘温，能补肺中元气，肺气旺则四脏之气皆旺，精自生而形自盛，肺主诸气故也。"此为静药中的一味动药，能领诸药贯通气血，可避免滋阴润燥之品的凉遏之弊端。上七药，气阴双补，平而不峻，补而不滞，滋而不腻，共为佐使药。

综观全方，动静结合，刚柔并济，三消同治，共奏滋阴清热、益气养阴、活血化瘀之功。

（二）临床发挥

消渴始见于《黄帝内经》，方治始于《金匮要略》，证候分类始于《诸病源候论》，体系的形成和发展于唐宋，成熟于明清。消渴的病位在散膏。《难经·二十四难》中记载："脾有散膏半斤，主裹血，温五脏，主藏意。"国医大师任继学明确指出："消渴病的病位之本在人体之散膏，即今之胰腺。"散膏能主人体内外之水精的升降出入，故而散膏的功能失调与消渴病的发病密切相关。在拟方之时，应该注重脾经的用药，注重调节水精的出入代谢。

消渴是由于先天禀赋不足，情志不遂，饮食不节，过食肥甘厚味、劳逸失度，脾胃受损，继而燥热、痰浊，瘀毒互结损伤散膏，由损致伤，由伤致逆，由逆致变，治之较难。热蕴于内而津消其中，消渴日久常致瘀。在治疗时要将滋阴清热、益气养阴、活血化瘀三法融为一法。

四、验案

（一）医案记录

孙某，女，63 岁，2001 年 4 月 17 日初诊。主诉：形体消瘦，多食善饥 2 个月。病史：2 个月前因形体消瘦，多食善饥在某医院确诊为糖尿病，用胰岛素治疗不理想，故今日来就诊。刻下症：神疲乏力，口干，口渴多饮，小便频数、量多，动则汗出、气短，腰膝酸软，时有手足心热，舌质暗红，少苔，脉沉细数。理化检查：空腹血糖 13.30mmol/L，餐后 2 小时血糖 17.90mmol/L，糖化血红蛋白（HbA1c）：8.8%。果糖胺 3.80mmol/L，尿糖（++++）。中医诊断：消渴（阴虚燥热，气阴两虚兼瘀）。西医诊断：糖尿病。治法：滋阴清热，益气养阴，活血通络。处方：生地黄 15g，知母 15g，黄连 10g，葛根 20g，地骨皮 20g，玉竹 20g，枸杞子 30g，黄芪 50g，黄精 50g，佩兰 10g，厚朴 10g，丹参 10g，人参 10g（包煎），榛子花 10g，金银花 20g，三棱 10g，莪术 10g，水煎服，日 1 剂。患者连续服用 10 剂后，空腹血糖降至 12.36mmol/L，餐后 2 小时血糖 15.90mmol/L，果糖胺 3.30mmol/L，尿糖（+++）。

10 日后，患者多食易饥、口干、口渴等症状已减轻。但近几日右手麻木。故上方加地龙 20g，伸筋草 15g。服用 10 剂后，右手麻木减轻，空腹血糖降至 9.90mmol/L，果糖胺 3.80mmol/L，尿糖（++）。患者由于近几日感受风寒而咽痛、咳嗽，故辨证加川贝母 15g（单煎），另加儿茶含服，连服 6 剂后，咽痛、咳嗽等症状消失，空腹血糖降至 7.80mmol/L，餐后 2 小时血糖 10.90mmol/L，果糖胺 3.00mmol/L，尿糖（++）。

再过 1 周后，患者自述右手已不麻木，但双眼视物模糊，故上方去地龙、伸筋草、川贝母，加青葙子 20g，决明子 10g，连续服用 10 剂，患者视力恢复，三多症状消失，舌脉正常。复查空腹血糖降至 6.80mmol/L，餐后 2 小时血糖 7.90mmol/L，糖化血红蛋白（HbA1c）：5.6%，果糖胺 2.80mmol/L，尿糖（-）。继续坚持服药 3 个月以巩固疗效，病情稳定。随访至今，未见复发。由此可见，抓主证，兼顾兼证、变证，辨证论治，整体治疗，为中医治病的关键。

（二）专家按语

这是一个典型的阴虚燥热，气阴两虚兼瘀证候，消渴病虽然以阴虚燥热为基本病机，但其根本在于复杂多变，出现"一源多支。"就是说在阴虚燥热的基础上往往会间杂出现血瘀、痰湿、浊毒等表现。所以我们在治疗这些患者的时候，用药方面早期就会加入一些行气活血的药物，从而来改善手足麻木，视物模糊等血瘀状况。另外，消渴患者必须配合"一则八法"综合治疗，严格管理患者，食饮有节，起居有常，不妄作劳，非常重要，必不可少。

（三）跟诊手记

该患者治疗处方中以生地黄、知母、黄连为主药，此三药为滋阴清热治消渴之良药。生地黄甘寒微润，药入血分，既能凉血泄热，又能养阴生津。知母苦寒清泄，药入气分，善清上中下三焦之热而滋阴润燥。黄连苦寒清燥，泻火除烦，三药合用，相得益彰，共奏滋阴润燥、清热泻火之功效。又以枸杞子、玉竹、地骨皮滋阴生津止渴，用人参、黄芪温阳补气，丹参养血活血，用金银花、榛子花则可解毒降糖。本方还加入少量莪术、三棱，旨在行气活血，因消渴早期加入行气活血之品，一则可寓补于通，使补而不滞，二则可改善患者血瘀状况。对于兼症的治疗，手麻加伸筋草、地龙等疏经通络，咳嗽加川贝母、儿茶以润肺止咳，视物模糊加青葙子、决明子清肝明目。总之，治疗过程中注重辨证论治，随症加减，用药配伍精当，加之重视饮食，调摄起居，方能达到满意疗效。

（祝志岳）

参考文献

1. 南征，南红梅. 大国医——治疗消渴就是打败糖尿病［M］. 长春：吉林科学技术出版社，2018.

2. 南征，南红梅. 南征教授悬壶实录［M］. 长春：吉林科学技术出版社，2020.

结节性甲状腺肿

柴香散结方——冯建华

一、专家简介

冯建华（1950—　），男，山东省兰陵县人，教授、主任医师、山东中医药大学博士生导师、中国中医科学院师承博士后合作导师，第三批国家中医药管理局名中医药工作室传承人，第四、五批全国老中医药专家学术经验传承工作指导老师。从事中医临床、教学及科研工作40余年，临床擅长中西医结合治疗糖尿病及其并发症、甲状腺疾病，且对代谢综合征、单纯性肥胖、高脂血症、青年痤疮、月经病、多囊卵巢综合征、不孕不育、亚健康、老年病以及心脑血管疾病等均有独到经验。先后承担国家"十五""十一五"重大科技专项课题，主持国家自然科学基金项目及省"十五""十一五"中医和中药现代化攻关课题，获省部级科技成果奖10余项，出版学术专著15部，发表学术论文90余篇。

治学格言：勤求古训，博采众方，守正创新。

行医准则：视患如亲。

最推崇的古代医家：张仲景。

最喜读的著作：《黄帝内经》《伤寒论》。

最擅长治疗的疾病：内分泌系统疾病。

最常用的方剂：白虎加人参汤、白虎加桂枝汤、玉液汤、逍遥散、温经汤、桂枝茯苓丸。

最善用的药物：黄芪、党参、炒山药、葛根、天花粉、柴胡、炒白芍、丹参。

二、效方

（一）来源

冯建华为齐鲁程冯内科流派第二代代表人物，齐鲁程冯内科流派崇仲景而师东垣，重视脾胃气机升降，认为"内伤脾胃，百病由生"，在甲状腺疾病的防治上提倡脾胃辨证和中医体质相结合。近十年冯建华发现，随着生活水平的提高和工作节奏的加快，结节性甲状腺肿发病率逐年升高。西医治疗主要以手术、高频超声消融为主，但存在复发概率高，创伤性大，易致终身性甲减等弊端。冯建华总结多年临床经验，自创柴香散结方用于结节性甲状腺肿的治疗，临床取得了较好的疗效。

（二）组成

柴胡 12g，木香 9g，炙黄芪 20g，橘核 12g，夏枯草 20g，人参 9g，炒白术 12g，炒白芍 12g，黄芩 6g，法半夏 9g，莪术 12g，生牡蛎 20g，炙鳖甲 12g，浙贝母 12g，生姜 6g，大枣 6g，炙甘草 9g。

（三）功效

益气健脾，理气解郁，化痰活血，软坚散结。

（四）适应证

结节性甲状腺肿见颈前肿大，颈部发胀、压迫感，胸闷不舒，乳房作胀，咽部异物感，乏力，烦闷，舌暗淡，苔薄白，脉弦细。

（五）使用方法

结节性甲状腺肿发病根源在于肝脾，素体后天不足，脾气亏虚，土虚木乘，或肝气郁结，木郁克土，脾失健运。脾虚则津液失运，痰湿自生。日久痰气交阻，经脉不畅，血行瘀滞，气痰瘀交阻颈前发为本病。治疗上标本同治，在理气解郁、益气健脾同时，佐以化痰活血、软坚散结之品。临床辨治要辨本虚标实之偏重，辨气、痰、血之轻重。脾胃虚明显者，柴胡芍药汤为主方，佐以黄芪、陈皮、炒山药、茯苓益气补中，调和脾胃升降；偏于气滞者加柴胡、木香、香附、炒白芍、薄荷、佛手疏肝理气；气郁化火者加刺蒺藜、牡丹皮、栀子、夏枯草，偏于痰凝者加橘核、法半夏、天南星、白芥子化痰散结；偏于血瘀者加三棱、莪术、炒桃仁等活血化瘀。

（六）注意事项

1. 甲状腺结节压迫气管者慎用。
2. 月经期慎用。
3. 孕妇及哺乳期慎用。

（七）方歌

柴香散结参芪术，芩芍橘核半夏枯。
莪牡鳖贝枣姜草，理气化痰又调中。

三、名论

（一）方论解析

结节性甲状腺肿属中医学"瘿病"范畴，"瘿病"发病主要由饮食失调、水土失宜、情志内伤所引起，并与先天禀赋、后天体质关系密切。致病因素虽然不同，但皆可影响脾胃功能，脾气不升，胃气不降，升降反作，清阳下陷，浊阴上逆，致肺胃之气失于清降敛藏，肝脾之气失于温升健运，进而导致浊气、滞痰、瘀血壅遏颈前发为瘿病。痰气瘀之邪作为病理产物，又阻滞气机，进一步影响气机的升降，可导致恶性循环，使病势缠绵。正如《外科正宗》所云："夫人生瘿瘤之症，非阴阳正气结肿，乃五脏瘀血、浊气、痰滞而成。"故脾胃升降失常是瘿病发病之本，浊气、滞痰、瘀血壅遏颈前为瘿病发病之标。治疗上标本同治，在益气健脾、理气解郁同时，佐以化痰活血、软坚散结之品。方中柴胡、黄芪为君药以疏肝理气，益气健脾，治疗脾虚肝郁之本。木香、橘核、夏枯草为臣，以理气化痰散结。莪术活血散结，入肝脾气分，为气中血药，善破气中之血。法半夏善去脾胃湿痰，又能化痰散结。牡蛎味咸，鳖甲咸寒，浙贝母散结，三者皆能软坚散结，共为佐药。人参、甘草、大枣益气补中、调和升降，黄芩、芍药、半夏潜藏相火、降敛浊阴，柴胡、生姜温升肝脾、行散气血，诸药以培中气调升降为本，使肺胃右行以潜藏相火，肝脾左升以行散气血，使中气轮转、清浊复位，恢复气机周流。炙甘草调和诸药为使药。综合全方，针对本病病机，诸味中药联合使用，共奏理气解郁、益气健脾、化痰活血、软坚散结之功，以达消瘿之效。

（二）临床发挥

齐鲁程冯内科崇仲景而师东垣，重视脾胃升降，认为"内伤脾胃，百病由生"，在甲状腺疾病的防治上重视"调中"法防治甲状腺疾病。调中即调脾胃气机升降。脾胃同居中焦，共建"中气"，两者纳化相依，燥湿相济，升降相因，共为气血生化之源、后天之本。齐鲁程冯内科临证之理法方药皆重"中气"。脾主运化水谷，化生气血，滋养四肢百骸，故位中央而灌四维。脾胃充盛则五脏安和，脾胃受损则五脏不安。脾为己土而主升，以升为顺；胃为戊土而主降，以降为和。脾升则肝肾亦升，故木水不郁；胃降则心肺亦降，故火金不滞。胃主受纳，脾主消磨，中气旺则胃降而善纳，脾升而善磨，水谷腐熟，精气滋生，故无病。故齐鲁程冯内科认为：脾胃升降失常是瘿病发病之本，浊气、滞痰、瘀血壅遏颈前为瘿病发病之标。治疗当培中气以调升降为本，使中气轮转、清浊复位，恢复气机周流，肺胃右行以潜藏相火，肝脾左升以行散气血，则病自平矣。瘿病治法当以培中气调升降为本，使肺胃右行以潜藏相火，肝脾左升以行散气血，使中气轮转、清浊复位，恢复气机周流。临床采用黄元御柴胡芍药汤为主方，本方用人参、甘草、大枣益气补中、调和升降，黄芩、芍药、半夏潜藏相火、降敛浊阴，柴胡、生姜温升肝脾、行散气血。

四、验案

（一）医案记录

李某，女，38岁，2020年11月6日初诊。甲状腺肿大2年，未予重视，2020年单位查体，行甲状腺超声示结节性甲状腺肿，大者7mm×6mm，就诊时症见甲状腺肿大，颈部不适感，胸闷不舒，平素脾气烦躁易怒，月经前乳房作胀，月经有血块，感肢倦乏力，烦闷，口苦，纳一般，眠差，小便调，大便稍稀，舌质淡，苔薄黄，脉弦细。西医诊断：结节性甲状腺肿。中医诊断：瘿病。辨证：肝郁脾虚、痰凝血瘀。治法：理气健脾，化痰活血，软坚散结。处方：选柴香散结方加减。柴胡12g，木香9g，炙黄芪15g，人参9g，炒白芍12g，黄芩6g，橘核12g，法半夏9g，莪术12g，生牡蛎20g，浙贝母12g，生姜6g，大枣6g，炙甘草9g。6剂，水煎服，日1剂。11月13日复诊，肢倦乏力改善，口苦减轻，大便仍稀，余症状同前。舌质淡，苔薄黄，脉弦细。上方加炒白术15g，炒山药20g，继服6剂。11月20日三诊，颈前不适改善，胸闷不舒减轻，乏力不明显，口苦消失，上方效不更方改为水丸，每日9g，日1次。

二诊（2021年3月5日）：甲状腺肿大明显减轻，颈部不适感消失，肢倦乏力不明显，纳眠可，小便调，大便成形，日一行，舌质淡，苔薄黄，脉弦细。甲状腺超声示甲状腺结节，大者2mm×3mm。

（二）专家按语

本案患者患结节性甲状腺肿，就诊时见甲状腺肿大，颈部不适，胸闷不舒，月经前乳房作胀，月经有血块，肢倦乏力，口苦，纳一般，眠差，大便稍稀，舌质淡，苔薄黄，脉弦细。病性本虚标实，脾胃虚弱为本，气痰血壅遏颈前为标。脾胃虚弱，脾气不升，胃气不降，升降反作，清阳下陷，浊阴上逆，致肺胃之气失于清降敛藏，肝脾之气失于温升健运，进而导致浊气、滞痰、瘀血壅遏颈前发为瘿病。瘿病治法当以培中气调升降为本，使肺胃右行以潜藏相火，肝脾左升以行散气血，使中气轮转、清浊复位，恢复气机周流，兼以疏肝理气、化痰活血、软坚散结之品治疗。

（三）跟诊手记

结节性甲状腺肿临床多见，本人治疗本病初多以疏肝理气、化痰散结为法，药多用柴胡、香附、佛手、夏枯草、玄参、鳖甲、半夏、浙贝母等理气化痰散结之品，但疗效不佳。冯老指出，甲状腺疾病治疗要重视调理中焦脾胃气机升降。脾胃同居中焦，共建"中气"，两者纳化相依，燥湿相济，升降相因，共为气血生化之源、后天之本。脾胃升降失常是瘿病发病之本，浊气、滞痰、瘀血壅遏颈前为瘿病发病之标。治疗当培中气以调升降为本，使中气轮转、清浊复位，恢复气机周流，肺胃右行以潜藏相火，肝脾左升以行散气血，则病自平矣。

（滕涛）

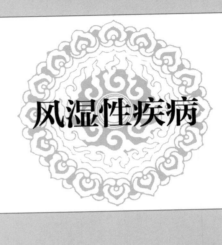

风湿性疾病

类风湿关节炎

通痹汤——张鸣鹤

一、专家简介

张鸣鹤（1928—　），男，主任医师，教授，山东中医药大学附属医院原大内科主任兼风湿病科主任、中医内科教研室主任。1955 年山东医学院（后改名为山东医科大学，2000 年并入山东大学）本科毕业后留山东医学院附属医院内科工作，1958 年底至 1961 年响应党的"西医学习中医"的号召，入山东中医学院西医离职学习中医班学习，自 1961 年毕业后一直在山东中医药大学附属医院工作，历任主治医师、副主任医师、主任医师。长年从事中西医结合内科临床、教学和科研工作，创建风湿免疫专科，创立了以清热解毒为主治疗风湿免疫性疾病的理论体系。

主编或参编了《中医内科学》《实用中医风湿病学》等大型著作，发表了"论痿痹""成人黏多糖病""清热解毒法治疗类风湿性关节炎"等论文 40余篇。并有《清热解毒法治疗风湿病》专著一部。

治学格言：心胸坦荡，不求名利，精益求精。

行医准则：不求名，不图利，勤勤恳恳为患者服务。

最推崇的古代医家：张景岳。

最喜读的著作：《景岳全书》《金匮要略》。

最擅长治疗的疾病：类风湿关节炎、系统性红斑狼疮、干燥综合征等风湿免疫疾病。

最常用的方剂：五子衍宗丸、甘草泻心汤、四妙散、沙参麦冬汤等。

最善用的药物：金银花、连翘、黄芩、白花蛇舌草、贯众、大青叶等。

二、效方

（一）来源

张鸣鹤在临床治疗中发现，风湿类疾病中关节疼痛大多表现为关节屈伸不利，游走性疼痛，恶风怕冷，这是因为人体正气不足，复感风寒湿邪，邪气侵入人体经络，留于关节，导致经脉气血闭阻不通。《灵枢·九针论》云："虚邪客于经络而为暴痹者也。"痛痹汤是张鸣鹤基于风湿类疾病的基本病机结合西医学的研究进展而自拟的经验效方。经多年临床验证，效如桴鼓。

（二）组成

金银花 20g，大血藤 20g，虎杖 20g，雷公藤 10g，羌活 15g，独活 15g，川芎 12g，川牛膝 15g，刘寄奴 20g，荜澄茄 12g。

（三）功效

清热解毒，祛风除湿，通络止痛。

（四）适应证

风湿寒性关节痛、类风湿关节炎、纤维肌痛综合征、骨关节炎等。本方临床常用于以关节症状为主要表现的风湿免疫性疾病，双手小关节对称性肿痛，晨僵，肢体关节或肌肉酸痛，游走不定，关节屈伸不利，恶风，或有低热，苔薄白，脉浮滑。

（五）使用方法

此方多苦寒之品，故加荜澄茄温中散寒以反佐，若服后仍有腹泻可更加温中和胃之品；对于长期服用西药导致肝功异常的患者，可加入白芍、五味子、沙参等柔肝养肝，临床应辨证施治。考虑本方偏于寒凉，为减轻胃肠反应建议患者每日早晚饭后 1 ～ 2 小时温服。

（六）注意事项

1. 注意辨别虚实，如为虚证者，需顾护脾胃，减少寒凉药物的使用。
2. 备孕期、孕妇及哺乳期慎用。

（七）方歌

通痹双花雷公藤，虎杖红藤羌独芎。

寄奴牛膝荜澄茄，祛风除湿经络通。

三、名论

（一）方论解析

通痹汤为张鸣鹤多年临床经验总结而成的自拟方。其功效为清热解毒，祛风除湿，通络止痛，用于以关节症状为主要表现的风湿免疫性疾病的治疗。方中金银花、大血藤、雷公藤、虎杖叠加配伍，金银花清热解毒药力雄厚，内可除脏腑热毒，外可治痈肿疮毒；大血藤、雷公藤除清热解毒作用外还具有活血化瘀、祛风止痛功能；虎杖兼可清利湿热、散瘀止痛，四药合用针对痹证活动期的病机焦点"邪毒攻注"，清热解毒效专力宏。独活善治伏风，性善下行，配合羌活祛上部风湿，两药相合，散上下之风湿。川芎为血中之气药，与羌活、独活联用可上达头颠，旁及四肢，增强除痹之功。药理学上川牛膝、刘寄奴具有改善微循环、调节免疫及抗炎作用，本方中用以逐瘀通经，通利关节。清热解毒药物大苦大寒，容易碍胃滑肠导致泄泻，因此用药同时必须配伍温中和胃或温里补阳药，如荜澄茄、干姜、桂枝、肉桂等，以保用药稳妥。风湿病活动期多属"热痹"范畴，火热毒邪常与风寒湿或痰浊瘀血相互兼夹，单一清热解毒药物未必能取得较好疗效，故本方使用大量清热解毒药物用以清解体内蕴集热毒。

（二）临床发挥

对于痹病的论述早在《素问》中就指出："厥阴有余病阴痹，不足病生热痹。"《素问·痹论》又指出"风寒湿三气杂至，合而为痹……其热者，阳气多，阴气少，病气胜，阳遭阴，故为痹热。"痹证的病因病机与感受风湿热毒或风寒湿之邪从阳化热有着密切关联。《素问·阴阳应象大论》曰："壮火之气衰，少火之气壮，壮火食气，气食少火，壮火散气，少火生气。"精辟地阐述了病理状态下壮火、邪火亢盛的相因为病的关系，容易化火成毒，形成热毒证或火毒证。"热为火之渐，火为热之极"，临床中表现为红、肿、关节灼热疼痛等。

在明确痹证"热毒湿瘀互结、痹阻经络骨髓"这一基本病机的前提下，要注意辨证论治。临床上张鸣鹤以清热解毒为痹证治疗的基本原则，在此基础上佐以祛风除湿，活血通络。活动期患者出现关节肿胀热痛、疼痛剧烈、压痛明显，小便黄，舌红苔黄，脉弦滑或数；或关节肿胀酸痛，局部色暗，肢体沉重，压痛较轻，伴有关节积液，舌淡苔白，辨证均属于风湿热痹证。临床上根据患者湿热之邪的轻重对比，前者予以清热解毒，佐以祛风除湿，常用金银花、连翘、大血藤、板蓝根、虎杖、蒲公英等；后者以祛风除湿为主，佐以清热解毒，临床药物常用茯苓、猪苓、车前草、泽泻等。湿热易耗阴津，若患者出现口干口渴、潮热盗汗等阴虚症状，则予以对证处置，少佐滋阴清热药物，如石斛、生石膏、牡丹皮等。热痹寒治，必以热药佐之。张鸣鹤临床上常在大量的寒凉药物之外稍佐温热药物，如干姜、附子、肉桂等，用以顾护脾胃、加强祛风除湿药物的疗效。对于痹证病史较长的患者，出现关节刺痛，疼痛固定，关节僵硬变形、局部色暗，舌暗苔白，舌下脉络迂曲，脉弦涩，则为病邪日久入络，导致气血瘀滞，辨证当属热毒瘀阻证，予以清热解毒，活血通络。临床常用药物有莪术、刘寄奴、水蛭、土鳖虫、川芎、赤芍等。痹证缓解期患者关节肿痛症状得以控制，也不可用纯补之剂，应考虑到类风湿关节炎"热毒内结"的基本病机，予以清解余毒，平补肝肾，以使热毒得清，使患者病情稳定。临床常用药物有金银花、大血藤、黄芪、当归、川牛膝、杜仲、骨碎补等。

四、验案

（一）医案记录

傅某，女，55岁。周身多关节痛3年。患者3年前出现双手指节胀痛，伴握拳不紧，后累及双膝关节，蹲起困难。1年前逐渐出现双下肢浮肿，以双踝内侧为甚。2011年7月18日初诊。周身关节游走性疼痛，晨僵＞1小时，怕风冷，双手掌指关节轻肿，握拳不紧，双膝、双踝关节肿胀疼痛，踝关节内侧皮肤色素沉着，舌红，苔黄，脉弦滑。血沉38mm/h。中医诊断：尪痹（湿热内蕴）。西医诊断：类风湿关节炎。治法：清热解毒，祛风除湿，祛瘀通络。处方：自拟通痹汤加减。金银花20g，大血藤20g，雷公藤10g（先煎），虎杖20g，猫眼草15g，猫爪草20g，羌活15g，独活20g，猪苓20g，泽泻20g，川牛膝15g，荜澄茄12g。7剂，水煎服，日1剂。嘱患者避风寒，适劳逸，节饮食，畅情志。

二诊（2011年7月25日）：双手掌指关节、双膝及双踝肿胀明显减轻，舌红，苔白厚，脉缓滑。上方加茯苓皮30g，以增利水消肿之力，7剂，继服。

三诊（2011年8月1日）：关节肿胀较前又有减轻，仍感疼痛，舌红，苔黄，脉弦细数。患者病情已明显减轻，然病程日久，非短期可愈。处方：金银花20g，大血藤20g，雷公藤10g（先煎），虎杖20g，板蓝根20g，猫眼草15g，猫爪草20g，羌活15g，独活20g，茯苓皮30g，猪苓20g，泽泻20g，防己15g，荜澄茄12g。7剂，水煎服，日1剂。

（二）专家按语

患者多关节肿痛，微有变形，有晨僵，恶风怕冷，血沉38mm/h。据其临床症状判断，当为类风湿关节炎活动期，属中医尪痹范畴，证属湿热蕴结。此证为外感风寒湿邪，郁而化热，湿热胶着留恋，痹阻经络、骨节所致，加之久病入络，已有瘀血痹阻之象，患处皮肤色暗，微有关节变形，即是佐证。故治宜清热解毒，祛风除湿，祛瘀通络。

（三）跟诊手记

方中金银花、大血藤、板蓝根、虎杖均长于清热解毒，诸药合用，效专力宏，而大血藤又兼活血之功，虎杖可助利湿消肿。张教授认为，免疫性炎症"有炎即有热""热与毒相伴"，因而治疗应着眼于"因炎致痛""炎消则痛止"，重用清热解毒之法。现代药理研究表明，清热解毒药具有免疫调节，抗炎，抗病毒，减少渗出，抑制抗体产生等作用，可从多环节、多靶点抑制滑膜炎症反应。

此例患者关节肿胀尤甚，为水湿停聚，湿盛邪瘀之象。故而处方在清热解毒的基础上加用猪苓、泽泻、防己、猫眼草、猫爪草等药以利湿消肿。猪苓、泽泻配伍，利水而不伤阴，辅以防己则清热利湿之力更甚。猫眼草、猫爪草合用，以助清热解毒、消肿散结之力，两药作用部位又有所不同，其中猫眼草尤适用于上肢小关节肿胀者，而猫爪草尤适用于下肢关节肿胀者。

雷公藤为张教授治疗类风湿关节炎的一味要药，功能清热解毒，祛风除湿，利湿通络，该药中雷公藤多甙、雷公藤甲素等成分的抗风湿作用也逐渐被现代药理研究证实。然而雷公藤的毒性亦不容忽视。张教授常权衡利弊而用之，并嘱患者先煎以减其毒性，待病情缓解则酌减用量，并避免用于未成年患者。

尪痹之病往往缠绵难愈，用药又多为寒凉之性，久之唯恐伤中败胃，故张教授常于方中加入荜澄茄等温中之品，一则取其反佐之效，二则避免寒凉之弊。

（李作强）

系统性红斑狼疮

解毒祛瘀滋阴方——范永升

一、专家简介

范永升（1955——　），男，浙江中医药大学教授，博士生导师，主任中医师，首届全国名中医，岐黄学者，浙江省特级专家，浙江中医药大学原校长。现任中国中西医结合学会风湿类疾病专业委员会主任委员，国家重点学科中医临床基础学术带头人，教育部第二届中医学教育指导委员会副主任委员。师承首届国医大师何任、《黄帝内经》大家徐荣斋、西医风湿病专家山口雅也和中医风湿病专家陈湘君。从事中医医疗、教学、科研工作40余年，擅长中医内科疾病的诊治，尤其对系统性红斑狼疮、类风湿关节炎等风湿免疫病有深入研究。他善于传承创新，所建立的从"毒瘀虚"论治系统性红斑狼疮的理论及临床治疗方案，成为行业临床路径，已在全国推广应用。他作为第一完成人获得国家科技进步二等奖。他医术精湛，医德高尚，就诊患者来自国内外，深受好评。他带领的浙江中医药大学附属第二医院风湿免疫科已成为国家中医临床研究基地。他提出"浙派中医"及其十大流派、八大特色，得到中医行业的广泛赞誉。他创新教学理念，主编《金匮要略》《中西医结合临床风湿病学》等教材、著作16种，已培养博士、硕士生100余名，大多成为中医风湿病领域的骨干。他还领衔荣获首届"全国高校黄大年式教师团队"称号以及国家教学成果二等奖。

治学格言：学贵于恒，业精于勤。

行医准则：大医精诚，患者至上。

最推崇的古代医家：张仲景。

最喜读的著作：《金匮要略》《温热论》《温病条辨》。

最擅长治疗的疾病：风湿免疫性疾病。

最常用的方剂：升麻鳖甲汤、犀角地黄汤、青蒿鳖甲汤、赤小豆当归散、甘草泻心汤、黄芪桂枝五物汤、一贯煎等。

最善用的药物：升麻、鳖甲、青蒿、水牛角、生地黄、牡丹皮、赤芍、赤小豆、当归、生黄芪、桂枝、炒白芍、茯苓、炒白术、佛手、炙甘草等。

二、效方

（一）来源

系统性红斑狼疮（SLE）过去一般都用清热解毒方法治疗，但对有些患者疗效并不理想。20世纪90年代中期，范永升根据温病理论并结合临床实际，发现不少这种患者伴有血瘀、阴亏的情况，于是采用解毒祛瘀滋阴法，疗效明显得以提高，能减少糖皮质激素用量及副作用。解毒祛瘀滋阴方为升麻鳖甲汤、青蒿鳖甲汤和犀角地黄汤三方化裁而来。其中升麻鳖甲汤来源于《金匮要略》，原方用于治疗阳毒；青蒿鳖甲汤来源于《温病条辨》，原方用于治疗温病后期阴液已伤之虚热证候；犀角地黄汤来源于《外台秘要》，原方用于治疗热入营血证吐血、衄血。

（二）组成

干地黄15g，炙鳖甲12g，升麻9g，白花蛇舌草18g，青蒿30g，积雪草30g，赤芍18g，牡丹皮12g，佛手片9g，生甘草9g。

（三）功效

清热解毒，祛瘀滋阴。

（四）适应证

系统性红斑狼疮，热毒血瘀阴虚型。临床证候：面部红斑或皮疹，或面颧潮红，局部斑疹暗褐，或伴发热，或关节痛，或口腔溃疡，或口眼干燥，或脱发，或腰膝酸软，或月经不调，或伴有脏器受累，舌质红或暗红，苔薄或偏少，脉细或细数。

（五）使用方法

水煎服，日1剂，分2次服用，禁忌生冷辛辣食物。本方以清热解毒、凉血散瘀为主，主要是针对热毒血瘀阴虚型患者较为适用。热重加生石膏30g，知母15g，高热不退加羚羊角粉0.6g；神昏、谵语加安宫牛黄丸；面部斑疹色红加水牛角30g，凌霄花9g；关节痛加威灵仙30g，豨莶草15g；低热加银柴胡9g，胡黄连9g；口腔溃疡加蒲公英30g，苦参10g；口干、眼干加枸杞子15g，麦冬15g；脱发加制何首乌12g，旱莲草15g；腰膝酸软加杜仲15g，川牛膝9g；月经不调，加益母草9g，佛手9g；胸闷、心悸加丹参30g，降香6g；咳喘加炙麻黄6g，苦杏仁6g；肝酶升高，或有黄疸，加茵陈30g，垂盆草30g；紫癜、尿血加白茅根30g，茜草12g；腰酸浮肿、泡沫尿加金樱子30g，芡实15g；肢体麻木、抽搐加白僵蚕10g，全蝎3g；头晕目眩加天麻9g，钩藤12g。

（六）注意事项

1.注意辨别虚实，如以虚证为主者，切勿使用。

2.孕妇禁用，哺乳期慎用。

（七）方歌

解毒祛瘀滋阴方，蒿甲佛手升丹芍。

积雪蛇舌地黄草，狼疮毒瘀虚效好。

三、名论

（一）方论解析

方中干地黄清热凉血滋阴为君药，白花蛇舌草、升麻清热解毒，青蒿、炙鳖甲滋阴透热，共为臣药，赤芍、牡丹皮、积血草凉血散瘀共为佐药，甘草解毒和中，佛手疏肝解郁，共为使药。方中干地黄、牡丹皮、赤芍与积雪草相伍凉血散血，凉血而不留瘀；升麻与鳖甲相合，既散在表之毒邪，又清热养阴，互为协同，相得益彰。诸药合用，共奏清热解毒、凉血散瘀、益肾养阴之功。

（二）临床发挥

临床上系统性红斑狼疮患者往往既有先天禀赋不足即肾精不足，同时后天又多感受温毒之邪。热毒易伤阴，热毒与阴亏又往往会导致血瘀的发生，故临床上热毒内留、肾阴亏虚、瘀血内阻等情况往往会交织在一起。所以系统性红斑狼疮患者既有红斑、皮疹、烦躁、发热等热毒症状，又有腰酸耳鸣、月经不调、脱发等肾阴虚表现，同时又往往伴有斑疹色暗、闭经、脉涩等血瘀之候。反映出本病肝肾阴虚为本，热毒、血瘀为标的特征。从治疗学角度来看，清热解毒有利于阴液的恢复，补益肾阴增强正气也有利于热毒之邪的祛除，祛瘀既有利于祛除热毒之邪，也有利于阴液滋生，故清热解毒、滋阴益肾、活血祛瘀在治疗本病过程中是并行不悖，相得益彰的。故范永升提出了解毒祛瘀滋阴法治疗系统性红斑狼疮的临床常见证型即热毒阴虚血瘀证具有良好的治疗效果。

现代药理学研究其具有抗菌消炎、促进脾脏调节性 T 细胞（Ts）增殖功能、抑制外周血 T、B 淋巴细胞的作用，可以防治系统性红斑狼疮细胞的体液免疫异常及治疗过程中的继发感染。临床上以解毒祛瘀滋阴方联合糖皮质激素治疗系统性红斑狼疮，取得了良好的协同作用。与单用糖皮质激素治疗相比，前者能更显著地改善发热、关节痛、皮损、口腔溃疡、脱发、月经不调等症状，降低 ANA、抗 ds-DNA 和升高补体 C3、血小板等指标，改善外周血 T 细胞亚群比例和内分泌及性激素免疫调节环路，从而减少糖皮质激素的用量；同时糖皮质激素的减量可以减少感染、骨质疏松、高脂血症等并发症。可见在应用糖皮质激素等西药治疗系统性红斑狼疮的基础上，并用解毒祛瘀滋阴方可以减少糖皮质激素的用量，起到良好的增效减毒的作用。

解毒祛瘀滋阴方在临床实际应用时需要结合具体情况灵活加减用药：如热毒较甚，面部红斑鲜红，舌质红绛，可加用水牛角、大青叶、凌霄花等加强清热解毒凉血之力；伴有发热，可加用石膏、知母清气分热；高热不退，可用羚羊角粉吞服解毒退热；伴有神昏、谵语，可加安宫牛黄丸清热解毒，开窍醒神；伴有关节痛，可加威灵仙、豨莶草祛风除湿；伴有低热，可加银柴胡、胡黄连清透虚热；伴有口腔溃疡，可加蒲公英、苦参清热除湿；伴有口干、眼干，可加枸杞子、北沙参、麦冬等滋阴生津；伴有脱发，可加制何首乌、玉竹、旱莲草等滋肾养血；伴有腰膝酸软，可加杜仲、桑寄生、川牛膝补益肝肾；伴有月经不调，可加益母草、佛手等疏肝活血；伴有胸闷、心悸，可加丹参、降香、砂仁活血行气；伴有咳嗽、咳喘，可加炙麻黄、苦杏仁、桔梗等宣利肺气；伴有肝酶升高，或有黄疸，可加茵陈、垂盆草、虎杖等清利湿热；伴有紫癜、血尿，可加白茅根、茜草清热凉血止血；伴有腰酸浮肿、泡沫尿，可加杜仲、芡实、金樱子等补肾固涩；伴有肢体麻木、抽搐，可加白附子、白僵蚕、全蝎息风止痉；伴有头晕目眩，可加天麻、钩藤平肝潜阳。

四、验案

（一）医案记录

钱某，男，8岁，2009年8月3日初诊。主诉：面部红斑2月。病史：患者2月前鼻梁两侧呈蝶形红斑，低热，颜面潮红，查抗核抗体（ANA）阳性1∶160，抗ds-DNA（+），血沉84 mm/h，尿常规提示尿蛋白（+），曾服强的松、雷公藤多苷片等效果不佳。刻下症：面部鼻梁两侧蝶形红斑，口干潮热，失眠盗汗，便结溲黄，舌暗红，苔少，脉细数。中医诊断：阴阳毒（热毒血瘀阴虚证）。西医诊断：系统性红斑狼疮（SLE）。治法：清热解毒，凉血消斑。处方：解毒祛瘀滋阴方加减。生地黄10g，炙鳖甲9g（先煎），升麻6g，青蒿12g，赤芍10g，牡丹皮6g，水牛角10g（先煎），紫草6g，七叶一枝花9g，凌霄花5g，白僵蚕6g，徐长卿12g，红枣10g，知母6g，地骨皮6g，麦门冬10g，生甘草5g。7剂，水煎服，日1剂，分2次服用。

二诊（2009年8月10日）：失眠汗多症状减轻，口干仍明显，大便仍干。拟参滋阴消斑，上方加铁皮石斛9g（先煎）。14剂，煎服法同前。

三诊（2009年8月24日）：面颊红斑好转，余症稳定，舌质淡红，苔薄白，脉细。治守前法，上方去紫草、地骨皮。处方：生地黄10g，炙鳖甲9g（先煎），升麻6g，青蒿12g，赤芍10g，水牛角10g（先煎），七叶一枝花9g，凌霄花5g，白僵蚕6g，徐长卿12g，红枣10g，知母6g，地骨皮6g，麦门冬10g，生甘草5g，铁皮石斛9g。28剂，煎服法同前。

四诊（2009年9月21日）：蝶形红斑完全消失，唯诉关节时有作痛。治拟祛风通络。上方去炙鳖甲、水牛角，加青风藤9g，威灵仙12g，嘱其再服28剂以巩固疗效。随访2年余，蝶形红斑未见复发。

（二）专家按语

SLE蝶形红斑属中医学"日晒疮""蝶疮流注""阴阳毒"等范畴。

晋·巢元方《诸病源候论》说："人感乖戾之气……至夏遇热，温毒始发于肌肤，斑烂隐疹，如锦文也。"不难看出，古人对温毒的论述与系统性红斑狼疮发病过程、症状类似。热毒、血瘀、阴虚在SLE的发病和病理转机中起重要的作用。本病临证多见虚实兼夹之征，本虚以肾虚阴亏为要，标实以热毒、瘀血为主，因虚致实，因实致虚，使病情迁延反复，缠绵难愈。本案证候表现为热毒、血瘀、阴虚错杂，故治疗上以凉血解毒、滋阴消斑为基本治法。方用解毒祛瘀滋阴方，此方以青蒿鳖甲汤、升麻鳖甲汤合犀角地黄汤化裁。方中青蒿辛、苦，寒，清热凉血透邪；炙鳖甲能"补经血，除骨蒸"（《药性论》），入至阴之分，滋阴退热，又入血脉，攻除邪毒；知母苦寒，滋阴降火，助鳖甲养阴退热；升麻辛、甘，微寒，清热解毒透疹，《神农本草经》记载"主解百毒"；水牛角咸寒，代替犀角，具有凉血解毒的功效，与生地黄、赤芍、牡丹皮相须为用，起到协同清热凉血散瘀的作用；麦门冬、地骨皮助知母滋阴降火；紫草、七叶一枝花、凌霄花等增强凉血消斑，解毒清热之力；白僵蚕、徐长卿祛风通络；诸药合用，共奏解毒祛瘀滋阴之效。

（三）跟诊手记

系统性红斑狼疮患者多为育龄期女性，也有少数为男性患者，如本案为一男性儿童。患儿来诊时鼻梁两侧呈蝶形红斑明显，伴有口干潮热，失眠盗汗，便结溲黄，舌暗红，苔少，脉细数。系统性红斑狼疮发病时本为热毒，儿童又多为"纯阳之体"，两阳相加，故热毒较甚，热入营血，故见面部红斑，大便干结、小便黄赤；热毒伤阴，故见口干潮热、盗汗；热扰心神，故见失眠、心烦；舌暗红，苔少，脉细数为热毒伤阴之象。故范老师初诊以解毒祛瘀滋阴方清热解毒，凉血消斑，以祛邪为先。二诊时失眠汗多症状减轻，仍有口干、便干，为伤阴之象，故加铁皮石斛滋阴和胃。三诊时面颊红斑好转，余症改善，治守前法，去紫草、地骨皮苦寒之品；四诊时蝶形红斑完全消失，唯诉关节时有作痛，故去咸寒清热之水牛角、鳖甲，加用青风藤、威灵仙祛风通络。

经过 1 月余的精心诊治，取得了满意的临床疗效，得益于范老师临床辨证准确，并灵活随症加减。初诊时以清热解毒、凉血消斑为主，二诊时阴液亏虚见症明显，故考虑加用铁皮石斛滋阴，逐渐转为以滋阴消斑为主，三诊、四诊时面颊红斑好转，并逐渐消退，此时要去除苦寒、咸寒的水牛角、紫草、地骨皮等药物，临床上随症加减。处方总体以解毒祛瘀滋阴为治法，但是各个诊次在清热解毒、凉血消斑、滋阴透热以及祛风通络等治法上又各有侧重，灵活变通。

（李正富）

参考文献

1. 范永升. 凉血散血滋肾益阴法治疗系统性红斑狼疮［J］. 中医杂志，1995，36（8）：467-468.

2. 范永升，温成平，李学铭，等. 激素并用解毒祛瘀滋阴法治疗系统性红斑狼疮的临床疗效观察［J］. 中国中西医结合杂志，1999，19（10）：626-627.

3. 范永升. 中医药治疗系统性红斑狼疮的探讨［J］. 浙江中医杂志，2002（5）：200-201.

4. 范永升. 系统性红斑狼疮的中医临床探索与实践［J］. 浙江中医药大学学报，2019，43（10）：1030-1035.

5. 王新昌. 浙江中医临床名家·范永升［M］. 北京：科学出版社，2019.

痛 风

桑桂虎苓饮——杜怀棠

一、专家简介

杜怀棠（1935—　），男，第五批全国老中医药专家学术经验继承工作指导老师。师承秦伯未教授、董建华院士，倡导寒温统一，辨治热病，对脾胃、心、肾之疾亦治验颇丰。任东直门医院院长期间，与德方合作建立了欧洲第一家中医院，迈出了中医走向世界的坚实一步。

行医准则：大医精诚、利让德渡、医者仁心、止于至善。

最推崇的古代医家：张仲景。

最喜读的著作：《黄帝内经》《伤寒论》。

最擅长治疗的疾病：温病，呼吸系统、消化系统常见病。

最常用的方剂：四逆散、逍遥散、小柴胡汤、二陈汤、温胆汤、桂枝汤、百花膏等。

最善用的药物：茯苓、当归、炙甘草、白芍、柴胡、陈皮、半夏、生黄芪、百合等。

二、效方

（一）来源

痛风表现为急性发作关节红肿疼痛，慢性迁移反复难愈，总属中医"痹证"的范畴。《素问·痹论》指出："风寒湿三气杂至，合而为痹。"杜怀棠认识痛风的病机为湿浊留驻，寒阻经络，寒遏化热，多表现为寒热错杂。治疗关注通痹阻之气血经络，清郁闭之内热，散盘踞之里寒。寒热错杂，杜怀棠选用药性平和的桑枝为君，急性发作多属热痹，参考白虎加桂枝汤，桂枝芍药知母汤中桂枝用法，用桂枝温经散寒通络，用虎杖清热解毒，寒热并用；参考今人浊痹的概念，用土茯苓化湿泄浊。

本方又密切结合痛风的病理过程。痛风主要病理过程为高尿酸血症、痛风结石、关节炎症。尿酸由嘌呤转化成，由肾排出。现代药理研究发现，桂枝、虎杖提取物，可抑制黄嘌呤氧化酶活性，抑制内源性尿酸转化；而土茯苓、威灵仙、萆薢、泽泻、生薏苡仁都可以促进尿酸排泄。

（二）组成

桑枝 30g，桂枝 10g，虎杖 20g，土茯苓 30g，威灵仙 15g，萆薢 15g，川牛膝 15g，泽泻 15g，生薏苡仁 30g，当归 15g，地龙 15g。

（三）功效

通经活络，利湿解毒，化瘀止痛。

（四）适应证

1. 痛风。
2. 高尿酸血症可酌情选用。

（五）使用方法

若肝肾不足，合用桑寄生 30g，补肝肾，强筋骨，与桑枝一通一补，又能有一定降血压、降血脂、利尿的作用。

（六）注意事项

1. 注意鉴别湿浊与水饮。
2. 注意寒热用药的比例调整。
3. 注意血瘀的程度。

（七）方歌

桑桂虎苓治痛风，牛薏萆泽威归龙。

或加寄生益肝肾，利湿解毒经络通。

三、名论

（一）方论解析

桑枝轻清之品以疏闭阻之气机，通经活络，是为君药。桂枝辛温，辛以通经，温以散寒。虎杖微苦温，清热解毒，散瘀止痛。土茯苓者，解毒通经络。三者共为臣药，辅君以通经活络止痛，清散寒热。考虑痹不离湿，以生薏苡仁、泽泻、萆薢利湿化浊，生薏苡仁又有蠲痹散结之功；疼痛明显，加威灵仙通络止痛；红肿明显，加当归、地龙通经活络，活血化瘀。

（二）临床发挥

本方在临床上可用于痛风患者，高尿酸血症亦可酌情选用。若湿热下注，合用四妙散，清热利湿，化瘀通痹；若气虚水泛，合用防己黄芪汤，补气祛风，健脾利水，此二方也是痛风的常用处方。久病伤阴，可用百合养阴补虚安神，百合含少量的秋水仙碱，具有一定的抗炎功效。

221

四、验案

（一）医案记录

方某，28岁，男，2014年9月17日初诊。患者左足第1趾关节红肿热痛4年余。患者4年前在美国食用"蛋白粉"（具体品牌产地规格不详）后逐渐出现左足第1趾关节红、肿、热、痛，就诊美国当地医院，给予非甾体类药物后症状缓解不明显，后回国多次就诊于中医医院，未予药物治疗。就诊时诉左足第1趾关节疼痛，局部红肿热，未影响正常行走，无明显晨僵现象，无类风湿结节，纳眠可，二便调，舌暗红，少苔薄黄，脉弦滑。辅助检查：2014年4月29日（北京复兴医院）血生化示尿酸504mmol/L，2014年8月29日复查血尿酸504mmol/L，尿常规示pH值5.5。中医诊断：痹证。西医诊断：痛风性关节炎、高尿酸血症。治法：通经止痛，化瘀利湿。处方：桑枝30g，桂枝10g，虎杖30g，土茯苓30g，萆薢15g，生薏苡仁30g，生百合15g，当归15g，桑寄生30g，独活10g，苍术10g，泽泻15g。中药颗粒7剂14袋，早晚各1袋，开水冲服。

药后指趾关节疼痛明显缓解，间断以上方加减，尿酸控制于450mmol/L左右，关节炎2～3月发作一次。

（二）专家按语

患者患痹证，患处红肿热痛明显，是风湿化热之象，不通则痛。治疗当通经络，祛湿化瘀止痛。萆薢、土茯苓、生薏苡仁、泽泻利尿通淋泄肾毒；桂枝、虎杖抑制肾毒生成；当归活血通络；苍术清热燥湿；独活、桑寄生二药补肝肾强筋骨，生百合含秋水仙碱，为痛风性关节炎要药；桑枝者，祛风湿利关节，《本草备要》赞其能够"利关节，养津液，行水祛风"。全方配伍以祛风湿通经络，活血止痛。

（三）跟诊手记

西医学中高尿酸血症、痛风性关节炎，与中医痹证高度相关。中医针对痹证，以不通则痛、不荣而痛概括。治疗方法不外乎祛风除湿，清热散寒，兼见虚象则补益肝肾壮腰膝。且痹证在区分寒热属性上往往较难，痹证日久常见寒热错杂，因此不可大伍寒药或一味地运用热药。桂枝温通，生薏苡仁清解，以微温微寒疗寒热痼疾。祛风湿中药中，如桑枝、虎杖、土茯苓、泽泻、生薏苡仁在现代药理研究中发现具有抑制尿酸生成或促进尿酸排泄的功能，对西医高尿酸血症及痛风性关节炎是对症之药品。因此，对于中药的配伍，除了遵循君臣佐使、四气五味、归经理论外，还应该密切结合现代药理研究成果，扩大中药治疗范围。同时，对于单味中药的在组方中的巧妙运用，往往也具有画龙点睛之力。如百合以富含秋水仙碱成为组方之亮点。如何巧妙精准掌握点睛之药，并灵活运用，需要广泛涉猎，勤于积累。

（王双）

痛风定痛方——商宪敏

一、专家简介

商宪敏（1940—　　），女，主任医师、教授，享受国务院政府特殊津贴。为第三批全国老中医药专家学术经验继承工作指导老师、首都国医名师、北京中医药大学著名中医药专家学术经验继承博士后导师。从医近60年，为中医风湿病、肾病学的先行者和耕耘者之一。曾任北京中医药大学东直门医院大内科主任，擅长风湿病、肾病、老年病及疑难杂症的诊治，尤对类风湿关节炎、干燥综合征、强直性脊柱炎、痛风、骨性关节病、慢性肾衰竭等的诊治有独到见解。1991至1993年作为北京中医药大学中医专家副领队赴德国工作，参与创办欧洲第一所中医院——魁茨汀中医院，为中医走向世界做出了贡献。

行医准则：以诚为本，淡泊名利。

治学格言：从医治病要干一辈子，爱一辈子，学一辈子，奉献一辈子。

座右铭：仁心仁术，德术兼优。

最推崇的古代医家：张仲景。

最喜读的医学著作：《金匮要略》。

最擅长治疗的疾病：风湿病、肾病、老年病及疑难杂症。

最常用成方：桂枝芍药知母汤、生脉散、丹参饮、半夏泻心汤、吴茱萸汤、瓜蒌薤白半夏汤。

最常用的药物：黄芪、女贞子、白芍、丹参、桂枝、青蒿、青风藤。

二、效方

（一）来源

商宪敏擅治风湿病，历经50余年医教研实践，总结了三辨（辨证、辨病、辨体质）二对（对症、对药理）中西医融合的诊治思维方法，同时自创治疗急性痛风性关节炎的经验方，通过不断的实践、总结、再实践、修订，日臻完善，最终定名为"痛风定痛方"。

（二）组成

土茯苓30g，萆薢30g，秦皮15g，秦艽15g，虎杖10～30g，车前子30g（包煎），络石藤15g。

（三）功效

清热除湿，散风通痹。

（四）适应证

1. 痛风急性发作期或慢性痛风急性复发，证属风湿热痹者。

2. 症见关节红肿热痛，灼痛难忍，昼轻夜重，甚者肢体关节活动不利。

舌质暗红，苔黄或黄腻，脉滑数或弦滑。

（五）使用方法

痛风急性发作期或慢性痛风急性复发时，临床表现属风湿热痹证候者服用。

加减法：热甚者酌加生石膏、忍冬藤、连翘；湿热甚者酌加薏苡仁、汉防己、防风、黄柏；血瘀甚者酌加丹参、牡丹皮、地龙；痛甚者酌加山慈菇、全蝎、延胡索、穿山龙；伴泌尿系统结石者酌加金钱草、海金沙、鸡内金；平素脾胃虚弱者酌加炒苍术、炒白术、炒薏苡仁等。

煎服法：诸药用冷水浸泡 30 分钟后煎煮。先武火，沸后文火煎煮 20 分钟即可，每剂药煎煮 2 次，日 1 剂，早晚各温服 1 次，或早晚餐后服。

（六）注意事项

1. 服药期间少食肥甘海鲜酒肉厚腻之品。
2. 痛风属风寒湿痹证候者慎用。
3. 素体虚弱及脾肾虚寒者不宜服用。
4. 妇人经期、孕期及哺乳期忌服。

（七）方歌

急用痛风定痛方，萆薢车前络虎杖。
秦皮秦艽土茯苓，清热除湿痹痛康。

三、名论

（一）方论解析

方中以土茯苓、萆薢为君药，《本草纲目》记载土茯苓可"健脾胃，强筋骨，祛风湿，利关节，止泄泻"，因土茯苓可清热除湿、泄浊解毒、通利关节，且能健脾胃、强筋骨，而以治湿为长，故为治湿痹之要药。李时珍曰："萆薢之功，长于祛风湿。"萆薢可利湿祛浊，祛风除痹，擅治顽痹及下焦湿热、疮毒。土茯苓、萆薢为君药，共奏清热除湿、泄浊解毒、祛风通络之效。秦皮可清热燥湿，清热解毒，清热利尿。秦艽可散风除湿，清热利湿，通经活络。秦皮、秦艽二者为臣，助君药清热解毒，利湿祛浊，散风通痹。虎杖、车前子、络石藤共为佐药，《草本拾遗》记载虎杖"主风在骨节间及血瘀"，可清热解毒，祛风定痛，活血祛瘀，利湿消肿。《神农本草经》记载车前子"主气癃，止痛，利水道小便，除湿痹"，可清热利湿，渗湿祛痰，除湿热痹。络石藤可祛风湿，通经活络，凉血消肿，可治风湿痹痛之热者，又《别录》记载络石藤有"养肾"之说，可用于治疗肾虚有热之腰膝痛。此三药与君臣药相伍，增强全方清热除湿、活血通络、散风通痹的功效。

（二）临床发挥

"痛风"之名，中西医皆有，然其概念不尽相同。西医的"痛风"是指一组尿酸代谢异常的异质性疾病，特征为血尿酸增高而致尿酸盐结晶在关节或其他结缔组织中沉积，引起组织损伤的一组疾病，临床病程通常有4个阶段：即无症状高尿酸血症、急性痛风性关节炎、痛风石、肾脏病变。中医古籍中也有"痛风"之名，在《东垣十书》《丹溪心法》书中，将痹证中的痛痹或痛痹与行痹并列成为"痛风"，此"痛风"与西医"痛风"含义并不全同，当痛风病以急、慢性关节炎为主要表现，因其具有关节、筋骨、肌肉疼痛、肿胀等症状，则属于中医痹证范畴。

痛风性关节炎属中医的"痹证"，因其走注关节，痛势剧烈如虎咬，故又名"白虎历节"。李杲、朱丹溪提出了"痛风"的病名，张璐《张氏医通》曰："痛风一证，《灵枢》谓之贼风，《素问》谓之痹，《金匮》名曰历节，后世更名曰白虎历节。"

痛风主要是由于先天禀赋不足、脾肾亏虚，后天嗜食膏粱厚味，或外感风寒湿热暑邪等导致，脾肾亏虚，气化失调，气机不畅，津液水湿滞留，水湿痰浊内生，肾虚分清泌浊的功能失调，则湿浊排泄障碍。若适逢酗酒暴食、劳倦过度等，过多的水湿痰浊内停，造成体内浊毒为患，此为尿酸致病的原因，可见痰湿浊毒滞留体内，导致毒素在体内堆积，而引发高尿酸血症。湿浊流注于关节、肌肉，造成气血运行不畅而形成痹证，也就是痛风性关节炎。如痰湿、浊毒、瘀血进而伤肾，则致肾脏损害，引发痛风性肾病，乃至肾功能受损。由于该病为脾肾功能失调、痰湿浊毒内生、痰浊瘀血互结、痹阻经络所致，商宪敏将其视为"浊瘀痹"，治疗总以祛浊化瘀、蠲痹通络为主。

临床急性痛风性关节炎或慢性痛风关节炎复发者，症见关节红肿热痛，且多在夜间发作，舌质暗红，苔黄或黄腻，脉滑数或弦滑。可予痛风定痛方治疗。因其辨证符合风湿热痹证候，而痛风定痛方有清热除湿、散风通痹的功效，两者病证吻合。而且痛风定痛方中所选诸药多有促进血尿酸排泄、抑制血尿酸生成、降低血尿酸的药理作用，而且都能抗炎镇痛更有益于针对痛风发作的关节消肿止痛。总之，痛风定痛方的组方能从辨证、辨病及对症等诸多方面解决适应证的所需，故可达事半功倍之效。

四、验案

（一）医案记录

贺某，男，51 岁，浙江宁波人。2018 年 7 月 23 日初诊。痛风病史 14 年，平日未系统服药，半月前急性痛风性关节炎再次复发。刻下症：右足第一跖趾关节及左手掌指关节红肿热痛，大便每日 1～2 行，成形便。既往史：有乙肝病史。家族史：其外祖母、母亲均有痛风病史。2018 年 7 月 19 日，患者在当地医院就诊，查尿常规：潜血（±），pH 5.5。血尿酸 505μmol/L。脉滑，舌胖暗，苔薄黄白微腻，边有齿痕。中医诊断：痹证（风湿热痹）。西医诊断：急性痛风性关节炎。治法：清热除湿，祛风通络，通痹止痛。处方：土茯苓 30g，萆薢 30g，秦皮 15g，秦艽 15g，虎杖 10g，车前子 30g（包煎），络石藤 15g，忍冬藤 30g，防风 10g，防己 10g，炒苍术 10g，炒白术 10g，葛根 30g，生薏苡仁 30g，陈皮 10g，马齿苋 30g。7 剂，水煎服，日

1 剂。

二诊（2018 年 8 月 7 日）：患者服药后自觉腰酸、口苦减轻，仍关节红肿热痛，大便每日 4～5 行，大便不成形，无腹痛。脉沉滑小数，舌苔同前。前方去虎杖，加生石膏 30g（先煎），板蓝根 30g。14 剂，水煎服，日 1 剂。

三诊（2018 年 8 月 24 日）：患者左手掌指关节红肿热痛减轻，晨起口苦亦有减轻，大便每日 3～4 行，软便。舌脉同前。处方：萆薢 30g，秦皮 15g，秦艽 15g，车前子 30g（包煎），威灵仙 15g，炒苍术 12g，炒白术 12g，陈皮 12g，马齿苋 30g，葛根 30g，忍冬藤 30g，防风 10g，防己 10g，柴胡 10g，川牛膝 15g，泽泻 30g。14 剂，水煎服，日 1 剂。

四诊（2018 年 9 月 14 日）：患者关节痛未作，大便日行 4～5 次，软便，无腹痛，无恶心，舌暗苔白黄糙少津，边有齿痕。处方：萆薢 30g，车前子 30g（包煎），炒苍术 10g，炒白术 10g，威灵仙 15g，茯苓 30g，泽泻 30g，佩兰 15g，乌药 10g，葛根 30g，白豆蔻 6g，生蒲黄 12g（包煎），地龙 10g，伸筋草 15g。14 剂，水煎服，日 1 剂。

五诊（2018 年 10 月 26 日）：病情稳定，关节痛未发，纳佳，大便每日 1 行，已成形，舌暗胖，苔薄白，边有齿痕。脉沉滑。处方：土茯苓 30g，萆薢 30g，威灵仙 15g，炒白术 10g，炒苍术 10g，生白术 15g，生蒲黄 12g（包煎），地龙 10g，葛根 30g，川芎 10g，山慈菇 10g，丹参 30g，桑寄生 30g，伸筋草 15g，补骨脂 10g。14 剂，水煎服，日 1 剂。半年后回访，急性痛风性关节炎未复发。

（二）专家按语

本案患者初诊时为痛风急性期，局部关节红肿热痛明显，辨证属风湿热痹，治疗以清热解毒为主，辅以除湿祛风通痹，以痛风定痛方加减治疗。二诊时患者诉关节红肿痛未减，大便次数增多，此乃湿热为胜，复又伤脾，去虎杖，加生石膏及板蓝根清气分之热。三诊时疼痛部分缓解，热势已去多半，故减用清热之药，加用陈皮、威灵仙、川牛膝、柴胡、泽泻以健脾祛湿、活血祛瘀，标本兼治。四诊时患者湿瘀之象为主，改用健脾除湿、活血化瘀之法为主。此时由痛风急性期转为间歇期，"急则治其标，缓则治其本"，加用茯苓、泽泻、佩兰、白豆蔻健脾祛湿，生蒲黄、地龙活血通络，佐以威灵仙、伸筋草祛风湿通经络。患者 2018 年 10 月 26 日复诊，病情稳定，食便如常，治法又增补肾以固本。

（三）跟诊手记

本案患者是一位形体高大、体型偏胖中年男性，祖籍浙江宁波，世代生活居住于沿海地区。所居地域潮湿，常食海鲜，嗜酒，适逢家族三代均有痛风，是其先天脾肾不足、后天痰浊水湿为胜的原因，复又长期未加调治，湿浊停滞，导致血瘀、浊瘀日久化热，故此证属中医风湿热痹范畴，治以清热除湿，祛风通络，通痹止痛。商教授针对痛风的治疗现状及痛风急性发作的关节痛特点，结合临床治验体会，选用土茯苓与萆薢、秦皮与秦艽、苍术与白术三组对药治疗，具有清热解毒、利水渗湿的功能，又兼健脾燥湿。其中土茯苓和萆薢合用，土茯苓味甘、淡，性平，归肝、胃经，可解毒除湿，通利关节。《本草正义》载："土茯苓，利湿去热，能入络，搜剔湿热之蕴毒。其解水银、轻粉毒者，彼以升提收毒上行，而此以渗利下导为务。"萆薢味苦，性平，归肾、胃经，可利湿去浊，祛风除痹。《神农本草经》载其"主腰背痛，强骨节，风寒湿周痹。"两药配伍，祛湿浊、利关节、除痹痛之力益彰。秦皮与秦艽清热燥湿，清热利湿，散风除湿，四药合用治疗急性痛风性关节炎效果更佳。药理研究已证实萆薢和土茯苓有抗炎调节免疫作用，土茯苓能有效抑制尿酸形成，而萆薢、秦皮有促进尿酸排泄的作用，诸药合用可改善血尿酸的异常。

商教授常谓余曰："湿邪有外湿、内湿之分，外湿与气候、天时、地域、环境、饮食、烟酒等密切相关，内湿与先天禀赋、后天调养、三焦气化、脾胃运化环环相扣。"

健脾是商教授常用治法之一，既培补中土，又兼调气血，脾土旺则湿自除。在诸多健脾益气药中，她尤善重用白术。白术味苦甘，性温，归脾胃经。为补气健脾之要药。土炒后同气相求，更增加入脾补土之功。重用白术，意在健脾益胃，安定中州，以助气血化生之源；燥湿利水，以祛肿满之势，体胖痰湿重者，加陈皮、半夏以燥湿化痰。因此，痛风治疗实际不离脾肾为本。本案患者大便日行多次，稍加清热之药即甚，舌体胖大，边有齿痕，皆是气虚、脾虚更显之象，故痛风急性发作期以清热解毒、活血止痛为主，间歇期以调护脾胃、淡渗祛湿为主，标本兼治，以巩固疗效。临床上商教授习惯苍白术同用，这也是一组对药。"白术苦甘气和，补中焦，除脾胃湿，用以止汗；苍术苦辛气烈，能上行，除上湿，发汗功大"，清代医家叶天士认为白术善补、苍术善行。白术和苍术均有健脾燥湿的功效，常合用治疗湿邪困脾证之痛风。二药配伍，一散一补，开敛并用，健脾燥湿，补脾益气。主治脾胃虚弱、健运不及，以致纳谷不化、食欲不振、恶心呕吐等症；或湿阻中焦，气机不畅，胸脘痞闷，纳呆食少；或湿浊困脾，水走肠间，腹胀肠鸣等。二者相伍，属相须为用。清·张璐《张氏医通》用以治疗脾虚痰食不运者，补健并施，相辅相成。白术亦有用生者，取其健脾之功而少燥气，临证多用于脾虚便秘。常用量为苍术 6～10g，白术 10～15g，气虚便秘者生白术可用到 30g 或更多。

在本案的治疗中，商教授特别指出应注意治疗先后顺序。患者脾虚日久，近因标实渐重，应分步施治，急性期以清热解毒、祛湿散风、通络止痛为主，后期以健脾补肾固本为要。

（王连洁）

参考文献

1. 张奉春. 风湿免疫病学 [M]. 北京：人民卫生出版社，2006.

2. 王承德，沈培安，胡荫奇. 实用中医风湿病学 [M]. 北京：人民卫生出版社，2009.

3. 梅全喜. 简明实用中药药理手册 [M]. 北京：人民卫生出版社，2010.

4. 颜正华. 颜正华中药学讲稿 [M]. 北京：人民卫生出版社，2013.

5. 方定亚，张颖，杨怡坤，等. 方定亚风湿病专方专药要略 [M]. 北京：北京科学技术出版社，2018.

6. 席宁，史利卿. 商宪敏内科方药心得［M］. 北京：科学出版社，2018.

7. 白子兴，曹旭含，孙承颐，等. 基于网络药理学的"萆薢、土茯苓"药对治疗痛风性关节炎作用机制研究［J］. 海南医学院学报，2020，26（8）：611-617.

8. 刘金畅，王涛. 萆薢、土茯苓治疗高尿酸血症研究进展［J］. 辽宁中医药大学学报，2018，20（1）：79-81.

9. 袁立荣，付滨，梁丙楠. 中医治疗痛风的研究［J］. 内蒙古中医药，2019，38（7）：142-144.

10. 肖雄. 白术苍术健脾燥湿的双子星［J］. 中医健康养生，2016（6）：32-33.

神经系统疾病

脑卒中

补阳还五汤——孙申田

一、专家简介

孙申田（1939—　），男，主任医师，黑龙江省呼兰人，中医针灸学、神经病学专家，于1972年基于中西医结合组建病房的思考，创建了黑龙江中医学院（现黑龙江中医药大学）附属医院第一个针灸病房。1956年，孙申田考取牡丹江卫生学校中医专业，1959年又以优异的成绩考入黑龙江中医学院学习。从事中医诊疗工作50余年，擅长应用针灸与中医、中药疗法治疗各种神经内科疾病、神经症及内、外、妇、儿、五官科疾病，如中风偏瘫、失语、痴呆、延髓麻痹、脊髓空洞症、各种周围神经病、周围神经损伤的治疗；对帕金森病、小脑共济失调、运动神经元病、原发性震颤等疑难病的治疗也均有较好的疗效。已发表学术论文百余篇，出版学术专著10部。先后获得国家科技进步二等奖，全国高校科技进步二等奖，黑龙江中医药科技进步一等奖，黑龙江省教育委员会科学技术进步一等奖，黑龙江省科技进步二、三等奖。

治学格言：要不断保持对中医的热爱和信心，在继承、实践、创新的思想指导下，为发展我国的中医药事业做出更大的贡献。

行医准则：不分贵贱，认真求实。

最推崇的古代医家：张仲景、吴谦。

最喜读的著作:《黄帝内经》《医宗金鉴》《针灸大成》。

最擅长治疗的疾病:神经内科及疼痛类疾病。

最常用的方剂:补阳还五汤、酸枣仁汤、牵正散、血府逐瘀汤、杞菊地黄丸等。

最善用的药物:熟地黄、益母草、酸枣仁、桃仁、红花、僵蚕等。

二、效方

(一)来源

孙申田毕业后工作原以针灸为主,但自从踏上学医习方药之路,便痴迷中医典籍的学习,潜心学习钻研方药及内科医术。因为对中医的痴迷,他在作为学生时就背诵了很多课外书籍,如《医宗金鉴·内科心法》《医宗金鉴·妇科心法》《医林改错》的方歌、《伤寒论》398 条 113 方等。他在临床中面对最多的疾病莫过于中风偏瘫和面瘫,且患者年龄普遍稍长,素体气虚而不能行血,以致脉络瘀阻。《医林改错》为清代医家王清任所著,孙申田曾十分认真研习《医林改错》之方歌,见书中以"补阳还五汤"治疗气虚血瘀之瘫痿,故在临床效仿,以之治疗各类证属气虚血瘀的内科疾病,如中风、面瘫等。随着物质生活的过度丰富和工作压力的加大,当代人患病多虚或真虚假实,故其行医数十年间运用此方频率奇高,收获佳效的实例更是不胜枚举。

(二)组成

黄芪 120g,当归尾 6g,赤芍 4.5g,地龙 3g,川芎 3g,桃仁 3g,红花 3g。

(三)功效

补气活血,祛瘀通络。

(四)适应证

1.气虚血瘀之中风。

2. 脑血管病所致的偏瘫及其后遗症、脑动脉硬化、小儿麻痹后遗症。

3. 其他原因所致之偏瘫、截瘫、单瘫、面神经麻痹辨证属气虚血瘀者。

（五）使用方法

本方虽有部分活血、祛瘀之品，但整体仍以补气为主，故当患者来诊时，即使确为气虚血瘀之证，亦应先注意有无阴虚阳亢或风、火、痰、湿等余邪未尽者，如夹实明显，可先权宜以温胆汤、天麻钩藤饮、镇肝息风汤等方随证治之，方可补而无虑。另外，中医认为，"气为血帅"，即气能生血、行血、摄血之意；"血为气母"，即血能载气，故气与血密不可分。方中气药与血药主次分明：黄芪为补气药，是主药，其用量数倍于其他诸药；而赤芍、川芎、当归尾、地龙、桃红为活血化瘀通络药，与黄芪相辅相成，共显补气、活血、通络之功。其中，重用补气，佐以活血，补而不滞。对于有虚热表现者，以生地黄为宜；对于血虚肾亏较甚者，以熟地黄为宜。对于兼有不通则痛之痛经、气滞血瘀之巧囊的患者，以赤芍为宜；对于月经提前、心烦易怒者，以白芍柔肝泻木为宜。怀牛膝偏长补益肝肾、川牛膝则更擅活血通经，临床亦应辨证选用。

（六）注意事项

1. 补阳还五汤用于治疗中风，应以患者清醒，体温正常，出血停止，而脉缓弱为宜。

2. 使用补阳还五汤需久服缓治，疗效方显，愈后还应继续服用一段时间，以巩固疗效。

3. 中风正气未虚或阴虚阳亢，风、火、痰、湿等余邪未尽者，均忌用。

（七）方歌

补阳还五赤芎芍，归尾通经佐地龙。

四两黄芪为主药，血中瘀滞用桃红。

237

三、名论

（一）方论解析

补阳还五汤源自清代医家王清任之《医林改错》，其功效为补气活血，祛瘀通络，用于气虚血瘀之中风，为益气活血之要方，是古今治疗缺血性中风及脑血管病后遗症的常用方。在清代王清任之前，古人对中风半身不遂多从风、火、痰、湿论之，而王清任认为元气亏损是半身不遂的本源，要治半身不遂必须补气活血通络。由此，丰富了中医对中风理论的认识，确定了其对中风治疗的思路和方剂。补阳还五汤由补气药与活血祛瘀药相配伍，治疗中风所致半身不遂，舌强言謇。病机以气虚为本，血瘀为标，故方中重用生黄芪为君药，大补脾胃中气，使气旺血行，祛瘀而不伤正。当归尾长于活血，兼能养血，化瘀而不伤血，为臣药。佐以川芎、赤芍、桃仁、红花，活血祛瘀，疏通经络；地龙性善走窜，长于通络，与生黄芪配合，增强补气通络之力，使药力能周行全身。诸药合用，则气旺血行，瘀消脉通，筋肉得以濡养，诸症得愈。全方一十二味药物配合得当，性味平和，却可于平淡中见功。

（二）临床发挥

王清任善用黄芪，在所制的补气方中，黄芪的应用次数较多、用量亦重。补气方的配伍原则是常配伍活血药，补阳还五汤是其代表方剂，多为后世医家所沿用，成为治疗中风后遗症之经典名方。脑梗死属中医学"中风"范畴。本病多发于中老年人，中老年人元气亏虚，肝肾不足，虚风内动，易发为中风。张景岳在《景岳全书》中言"年力衰迈""中年之后乃有此证"。孙老亦认为患者年老，脾肾之气渐衰，气为血之帅，气虚则推动无力，血行瘀滞，阻塞脉络。故本病主要病机是气虚血瘀，治疗应为益气活血通络。根据这些特点，选用补阳还五汤加减治疗。本方是遵《黄帝内经》"形不足者，补之以气"的原则，在阳气衰微、失其大半的基础上立法的。"气行则血行，气虚则血瘀。"方中重用黄芪补中益气；"治风先治血，血行风自灭"，配伍当归尾通经活络，赤芍和川芎养血活血，桃仁和红花活血化瘀，疏肝息风，地龙化瘀通络。本方对瘫痪过久，病情严重的人，虽然不能治愈，但可防止病情加重。正如王清任在《医林改错》中说："此法虽良善之方，然病久气大亏，肩膀脱落二三指缝，胳膊曲而扳不直，脚弧拐骨向外倒，哑不能言一字，皆不能愈之症，虽不能愈，常服可保病不加重。"

现代常用本方治疗脑血管病所致的偏瘫及其后遗症、脑动脉硬化、小儿麻痹后遗症，以及其他原因所致之偏瘫、截瘫、单瘫、面神经麻痹辨证属气虚血瘀者也可应用此方。《素问·调经论》有言："气血不和，百病乃变化而生"。以上所列诸病证，虽病位、临床表现各有不同，但病机却基本相同，为各种原因所导致的气血亏虚，气虚则行血无力，而瘀血从生，投以补阳还五汤均可收效。黄芪重用方可显示药效，古法虽有黄芪五倍于当归之说，但临证时不必拘泥，应根据血虚、血瘀程度轻重而定。

四、验案

（一）医案记录

王某，男，49岁，2020年10月15日初诊。该患者约1个月前无明显诱因，突然出现右侧肢体无力，活动欠自如，无法正常行走，不适症状缓解，自测血压180/100mmHg。次日晨起遂现右侧肢体完全性瘫痪，家人急送其至哈尔滨医科大学第四附属医院就诊，诊断为脑梗死，收入院治疗，10余日症状得缓。现右侧肢体活动不利，伴倦怠乏力，大便二三日一行。既往有高脂血症，发病前血压不详，无家族病史。察其神志清楚，面色少华，形体适中，双侧瞳孔等大同圆，对光反射存在，眼球各向运动灵活，右侧肢体力量差，肌力Ⅳ级，肌张力略高，腱反射活跃，病理征（+），舌质紫暗，舌苔白，脉沉数。中医诊断：中风；西医诊断：脑梗死。辨证为正气不足，气虚血瘀。以补阳还五汤加减以治之，配以针刺。具体用药：黄芪75g，川芎15g，当归15g，赤芍15g，红花15g，桃仁15g，地龙25g，葛根40g，山楂

50g，益母草 50g，茯苓 25g，陈皮 25g，生甘草 15g。7 剂，水煎服，日 1 剂。

二诊（2020 年 4 月 24 日）：肌力有些许改善，倦怠乏力感减轻，睡眠较差，舌脉基本同前。原方黄芪减至 50g，加酸枣仁 30g，百合 30g，丹参 30g，菖蒲 15g。7 剂，水煎服，日 1 剂。7 月 11 日三诊，肢体活动状况继续好转，基本可正常行走，但行动缓慢，日常生活可自理，脉之弦象消失，睡眠改善，继用首诊所用方剂，即补阳还五汤加减，具体用药同前，7 剂，水煎服，日 1 剂。

此后经七诊次调理，患者基本活动正常，基本不离"补阳还五汤"加减出入。嘱患者调畅情志，控制危险因素。

（二）专家按语

中风后遗症多由风痰流窜于经络，血脉痹阻，气不能行，血不能荣所致，故肢体废而不能用。补阳还五汤之适用症状：患肢瘫痪，痿软无力，手足麻木或肿胀，面色萎黄，神疲乏力，舌暗淡或有瘀斑，苔薄白或白腻，脉细涩或缓弱无力，证属气虚血瘀者。补阳还五即"补还丧失的五分之阳气"。方中重用益气药，使气行血行，血行风灭。本方是补气和活血化瘀通络合用，故为对症之治。本案患者乃因年老正气衰弱，气血不足，气虚不能鼓动血脉运行，血行乏力，脉络不畅，气虚血瘀，瘀阻清窍，窍闭神匮，神不导气，发为中风。治宜疏通经络，行气活血。

（三）跟诊手记

中风后遗症多由风痰流窜于经络，血脉痹阻，气不能行，血不能荣，故肢体废而不能用。本案患者是一位体型偏瘦、身高中等的中老年男性，从进入诊室开始就给人以气虚无力之感。问其职业，为公司职员，平素压力大，饮食不规律，活动极少。问诊之间，发觉其不喜言谈，描述症状时往往平淡简短，言多易现疲乏之感。接触渐多，方知其工作之余，喜卧，少运动，平素体质较差，易得病。

患者中老年男性，本虚日久，张景岳在《景岳全书》中言"年力衰迈""中年之后乃有此证"。孙老亦认为患者年老，脾肾之气渐衰，气为血之帅，气虚则推动无力，血行瘀滞，阻塞脉络。故本病主要病机是气虚血瘀，治疗宜益气活血通络。

古代医药文献在治疗中风的某些古方中，也有方内用黄芪者，如《备急千金要方》之秦艽散、大八风汤等方，但方内黄芪只是一般用量，并不加大剂量、改变治则，而且在治方中亦少见用活血通络药作为方药协同配伍者。孙老认为之所以重用黄芪，是因为半身不遂等症正如《医林改错》中所说的那样："亏损元气，是其本源。"此方又有多种活血通络药，亦有利于脑梗死之通栓作用。孙老也认为重用黄芪，兼用活血化瘀之当归尾、赤芍、川芎、桃仁、红花能使之活血而不破血。故补阳还五汤，从立法、遣方、用药等方面，均有其学验、临床特色。

（祝鹏宇）

参考文献

1. 孙忠人，王玉琳，张瑞．孙申田针灸医案精选［M］．北京：中国中医药出版社，2012.

2. 潘立民，刘继虹，周海纯．康复治疗结合加味补阳还五汤对脑梗死恢复价值的研究［J］．中医药学报，2016，44（6）：105-107.

3. 孙申田，高山，王玉琳，徐波克．孙申田针灸治验［M］．北京：人民卫生出版社，2013.

星蒌承气汤——王永炎

一、专家简介

王永炎（1938—   ），中医内科学、神经内科学专家，中国工程院院士，中国中医科学院名誉院长，中央文史研究馆馆员。从事中医内科医疗、教学、科学研究近 50 余年，主要研究方向是中医药防治中风病与脑病的临床与基础研究。

王永炎通过对缺血性中风系统临床观察，总结了证候演变、辨证治疗、调摄护理的规律；针对中风病急性期痰热证、痰热腑实证而设计、研究的化痰通腑汤与清开灵注射液静脉滴注疗法，提高了显效率，减轻了病残程度；在新药研究方面还主持研发了"痰热清注射液""苁蓉益智胶囊""脑栓通胶囊"等品种。在中医药标准化研究方面，主持了《中医药基本名词术语规范化研究》《中医病案书写规范》和《中医内科常见病证诊断与疗效评定标准》等标准化建设工作。1999年主持了国家973项目"方剂关键科学问题的基础研究"，被科技部聘为首席科学家，提出了以方剂组分配伍研制现代复方中药的新模式，在中药现代化方面取得了一定的进展，在中国国内外产生了较为重大的学术影响。先后主持中医药行业科研专项、WHO国际合作项目、国家973项目、863计划等课题20多项，作为第一主编有《临床中医内科学》《今日中医临床丛书》《中医脑病学》等12部学术专著出版，发表学术论文500余篇，先后培养医学博士65名，出站博士后28名。

先后获得国家科技进步一等奖1项、二等奖2项、三等奖3项、省部级科技成果一等奖5项，获何梁何利基金"科学与技术进步奖"、香港求是基金会"中医药现代化杰出科技成就奖"，获全国五一劳动奖章和全国先进工作者荣誉称号。2014年10月被中国标准化协会授予"标准化终身成就奖"，成为中医药界首位获此殊荣的专家。2015年1月以《我国首次对甲型H1N1流感大流行有效防控及集成创新性研究》获2014年国家科学技术进步奖一等奖。

王永炎是中医药行业的领军人物，也是中医界现象级人物，在医、教、研、团队建设等各方面成就突出。医疗方面提出化痰通腑法治疗中风病，显著提高了中风患者的有效率，教育方面方面提出学历教育、传承教育、师带徒培养相统一的人才培养理念，并培养了中医药行业第一个传承博士后；科研方面，研发清开灵注射液等多种新药、制定多种中医药行业标准；团队建设方面，推动中医药防治传染患者才培养与体系建设，建立了一支中医药防治传染患者才队伍与覆盖全国的重点研究室（基地），推动了中医药防治传染病体系建设。

治学格言：熟读经典勤临证，发煌古意创新说。

行医准则：大医精诚。

最推崇的古代医家：张仲景、黄元御。

最喜读的著作：《黄帝内经》《伤寒杂病论》《四圣心源》等。

最擅长治疗的疾病：中风病。

最常用的方剂：星蒌承气汤、川芎定痛饮等。

最善用的药物：大黄、川芎、瓜蒌、菊花、萆薢等。

二、效方

（一）来源

星蒌承气汤是王永炎化痰通腑法治疗中风病的代表方剂。王永炎师承董建华先生，其历来重视腑气以通降为顺，在学习金元医家学术思想的过程中，特别对张子和汗吐下三法治急重病证尤为推崇。张元素最先把通腑法运用于中风病治疗，创立三化汤（厚朴、大黄、枳实、羌活）；此后刘河间提出中风病"若风中腑者，先以加减续命汤，随证发其表……若忽中脏者，则大便多秘涩，宜以三化汤通其滞"（《素问病机气宜保命集·中风论第十》），并指出"内有便溺之阻格者"可用三化汤以及大承气汤、调胃承气汤治疗。明代王肯堂拟三一承气汤治疗中风便秘、牙关紧闭、浆粥不入者；清代张锡纯在临床中发现，大凡中风病患者多有大便燥结不通之症，并认为"是治此证者，当以通其大便为要务，迫服药至大便自然通顺时，则病愈过半矣"（《医学衷中参西录·脑充血头疼》）。清代沈金鳌《杂病源流犀烛》云："中脏者病在里，多滞九窍……如唇缓、二便闭……邪之中较深，治宜下之（宜三化汤、麻仁丸）……中腑者病在表，多着四肢……二便不秘，邪之中犹浅。"当代名医焦树德在三化汤基础上加入化痰、降浊、化瘀、通络之品，而成三化复遂汤，治疗中风病中经证或有向中腑转化者。然而，在进一步的临床诊疗观察中发现，对于中风病后腑实便秘的证候特征，并非三化汤一方所能涵盖。根据中风后伴随腑实而涌现的痰热壅盛特点，立化痰泄热通腑法，创化痰通腑汤，即星蒌承气汤。《伤寒论》中大承气汤是通腑泄热的经典方剂。后世将其类方演绎出方剂无数，如增液承气汤、宣白承气汤、陷胸承气汤、白虎承气汤、导赤承气汤、桃仁承气汤等。为治疗中风痰热腑实证，在承气汤、三化汤基础上，选用生大黄、芒硝、全瓜蒌、胆南星、枳实、羌活6味药，若临证见痰热腑实盛而气机阻滞不著者，常常去枳实少加羌活，名为星蒌承气汤。

（二）组成

全瓜蒌 30～40g，胆南星 6～10g，生大黄 10～15g（后下），芒硝 6～10g（冲服），羌活 6g。

（三）功效

化痰通腑泄热。

（四）适应证

症见便干便秘、舌苔黄腻，脉弦滑等痰热腑实证的中风痰热腑实证患者。

（五）使用方法

口服汤剂给药，对昏迷、不能进食，腑实不通的患者还可选用鼻饲、灌肠、敷脐等多种给药方法；汤剂以每次处方 1～2 剂为宜，芒硝、生大黄适合单包，以便随时调整用量或停药；胆南星气味腥苦，口服困难，不宜量大，汤剂中常用量为 6g 左右，多用则苦腥气重。

（六）注意事项

星蒌承气汤中大黄、芒硝的剂量，应视病情及体质强弱而定，一般生大黄用量控制在 10～15g，芒硝用量控制在 6～10g，总以通泻大便，涤除痰热积滞为度，注意不可过量。如果药服一煎以后，4～6小时能使大便通泻，泻下积滞酸腐，甚至臭味很大的粪便，尔后又有稀便一二次，则可不必尽剂，也就是说仅服第一煎即可，不必再服第二煎药，如果本方已服一剂而大便未通，可以连续服一二剂，以求大便通泻为止。

（七）方歌

星蒌承气脑病方，痰热腑实用之良。

大黄芒硝佐羌活，上病下治效非常。

三、名论

（一）方论解析

方中全瓜蒌清热化痰散结，利大肠，使痰热下行，胆南星息风解痉，也有清化痰热的作用，二味合用清化痰热，散结宽中。大黄苦寒峻下，荡涤胃肠积滞，芒硝咸寒软坚，润燥散结，助大黄以通腑导滞。在临证中又加入少量羌活为使，羌活性辛温善通督脉，督脉总辖一身之阳气，用羌活有利于气血运行布达，在诸苦寒、咸寒、清降之中羌活辛温发散，助浊毒下降后清阳升上，通督脉而入脑络。

现代研究发现，星蒌承气汤治疗急性期中风病的机制包括调节脑肠肽、肠道菌群，促进肠管运动，清除氨类等肠道有害物质，降低机体应激状态，预防和减轻应激性溃疡和肺部感染，调整自主神经功能紊乱，降低颅内压，减轻脑水肿，抑制缺血区炎性反应，促进血肿吸收，调整血管通透性，改善微循环，改善人体的新陈代谢，改善血液流变学，促进血液循行，调节脂质代谢等作用，促进神经功能恢复，减轻神志障碍，使患者较易度过急性期，并起到排毒护脑的作用。

（二）临床发挥

星蒌承气汤可随症加减，治疗中风病临床常配合活血化瘀药物。痰热盛、恶呕、纳呆、腹满者可加燥湿化痰的法半夏、陈皮、厚朴；大便通而黄腻苔不退、少阳枢机不利、气郁痰阻者，配大柴胡汤化裁；风动不已、躁动不安者，加镇肝息风之品，如羚羊角、生石决明、磁石之类；痰火扰心、躁烦不眠，甚至昼睡夜醒者，加郁金、栀子、石菖蒲、远志；瘀血重者，加丹参、桃仁、红花以活血化瘀；黄腻苔呈斑块样剥脱，已见阴伤之势者，减胆南星、全瓜蒌、芒硝、生大黄之量，加麦门冬、玄参、女贞子、旱莲草等，以育阴生津，寓增液承气之意。

四、验案

（一）医案记录

王某，男，60岁。主因右侧肢体活动不利伴间断性头痛呕吐半天，于1989年1月28日入院。患者近日疲劳过度，于当日中午与同事谈话时突然头痛呕吐，随即出现言语不利，右侧肢体活动不利，即送我院急诊，诊断为急性脑血管病，脑出血可能性大，予脱水降颅压及静点清开灵等治疗无明显好转，遂转入我科。刻下症：嗜睡，头晕头痛，语言謇涩，呕吐，右侧肢体活动不利，大便干燥，2日未行，舌暗苔黄厚腻，脉弦滑。西医诊断：脑出血。中医诊断：中风，中腑，辨证为痰热上扰清窍。治法：通腑化痰兼活血。方用星蒌承气汤加味，处方：生大黄10g，芒硝10g（冲），红花10g，胆南星6g，丹参30g，全瓜蒌30g。水煎服，1日1剂。2月2日大便日数次，质稀，精神好转。2月17日，又大便不通3日，予星蒌承气汤，1日后大便下。2月21日，大便又不畅。2月23日，患者大便干结，每日1次，舌暗苔白腻，脉弦滑。王永炎查房认为患者大便不通，予化痰通腑之剂后大便通畅，药停则又秘结不畅，应为肝疏泄之机失调。肝主疏泄调达，少阳气机不利则腑气不通，故大便难下，应平肝健脾，疏风化痰，予大柴胡汤。处方：柴胡9g，黄芩9g，半夏9g，白芍9g，大黄6g，枳实9g，生姜12g，大枣4枚。水煎服，1日1剂。服药后大便每日2次，后大便基本正常，继用此方加减。4月13日患者右侧肢体活动不利好转，纳眠可，二便调，病情好转出院。

（二）专家按语

《素问·五常政大论》说："气反者，病在上，取之下。"指出了上病下取的治疗原则。中风病病位在脑，通腑法治在胃肠，正切合上病下治之法则。但是通腑泻下，不可一味下之，必须辨证选用通腑法才会取得理想的效果。虽然痰热腑实在中风病急性期最为常见，而其形成与转归又与患者身体素质、疾病状况、诱发因素和治疗情况密切相关，临床在重视化痰通腑的基础上，还应根据患者具体兼夹病证随机化裁，灵活应用。

中风患者大便得以通泻后，常见黄苔或黄腻苔持续不退，应考虑到少阳枢机不利，气郁生热的因素存在。此患者痰热腑实，应用星蒌承气汤有效，但数次通腑泻下后，舌苔仍为腻苔，脉弦滑，大便干结，考虑为少阳气机不利而致，予大柴胡汤疏理气机后，果然气畅腑通。

参考文献

1. 王永炎，李秀琴，邓振明，等.化痰通腑法治疗中风病 158 例疗效观察［J］.中国医药学报，1986（2）：22-24.

2. 任晋婷，孙立满，谢颖桢.王永炎教授灵活应用通腑法治疗中风病验案举隅［J］.北京中医药大学学报（中医临床版），2009，16（1）：11-12.

3. 王永炎，谢颖桢.化痰通腑法治疗中风病痰热腑实证的源流及发展（一）——历史源流、证候病机及临床应用［J］.北京中医药大学学报（中医临床版），2013，20（1）：1-6+24.

4. 王永炎，谢颖桢.化痰通腑法治疗中风病痰热腑实证的源流及发展（四）——中风后脑肠轴改变及化痰通腑法治疗痰热腑实证的效应机理［J］.北京中医药大学学报（中医临床版），2013，20（4）：1-4+10.

癫 痫

益脑安——刘茂才

一、专家简介

刘茂才（1937—　），男，广东省兴宁市人，汉族。教授、博士生导师及博士后合作指导老师、第二批全国老中医药专家学术经验继承工作指导老师、全国名中医、广东省名中医，兼任中华中医药学会脑病分会终身名誉主任委员。师从广东省名老中医林夏泉先生。享受国务院政府特殊津贴待遇，获得"广东省卫生系统白求恩式先进工作者""广东省优秀中医药科技工作者""广东省中医药学会突出贡献奖""广东省中医药学会先进兼职干部"以及中华中医药学会成就奖、首届邓铁涛中医医学奖、世界中医药学会联合会（王定一杯）"中医药国际贡献奖"等荣誉和称号。

治学格言：知己知彼，各有所长，取长补短，为我脑病所用，服务社群；与时俱进，励志精诚，不停步、永向前。

行医准则：救死扶伤，尊重患者，视病者如亲人关心体贴。

最擅长治疗的疾病：脑病疑难病。

最善用的药物：黄芪、党参、山茱萸、知母、毛冬青、五指毛桃等。

二、效方

（一）来源

刘茂才早年师承于岭南名中医林夏泉老先生。林老是广东省中医院建院史上九大名医之一，生前曾任广东省中医院内科主任、医务部主任、副院长等职，并于 1979 年被授予"广东省名中医"称号。林老擅长治疗内科、妇科和儿科疾病，尤擅长癫痫的治疗，认为"风、痰、虚"为癫痫致病之机要，谨守病机，治当养血息风、涤痰定痫，创制"除痫散"一方，临床颇有效。刘茂才在总结林老癫痫治疗经验的基础上，结合自身临床实践，对癫痫的病因病机又有了新的认识，认为血虚风痰因素在痫证发作中确属重要，但瘀血阻滞脑髓脉络亦是癫痫发作的主要因素之一。

癫痫之证多反复发作经久不愈，血虚痰凝，必致血行不畅而瘀滞脉络，且久病多兼瘀。临床痫病常见于有颅脑外伤史、脑血管疾病后、各种颅脑手术后等，这类西医学称之为继发性癫痫，从中医学角度来看皆存在痰瘀阻滞脑髓脉络。鉴于此，刘茂才在林老"除痫散"养血祛风为主的基础上，加化瘀涤痰药物，制成院内制剂益脑安胶囊，临床应用治疗癫痫等疾病多年，收效满意。

（二）组成

天麻 15g，全蝎 8g，蜈蚣 5g，制南星 12g，当归 20g，酸枣仁 30g，白芍 20g，炙甘草 8g。

（三）功效

养血息风，涤痰定痉，通络止痛。

（四）适应证

①癫痫抽搐；②中风瘫痪；③内伤头痛。

（五）使用方法

水煎，分两次服。

（六）注意事项

①儿童根据年龄减量；②虫类药过敏者慎服。

（七）方歌

益脑安中用天麻，南星全蝎蜈蚣加。

归芍酸枣兼甘草，定风除痫效堪夸。

三、名论

（一）方论解析

经云"诸风掉眩，皆属于肝"，"诸暴强直，皆属于风"，凡风之属，皆由肝血不足、肝风内动所致。《诸病源候论》云："风癫者，由血气虚，邪入于阴经故也。人有血气少，则心虚而精神离散，魂魄妄行，因为风邪所伤，故邪入于阴，则为癫疾。"癫痫之治，重在祛风，祛风之要，又在养血，故益脑安重用当归、白芍、酸枣仁为君，活血和血，养血柔肝，肝血得养，则其风自灭；天麻、天南星为臣，祛风镇痉，豁痰定痫；甘草为佐，甘润缓急，调和诸药；全蝎、蜈蚣为使，平肝息风，通络解痉。诸药并用，共奏养血柔肝、祛风定痫之效。

（二）临床发挥

刘茂才认为急性期治法可采用息风、涤痰、活血、通络、平肝、清热、开窍，亦可采用解毒、通腑、宁心等。其中治痰多以祛风降痰、清热涤痰、行气消痰、豁痰开窍、通腑导痰、辛温破痰、健脾断痰等法。缓解期重视气血的调补。同时，注重健脾益肾以固本。

《景岳全书》提出："五脏之病，虽俱能生痰，然无不由乎脾肾。"故痰之化在脾，而痰之本在肾。而刘茂才进一步指出，"癫痫缓解期，健脾益肾，可绝痰之源。亦可御风妄动。"他利用五行制化理论加以阐释："经云：'诸风掉眩皆属于肝''风胜则动'，肝属木。若土虚木动风生，法宜崇土固木而风止；若水涸木槁风动，法宜滋水荣木而风熄；若木气本虚，多责于肝血不足，重用当归养血而风灭。"治本常以黄芪、党参、白术、茯苓、甘草培土，当归、肉苁蓉、何首乌、女贞子等滋肾润肝，生山茱萸肉、白芍敛肝，再佐以天麻、半夏、钩藤息风化痰，石菖蒲、远志豁痰开窍。或参选介类之牡蛎、石决明、珍珠母，矿石类之代赭石以镇潜，虫类如全蝎、蜈蚣、僵蚕、地龙、蝉蜕以搜风，随证变动。灵活调遣，以应病证千象。

若频发癫痫或癫痫持续状态有痰热腑实证者，应当机立断。以泄热通腑，降气导痰为法，在汤剂运用之际可加用刘茂才所创通腑醒神胶囊（由番泻叶、虎杖、人工牛黄粉等组成）口服或保留灌肠，使腑气通利，邪有去路，常获奇效。

四、验案

（一）医案记录

黄某，男，24岁，工人。患癫痫病已 10 年，发作时间不规律，一般一周到半个月发作 1 次，常服苯妥英钠等药，未能根除。近一周因精神刺激连续发作 3 次，发时先大叫一声，之后昏倒，不省人事，面部抽搐，牙关紧闭，口吐白沫，小便失禁，持续 5 ～ 6 分钟渐清醒。醒后头痛，乏力嗜睡，表情淡漠，不欲饮食，昨日又发作一次，故今日来求中医治疗。初诊（1997年 6 月 10 日）：神疲乏力，反应迟钝，气短懒言，面色无华，头痛失眠，纳差，舌质淡，苔白厚，脉弦细。诊为癫痫（心脾气血亏虚，风痰闭阻）。治宜养血益气，息风涤痰，以经验方除痫散加味。具体用药：天麻 15g，当归 9g，全蝎 5g，何首乌 20g，党参 20g，白芍 15g，川芎 10g，蜈蚣 3 条，法半夏 9g，钩藤 12g，石菖蒲 9g，蚤休（七叶一枝花）30g，甘草 6g。上方 7 剂，清水煎服，日 1 剂。

二诊：服药期间发作 1 次，病情较前好转，瞬时苏醒，抽搐、口中白沫减轻，精神状况亦明显好转，舌质淡红，苔白，脉弦滑。法切病机，药中病所，效不更方，守原方继服 7 剂。

三诊：药后癫痫未再发作，纳食增加，精神好转，可上班工作，时有头痛，失眠，舌质淡红，苔薄白，脉弦。风痰渐去，气血得复，上方去钩藤加炒酸枣仁 30g 以养心安神，另加自行研制的具有养血息风，涤痰开窍，定痫止痉作用的益脑安胶囊口服。

该患者守上方案治疗 3 月余，癫痫未发作，随访 1 年一直未复发。

（二）专家按语

癫痫病位在脑，急性发作时多表现为风痰、痰火内闭，休止期、缓解期以风痰内伏，正气亏虚为主，尤注重息风涤痰，养血活血法的灵活运用。盖癫痫久发不愈，多属虚痫，临床每见头晕目眩、面色苍白、心悸失眠、神疲乏力、反应迟钝、记忆力下降、手脚麻木等症。此乃血虚之象，据"血虚生风""治风先治血，血行风自灭"的理论，强调在息风涤痰的基础上，必须重用当归、何首乌、白芍等养血药。该例患者癫痫反复发作多年，久病耗伤气血，兼风痰内伏，形成本虚标实之候，故方选何首乌、白芍、当归养血活血，党参补气，天麻、钩藤、法半夏、菖蒲平肝息风，化痰开窍，久病入络，以虫类药全蝎、蜈蚣搜络剔邪，息风止痉，加蚤休解毒清热通络，内清痰热之毒，酸枣仁宁心安神。配合养血息风，涤痰开窍，定痫止痉作用的益脑安胶囊口服而取佳效。

（三）跟诊手记

"靓仔，哪里不舒服啊？"刘茂才教授的一句和蔼的问候，黄先生也开始将自己多年来的病痛经历向我们娓娓道来。

从黄先生的叙述中，我们了解到，这位正当年的小伙子，已经患癫痫病10年了，最近又由于一些精神上的刺激，令其在短短一周内便又连续发作了3次，这不仅给他的生活和工作带来了极大的不便，更对他的心理产生了消极负面的影响。听完黄先生10多来年不堪回首的痛苦经历，刘茂才教授关切地对患者说道："放轻松，不要给自己太大压力，天塌下来当棉胎！你现在很年轻，恢复快，吃吃中药调理一下就会好的。"患者闻此，也终于在疲惫的脸上浮现出了一丝微笑，这也是他进来诊室后，第一次表露出轻松的神情。

患者第二周复诊，据黄先生及其家人讲述，服药一周以来只发作了一次癫痫，且持续时间较前明显缩短，口吐涎沫、四肢抽搐的症状也明显减轻了。刘茂才教授听完微笑着说："好！把手伸过来再给你把把脉，再吃7天的中药，我们一起加油把它搞定！"

一周后，黄先生再来诊室时，还未开口，我便已从他笑逐颜开的表情上看到了疗效。"刘医生，真的是多谢你，从上周到现在都没有发作了！我都没想到自己这个病十多年了，竟然还能治好，你看还要不要再吃几天中药？"黄先生满面笑容问。

"你年轻，身体好，恢复快，吃了中药很快见到效果。但是癫痫十几年，时间比较长，要断除病根还需要调理多几个月，建议你再吃多几个月中药。"诊毕，刘茂才教授便在前方基础上稍微调整了一下，并开了几瓶自己研制的益脑安胶囊，嘱患者与中药汤剂一起服用。黄先生道了几声"多谢""唔该"后，便也满意地离开诊室，前去药房取药了。

黄先生循用以上方案治疗了三个多月，期间未再有癫痫发作。停药后，我们又对黄先生进行了为期一年的随访，也都没有再次出现癫痫发作的情况。至此，我深深地体会到，一个好医生不单能治好一个人的病，更给他的人生带来新生和希望。

（包伯航）

参考文献

1. 华荣，黄燕，刘茂才，等 . 岭南名医林夏泉养血息风、涤痰定痫法辨治癫痫的临床经验［J］. 广州中医药大学学报，2016，33（1）：118-120.

2. 隋立森，钟锦威，华荣，等 . 益脑安胶囊对癫痫患者认知功能及生活质量的对比性临床研究［J］. 新中医，2016，48（8）：47-49.

3. 洪逸铭，张旭祥，杜宝新，等 . 刘茂才辨证论治癫痫经验［J］. 广州中医药大学学报，2014，31（5）：823-824.

止痫汤——田维柱

一、专家简介

田维柱（1942—　），辽宁省沈阳市人，男，主任医师，博士生导师，辽宁中医大师。1967 年毕业于辽宁中医学院医疗系，1990 年根据国家人事部、卫生部和国家中医药管理局的安排，拜全国名医彭静山教授为师，全面继承彭教授的学术思想和医疗专长，为彭静山教授的学术继承人，并荣获国家中医药管理局高徒奖。擅长中医内科疾病诊疗和针灸，著有《中华眼针》等5 部专著，学术论文 30 余篇，为科技部 973 课题"眼针疗法的基础理论研究"的总技术指导，获辽宁省科技进步奖 3 项，沈阳市科技进步奖 2 项。田维柱为第三、四、五批全国老中医药专家学术经验继承工作指导老师，把眼针的基础理论研究、眼针治疗中风、抗衰老及治未病的研究作为研究方向，改进充实发扬了眼针技术，首次提出了眼针的"八区八穴"理论，并制定了《眼针技术操作规范国家标准》，使眼针理论得到了创新和提高，并且组建了"世界中医药联合会眼针专业委员会"，把眼针疗法推广到全世界，为人类健康做出了巨大的贡献。

治学格言：德高技精乃为医。

行医准则：患者的需要就是我的工作。

最推崇的古代医家：张仲景、王清任。

最喜读的著作：《黄帝内经》《伤寒论》《医林改错》《针灸大成》。

最擅长治疗的疾病：内科常见病。

最常用的方剂：归脾汤、温胆汤、小柴胡汤。

最善用的药物：柴胡、白术、熟地、白芍、桃仁、红花。

二、效方

（一）来源

田维柱从事中医内科和针灸工作 50 余年，诊治过很多癫痫患者，患者很痛苦，患者与家属的思想压力很大。癫痫患者中，他们很多人从表情到动作都有一个共同的特征：精神状态不佳、思想沉重、表情呆滞、动作笨拙，常表现有胆怯易惊、心烦不寐、噩梦、呕恶呃逆等。结合舌、脉归结为胆郁痰扰证，选用温胆汤治疗。温胆汤出自《备急千金要方》，具有理气化痰、和胃利胆之功，治疗原发性癫痫效果明显。随着科学的发展，检查设备的完善，发现脑外伤、中风病、脑病后患癫痫的患者越来越多。田维柱重新审视癫痫病的发生，不仅源于痰浊上蒙清窍而致，而痰血互结蒙蔽清窍才是癫痫更重要的发病原因。因此治疗时在理气化痰的基础上加入活血通络、醒脑开窍之品，使癫痫病的治愈率明显提高。经过多年的反复筛选，逐渐形成了止痫汤方。

（二）组成

党参 15g，白术 15g，茯苓 15g，陈皮 15g，半夏 15g，枳壳 15g，竹茹 15g，胆南星 15g，天竺黄 15g，蜈蚣 2 条，全蝎 5g，僵蚕 15g，桃仁 15g，红花 15g，地龙 15g，三七 15g，天麻 15g，钩藤 15g，龙骨 30g，牡蛎 30g，

琥珀 10g，甘草 10g。

（三）功效

健脾祛痰，活血通络，醒脑止痉。

（四）适应证

1. 适用于原发性癫痫。
2. 适用于脑病引起的继发性癫痫。

（五）使用方法

癫痫病是一种比较严重的疾病，从前被称为终生病。随着科学的进步，现在有很多患者可以治愈，但治疗时间较一般患者要长。常规是水煎服，但是对于家庭困难的患者可以改用散剂治疗，可以节省药费，将原方药物粉碎共为细末，按每日 3 次、每次 6g 水冲服。在临床辨证中，对原发患者就以健脾祛痰药为主，适当佐以活血化瘀、醒脑止痉药物。如果是继发性癫痫就以活血通络、醒脑止痉药为主，佐以健脾化痰之品。同时对癫痫患者要注意保护，防止意外事故的发生。

（六）注意事项

1. 忌食生冷、寒凉腥辣、过甜食品。
2. 忌饮食超量、暴饮暴食。
3. 注意防护，避免摔伤、咬伤等事故发生。

（七）方歌

止痫汤用温胆汤，蜈蚣全蝎地龙僵，
桃仁红花三七配，天麻钩藤琥珀强，
龙骨牡蛎胆南星，党参白术天竺黄。

三、名论

（一）方论解析

癫痫是由于痰血互结上蒙清窍而引起的神机受累，元神失控的病证。本方以竹茹、胆南星、天竺黄豁痰醒脑开窍，蜈蚣、全蝎、僵蚕息风止痉为君药；党参、白术、茯苓、陈皮、半夏、枳壳健脾燥湿，理气化痰。桃仁、红花、地龙、三七活血化瘀通络为辅药；天麻、钩藤、龙骨、牡蛎、琥珀平肝息风，滋阴潜阳，宁心安神为佐药。甘草补脾缓肝，调和诸药为使药。诸药配伍用于治疗原发性或脑病引起的癫痫，共奏醒脑止痉、健脾祛痰、活血通络之功效。

（二）临床发挥

癫痫是由痰火瘀以及先天等原因致使气血逆乱、清窍蒙蔽，出现以猝然昏仆、强直抽搐、移时自醒、醒后如常人为主要症状的发作性疾病，临床以痰火扰神、风痰闭窍和脑脉瘀阻为多。止痫汤是以温胆汤为基础方，温胆汤理气化痰，和胃利胆，多适用于胆郁痰扰上闭神明的原发性癫痫，而继发性癫痫都是在大面积脑梗死、脑出血、脑外伤出现一段时间后出现，那么为什么脑病和脑外伤后不会都出现癫痫而只有一部分患者出现癫痫呢？临床实践证明，脑病后出现癫痫的人都有一个共同的特点就是平素脾胃虚弱，运化功能失常，聚湿成痰，痰浊阻滞，在此基础上加之脑脉痹阻，使痰血互结上蒙清窍而发癫痫。因此我们心里要清楚治疗继发性癫痫要比治疗原发性癫痫困难，且治疗时间要长，嘱其患者不要急，耐心治疗，痰血同治，方可治愈。

四、验案

（一）医案记录

谷某，女，38 岁，阵发性抽搐 8 年，2016 年 3 月 26 日初诊。8 年前无明显诱因突然出现四肢抽搐，口吐涎沫，昏不识人，在当地医院诊为癫痫，服用抗癫痫药物病情好转，但仍时有发作，该患平时精神不佳，心中恐惧，不敢独自在家，常有胸闷气短、惊恐不安，心烦少寐，噩梦连连，发则神志丧失，四肢抽搐，两目上视，口吐涎沫，呼之不醒，3～5分钟自行缓解，醒后头痛剧烈，恶心呕吐，睡一觉后症状消失如常人。查患者形体微胖，表情淡漠，语言迟钝，舌质暗红，苔白腻，脉弦滑无力，白睛可见肝胆区、脾胃区脉络浅红而屈曲充盈。此患素体心虚胆怯加之长期思虑过度劳伤心脾，脾虚运化失常，精微不布，痰浊内聚，心虚血行不畅，使痰血互结，上蒙清窍而发为癫痫。中医诊断：痫病；西医诊断：癫痫。治以健脾祛痰、醒脑开窍、活血通络，选用止痫汤。方用党参15g、白术15g、茯苓15g、陈皮15g、半夏15g、枳壳15g、竹茹15g、胆南星15g、天竺黄15g、蜈蚣2条、全蝎5g、僵蚕15g、三七15g、天麻15g、钩藤15g、龙骨30g、牡蛎30g、琥珀10g、甘草10g、桃仁15g、红花15g、地龙15g。水煎服。

二诊（2016年4月3日）：患者精神状态转佳，发作次数减少，持续时间缩短，头痛减轻，无恶心呕吐，仍有心烦少寐，多梦，舌质暗红，苔薄腻，脉弦滑。白睛见肝胆区、脾胃区脉络浅红。原方加栀子15g、豆豉15g、远志15g清热除烦，宁心安神，加珍珠母30g重镇定惊，去桃仁、红花、地龙，水煎服。

三诊（2016年4月11日）：精神状态好，说话有笑容，其间发病一次，时间1分钟左右，睡眠较好，有梦，但不恐惧，头痛消失。原方去桃仁、红花、地龙，水煎服。

四诊（2016年4月28日）：诸症悉减，病未发作，继服三诊方，1个月病未发作停药，随访半年未见复发。

（二）专家按语

本病患平素心虚胆怯，思虑无穷为素体胆气不足，因情志不遂，胆失疏泄，脾失健运，聚湿生痰，忧恐伤心，血气不利，气血凝滞，痰瘀互结上扰神明蒙蔽清窍而致。胆为清净之府，性喜宁谧，而恶烦扰。若胆为邪扰，失其宁谧，则胆怯易惊，心烦不寐，夜多异梦，惊悸不安，脾虚胆胃不和，胃失和降则恶心呕吐；血行不利，脉失所养则出现头痛，眩晕，手足麻木或颤抖；痰血互结，上蒙清窍则癫痫发作。治宜健脾祛痰，活血通络，醒脑止痉。方中半夏辛温，燥湿化痰，和胃止呕；竹茹微寒，清热化痰除烦止呕，半夏与竹茹相伍，一温一凉，化痰和胃止呕之功备；陈皮辛苦温，理气化滞，燥湿化痰，枳壳辛苦微寒，降气导滞，消痰除痞，陈皮与枳壳相合亦是一温一凉而理气化痰之功倍增；佐以党参茯苓健脾渗湿，三七去血中瘀滞，天麻钩藤平肝息风，加龙骨、牡蛎、琥珀宁心安神，重镇定惊，胆南星、全蝎息风止痉。全方共奏健脾化痰、活血通络、开窍止痉之功。

二诊患者病情减轻，心烦少寐多梦明显，增加清热除烦、宁心安神之品。头痛减轻为脑供血改善，去除桃仁、红花、地龙以防伤正。

三诊诸症悉减，改用原方去桃仁、红花、地龙，继续服用以巩固疗效。直至癫痫停止发作。

头 痛

健脑通脉汤——陈学忠

一、专家简介

陈学忠（1953—　　），男，主任医师，教授，四川省学术技术带头人，享受国务院政府特殊津贴。现任四川省中医药科学院中医研究所（四川省第二中医医院）中西医结合主任医师、国家临床重点专科学科带头人、四川省重大疾病老年病防治中心主任，第三、四、六批全国老中医药专家学术经验继承工作指导老师，全国优秀临床人才指导老师、全国名老中医传承工作室导师。曾就读于成都中医学校、泸州医学院医疗系、同济医科大学中西医结合硕士专业。早年曾师从名中医蒲辅周的学生胡翔林主任医师及袁怡云老先生，深受其学术思想影响。从事中医诊疗工作50余年，善于运用中西医两法诊治疾病，尤擅长于对冠心病、心绞痛、顽固性心律失常、高脂血症、糖尿病、高血压、脑动脉硬化症、脑血管意外后遗症、老年痴呆、顽固性头痛、三叉神经痛、顽固性失眠、顽固性咳嗽、慢性咽炎、过敏性鼻炎、复发性口腔溃疡、妇女更年期综合征、胃肠功能失调及内科疑难杂证的诊治。公开发表60余篇论文，并著有《肾虚血瘀理论的实践与探索》等专著4部。

治学格言：读经典、多临床、拜名师、有悟性。

行医准则：上善若水，大医精诚。

最推崇的古代医家：张仲景、张锡纯、王清任。

最喜读的著作：《伤寒杂病论》《医学衷中参西论》《医林改错》。

最擅长治疗的疾病：心、脑血管疾病及各种内科疑难杂症。

最常用的方剂：麻黄汤、葛根汤、小青龙汤、桂枝汤、小柴胡汤、仙方活命饮、五苓散、血府逐瘀汤、麦门冬汤、四逆汤、四神煎、参赭镇气汤等，以及健脑通脉汤、参芪冠心汤、软脉化斑汤、麻辛汤、茯苓四逆汤、红姑娘抗感饮、慢咽汤、开音汤、失眠合剂、抗过敏汤、开郁和中汤、升降温里汤等自拟方。

最善用的药物：葛根、牛膝、白附片、淫羊藿、丹参、芍药、桂枝、桑叶、黄芪、人参等。

二、效方

（一）来源

陈老率先提出"肾虚血瘀导致衰老"的理论，认为"肾虚血瘀"与衰老有着密切的关系，进一步提出并阐述了"生理性血瘀""生理性肾虚血瘀""隐潜性肾虚血瘀证""老年性肾虚血瘀综合征"等新的学术观点。鉴于这样的认识，对"肾虚血瘀"的理论和疗效进行了较为深入的研究，并以"补肾化瘀"为主要治则进行老年病防治，达到了延缓衰老的目的。尝试以"健脑通脉汤"治疗因脑动脉硬化肾虚血瘀型所引起的头昏、头痛、耳鸣、失眠、记忆力下降等症，取得良好效果。并将其做成"健脑通脉胶囊"制剂，获得了国家药监局的临床批文及2004年四川省科技进步三等奖。以"补肾化瘀"为法则的复方中药，获得了国家知识产权局颁发的《发明专利证书》。

（二）组成

淫羊藿30g，何首乌30g，黄芪30g，丹参30g，川芎15g，熟地黄15g，菟丝子12g，山楂30g，桑叶15g，酸枣仁20g。

（三）功效

补肾、填精、益气，活血化瘀。

（四）适应证

用于肾精亏虚、瘀血阻滞所致的头昏、头痛、走路不稳、肢麻、耳鸣、失眠、健忘、痴呆等，舌质紫暗或见瘀斑瘀点，脉涩或细弦。

（五）使用方法

水煎服，日1剂，分3次服。如服用健脑通脉片，1日3次，1次5片。

（六）注意事项

孕妇忌服。

（七）方歌

健脑通脉淫枣仁，首乌熟地菟丝桑。
丹参楂芪川芎入，肾虚血瘀脑络康。

三、名论

（一）方论解析

方中以淫羊藿为君药，补肾填精壮阳为主，以何首乌、菟丝子、熟地黄、黄芪、川芎、丹参等为臣药，辅助君药补肾填精，活血化瘀，以生山楂、酸枣仁、桑叶为佐，具有化浊降脂、宁心安神的作用。《本草备要》中载淫羊藿："补命门，益精气，坚筋骨，利小便。"现代药理学研究证实淫羊藿中主要含有淫羊藿苷，淫羊藿苷具有扩张脑血管、抗缺血性脑损伤、保护神经元、改善记忆力减退、抗衰老的作用；制何首乌具有补肝肾、强筋骨、益精血的功效，现代药理学研究表明，其主要活性成分为二苯乙烯苷，具有抗炎、抗氧化、抗动脉粥样硬化、保护神经、提高记忆力等作用；熟地黄具有抗氧化、提高记忆力、抗衰老等作用；黄芪补气升阳，生津养血；川芎辛散温通，活血行气，同时药理学研究表明川芎中所含川芎嗪能扩张脑血管，增加脑血流，改善头颅供血，且具有抗血小板聚集的功效；现代研究表明，山楂有降血脂、扩张血管、抗血小板聚集、抗动脉粥样硬化的作用；酸枣仁补养心肝，宁心安神。桑叶有清肝、平肝、明目的作用。我们根据中医辨证及结合现代实验研究，拟定的此方剂，经过多年的临床观察，显示该方药在降脂、改善脑供血、改善动脉粥样硬化、预防脑血管硬化，改善肾虚症状方面均获得了较好的疗效。

（二）临床发挥

老年期可出现明显"虚"的症状，如头晕，易疲倦，心悸，气短，肢冷畏寒，腰膝酸软，发脱齿摇，性欲减退，健忘，耳鸣，失聪，流泪，多涕，尿余沥难尽，夜尿频数，脉细无力等。以及明显的"瘀血"症状，如色素沉着，皮肤粗糙，老年斑出现，巩膜混浊，舌质瘀暗或瘀点等。随着增龄，虚、瘀不断加剧，发展到一定程度就会引起多种老年病，如中风、眩晕、痴呆、胸痹、厥心痛、真心痛、咳喘、肺胀、癃闭、淋浊、四肢痿痹不仁等。这些都是瘀血的表现，也是最常见加速衰老和死亡的原因。脑动脉硬化的发生虽与心、肝、脾、肾等脏有关，但其病位在脑，其根本在于肾。肾为先天之本，主藏先天之精及五脏六腑之精华。肾生髓，髓通于脑。人至中年以后，肾精渐亏损，精髓空虚，脑海失养，脉络干涩；肾阳虚衰，生气生阳不足，脾失温煦，痰湿不化，痰脂内聚，阻塞血道，血行不畅，渐积成瘀，形成肾虚血瘀证。故选用健脑通脉汤补肾、填精、益气、活血化瘀。如久病气血不足者，可加用党参、当归等品；瘀血日久，血虚明显者，可重用熟地黄、当归之品，尚可配伍鸡血藤、赤芍、桃仁、红花等以补血活血；久病血瘀化热者，虚火上炎以致头痛者，可加用菊花、钩藤等清利头目之品；化热致肝胃不合者，可加用竹茹、法半夏以和胃降逆。如合并高血压，可酌情加用葛根、天麻；如有斑块，可加土鳖虫、蒲公英。

四、验案

（一）医案记录

尹某，女，58岁，山西人，有反复头痛、头晕史几十年（30年以上），整个头部胀痛，伴耳鸣，恶心，睡眠差，平素3天大便1次，曾行头颅CT提示腔隙性脑梗死，多次口服止痛药，行各种治疗头痛症状均未缓解。刻下症：头痛、头晕，表情痛苦，伴耳鸣，眠差，大便干结，舌红嫩，薄白苔，脉略数。颈部血管彩超提示颈动脉粥样硬化。TCD提示脑动脉供血不足。诊断：头痛。辨证：肾虚血瘀。方剂：健脑通脉汤。具体方药：桑叶30g，天麻20g，川芎30g，丹参30g，淫羊藿30g，熟地黄20g，菟丝子12g，何首乌30g，山楂30g，酸枣仁20g，黄芪30g。6剂，水煎服，日1剂，每日3次，每次200mL。

二诊：头痛减轻，头有轻快感，稍有腹泻（服药后）。易出汗，动则汗出，无盗汗，舌红嫩，眠欠佳，口不渴。患者自北方初入南方，动则易出汗。证型：气阴两虚。治法：益气养阴，固表止汗。处方：当归六黄汤。具体方药如下：生地黄30g，当归12g，黄连10g，黄柏15g，黄芪30g，浮小麦50g，龙骨30g，牡蛎30g，天麻15g，熟地黄15g，黄芩12g。5剂，水煎服，日1剂，每日3次，每次200mL。

三诊：出汗缓解，头痛、头晕减轻，头轻快感。大便基本恢复正常，舌嫩红，少苔，脉弱。现转回健脑通脉汤，具体方药如下：桑叶30g，酸枣仁20g，淫羊藿15g，何首乌20g，熟地黄15g，丹参30g，山楂30g，天麻15g，砂仁15g（后下），炒黄柏15g，炙甘草15g，做丸剂吞服。

（二）专家按语

《黄帝内经》称本病为"脑风""首风"，《素问·五脏生成》提出"是以头痛颠疾，下虚上实"的病机。《普济方》认为："气血俱虚，风邪伤于阳经，入于脑中，则令人头痛。"脑为髓海，肾主骨生髓，肾气实则髓海充，

"在下为肾，在上为脑，虚则皆虚"（《医碥·卷四》），故肾精充盛则脑髓充盈，肾精亏虚则髓海不足而变生诸症。"脑为髓海……髓本精生，下通督脉，命火温养，则髓益之""精不足者，补之以味，皆上行至脑，以为生化之源"（《医述》引《医参》）。故予淫羊藿、熟地黄、菟丝子、何首乌补肾填精；丹参活血通络，山楂活血散瘀；黄芪补气，熟地黄补血，桑叶为轻宣之品，清利头目，合川芎活血行气，祛风止痛，引药上行。再加天麻通络止痛。全方共治肾虚血瘀之头痛，疗效确切。二诊时患者入蜀1周，素体肾虚，肾气、肾阴不足，环境突变致腠理开放，汗出甚，为阴虚、气虚之自汗，方用当归六黄汤一诊见效。三诊时上述诸症缓解，予健脑通脉汤加封髓丹巩固。

（三）跟诊手记

患者素体肾虚，不能滋养髓海，肾气不足，髓海不充，阳气亏虚，推动无力而致血瘀，《素问·举痛论》曰："痛而闭不通矣。"又曰："脉泣则血虚，血虚则痛。""不荣则痛、不通则痛。"患者既不通也不荣，故头痛日久，正论证了陈老肾虚血瘀理论，治之以益肾精、补肾阳，补肾填髓，加以活血止痛、轻宣上浮之品直达头目，效佳而功专。二诊时患者阳气不足，卫阳不能固表，南方气温高，腠理开，舌红嫩，久病阴阳俱虚，故当归六黄汤治疗其阴阳两虚之自汗，一诊而愈。之后再继续予益肾填精补髓继续巩固治疗。

（蔡苇叶）

头痛息宁方——项颗

一、专家简介

项颗（1961—　　），男，二级教授，主任医师，博士生导师，享受国务院政府特殊津贴，吉林省名中医；全国老中医药专家学术经验继承工作指导老师，中国民族医药学会老年病分会会长、世界中医药学会联合会老年医学专业委员会副会长、中华中医药学会老年病专业委员会副主任委员；吉林省中医药科学院老年医学研究所所长。项颗出身于医学世家，幼时学医，成学于长春中医学院，而后博采众长，师承张继有、孔令诩、霍玉书等多位名师。已在临床教学、医疗及领导岗位辛勤耕耘近40年，长期致力于老年病领域的研究和探索，对心脑血管等疾病的诊治有独特的理论及丰富的临床经验。擅以调补心肾理论为基础，治疗各种疑难疾病，特别是针对头痛类疾病研究颇深。结合古方及临床实践，创制头痛息宁方，对缓解各型头痛、偏头痛均有较好疗效。

治学格言：不为良相，便为良医，道近佛，术近仙。

行医准则：偶尔治愈，总是安慰，常常帮助。

最推崇的古代医家：张仲景。

最喜读的著作：《伤寒杂病论》《黄帝内经》。

最擅长治疗的疾病：帕金森病、痴呆，特别是对头痛、失眠、眩晕、汗病等疾病的诊治有很高的造诣。

最常用的方剂：半夏白术天麻汤、六味地黄汤、归脾汤、酸枣仁汤、小柴胡汤等。

最善用的药物：炒酸枣仁、茯神、远志、半夏、白术、天麻、川芎、全蝎、柴胡、生地黄等。

二、效方

（一）来源

项颗从医生涯四十载，临床经验极为丰富，擅长治疗多种常见内科疾病。传承家学，挖掘祖方，结合自身临床心得体会，创制治疗头痛病的临床效方——头痛息宁方。该方以经典名方为基础加减化裁而成。对于常见头痛、失眠、眩晕病、帕金森病及痴呆病，有着良好的临床疗效。运用调补心肾、降浊化痰、通络止痛之法，治疗效果更为确切。随着经济社会的不断发展，人们日常面临的压力不断增加，头痛病发病率逐年攀升。项颗通过长期大量的临床实践与思考，认为痰浊上扰是头痛病发作的常见类型，主要症状以头痛时作，昏蒙沉重，胸脘满闷，呕吐痰涎为主。西医治疗该病副作用较大，而中医辨证治疗具有疗效可靠、副作用小等特点。遂运用此方进行随症加减，屡起沉疴。

（二）组成

天麻 6 ～ 9g，白术 9 ～ 12g，茯神 10 ～ 15g，清半夏 6 ～ 9g，全蝎 3 ～ 6g，蒺藜 6 ～ 9g，川芎 6 ～ 9g，白芷 6 ～ 9g，陈皮 3 ～ 9g，枳壳 3 ～ 9g，甘草 6 ～ 9g。

（三）功效

降浊化痰，通络止痛。

（四）适应证

1. 痰浊上扰、头窍不通，甚或头痛如劈之各种类型头痛、偏头痛。
2. 痰湿内蕴，上蒙清窍所致头目晕眩之眩晕病，亦可辨证加减运用。

（五）使用方法

本方以降逆化痰之味为先，佐以通络止痛之品，配伍得当，方简效卓。使用时需对患者头痛进行辨证。适用此方患者，多病程绵长，反复出现单侧或双侧搏动样头痛，或头痛时作，昏沉感，头重如裹，胸脘满闷，兼见痰多易吐，舌苔白腻。实际应用中，若头痛如劈，痛势剧烈，适当加大蒺藜、川芎、白芷等头痛要药之用量，对缓解疼痛症状有明显正向疗效。头痛、眩晕的发病患者，常常伴见焦虑抑郁等精神心理问题，可相互影响，加重症状。此类患者可加入合欢花、郁金、百合等，以清心解郁安神。兼见耳鸣可选用磁石，以聪耳明目。头痛发作后，痛苦程度加剧，常造成睡眠障碍，可酌加酸枣仁、远志、石菖蒲等，加大安神助眠之功，临床亦应辨证选用。

（六）注意事项

1. 方中含有全蝎，为钳蝎科动物东亚钳蝎的干燥体，有毒，用量须严格遵照法定用量，以 3 ~ 6g 为宜。

2. 含有全蝎，故孕妇禁用。

（七）方歌

头痛息宁半天君，茯术蒺藜和全蝎。

芎芷陈皮枳壳草，降化痰浊头络清。

三、名论

（一）方论解析

头痛息宁方以半夏白术天麻汤为基础，学界较为统一的观点是由金代李杲初创，经历代医家不断精简化裁。起初主要是针对"足太阴痰厥头痛"及"虚风内作"所致眩晕这两大病证而创制。半夏白术天麻汤之名，首见于李杲诸部著作中，《脾胃论》《兰室秘藏》等书皆有提及。在《兰室秘藏》"头痛论"部分，本方有一异名，为"白术半夏天麻汤"。此外本方在其他医著中还有半夏天麻白术汤（《医方集解》）、半夏茯苓天麻汤（《卫生宝鉴》）、半术天麻汤（《简明医彀》）等异名。

方中半夏功能燥湿化痰，降逆止呕，消痞散结，《医学启源》称其能"治太阴痰厥头痛。"天麻功能息风止痉，平肝祛风通络，主治眩晕头痛肢麻等证，为治疗眩晕头痛之要药。白术功能健脾益气，燥湿利水，善治脾虚神疲、水饮内停、痰饮眩晕等证。茯苓功能利水渗湿，健脾和胃，宁心安神，《名医别录》谓其能治"膈中痰水""长阴，益气力"。全蝎功擅游走，通络止痛之力较强。陈皮健脾燥湿除痰。久病入络，故加川芎，可和血平肝，行瘀止痛。另加茯神宁心安神，蒺藜平肝解郁，活血祛风。甘草调和诸药。诸药合用，可使痰湿化，浊阴降，内风息，而头痛止。

（二）临床发挥

《兰室秘藏·头痛论》曰："白术半夏天麻汤，治痰厥头痛药也。"之后为诸家因袭。《丹溪心法》谓其治"痰夹气虚并火"之头眩。《校注妇人良方》载本方用于治疗妇人虚风头目眩晕及妇人头痛。《古今医统大全》谓其治脾胃虚弱、不能运化食积、痰厥头眩、呕吐等症。明代张景岳曾对痰厥头痛的定性提出过异议："痰厥头痛，诸古方书皆有此名目，然以余论之，则必别有所因，但以头痛而兼痰者有之，未必因痰头痛也……此则不得不兼痰治之。"指出痰厥头痛或非因痰而痛，但治疗则需兼痰而治，此说于临床更具指导意义。

现代临床中，广泛适用于各类以眩晕及头痛为主症的疾病，其中以高血压、急性缺血性脑卒中、椎–基底动脉供血不足、颈椎病、原发性头痛、梅尼埃病、良性阵发性位置性眩晕为多。当辨证出现符合中医以痰为主要病理因素的相关证型时，即可酌情加减使用本方。

四、验案

（一）医案记录

王某，女，56岁。既往史：高血压8年。主诉：头痛、头晕反复发作1～2年，发作时头痛如裹，胸脘满闷，每因情绪波动或劳累则诱发。虽经西药治疗，始终不愈。2020年8月6日初诊，现病史：头痛如裹，昏蒙沉重，目不欲睁，泛泛欲呕，胸脘满闷，四肢不温，心烦不寐，易怒，苔白腻，脉象弦滑。中医诊断：偏头痛（痰浊上扰）。西医诊断：血管神经性头痛。治法：除痰降逆，化浊息风，通络止痛。方药：头痛息宁方加减，方含天麻、白术、茯神、浙贝母、陈皮、清半夏、全蝎、蒺藜、川芎、白芷、甘草等，引用生姜。水煎，1日2次口服。

二诊（2020 年 8 月 13 日）：头痛缓解，诸症改善，睡眠明显好转。但仍胸脘满闷，时欲呕，乃痰湿阻胃，前方去枳实，加枳壳，以理气开胃祛痰，连续服用 7 剂。

服用上方后。头痛症状明显改善，头脑清爽，目开神清，泛呕止，饮食正常，情绪稳定，心安不烦，精神振，诸症消除，头痛痊愈。

（二）专家按语

本案患者是较为典型的痰浊上扰型偏头痛患者。初诊症见头痛如裹，胸满欲吐，此系痰湿浊阴内伏，久而化热，又兼肝火夹痰上蒙，浊阴上逆，清阳不升所致；痰热内扰则心烦不寐；苔腻，脉弦滑乃痰湿内蕴化热之象。偏头痛属中医"头风"的范畴，亦有"脑风""首风"之称，《诸病源候论·头面风候》曰："头风指头痛经久不愈，时作时止者。"病位在脑络，以内伤居多。其临床特点多为隐袭发病，逐渐加重，或发作反复，或轻或重，缠绵难愈。究其病机，有虚有实，或虚中夹实，错综复杂，多与肝、脾、肾三脏及气血亏虚，情志失调有关。《脾胃论》曰："足厥阴痰浊头痛，非半夏不能疗，眼黑头眩，风痰内作，非天麻不能除。"故方中以半夏燥湿化痰，降逆止呕，以缓解头重昏沉，双目难睁及泛呕之症；天麻、全蝎平肝息风，通络止痛，直达病所，去除头痛；白术、陈皮健脾燥湿除痰，助半夏化痰去浊之功；久病入络，故加川芎，可和血平肝，行瘀止痛；另加茯神宁心安神，浙贝母清热化痰，蒺藜平肝解郁，活血祛风，改善四肢不温，心烦易怒等情绪症状，提高头痛治疗效果；甘草调和诸药。遣方精良，配伍得当，可化痰祛湿，沉降浊阴之邪，内风息则头痛自宁。

（三）跟诊手记

有幸跟师左右，得以窥见项师对患者的诊疗过程。该患者由其子搀扶步入诊室，步履缓慢。一手扶头，腰部略弯，呈痛苦貌。项师急令弟子扶其落座。问其主诉症状。患者遂自言其症状及诊治经过，真情流露，眼含泪花，四处求医治疗无果，听闻项师专攻其症，跋涉百里来此求救，希望缓解一二。项师听后大为同情，安神静气为其把脉，望闻问切无一疏漏。项师常教导弟子对患者要视其为亲人。细微之处见精神，既要抓准主要证候，辨证明确，精准施治，又要充分发扬医者仁心的宝贵精神。做好心灵沟通，患者将自己的身体性命托付给我们，我们作为医者更应对得起这份信任。项师常引用特鲁多医生的名言，"偶尔治愈，总是帮助，常常安慰"，在经历不断的临床实践后，愈发感同身受。限于不同时期的医疗发展水平，人类始终面临疾病的威胁与挑战，可以完全治愈的疾病很有限。但医生可以做的绝不仅仅是医治疾病这种表层的工作，更多的是运用自己的专业知识，为患者提供科学合理的指导，帮助他们树立战胜疾病的信心与勇气。项师常教育我们要做一个"有血、有肉、有温度"的医生。沉思之间，忽想起古语有云："人命至重，有贵千金，一方济之，德逾于此。"

（孙莉）

参考文献

1. 孙莉，项颗，刘寅，等. 半夏白术天麻汤加减治疗痰浊上扰型偏头痛 30 例［J］. 当代医学，2014，20（7）：151.

2. 梁雪松，项颗，李桦，等. 天麻半夏方治疗前庭性偏头痛［J］. 吉林中医药，2018，38（12）：1390-1393.

3. 刘寅，关雪，王彦红，等. 头痛息宁颗粒剂治疗偏头痛（痰浊证）的多中心临床疗效研究［J］. 中国医药指南，2018，16（24）：168-169.

睡眠障碍

高枕无忧汤——王琦

一、专家简介

王琦（1943—　），男，江苏高邮人。北京中医药大学二级教授、主任医师、研究员、博士研究生导师，中国工程院院士，国际欧亚科学院院士，国家重点学科中医基础理论学科带头人，国家重点基础研究发展计划（973计划）"中医原创思维与健康状态辨识方法体系研究"项目首席科学家，享受国务院政府特殊津贴的有突出贡献专家，人力资源和社会保障部、卫生部、国家中医药管理局遴选的全国五百名著名老中医之一，全国老中医药专家学术经验继承工作指导老师，全国和北京市优秀中医临床人才研修项目优秀指导老师。现任国家中医药管理局中医体质辨识重点研究室主任，教育部中医养生学重点实验室学术委员会主任委员。兼任中华中医药学会中医体质分会主任委员，中华中医药学会常务理事，中华中医药学会男科分会名誉主任委员，中华中医药学会中医基础理论分会副主任委员，中国中医药研究促进会副会长、生殖医学主任委员，国家中医药管理局"治未病"工作咨询专家，国家中医药管理局中医药文化建设与科学普及专家委员会委员，卫生部2020健康中国专家组成员，中华中医药学会首席健康科普专家，科技部国际科技合作计划评价专家，优秀中医临床人才研修项目专家指导委员会成员，中华中医药学会科技创新首席科学家，中华医学会医疗事故技术鉴定专家，国家中医药管理局王琦全国名老中医药专家传承工作室指导老师，北京市中医药薪火传承"3+3"工程项目王琦名医传承工作站指导老师，英国皇家医学会会员，日本东洋医学会会员。

王琦主要从事中医体质学与中医生殖医学的研究工作。先后承担国家自然科学基金项目、国家重点基础研究发展计划（973计划）项目、国家"十一五"科技支撑计划及省部级课题12项，目前承担国家973计划项目1项，国家自然科学基金重点项目1项。主编或参编著作76部，在国内外核心期刊发表学术论文480篇，被引用5000余次，SCI收录15篇。拥有发明专利6项，获国家科技进步二等奖1项，省部级一、二等奖12项。

治学方法：博涉医源，精勤不倦；立言开新，创建学说；全科专长，广而求精；学科纵横，拓展思维；万里行进，弘扬国粹；未来探索，永不言弃。

用药准则：经方时方各擅其长，无须各立门户；辨证用方专病专方，无须形同水火；复方单方择善而从，无须厚此薄彼；临证活方活法活用，全在领悟贯通。

最擅长治疗的疾病：男科疾病、代谢性疾病、过敏性疾病、情志类疾病等。

二、效方

（一）来源

王琦治失眠有两个主要观点，一个是营卫失和，阴阳失交。《灵枢·大惑论》说："夫卫气者，昼日常行于阳，夜行于阴，故阳气尽则卧，阴气尽则寤。"病理上，营卫失和，阴阳失交，则寤难成寐。所以经常用夏枯草、苏叶、百合来交和阴阳。第二个是"魂不安藏"。因为肝藏魂，人寐则魂游于目，寐则魂归于肝。若浮游于外，魂不入肝则不寐，《血证论》中有专门论述。针对失眠阴阳失交的病机特点，以燮理阴阳、调肝安魂立法，创制"交合安魂汤"，后更名为"高枕无忧汤"。

（二）组成

法半夏 10g，夏枯草 20g，百合 30g，苏叶 10g，酸枣仁 30g，甘松 15g，柴胡 12g，白芍 15g。

（三）功效

燮理阴阳，调肝安魂。

（四）适应证

失眠，难以入寐，睡眠轻浅，多梦易醒，脉弦。

（五）使用方法

水煎服，下午 4 点和晚上 9 点服用，目的是调理阴阳，让阳入阴，日 1 剂。辨证属于肝郁血虚者，合用逍遥散疏肝敛魂；若肝郁化火，合用丹栀逍遥散疏肝清热；肝胆气郁者，用柴胡加龙骨牡蛎汤宁肝胆；肝胃不和者，用抑肝散和肝胃。而对于气血违和的，则合用王清任的血府逐瘀汤疏达气血。

（六）注意事项

喝中药前后一小时注意不要喝茶、咖啡、牛奶或豆浆，以免中药成分与茶的鞣质、咖啡因及蛋白质等发生化学反应，影响疗效。

（七）方歌

高枕无忧治失眠，睡眠轻浅多梦安。
半夏枯草合苏叶，酸枣甘松白芍柴。

三、名论

（一）方论解析

半夏治失眠，首见于《黄帝内经》半夏秫米汤，云其"饮以半夏一剂，阳明以通，其卧立至。"明代徐树丕《识小录》又载："半夏一名守田，一名水玉，能治夜不寐。姑苏张镰水，名康忠，尝治董尚书浔阳不眠，用百部一两，半夏一两，董即得美睡，酬之百金。"

夏枯草治失眠王孟英多有推崇，谓："夏枯草，微辛而甘，故散结之中，兼有和阳养阴之功，失血后不寐者，服之即寐，其性可见矣。陈久者其味尤甘，入药为胜"（《王孟英医学全书·重庆堂随笔》）。对于半夏与夏枯草治疗失眠的用意，王孟英有阐述："从来不寐之证，前人皆以心肾不交治之，投剂无效，窃思阴阳违和二气亦不交。椿田每用制半夏、夏枯草各五钱，取阴阳相配之义，浓煎长流水，竟覆杯而卧。"半夏得至阴之气而生，夏枯草得至阳之气而长。二药配伍，和调肝胃，平衡阴阳而治失眠。加苏叶、百合相配，更相得益彰。盖苏叶辛温气薄，理气和营，引阳入阴；百合甘而微寒，叶橘泉《食物中药与便方》载"治失眠不宁，易惊醒"，故半夏、夏枯草、苏叶、百合合以调肝安魂，交合阴阳。方中半夏配夏枯草、百合伍苏叶是王琦治失眠的常用药对，意在阴阳相配。酸枣仁养肝血，定肝魂；甘松镇静安神，开郁醒神。柴胡疏肝解郁，白芍养血敛肝。诸药合用，共奏燮理阴阳、调肝安魂之功。

（二）临床发挥

《灵枢·岁露》云"人与天地相参也，与日月相应也"，故药物取效的关键在于必须严格按阴阳消长运行规律及人的睡眠－觉醒周期规律来确定服药时间。失眠的产生因为阳不交阴，此二时用药，可调理阴阳，引阳入阴。下午4点为申时，此时天地阳气正在收敛潜降，借天地之势，可令药物能够更好地引阳入阴；另外，此时一般为空腹，胃气渐盛，收纳腐熟能力较强，药力集中，所图专一，必能取效。夜间9点，一般为患者睡前2小时，张志聪曰"气至阳则卧起而目张，至阴则休止而目瞑"，睡前2小时以方药助阳渐渐入阴，不让卫气滞行于阳分，阳入于阴则寐，可使患者按期入眠。通过顺时调节阴阳，治疗顽固性失眠，疗效颇佳。这种服药方式与自然界昼夜节律同步，体现了天人相应的思想。

治疗失眠时应当抓主要伴发症。流行病学调查显示，原发性失眠31%，失眠伴抑郁30%，精神疾患20%，器质性病变19%。临床上至少30%的失眠患者伴有心理障碍、抑郁症状，而抑郁症的患者90%都伴有失眠。所以要围绕这个重点考虑问题，加强治肝与调肝。精神性疾病很难治，而器质性病变中医介入的程度更少，如下丘脑或垂体肿瘤、高血压、甲亢、脑动脉硬化、脑震荡后遗症等。

此外，失眠与体质类型有关，如气郁质，多气机郁滞，易于失眠伴抑郁，宜合用逍遥散、柴胡疏肝散。而血瘀质的人，多为顽固性失眠伴健忘，王清任血府逐瘀汤尤为有效。失眠以阴虚内热为多，阴虚体质易失眠，"阴虚目不瞑"，后世医家亦多有总结，如《症因脉治》提出外感有表热、里热、血热、气热、余热、虚烦，内伤有肝火、胆火、肺壅、胃不和等。现代研究发现，失眠还有先天遗传等方面影响因素，加拿大1999年一项关于失眠患者家族倾向的研究表明，有35%的患者具有明显的家族史，而家族中40岁后的女性则更为普遍。这与体质禀赋不同应当是有关系的。

四、验案

（一）医案记录

张某，女，41岁，2018年1月17日初诊。主诉失眠伴焦虑6个月。现病史：患者6个月前因陪孩子高考，出现失眠，伴焦虑抑郁，2017年6月底至7月最重，在密闭空间有濒死恐惧感，情绪不稳，易哭泣，无法抑制，并出现呕吐，影响饮食，体重从 120 斤降至 97 斤。之后经过心理疏导，失眠、焦虑、抑郁有所好转。现服用艾司唑仑片 0.5mg，1 日 1 次米氮平 30mg，1 日 1 次，睡眠可达每天 6 小时，但夜间 2 点易醒，醒后出现烦躁、手心热，4 点可再次入睡。左侧手小指、脚趾麻木，偶下午 3～4 点出现烦躁，长时间看手机也烦躁，双下肢无力，易疲劳，偶尔有害怕感，有消极情绪，记忆力差，双眼视力下降，平素易上火，口腔溃疡，纳可，夜尿频，3～6 次 / 夜，大便 1 日 1 次，干稀不调，经前头两侧出现疼痛，持续 12 天，疼痛为紧箍感。既往史：盲肠纤维瘤，腹泻持续 2 年。个人史：否认吸烟及饮酒不良嗜好。月经史：10 岁初潮，月经来潮持续 4～5 天，月经周期 25～28 天，月经量中等，经色暗，血块多。家族史：其父亲有抑郁倾向。舌淡红，苔薄白。脉滑微数。焦虑自评量表 SAS=50 分（低于 50 分者为正常；50～60 者为轻度，61～70 者是中度，70 以上者是重度焦虑）。匹兹堡睡眠质量指数（PSQI）总分 =18 分（总分范围为 0～21，得分越高，表示睡眠质量越差）。中医诊断：不寐（肝郁化火）；郁证（肝郁化火）。治法：清肝泻火，交通阴阳。处方：法半夏 10g，夏枯草 20g，百合 20g，苏叶 10g，白芍 10g，黄连 6g，阿胶（烊化）10g，黄芩 10g，鸡子黄 1 枚（冲），山栀 10g，淡豆豉 10g，肉桂 6g。21 剂，水煎服（下午 4：30，晚上 9：30）。

二诊（2018 年 3 月 7 日）：睡眠仍不佳，手足心热，需凉水洗手以缓解，心烦，口腔溃疡基本控制，大便 1 日 2 次，成形。舌淡红，苔水滑。脉滑微数。治法：清肝泻火，交通阴阳。处方：夏枯草 20g，法半夏 12g，百合 20g，苏叶 15g，苦参 15g，甘草 10g，黄连 3g，山栀 12g，淡豆豉 10g。21 剂，水煎服（下午 4：30，晚上 9：30）。

三诊（2018 年 4 月 25 日）：失眠稍有缓解，近日又有睡眠不实，手心热及烦躁减少，易出汗，近 2 个月口腔溃疡未发，可进食辣椒、大枣、热性食物。匹兹堡睡眠质量指数（PSQD）总分 =12 分。舌淡红，苔边水滑。脉滑。治法：调和阴阳，交通营卫。处方：夏枯草 20g，法半夏 12g，百合 20g，苏叶 10g，苦参 15g，生甘草 6g，延胡索 10g，牡丹皮 10g，黄连 6g，肉桂 6g，知母 6g。21 剂，水煎服（下午 4：30，晚上 9：30）。

四诊（2018 年 6 月 6 日）：服用上方后，睡眠好转，很快入睡，自诉为"秒睡"，口腔溃疡偶有发作。匹兹堡睡眠质量指数（PSQI）总分 =2 分。焦虑自评量表 SAS=31 分。舌淡红，苔边水滑。脉滑。治法：调和水火，交通心肾。处方：黄柏 10g，砂仁 6g，黄连 10g，肉桂 6g，青黛 6g，珍珠母 20g，藿香 9g，山栀 9g，苦参 10g，甘草 6g，竹茹 10g，茵陈 10g。21 剂，水煎服。

（二）专家按语

患者长期失眠，根据失眠的主要病机阴阳不通、阴阳不交，以高枕无忧汤交通阴阳；根据患者伴有症状在密闭空间有濒死恐惧感，烦躁，长时间看手机也烦躁，双下肢无力，易疲劳，《伤寒论》第 76 条"发汗，吐下后，虚烦不得眠，若剧者，必反复颠倒，心中懊恼，栀子豉汤主之"，第 77 条"发汗，若下之，而烦热胸中窒者，栀子豉汤主之"，正合患者症状，用之以清心除烦，患者久病，热伤阴血，致使阳不得入于阴，《伤寒论》第 303 条"少阴病，得之二三日以上，心中烦、不得卧，黄连阿胶汤主之"，用之以清热养血。

二诊时，患者睡眠仍不佳，仍有手足心热，口腔溃疡基本控制，大便 1日 2 次，成形，舌淡红，苔水滑，脉滑微数。调整用药，加用甘草、苦参。《伤寒论》第 76 条曰："发汗，吐下后，虚烦不得眠。若剧者，必反复颠倒，心中懊恼，栀子豉汤主之；若少气者，栀子甘草豉汤主之。"患者易疲劳，偶尔有害怕感，用栀子甘草豉汤治虚怯少气之症。苦参治疗失眠可见于一些临床医家经验中，有关苦参的记载，最早见于《神农本草经》，其载："苦参，气味苦寒，无毒，主治心腹结气、癥瘕积聚、黄疸、溺有余沥、逐水、除痈肿、补中明目、止泪。"《名医别录》载："养肝胆气，安五藏，定志益精。"《药性论》载："治热毒风，皮肌烦燥生疮，赤癞眉脱。"《日华子本草》载："治肠风下血并热痢。"《本草新编》载："苦参，味苦，气寒，沉也，纯阴，无毒。入心、肝、肾、大肠之经。治肠风下血，热痢刮痛难当，疗狂言心燥，结胸垂死；赤癫眉脱者，祛风有功；黄疸遗溺者，逐水立效。扫遍身痒疹，止卒暴心疼，杀疥虫，破癥瘕，散结气，明目止泪，解渴生津，利九窍，通大便。第过于迅利，宜少用为佐使，不宜多用为君臣。至称益肾、安五脏、定心志，不可信之辞也。"《本草经百种录》言："专治心经之火，与黄连功用相近。"又《本草正义》言："苦参，大苦大寒，退热泄降，荡涤湿火，其功效与芩、连、龙胆皆相近。"

三诊时，患者匹兹堡睡眠质量指数（PSQI）总分 12 分，睡眠质量有所提高，手心热及烦躁减少，易出汗，用知母滋阴降火，牡丹皮以清热凉血，用延胡索以活血，散瘀通经。《神农本草经》载知母："主消渴热中，除邪气肢体浮肿，下水，补不足，益气。"《药性论》曰："主治心烦躁闷，骨热劳往来，生产后蓐劳，肾气劳，憎寒虚损，患人虚而口干，加而用之。"《得配本草》曰："牡丹皮、川柏，皆除水中之火，然一清燥火，一降邪火，判不相合。盖肾恶燥，燥则水不归元，宜用辛以润之，凉以清之，牡丹皮为力；肾欲坚，以火伤之则不坚，宜从其性以补之，川柏为使。"《本草求真》曰："世人专以黄柏治相火，而不知牡丹皮之功更胜。盖黄柏苦寒而燥，初则伤胃，久则伤阳，苦燥之性徒存，而补阴之功绝少，牡丹皮能泻阴中之火，使火退而阴生，所以入足少阴而佐滋补之用，较之黄柏不啻霄壤矣。"

四诊时，患者睡眠好转，自诉为"秒睡"，匹兹堡睡眠质量指数（PSQI）总分 =2 分，睡眠质量明显改善，口腔溃疡偶有发作。继续予调和水火，交通心肾治疗。黄柏、砂仁、甘草为封髓丹的组成药物，其中黄柏味苦入心，禀天冬寒水之气而入肾，色黄而入脾，砂仁辛温能纳五脏之气而归肾。黄柏之苦和甘草之甘，苦甘能化阴，砂仁之辛合甘草之甘，辛甘能化阳，阴阳化合，交会中宫，则水火既济，心肾相交。蒲辅周教授常使用三才封髓丹治疗口疮等病变。黄连、肉桂为交泰丸的组成药物，肉桂辛甘大热，主入肾经，引火归原，化气生津；黄连苦寒，主入心经擅泻心火，可使心阴免受煎熬，得以下润于肾，则水火既济。青黛具有清热解毒、凉血消斑、泻火定惊的作用，治疗口腔溃疡，疗效显著。《岭南采药录》曰："可涂疮及疔腮。又治眼热有膜及吐血，内服之。"珍珠母具有平肝、潜阳、定惊的作用《本草纲目》曰："安魂魄、止遗精白浊，解痘疗毒。"《饮片新参》载："平肝潜阳，安神魂，定惊痫，消热痞、眼翳。"藿香、山栀为泻黄散中的成分，其中山栀子清热解脾胃既盛之火邪外，藿香直入脾胃，使郁结脾胃之伏火发泄无余；竹茹具有清热化痰、除烦止呕之功。《本草蒙筌》曰："主胃热呃逆，疗噎膈呕哕。"《本草再新》曰："泻火除烦，润肺开郁，化痰凉血，止吐血，化水血，消痈痿肿毒。"《医学衷中参西录》里说："竹茹性微凉，善开胃郁，降胃中上逆之气使之下行。"

（三）跟诊手记

本案患者因精神紧张，致肝气郁结，进而化火，火热伤阴，致一系列症状出现。王老师抓住患者病机，肝郁化火，阴阳失调，用清肝泻火，交通阴阳之法，应用高枕无忧汤合栀子豉汤合黄连阿胶汤治疗。

王老师用竹茹20g泡水服用治疗口腔溃疡为经验用法，茵陈禀少阳初生之气，是以善清肝胆之热，兼理肝胆之郁，亦有报道用水泡服用茵陈20～30g效较好者。《本草述钩元》记载："茵陈发陈致新，与他味之逐湿热者殊，而渗利为功者，尤难相匹。"《本草再新》中记载："泻火，平肝，化痰，止咳发汗，利湿，消肿，疗疮火诸毒"。诸药相配交通心肾，调和水火。

临证时王老师特别强调，中医临床既要辨西医之病，也要辨中医之病，还要辨症状论治。辨西医之病时要融中医之论、扬中医之长、辨中医之证以及特异治疗，提出主病主方"四级"制方思路，既体现辨病与辨证、辨体有机结合，又不失目标指归明确、执简驭繁，为中医临床诊疗模式注入了新的内涵。

（赵永烈）

参考文献

1. 王琦，倪诚. 王琦方药应用 31 论［M］. 北京：中国中医药出版社，2012.

2. 赵永烈，王济，王琦. 王琦教授应用"交合安魂汤"治疗失眠［J］. 世界中西医结合杂志，2019，14（7）：924-928.

阿尔茨海默病

天麻钩藤饮加减——田金洲

一、专家简介

田金洲（1956—　），主任医师、教授、博士生导师，中国工程院院士、长江学者、全国老中医药专家学术经验继承工作指导老师、享受政府特殊津贴专家。毕业于北京中医药大学，获中医内科学博士学位；毕业于英国Manchester大学，获临床神经科学理学博士学位。从事中医内科临床40年，主攻阿尔茨海默病及相关疾病防治，制定了《中国痴呆诊疗指南》，推动了我国痴呆诊断标准中国化、临床评价规范化、临床实践指南化，发明了治疗阿尔茨海默病的有效中药复方专利，与西药联合应用，可有效改善患者认知功能。

学研特点：勤求古训，探寻新知。

价值观念：医者为仁，至真至善。

最喜读的著作：陈士铎《辨证录》。

最擅长治疗的疾病：痴呆、帕金森病、睡眠障碍等神经变性病。

最常用的方剂：天麻钩藤饮、左归丸、右归丸、血府逐瘀汤、归脾汤、酸枣仁汤等。

最善用的药物：熟地黄、盐菟丝子、土炒茯苓、天麻、黄芩、川牛膝等。

二、效方

（一）来源

天麻钩藤饮出自胡光慈编著的《中医内科杂病证治新义》，由刘完素《素问病机气宜保命集》天麻丸、汪昂《医方集解》钩藤汤结合现代药理学研究加减而成，原方是治疗肝厥头痛、眩晕、失眠等病的良剂。痴呆同属脑系疾病，经过数十年的临证，田金洲逐渐摸索出痴呆以髓海不足为本，受火热、瘀血、痰浊影响而加重的特点，故治以补肾填精为本，泻火、祛瘀、化痰治标。田金洲发现天麻钩藤饮兼具补肾与泻火之功，又可参天麻丸、钩藤汤之意加减以化痰、祛瘀，遂常以本方为基础加减。又因痴呆患者多为老年人，遂将方中妇科补肝肾常用之杜仲、桑寄生、益母草，替换为老年人补益肾阳之菟丝子、巴戟天、肉苁蓉，名曰"天麻钩藤饮加减"。

（二）组成

天麻 20g，钩藤 30g，石决明 30g（先煎），炒栀子 12g，黄芩 15g，川牛膝 20g，夜交藤 30g，土炒茯苓 30g，盐菟丝子 30g，巴戟天 20g，肉苁蓉 20g。

（三）功效

清肝泻火，安神定志。

（四）适应证

1. 痴呆伴精神行为症状证属肝阳上亢者。
2. 原发性失眠证属肝肾上亢、阴虚火旺者。

（五）使用方法

本方虽有活血通络、清热泻火、平肝潜阳、化痰祛湿之品，但整体仍以补益为主，故当患者来诊时，在明确肾虚髓减的同时，亦应当注意有血瘀、火热、痰浊等实邪夹杂，如火热、痰浊明显可调整本方相应中药用量，血瘀重者可先权宜以血府逐瘀汤加减，使其邪去而其病缓。又肾虚有阴阳之分，可参左右归丸加减治之，亦可用归脾汤加减补益气血，以后天充养先天。另外，方中茯苓、牛膝宜按实际情况调整选择，健脾宁心以茯苓为宜，合用猪苓以增利水渗湿之功，改用茯神以增宁心安神之效。又怀牛膝偏长补益肝肾、川牛膝则更擅活血通经，临床亦应辨证选用。

（六）注意事项

1. 注意辨别虚实，调整补益与泄热用药比例。
2. 病情波动较大，应及时停药，检查后再予调方。

（七）方歌

天麻钩藤石决明，菟丝牛膝肉苁蓉。
栀子黄芩巴戟天，茯苓夜交安神宁。

三、名论

（一）方论解析

天麻钩藤饮成方于现代，《中医内科杂病证治新义》中论其"为平肝降逆之剂，以天麻、钩藤、生决明平肝祛风降逆为主，辅以清降之山栀、黄芩，活血之牛膝，滋补肝肾之桑寄生、杜仲等，滋肾平肝之逆；并辅以夜交藤、朱茯神以镇静安神，缓其失眠。"田金洲在本方的基础上结合老年患者特点进行加减，以菟丝子、巴戟天、肉苁蓉温补肾阳、益精髓为主，兼天麻、钩藤、石决明平肝潜阳，炒栀子、黄芩清热泻火，川牛膝化瘀通利，土炒茯苓健脾化湿宁心，夜交藤养血安神。方中菟丝子以盐炒，取咸入肾之意，增其补肾之效；茯苓以土炒，取培土之意，助健脾之功。栀子炒制，制其苦寒之性；钩藤同煎，减其降压之能。全方一十二味药物配合得当，攻补兼施，于常用药中见功。

（二）临床发挥

《灵枢·本神》云"肾藏精，精舍志"，"志伤则喜忘其前言"，肾为先天之本，藏精而生髓，肾虚精亏，髓海空虚，是痴呆的发生发展基础；"所忆之意，有所专存，谓之志也"，"志，记也"（《黄帝内经太素》），即为记忆的保存，也就是长期记忆，其藏在肾，故治以补肾为本，以益精填髓而维持、改善记忆功能。陈士铎在《辨证录·呆病门》里提出"呆病成于岁月之久，而不成于旦夕之暂"的观点，认为痴呆属慢性病。张仲景《伤寒论》载"本有久瘀血，故令喜忘"，故治疗上当兼以活血逐瘀之法。李东垣在《脾胃论》中提出"不渴而小便自利，妄见妄闻，乃瘀血证"，是对《伤寒论》的进一步发展，"妄见妄闻……皆肝木火盛而为邪也"（《脾胃论》），故治疗上当兼以清肝泻火之法。陈士铎《石室秘录》云"痰势最盛，呆气最深"，"治呆无奇法，治痰即治呆也"，故治疗上当兼以健脾化痰之法。在痴呆的治疗过程中，应辨明虚实，可以天麻钩藤饮加减方为基础，注意补肾、泻火、祛瘀、化痰各法的用药比例，同时结合患者症状及舌脉，随证治之。

四、验案

（一）医案记录

杨某，男，85岁，2020年12月17日初诊。记忆力逐渐下降5～6年，以近期记忆力下降为主，忘记刚发生的事情，叫不出熟人的名字，曾走失，可近距离独自外出。刻下情绪急躁易怒，伴幻觉、妄想，眠差，早醒，醒后不能入睡，纳可，二便调，舌偏紫苔黄厚腻，脉滑。中医诊断为痴呆，辨证为肾精不足、心肝火旺，治以补肾填精，清肝泻火，方用天麻钩藤饮加减：天麻20g，钩藤30g，石决明30g（先煎），炒栀子12g，黄芩15g，川牛膝20g，夜交藤30g，土炒茯苓30g，盐菟丝子30g，制巴戟天12g，酒苁蓉20g。14剂，水煎早晚服。

二诊（2020 年 12 月 31 日）：整体认知情况大致同前，情绪稳定，仍伴有幻觉、妄想，睡眠好转，舌脉基本同前，前方加当归 30g，川芎 25g，14剂，水煎早晚服。其后规律复诊，临床表现仍以近期记忆力下降为主，情绪平稳，幻觉、妄想好转，纳眠可，二便调，舌暗苔黄腻，脉滑，继用前方，不适时随诊。

（二）专家按语

本案患者初诊时虚实夹杂，既有肾虚之本，又有火热、血瘀、痰浊之标。患者以记忆力下降为主，是"志伤则喜忘其前言"的体现。患者情绪急躁，伴幻觉、妄想，《脾胃论》云："妄闻妄见，此为瘀，乃肝风夹火，而为邪也。"舌紫苔黄亦是肝火旺盛、瘀血内阻的体现。患者虽无吐痰之症，但舌苔厚腻、脉滑，提示痰浊内生，应注重症状与舌脉互参，故治以补肾为主，兼泻火、祛瘀、化痰之法。复诊时情绪稳定，但仍伴有幻觉、妄想，提示泻火祛瘀之法有效，但应加强祛瘀之力，以缓幻觉、妄想之症。再诊时幻觉、妄想好转，即印证了这一点。痴呆的治疗应注意理解肾虚贯穿始终这一证候规律，尤其是在急躁易怒、妄想、幻觉等邪实症状明显的时候，在泻实的同时不能忘记肾虚这一根本原因，但在用药时应注意补泻比例，补而不滞，泻而不伤。

（三）跟诊手记

本患者是一位老年男性，在老伴和孩子的陪同下进入诊室。田老师诊病时注重对患者的关注，在患者不能理解"把手放在脉枕上，给您摸摸脉"这样的简单指令，家属急于帮助患者完成的时候，一边减慢语速引导患者自己完成，一边示意家属暂时不要提供帮助，同时向家属解释在日常生活中，应该鼓励患者尽可能完成力所能及的工作，家属更多的是引导、鼓励，而非过度替代，从而最大程度地保留患者的生活能力。

问诊之间，家属对老人的病情细节描述得非常清晰，言语间体现着对老人的关怀和寻求治病方案的迫切。田老师在诊治过程中加入人文关怀，强调家庭环境对痴呆这个疾病至关重要，痴呆这类患者，是丧失自我生存能力的人，忙碌了一辈子，这个时候唯一的需要就是家人的呵护，老伴儿照顾的好，家庭孩子孝顺，会延缓病情的进展、提高患者生活质量。这个时候，给患者看病，通过医疗的手段加以辅助，不仅能给患者帮助，更是帮助家属减轻照料负担，医生与家属共同努力减缓病情发展。

老师常说痴呆患者非常痛苦，家属照料负担重，尤其是这种年纪大的患者，路途的奔波、就诊的等待，都是对精力的巨大消耗。在接诊的时候，一定要注意到患者的精神状态，为患者着想，时刻怀着感恩的心，善待每一位患者，理解照料者的苦恼并鼓励他们。

（滕羽鸥）

参考文献

1.李晨萌，时晶，魏明清，等.阿尔茨海默病精神行为症状分布特点（附216例报告）[J].北京医学，2020，42（5）：366-369.

2.时晶，滕羽鸥，魏明清，等.基于认知分级的阿尔茨海默病证候演变规律[J].北京中医药大学学报，2019，42（12）：1038-1042.

3.袁玉娇，时晶.田金洲教授治疗早期痴呆用药规律探讨[J].世界中医药，2019，14（11）：3073-3078.

4.李晨萌，田金洲，魏明清，等.补肾平肝方联合盐酸多奈哌齐治疗阿尔茨海默病精神行为症状的有效性观察[J].天津中医药，2019，36（10）：951-954.

5.袁玉娇，时晶，田金洲.田金洲分期治疗痴呆经验[J].北京中医药，2019，38（8）：770-773.

6.张学凯，时晶，倪敬年，等.阿尔茨海默病证候级联假说探讨[J].中医杂志，2019，60（9）：741-744.

7.袁玉娇，田金洲，时晶.1例阿尔茨海默病2年从中度转化为轻度报道[J].世界中西医结合杂志，2017，12（12）：1749-1751+1755.

面神经炎

祛风解毒活络汤——王毅刚

一、专家简介

王毅刚（1948—   ），中共党员，主任中医师，全国老中医专家学术经验继承工作指导老师，中国中医科学院首批中医临床传承博士后合作导师，重庆大学生物工程研究院博士生副导师。1971年四川省资中县赤脚医生，师从针灸名家周树正老先生，1977年考入南京中医学院中医系，深得丁光迪教授导引术的研究精华。毕业后就职于重庆市中医研究所针灸科工作，1985年赴法国图卢兹市针灸学院讲学针灸。1989年任重庆市中医院针灸科主任，1992年任重庆市中医院副院长。2002年获重庆市首批针灸推拿学术技术带头人称号，重庆市名中医，2008、2012、2016第四、五、六批全国老中医专家学术经验继承工作指导老师。曾任国家中医药管理局"十五""十一五""十二五"针灸重点专科学术带头人，国家临床重点专科、重庆市医学重点学科学术带头人，中国民族医药学会针灸分会专家委员会委员。著有《常见百病针灸点按穴法图解》和《瘫痿证家庭康复与护理》，主审《王毅刚针灸临床穴法精要》，为推广科普针灸和导引不断努力。

行医提倡：术炼至巧，神机开工。

独家专长：创立针刺导引动留针术。

最推崇的古代医家：窦默。

最喜读的著作：《灵枢》《针经指南》。

最擅长治疗的疾病：中风瘫痪、痿证、痹证、痛证等疑难杂症。

最常用的方剂：祛风解毒活络汤、豁痰逐瘀通络汤、二仙汤、黄芪桂枝五物汤等。

最善用的药物：羌活、黄芪、白术、苍术、半夏。

二、效方

（一）来源

王毅刚经过临床 40 多年的经验积累，结合现代病因学认识，认为"喎僻"系由风邪湿毒暴袭，横窜经筋引起的。其致病有如下特点：①外感风邪杂合致病，且暴且重，虽无生命之虞，但口眼歪僻，肌肉瘫痪无力；②风邪夹湿毒为患，虽表证轻微，但病势缠绵，或留后遗之症；③邪毒突袭，横窜经脉经筋，病涉头面三阳经脉。王毅刚拟祛风解毒活络汤，实为九味羌活汤和小柴胡汤变方，加大剂量大青叶、贯众清解病邪湿毒，以生姜、火葱头为引，表里双解。

（二）组成

羌活 15g，柴胡 15g，荆芥 12g，防风 12g，苍术 12g，生地黄 20g，大青叶 20g，贯众 15g，赤芍 15g，白芍 15g，川芎 12g，当归 12g，甘草 5g，以生姜 3 片、火葱头 6 个为引。

（三）功效

祛风解毒通络，疏解三阳经气。

（四）适应证

面神经炎急性期，时邪外感。

（五）使用方法

上药加水适量，浸泡 30 分钟。煎煮时加生姜 3 片、火葱头 6 个，煮沸后 12 ～ 15 分钟取汁；如此煎煮 3 次，共取汁 400 ～ 500ml；分早、中、晚 3 次，饭后服用。日 1 剂，连服 10 ～ 14 剂。面神经炎服药同时进行针刺治疗，半个月后视情况后用补中益气汤以助恢复。本方也可用于治疗重症病毒性感冒，一般服用 5 ～ 7 剂，若未痊愈可适当加服 2 剂。

加减应用：寒甚头痛加桂枝；神倦气羸加黄芪、党参；耳鸣加法半夏；耳部起疱疹加金银花、连翘。

（六）注意事项

轻证服本方有效，重证与激素类药、甲钴胺、维生素 B_1 等同用疗效更佳。

（七）方歌

祛风解毒活络汤，归芎二芍生地黄。
羌柴苍术荆防草，贯众青叶解毒方。

三、名论

（一）方论解析

方中羌活、柴胡、荆芥、防风疏风散寒，解散太阳、少阳风邪；以苍术苦温燥湿，大青叶、贯众清解湿热毒邪而利阳明；生地黄、川芎、当归、赤芍、白芍活络以调理经筋。此方寒热并用，通调太阳、少阳、阳明经脉、经筋气血，其中羌活、大青叶、贯众及苍术均为近代临床证实有较好的抗病毒作用。

（二）临床发挥

周围性面瘫，中医文献经典《灵枢·筋经》名为"㖞僻""口㖞"，认为系属"经筋"的病变，如云"足之阳明，手之太阳筋急则口目为僻。""卒口僻，急者目不合，热则筋纵，目不开；颊筋有寒，则急引颊移口，有热则筋弛纵缓，不胜收故僻。"自此开启针灸治疗为本病的主要治疗方法，周围性面瘫也成为针灸治疗的主要病种之一。本病历史上常与中风、瘫痪相混淆，明代后多以牵正散等治疗。本方基于"㖞僻"的病因病机新认识，以祛风、解毒、活络为法组成祛风解毒活络汤治疗周围性面瘫，在减轻面神经水肿，缓解面瘫相关急性伴随症状及远期促进神经恢复方面均有显著疗效。该方在中医药学术理论方面补充了传统中医药对"口㖞"的认识，实践上向临床提供了一种实用有效的方法和方药，用该方结合西药及针灸治疗，应为治疗周围性面瘫的优选方案。

四、验案

（一）医案记录

何某，男，40岁，2019年7月10日初诊，患者5天前无明显诱因出现左侧口眼歪斜，左侧额纹消失，抬眉不能，耳后疼痛，牵扯至颈项，畏风。闭目露白约4mm，吹气见口角向右歪斜。左侧面颊存食，听力无异常改变。曾予以地塞米松等治疗，效果不佳。发病以来食纳可，夜寐安，二便调。舌淡红，苔薄白少津，脉细。中医诊断：口㖞。西医诊断：面神经炎。辨证为外邪未解，风邪夹毒。予以祛风解毒活络汤加减。具体用药：羌活15g，柴胡15g，荆芥10g，防风10g，苍术10g，大青叶20g，独活10g，川芎10g，白芍15g，桂枝10g，法半夏10g，茯苓10g，滑石20g，藿香15g，佩兰15g，葛根15g，细辛5g，虎杖10g，甘草5g。7剂，水煎服，日1剂。针刺穴位：主穴：面动、翳风。配穴：阳白、太阳、地仓、迎香、患侧合谷、对侧外关等。

二诊（2019 年 7 月 17 日）：左侧口眼歪斜好转，左侧额纹稍漏，轻微抬眉，耳后疼痛消失，颈项牵扯感减轻，畏风不显。闭目露白约 2mm，吹气见口角向右歪斜较前好转。左侧面颊基本无存食，听力正常。舌脉基本同前。处方：柴胡 15g，羌活 15g，独活 10g，川芎 10g，桂枝 10g，白芍 15g，苍术 10g，法半夏 10g，茯苓 10g，大青叶 20g，荆芥 10g，防风 10g，细辛 5g，贯众 15g，甘草 5g。7 剂，水煎服，日 1 剂。针刺穴位：主穴：面动、翳风。配穴：阳白、太阳、地仓、迎香、患侧合谷、对侧外关等。继续服药及针刺 10 天。

三诊（2019 年 7 月 27 日）：患者平静状态下面颊基本对称，抬眉能动，噘嘴吹气示口周活动明显好转，舌脉同前。具体用药：羌活 15g，柴胡 15g，荆芥 12g，防风 12g，苍术 12g，生地黄 20g，大青叶 20g，贯众 15g，赤芍 15g，白芍 15g，川芎 12g，当归 12g，甘草 5g。10 剂，水煎服，日 1 剂。配合针灸治疗。

（二）专家按语

暴病口喎，肌肉瘫痪，患者常于晨间起床或睡觉醒来后突然感觉颜面部不适或额纹消失，眼睛不能闭合，口角下掉，鼻唇沟变浅，漱口漏水等。有的患者有明显的受风受凉经过。大多数患者有轻度的颈项及耳后不适，轻度恶寒或不十分明显。古人云：有一分恶寒，便有一分表证。应属风邪外袭。此非一般外感风邪，乃夹湿毒。邪毒深重，故致筋肉瘫痪，而风邪夹湿毒，故病势缠绵。面瘫后，其病情轻则易愈，重则迁延数月，病久痰瘀阻隔则面肌板滞，导致抽搐，造成后遗症。此病涉头面部额头、口、眼手足三阳经脉经筋与络脉所过部位，而太阳主表，为开，阳明主里，为阖，少阳为转枢。外感风邪，太阳少阳阳明同病，故耳后翳风穴处常先见疼痛。故病因病机可归纳为外感风邪夹湿毒，三阳经脉经筋失和。在治疗上，以疏解太阳、和解少阳、清利阳明经脉、祛风解毒、活血通络为原则。本方实为九味羌活汤合小柴胡汤加清热解毒药的变方。方中羌活、苍术以苦温燥湿，柴胡、荆芥、防风疏风散邪，解散太阳、少阳、阳明之困顿；合大青叶、贯众清解湿热毒邪；生地黄、川芎、当归、赤芍、白芍活络。此方应用于面神经炎早期，祛风解毒通络、疏解三阳经气，使面瘫恢复。同时本方对时邪外感夹湿的头痛身困、项背酸胀沉重，能够起到疏散外邪、清解湿毒的作用，临床上可用于治疗重症病毒性感冒。

（三）跟诊手记

本病患者为中年男性，起病急，病程短，该患者有周围性面瘫，首诊时其左侧口眼歪斜，左侧额纹消失，抬眉不能，耳后疼痛，牵扯至颈项，畏风。闭目露白约 4mm，吹气见口角向右歪斜。左侧面颊存食，听力无异常改变，舌淡红，苔薄白少津，脉细，分期属初期，邪气入侵，正气抗邪于外，起病突然，病性多属实证。以祛风、解毒、活络为治法，方用祛风解毒活络汤加减，本方为九味羌活汤合小柴胡汤化裁而来。方中羌活、独活、柴胡、荆芥、防风疏风散寒，解散太阳、少阳风邪；以苍术苦温燥湿，大青叶、虎杖、甘草清解湿热毒邪而利阳明；川芎、白芍活络以疗瘫，藿香、佩兰同用以化湿，滑石、茯苓加强利湿之功，法半夏燥湿化痰，湿邪得去，则湿毒得解，葛根舒筋生津，细辛温散寒邪，桂枝温通经脉，助阳化气。此方寒热并用，共奏祛风、解毒、活络之功。二诊时诸症好转，去滑石、藿香、佩兰、葛根、虎杖，加用贯众与大青叶清解湿热毒邪。三诊时患者平静状态下面颊基本对称，抬眉能动，噘嘴吹气示口周活动明显好转，去独活、川芎、桂枝、白芍、苍术、法半夏、茯苓、大青叶、荆芥、防风、细辛，加赤芍、当归以增强活血之功。

（樊艺）

参考文献

1. 李梦，苟春雁，王毅刚. 祛风解毒活络汤治疗周围性面瘫急性期疗效观察［J］. 重庆医学，2015，44（10）：1343-1344+1346.

2. 李梦，苟春雁，吴李莉，等. 祛风解毒活络汤治疗周围性面瘫临床观察［J］. 中国中医急症，2014，23（7）：1261-1263.

重症肌无力

复方黄杞汤——张静生

一、专家简介

张静生（1941—　），主任中医师，二级教授，博士生导师，享受国务院政府特殊津贴，荣获全国中医药杰出贡献奖，首届全国名中医，辽宁中医大师，辽宁省名中医，全国优秀中医临床人才研修项目指导老师，全国老中医药专家学术经验继承工作指导老师，第四批师承工作优秀指导教师，国家自然基金委中医中药评审专家，国家科技奖励评审专家，辽宁省新冠肺炎中医药防控专家组顾问，辽宁最美医务工作者。

治学格言：做苍生大医，不做含灵巨贼。

行医准则：大医精诚，医者仁心。

最推崇的古代医家：张仲景。

最喜读的著作:《伤寒论》《内经知要》。

最擅长治疗的疾病：疑难杂症，尤其是重症肌无力、运动神经元病、冠心病等。

最常用的方剂：复方黄杞汤、丹参生脉饮、逍遥散、温胆汤、二至丸、五子衍宗丸等。

最善用的药物：黄芪、当归、防风、陈皮、太子参、麦冬、五味子、丹参等。

二、效方

（一）来源

张静生结合临床实践，认为重症肌无力的病机根在脾肾，脾肾虚损是重症肌无力的基本病机，补脾益肾法是治疗重症肌无力的根本大法，脾肾双补应贯穿在治病的始终。"脾气虚则四肢不用。"重症肌无力病在肌肉，症在无力，恰与此相合。各脏腑病久皆传于肾，而脾与肾的关系尤为密切，二者在生理上相互为用，在病理上互为因果，所谓"脾阳根于肾阳"肾中精气亦有赖于水谷精微之充养。若一方虚损，必及另一方，致使脾肾两虚，肌肉失养，诸症丛生。因此张静生将补中益气汤、芪风汤、当归补血汤等多个药方糅合在一起加减化裁，自拟复方黄杞汤以治疗重症肌无力，疗效显著。

（二）组成

黄芪 50g，当归 10g，防风 10g，陈皮 15g，升麻 10g，炒白术 15g，枳壳 15g，益母草 30g，太子参 15g，山萸肉 15g，枸杞子 15g。

（三）功效

补脾益肾，强肌健力。

（四）适应证

1. 脾肾两虚型重症肌无力。

2. 尚未确诊重症肌无力，但症状与重症肌无力高度一致且证型为脾肾两虚型。

（五）使用方法

本方以补脾益肾为主，在基础方药上辨证加减，若以脾肾气虚为主（单纯眼肌型），症见单眼睑下垂或两眼睑交替下垂，不欲食，便溏，舌胖苔薄，脉细,在基础方上加莲子 15g,山药 15g;若脾肾偏阴虚为主(全身型 II ～ V 型),全身乏力,伴复视,视歧,吞咽、构音、咀嚼困难,便不成形,舌尖红,或剥苔,脉细数,在基础方上选加生地黄 15g,女贞子 15g,乌梅 15g,桔梗 15g,或加六味丸、左归丸;若脾肾偏阳虚为主(全身型或延髓型 II 型),全身乏力,腰酸怕冷,头倾托腮,便溏,舌边齿痕重,苔薄白淡,脉沉无力,选加巴戟天 15g,淫羊藿 15g,菟丝子 15g,肉苁蓉 25g。

(六)注意事项

1. 注意清淡饮食。

2. 避风寒,勿熬夜,保持心情舒畅。

(七)方歌

复方黄杞当归陈,枳壳坤草山茱萸。

升麻防风太子术,健脾补肾痿病愈。

三、名论

(一)方论解析

基础方是以补中益气汤加减化裁而成。方中补中益气汤具有补益中气、升阳举陷之功能。基础方中含有益气固表止汗的玉屏风散,补气生血的当归补血汤,及健脾行气宽中的枳术丸。方中以大剂量黄芪为君药,配伍防风则效力更大,配当归则补气养血之力更强,而枳壳、益母草、升麻可协助君药提升下陷的中气,太子参可缓黄芪之燥热,陈皮可理气化滞,防其补而壅滞脾胃,山茱萸、枸杞子平补肝肾。全方具有补脾益肾、升阳举陷之功能。现代药理研究表明:黄芪、白术具有增强免疫功能,还能保肝、改善肾功能、提高心肌耐缺氧能力。而枳壳、益母草常用于内脏下垂之病。

（二）临床发挥

重症肌无力在中医上属于"痿病"的范畴，中医认为本病的基本病因病机是内伤虚损，或可因过劳、内伤七情、月经、分娩、外伤而加重。其病位在脾肾，或为脾虚中气不足，或肾气不足，或兼而有之。大部分患者早期以上睑下垂最为多见，甚至出现复视，较为严重的患者出现构音障碍、咀嚼及吞咽困难，甚至出现呼吸困难。

基于重症肌无力的病因病机，张静生认为，重症肌无力根在脾肾，其临床表现皆源于脾肾不足，而脾肾不足又可致五脏六腑功能失调，继发相应症状。因此提出"五脏一体，生克制化，固本培根，调和阴阳"的学术思想。治疗重症肌无力，主张"根在脾肾"，脾气虚则无以运化，肾气虚则肾精不能灌溉，此谓"脾阳根于肾阳"，强调"肾气"的作用，脾肾虚损是贯穿重症肌无力始终的根本病机，日久累及五脏六腑，弥补了当时治疗该病"重脾轻肾"的不足。因此，脾肾虚损是贯穿重症肌无力病程始终的基本病机，在治疗上也应以补脾益肾为主，故选用复方黄杞汤辨证加减。

四、验案

（一）医案记录

李某，女，43 岁，已婚，工人。于 2018 年 12 月 4 日初诊。患者于 2014 年 1 月不明原因出现吞咽和构音障碍伴随全身肌肉跳动，休息后缓解，当地医院未能明确诊治。遂于 2014 年 2 月就诊于中国医科大学附属第一医院。在新斯的明试验过程中引发全身肌肉震颤，速予阿托品急救，缓解后疑诊为重症肌无力。嘱服溴吡斯的明片 240mg/d，服用一次后引发全身震颤和呕吐，遂停药。因吞咽困难加重于 2015 年 8 月，投诊于北京协和医院，确诊为重症肌无力（全身型），建议入院激素冲击治疗，患者因畏惧激素副作用而拒绝。2018 年 11 月患者劳累后吞咽和构音障碍加重，休息后不能缓解，遂来我院就诊。症见：吞咽障碍，言语不利，饮水呛咳，手足冷，失眠，气短懒言，神疲乏力，站立尤甚，终日卧床休息，只能进流食，大便正常，舌暗，脉沉弦滑。中医诊断：痿病。西医诊断：重症肌无力。辨证为脾肾两虚。治法为补脾益肾法。具体用药：黄芪 50g，当归 10g，陈皮 15g，防风 10g，枳壳 15g，益母草 20g，山萸肉 15g，枸杞子 15g，淫羊藿 15g，菟丝子 15g，乌梅 15g，桔梗 15g，仙鹤草 30g，白芷 6g。21 剂，水煎服，日 2 次，早晚服。

二诊（2019 年 1 月 4 日）：构音好转，说话略清楚，可以下床，可进食普通米饭，仍饮水呛咳，便成形，舌暗，脉沉弦细。具体用药：黄芪 50g，当归 10g，陈皮 15g，防风 10g，枳壳 15g，益母草 20g，山萸肉 15g，枸杞子 15g，淫羊藿 15g，菟丝子 15g，乌梅 15g，桔梗 15g，仙鹤草 30g，白芷 6g，木瓜 30g，山药 15g，莲子 15g。按黄杞复方加减一年治疗至 2020 年 2 月。2020 年 11 月电话随访，患者已停中药半年，构音、吞咽已恢复正常，可以进行正常工作与家务活动，仅在过度劳累时有鼻音，休息后恢复，生活恢复正常，嘱其按末诊方药巩固，日 1 次，以免复发。

（二）专家按语

本案为重症肌无力全身型患者，病情较重，辨证为脾肾两虚型，患者出现吞咽困难、梗塞难下表现时，往往兼夹津亏血燥之病机，出现腰背酸痛、肢体痉挛表现时，往往兼夹肝肾亏虚、筋骨失养之病机，出现肌肉酸痛表现时，往往兼夹湿热内蕴。但无论何种表现，临床病证日久都会波及血分，久病入络。"初病在经，久病入络"，重症肌无力患者往往病程较长，而且多伴有视歧、斜视、肢体麻木等络脉病证的表现。患者手足凉，全身乏力，此为脾肾偏阳虚的表现，因此加淫羊藿 15g，菟丝子 15g。吞咽、构音障碍加乌梅 15g，桔梗 15g。仙鹤草又称脱力草，可改善患者气短懒言，神疲乏力等。患者复诊时较前明显改善，因此在上方基础加木瓜 30g，山药 15g，莲子 15g 三味加强疗效。

（三）跟诊手记

张静生常以"复方黄杞汤"为底方结合辨证论治加减。咽喉乃诸经要塞，足阳明胃经循喉咙，入缺盆；足太阴脾经夹咽连舌本；足少阴肾经循喉咙，夹舌本；此外肺经、大肠经、心经、肝经等均直接或间接与咽喉相连。咽又为水谷之道，喉为气机上下之路，会厌为音声之户，悬雍为音声之关。脾肾双虚，不能上行荣诸经，喉之纳气、咽之纳食失司，则舌强语謇、吞咽困难。气虚无力推动血行，会厌血凝，开合失约则饮水即呛。《黄帝内经素问集注》佐证："脾为吞"。脾主为胃行其津液，脾气病而不能灌溉于四脏，则津液反溢于脾窍之口，故为吞咽之证。张老常用枳壳、桔梗、木瓜三药合用，共奏开郁舒筋之功，一般配补气、补血之药，使破气而气不耗，逐血而血不损，攻邪而正不伤。适用于重症肌无力全身型表现为构音障碍、饮水呛咳、吞咽困难、舌苔厚腻或伴有腹胀等症状的患者。此外，枳壳、桔梗、乌梅三药合用通利咽部筋脉，适用于构音障碍、饮水呛咳、吞咽困难、舌苔薄白或伴有唾液多等症状的患者。

（冷锦红）

参考文献

乔文军，宫丽鸿．杂病治验录——张静生临证经验集［M］．北京：人民卫生出版社，2013.

多发性硬化症

补肾化痰通络方——郑绍周

一、专家简介

郑绍周（1938—　），男，河南省内黄县人，中共党员。河南中医学院（现河南中医药大学）第一附属医院主任医师、教授。第三批、第四批全国老中医药专家学术经验继承工作指导老师，首届河南省中医事业终身成就奖获得者，全国名老中医药专家传承工作室指导老师。河南中医学院第一附属医院脑病科创始人。曾任河南中医学院第一附属医院急诊科主任、中风科主任、脑病医院院长、中风研究所所长，河南省医学会急救医学会副主任委员、名誉主任，国家中医药管理局脑病急症协作组河南分组组长。现任河南省中医内科会诊中心中医脑病（神经内科）首席专家，河南省中医药学会络病专业委员会顾问，河南中医学院痿证研究所顾问，河南省保健局专家。

郑绍周 1964 年毕业于河南中医学院，先后工作于三门峡黄河医院中医科、河南中医学院中医内科教研室和伤寒教研室，后调任河南中医学院第一附属医院急诊科主任，20 世纪 90 年代创办该院脑病科并工作至今。郑绍周从事中医临床近 60 年，在中医药治疗中风、痿证、痫证、内伤发热、恶性肿瘤等方面颇有建树。20 世纪 90 年代中期，郑绍周在中医脑病界较早提出了"补肾益气"法治疗缺血性中风，近年来提出并系统阐释了"肾虚致病"理论，提出以"补肾解毒通络法"治疗多发性硬化（MS）的独特理论。郑绍周科研上作为主要承担者，完成十几项省部级、厅局级课题，发表论文60余篇，主编《中风急症》《中医内科急症临床》《慢性肺源性心脏病》等著作。郑绍周学术上倡导"衷中参西、以中为主"，人才培养方面注重师承，迄今已培养出中医脑病硕、博士研究生30余名、学术继承人5人。

治学格言：衷中参西，西为中用。

行医准则：秉承仁爱之心，精研岐黄之术。疗愈苍生大众。

最推崇的古代医家：张仲景。

最喜读的著作：《伤寒论》《黄帝内经》。

最擅长治疗的疾病：擅长治疗中风、眩晕、癫痫、痿证及内伤发热等疾病。于20世纪90年代初期在国内较早提出用"补肾益气"法治疗缺血性中风，获得中医脑病界认可；采用补肾、解毒法治疗多发性硬化，疗效显著；辨治内伤发热，举重若轻，享誉中原；提出"肾虚痰瘀"致病学说，并倡导"补肾、活血、化痰"法治疗多种疑难脑病，丰富了中医脑病临床。

最常用的方剂：小青龙汤、桂枝人参汤、补中益气汤、补阳还五汤、肾气丸、左归丸、右归丸、乌梅丸、补肾解毒通络方。

最善用的药物：生黄芪、人参、清半夏、葛根、赤芍、当归、菟丝子、仙茅、巴戟天、山萸肉、杜仲、女贞子、淫羊藿、黄芩、黄连、栀子、茯苓、泽泻、黄柏、白花蛇舌草、重楼、六月雪、土茯苓、苦参、败酱草、半枝莲、大青叶、薏苡仁、全蝎、蜈蚣、僵蚕、九香虫、砂仁等。

二、效方

（一）来源

历代文献中没有多发性硬化这个病名，大多归属于"痿证""骨繇""痹证""视瞻昏渺""青盲""暗痱""风痱""眩晕"等范畴。郑绍周根据《素问·痿论》"肾虚气热"理论以及历代医家的认识，提出肾精不足、禀赋异常，是多发性硬化的发病基础。西医学研究证实多发性硬化的病因在于免疫系统功能紊乱，T淋巴细胞介导的细胞免疫在致炎与抗炎之间的平衡机制被打破。由于青壮年发病较多，因此这种免疫功能紊乱很有可能来自先天。即中医认为的先天禀赋不足，免疫功能异常。多发性硬化患者的发病多有诱因，或发于外感风寒，或发于饮食劳倦，或发于情志不舒。即五劳七伤或大病久病损耗脏腑，耗伤肾精导致肾精亏虚，精不化气，肾阳亏虚，气血不足，肌肉百骸失于温煦濡养而表现为腰膝酸软，畏寒肢冷，肢体无力，甚至瘫痪等；肾精不足，髓海失充则出现四肢不能自主，动作失其矫健而出现平衡障碍及步态不稳；肾精不足，不能上充于脑，清窍失养，则头晕耳鸣，视物不清，或有记忆力减退。故《灵枢·海论》说："髓海有余，则轻劲多力，自过其度；髓海不足，则脑转耳鸣，胫酸眩冒，目无所见，懈怠安卧。"因此"肾虚致病"是多发性硬化的基本病机，治疗应以补肾贯穿始终。郑绍周指出治 MS 要以辨证论治为前提，在发病的不同阶段，根据湿热、痰瘀等病理因素程度的不同，采用相应的泄热解毒、化痰解毒、祛瘀解毒、通络解毒的不同治法。由此创立了补肾化痰通络方。

（二）组成

黄芪 30g，淫羊藿 15g，山萸肉 15g，菟丝子 15g，泽泻 15g，川芎 20g，莪术 12g，皂角刺 12g，重楼 15g，六月雪 15g，全蝎 10g，僵蚕 15g。

（三）功效

补肾解毒，化痰通络。

（四）适应证

多发性硬化。

（五）使用方法

本病属于复发性疾病，同一时间阶段的疾病表现有着相同的病机，有相同的病理产物和诱发因素。因此郑绍周认为多发性硬化的中医论治主要是分期论治，不同时期内的个体化辨证是中医治疗本病的优势，而不能以几个证型来概括所有患者的证候特点。

与西医将本病分为急性期和缓解期不同，郑绍周认为多发性硬化应分为三期：急性发作期（一般指发病或复发后 2～4 周）、亚急性期（一般指发病或复发后 2～6 个月）、缓解期（一般指发病或复发后 6 个月以后）。急性发作期以邪实（毒邪）为主，应重在祛邪（解毒）；亚急性期病情由实转虚或虚实夹杂，正处在邪正相交之关键阶段，决定本次发病的转归，是逐步稳定还是短期内复发。因此，该期治疗应重在扶正兼顾祛邪。缓解期以正虚为主，治当以扶正为主，防止复发。

（六）注意事项

1. 呼吸道感染是多发性硬化复发最常见的诱发因素，而且复发次数越多患者的病情有可能就越严重，对患者的病情恢复也就越不利。应避免受寒、受风，遇到天气变化时及时加减衣物，避免接触流感人群，增强自身抵抗力。

2. 过度情绪压抑或焦虑是机体免疫失调最常见的诱因，多发性硬化患者应保持乐观心态，避免情绪激动、长期重压等因素，避免忧思恐惧过度以防气郁肝脾，惊恐伤肾，加重病情。

3. 劳逸结合。劳累过度，可以引起机体免疫力下降，易引起病毒、细菌等感染，引起复发。《素问·宣明五气》中提出："久视伤血，久卧伤气，久坐伤肉，久行伤筋，久立伤骨，是谓五劳所伤。"因此，多发性硬化患者在运动的同时，应劳逸结合，运动量视自己的情况而定，一般以锻炼后 1 小时内恢复体力和感觉良好为宜，病情波动时暂缓运动。

4. 合理膳食。对于多发性硬化患者来说，做到平衡膳食对维持良好的身体状况很重要。患者应该保证平衡饮食不挑拣。有证据表明鱼肝油、植物不饱和脂肪酸可能具有预防多发性硬化复发的作用，所以与对待心血管疾病一样建议患者采取低脂高纤维膳食。《景岳全书·痿证》曰："凡病痿者，若不淡薄食味，必不能保其全安也。"所以患者平素宜清淡饮食，不宜过食肥甘厚味、辛辣刺激性食物，以免积湿生热。过敏体质者饮食要注意，因为过敏也能使该病复发。

（七）方歌

黄芪羊藿山萸菟，泽泻川芎与莪术，

皂刺重楼六月雪，全蝎僵蚕共煎服，

辨证论治祛贼邪，补肾通络兼解毒。

三、名论

（一）方论解析

郑绍周在多年的临床实践中认识到肾虚是许多脑病的发病基础，包括多发性硬化在内。《素问·上古天真论》曰："肾者主水，受五脏六腑之精而藏之。"张景岳提出"肾为水火之脏，寓真阴真阳，为五脏六腑阴阳的根本"，"五脏之阴气非此不能滋，五脏之阳气非此不能发"，有"阴阳之本"之称。赵献可曰："君子观象于坎，而知肾中具水火之道焉。夫一阳居于二阴为坎，此人生与天地相似也。"昔贤每以卦象易理以释岐黄之学，以坎卦象于肾，卦之上下各为阴爻而中间则为阳爻，以明肾中阴阳水火，含蓄交融之义。而坎中一点真阳，亦称命门之火，为人身生命之根，景岳于"大宝论"中振笔疾书："天之大宝惟此一丸红日，人之大宝只此一息真阳。"肾虚则五脏六腑皆虚，从而脏腑功能低下，代谢紊乱，致痰致瘀，变生诸病。故以黄芪、淫羊藿、山萸肉、菟丝子补肾益气。肾虚与毒邪处于一个长期范围内拉锯的形势。久病正气更虚，而毒邪则可能更甚或者转而更弱，也可能毒邪转为伏邪入里，故以重楼、六月雪清热解毒；全蝎、僵蚕祛风化痰通络；川芎、莪术、皂角刺活血祛瘀，共襄扶正祛邪之功。

（二）临床发挥

郑绍周认为，急性发作期治疗重在祛邪，以解毒息风通络为主，佐以补肾健脾固护正气。阻滞经络的邪毒主要为风邪、痰湿、热毒、瘀血等，根据毒邪的性质分别采用祛风通络、除湿化痰通络、清热解毒通络、活血化瘀通络等方法。祛风通络常用全蝎、水蛭、僵蚕、蜈蚣、钩藤等；除湿化痰通络常用法半夏、胆南星、泽泻、苍术、马鞭草等；清热解毒通络常用半边莲、大黄、重楼、大青叶、六月雪、射干、连翘等；活血化瘀通络常用当归、赤芍、川芎、红花、丹参等。但是，毒邪往往具有兼夹致病的特点，在临床上，几种祛邪方法往往联合应用才能取得较好的临床疗效。

亚急性期治疗应扶正兼祛邪。肾虚是多发性硬化的发病基础，因此在疾病的各个阶段，均应重视补肾。但是大量糖皮质激素冲击治疗后，脾失健运、湿浊内生。湿而化热，往往为多发性硬化复发之关键因素。此期外邪虽减，但尚未完全消退，病情呈现由实转虚或虚实夹杂，湿浊之邪缠绵。应治以补肾健脾，解毒祛湿通络。

缓解期以正气虚衰为主，治应以补肾扶正，防止复发。肾精亏虚是本病的发病之本。此期治疗以补肾益精为主，常选用淫羊藿、巴戟天等以温肾阳，强筋骨；何首乌、黄精等滋阴补肾；山茱萸、肉苁蓉、沙苑子、菟丝子等以阳中求阴，阴中求阳，共起益精填髓、扶助肾气之效。通过补益后天以滋养先天，加用黄芪、党参、白术、山药益气健脾，助肾生精。同时考虑加入龟板、鳖甲、鹿茸、鹿角胶、紫河车等血肉有情之品以填补精髓、温补督脉。还应考虑邪恋，补肾的同时根据邪毒的性质，仍需少佐祛风通络、除湿化痰通络、清热解毒通络、活血化瘀通络之品。

四、验案

（一）医案记录

李某，女，37岁。2017年10月18日初诊，寒露。主诉：间断肢体无力

9 年，加重伴右下肢无力、行走不稳 2 月余。现病史：2008 年无明显诱因出现左上肢无力，于山西某医院确诊为"多发性硬化"，住院期间行激素冲击治疗后症状缓解后出院。9 年来间断反复出现左上肢、双下肢肢体无力，休息后缓解，未予重视及系统治疗。2 个月前无明显诱因（患者诉可能感冒后）出现右下肢无力，行走不稳，行走时有跛行表现，呈进行性加重，为求进一步治疗，急来郑绍周门诊，症见右下肢无力，发凉感，不耐远行，行走 50 米后自觉脚踩棉花感，活动后面部汗多，排大小便后可出现右腿偶发抽动，无视物不清，乏力易疲劳，月经正常，月经后疲乏感严重，纳眠一般，夜尿多，小便不利，尿等待，无尿急尿痛，大便稍干，2 天 1 次，排便无力。舌苔白腻质暗淡，脉沉细无力。既往史：多发性硬化 9 年。血压 93/64mmHg，心率 102 次 / 分。神经系统查体：神志清楚，意识内容无异常，计算力、记忆力、理解力、定向力正常，语言功能无异常。颅神经检查无明显异常，双上肢肌力正常，右下肢 III+ 级，左下肢 IV- 级，双下肢轻瘫试验阳性，右侧腱反射亢进，双侧巴宾斯基征阳性，右侧奥本海姆征可疑阳性，余病理征未引出，双侧跟膝胫试验不稳准，深浅感觉无异常。脑膜刺激征阴性，自主神经功能无异常。辅助检查：颈髓 MRI（本院）：① C3 ～ 4、C4 ～ 5、C5 ～ 6、C6 ～ 7 椎间盘膨出；②颈椎诸椎间盘变性；③颈椎生理曲度变直、骨质增生。颅脑平扫及增强（本院）：①双侧侧脑室旁、额、顶、颞叶、左侧枕叶多发异常信号灶，可能为多发性硬化表现，请结合临床诊断；②透明隔间腔增宽。诊断：多发性硬化病（急性期）。证型：脾肾气虚，痰毒阻络。治法：补肾解毒，化痰通络。患者乏力虚弱，血压偏低，劳累后偶发腿部抽动，拟以补肾化痰通络方加减，加人参大补元气；加升麻升举阳气；加乌梢蛇祛风通络，攻毒止痉。方药：黄芪 30g，人参 10g，淫羊藿 15g，山萸肉 15g，菟丝子 15g，泽泻 15g，川芎 20g，莪术 12g，皂角刺 12g，重楼 30g，六月雪 20g，清半夏，全蝎 10g，僵蚕 15g，升麻 12g，乌梢蛇 30g。21 剂，水煎服，日 1 剂。另予中药针剂益气扶正：0.9%NaCl 注射液 250mL+ 薄芝糖肽注射液 2mL×3 支；参芪扶正注射液 250mL，静脉滴注，每日 1 次，取药回家于当地连续输液 15 天。

二诊（2017 年 12 月 1 日）：患者自诉服上方后全身乏力症状改善，下肢发凉感减轻，右下肢无力下午明显，活动后 10 分钟后易乏力，久立后双下肢有乏力感，纳可，眠一般，大便干，夜尿多，2～3 次，大便排便无力减轻。舌苔薄白质红，脉弦细。血压 102/69mmHg，心率 95 次／分。拟加巴戟天补肾阳益精血，暖下肢；桑椹补血滋阴，生津润燥；楮实子健脾益肾，补虚劳；炒芥子通络祛顽痰。方药：黄芪 30g，人参 10g，白术 20g，山萸肉 20g，巴戟天 20g，楮实子 25g，桑葚 25g，沙苑子 30g，重楼 30g，六月雪 20g，清半夏 12g，全蝎 10g，僵蚕 20g，升麻 12g，刘寄奴 20g，炒白芥子 30g。21 剂，水冲服。另予中成药培元通脑胶囊口服，每日 3 次，每次 3 粒。

三诊（2018 年 3 月 5 日）：患者自诉服药后右下肢无力较前改善，发凉感已消失，长时间行走时仍有下肢沉重，右侧稍重。纳眠可，近 2 个月月经量少，周期正常，夜尿减少，大便可。舌苔薄白质红，脉沉细。血压 105/85mmHg，心率 96 次／分。再拟上方加减：去沙苑子、清半夏，加蜈蚣 3 条，乌梢蛇 30g。21 剂，水煎服。

后续治疗以补肾健脾，祛风通络为主。患者约每 3 个月复诊 1 次，坚持定期巩固治疗近 3 年，2021 年 3 月 3 日随访：血压 113/73mmHg；患者诉大部分症状减轻，仍有右侧下肢稍欠灵活，偶有肢酸痛感，纳眠可，舌苔薄白质红，脉弦细。嘱其避风寒，畅情志，慎起居，勿劳累，不适随诊。症状变化时及时对症处理，适时适量辅以化瘀散结、益气扶正、豁痰开窍类中药中成药和中药针剂。

（二）专家按语

多发性硬化起病年龄多在 20～40 岁，女生居多，本案中，患者 20 多岁左右即确诊，激素冲击治疗症状改善后，症状多有反复，患者本人未予重视及系统治疗，急性加重时已是行走乏力，或需家人搀扶，不耐劳累，纳眠一般，肢体无力，右下肢尤甚，屈伸时欠灵活，脉沉细，舌苔白腻，质暗红。

该患者的症状表现与中医痿证极为相符，患者正气亏虚，易感外邪，脏腑功能失调，气化失职，毒邪内生。治以"培元固本""攻补兼施"，调补脏腑功能抗内毒滋生、提高抵御外邪侵袭能力为原则，运用补肾化痰通络方加减变化，随证治之。患者气虚肾亏，故重用黄芪、人参、山萸肉，甘温补益，补气生血、扶正排毒；加减运用菟丝子、楮实子、沙苑子、桑椹、巴戟天等补肾扶正；因痰毒、瘀毒内伏，施以重楼解毒通络，少施虫药僵蚕、蜈蚣搜剔络道中的痰浊瘀毒。强调顾护胃气，佐以人参入脾胃经，健脾益气畅气机；全方共奏健脾补肾、化痰祛瘀、解毒通络之效。

（三）跟诊手记

郑老秉承中医整体观念，深谙辨证论治之精髓，同时对西医生理、药理学有深刻的研究，从中医、西医角度全面认识疾病发病机制，遣方用药以中医辨证为原则，并参考现代药理研究结果，在临床治疗中实现了真正的中西医结合。现代药理研究证明方中诸药可从不同方面调节免疫和内分泌功能，比如淫羊藿多糖可促进 T 淋巴细胞的增殖，并可促进抑制性 T 细胞（TS）细胞产生，淫羊藿苷可减少 TS 细胞产生，表明淫羊藿对机体免疫功能有双向调节作用。淫羊藿总黄酮（TFE）对一般性炎症和免疫性炎症均有不同程度的抑制作用。而黄芪对免疫系统具有双向调节作用，能使紊乱的免疫功能恢复有序。黄芪多糖具有免疫调节作用，其机制大体上可通过对单核巨噬细胞、自然杀伤细胞（NK）、T 细胞、B 细胞、细胞因子及神经 - 内分泌 - 免疫网络的调节实现提高机体抗病能力，达到防病治病的目的。此外，黄芪总苷、黄芪黄酮还具有抗炎、抗病毒的作用。《医学衷中参西录》中提道："惟觉骨软不能履地者，乃骨髓枯竭，肾虚不能作强也。"郑老在吾辈跟诊临证时每每强调，肾精不足，髓海空虚是 MS 的发病基础。肾精充养脏腑，脏腑精血上荣于目，精血亏虚，目失所养，则视物重影或眼球运动不灵活；脾为后天之本，脾肾亏虚则精血不充，肌肉筋脉失养，见腰膝酸软，畏寒肢冷，肢体无力，肌肤不仁。正虚则内生湿浊痰瘀，外感六淫、毒邪，导致经络阻滞，筋脉肌肉失养。因此，中医治疗应以补肾健脾、解毒通络为主。多发性硬化的西医治疗往往以激素冲击和疾病修饰治疗为主，目前存在副作用大、具有免疫抑制的影响，且费用昂贵，积极发挥中医药的作用和优势具有巨大的研究前景。

（马运华）

参考文献

1. 张高泽，宫洪涛，孔令霞. 郑绍周治疗多发性硬化经验［J］. 中医杂志, 2006（10）：738.

2. 李亚娜，兰瑞，王燕，等. 郑绍周分期治疗多发性硬化经验介绍［J］. 新中医，2018，50（7）：243-244.

3. 王佳楣，赵铎. 郑绍周治疗多发性硬化经验［J］. 辽宁中医杂志，2019，46（6）：1161-1163.

4. 郭闫闫，宫洪涛，赵铎. 郑绍周教授从"内毒"论治多发性硬化的经验介绍［J］. 中国医药导报，2021，18（21）：134-137.

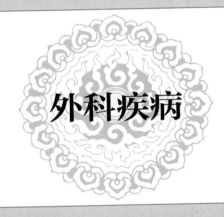

外科疾病

乳腺增生

消癖方——林毅

一、专家简介

林毅（1942—　），教授，主任医师，第四届国医大师，首届全国名中医，桂派中医大师，享受国务院政府特殊津贴专家，全国老中医药专家学术经验继承工作指导老师。国家卫生健康委员会、国家中医药管理局乳腺病重点专科学术带头人，香港大学荣誉教授。现任中华中医药学会乳腺病分会名誉主任委员。两次获全国卫生先进工作者称号，荣获中华中医药学会"中医乳腺病学术发展杰出贡献奖"，被誉为现代中医乳腺病学奠基人。作为第一完成人获省部级科技进步奖4项，研发上市新药1种。

行医准则：立志先立德，仁心施仁术。

临床格言：坚持文化自信、道路自信、理论自信、方法自信、疗效确切。

诊疗原则：优势病种能中不西，疑难杂症衷中参西，急危重症中西结合。

最推崇的古代学派：外科正宗派。

最擅长的学科：中医乳腺科。

最常用的方剂：归脾汤、参苓白术散、补中益气汤、二仙汤、三子养亲汤、六郁丸、柴胡疏肝散。

最善用的药物：黄芪、白术、茯苓、党参、枸杞子、郁金、青皮、白花蛇舌草、薏苡仁、炒山楂、莪术。

二、效方

（一）来源

林毅自 20 世纪 80 年代建立国内首个中医乳腺病专科以来，潜心钻研，基于西医学"下丘脑－垂体－卵巢－子宫"与中医学"肾－天癸－冲任－胞宫"轴生理病理特点，提出冲任失调为发病之本，肝郁气滞、痰凝血瘀为发病之标，经前标实为主、经后本虚为重，创立了系统的乳腺增生病中医药周期疗法，研制"消癖系列口服液"。并进一步提出乳腺增生到乳腺癌"气滞→痰凝→血瘀→痰瘀互结，冲任失调"的病机演变，以及以"中医药周期疗法"为核心的乳腺癌一级预防策略。对于痰瘀互结、冲任失调型乳腺增生，因其有发展为不典型性增生乃至乳腺癌的风险，应予积极干预。为此，林毅在原消癖系列口服液方基础上优化组方形成"消癖方"，对于痰瘀互结、冲任失调型乳腺增生病疗效显著。

（二）组成

郁金 15g，莪术 15g，淫羊藿 10g，肉苁蓉 12g，制何首乌 15g，女贞子 15g，丹参 15g，益母草 20g，生牡蛎 30g（先煎），鳖甲 10g（先煎）。

（三）功效

补肾活血，化痰散结，调摄冲任。

（四）适应证

痰瘀互结、冲任失调所致乳腺增生（乳癖）等症。

（五）使用方法

本方用于乳腺增生病痰瘀互结、冲任失调证，症见乳房疼痛、触痛，乳房结节，胸胁胀痛，善郁易怒，失眠多梦，神疲乏力，腰膝酸软，舌淡红或青紫或舌边尖有瘀斑，苔白，脉弦细或滑。方中淫羊藿、肉苁蓉、制何首乌性温润，对于湿热蕴结或痰浊内生者不宜选用，或配伍炒麦芽 15g，炒谷芽 15g；肝功能损伤者，去制何首乌；乳房疼痛明显，加延胡索 15g，川楝子 15g；大便黏滞、欲解不畅、纳呆腹胀者，加生白术 30～60g，枳实 10g。日 1 剂，水煎两次分服。经期停服。

（六）注意事项

1. 注意辨别虚实，如为实火上炎者，切勿使用。
2. 孕妇及哺乳期慎用。
3. 既往有制何首乌及其制剂引起肝功能损伤史者慎用。

（七）方歌

消癖方中郁莪术，灵益鳖牡贞丹助。
首乌苁蓉调冲任，补肾活血痰结除。

三、名论

（一）方论解析

乳腺增生病病机复杂，症状轻重不一，虚实互见。情志内伤，肝郁气滞，痰凝血瘀，终致肝肾亏虚，天癸的量与质发生变化或调节失衡，引起冲任气血失调是其发病之根本，肾虚血瘀是乳腺增生病的重要病因病机。对此，林毅根据肾气不足、冲任失调为发病之本，气滞痰凝血瘀为发病之标，本虚而标实的病机，制定经前有疏肝活血、消滞散结之功，经后有温肾助阳、调摄冲任之效的"消癖方"。方中莪术、郁金为血中气药，疏肝活血，散结止痛；肉苁蓉、淫羊藿补肾助阳，诸药合用共奏疏肝补肾、调摄冲任之功，共为君药。丹参、益母草养血调经止痛，气血畅达则冲任自调，同时疏肝活血以增强君药补肾活血调摄冲任之功，共为臣药。佐以制何首乌、女贞子、鳖甲以养血滋阴润燥，其性属阴，而君药属阳，有阳无阴则阳无以生，此乃阴中求阳之义，阳得阴助则生化无穷，并防肝郁化火、耗损阴津之弊。辅以生牡蛎、鳖甲软坚散结以治标。诸药合用共奏疏肝活血、调摄冲任、理气散结之功效。

（二）临床发挥

高秉钧《疡科心得集》曰"乳中结核……伏而不扬，肝气不舒，而肿硬之形成"，强调乳癖的发生与肝气郁结密切相关。《外科医案汇编》中"乳中结核……其本在肾"阐明了肾和冲任在乳癖发病学上的重要影响。

本病病性属本虚标实，冲任失调为发病之本，肝气郁结、痰凝血瘀为发病之标，病位在肝、脾、肾。其发生发展与冲任二脉关系最为密切。因此，林毅提出疏肝活血、消滞散结以治标，温肾助阳、调摄冲任以治本，经前重在治标、经后重在治本的中医药周期疗法，顺应乳腺的生理、病理变化，符合女性经脉血海有满有泻的规律。辨证为本，分期论治，以达"病证结合、标本兼顾"之目的。

鉴于部分乳腺增生病可能发展为乳腺癌的危险性，基于中医"治未病"思想中"未病先防"理念，与西医学"正常上皮→增生→非典型增生→原位癌→浸润癌"的肿瘤多阶段发展模式相对应，提出乳腺增生到乳腺癌存在着"气滞→痰凝→血瘀→痰瘀互结，冲任失调"的中医病机发展模式。而针对具有多项乳腺癌发病高危因素，证属痰瘀互结、冲任失调型乳腺增生患者，应给予针对性治疗，以疏肝活血、调摄冲任、理气散结为法，可辨证选用本方。

四、验案

（一）医案记录

邓某，女，46岁，2019年7月25日初诊。反复双乳胀痛半年，月经前为主，经后减轻，自检发现双乳结节，遂来诊。来诊时见双乳胀痛，痛甚时影响睡眠，平素畏风寒，手足不温，腰酸软，大便稍难解，小便如常，纳眠可，舌淡，边有齿痕，苔白，舌下脉络青紫，脉弦细。末次月经时间（LMP）7月15日，既往月经规律。查体双乳腺体致密，多发结节以左乳上方为主，可扪及局灶增厚区。乳腺钼靶：不除外左乳非典型增生，乳腺超声分级标准（BI-RADS）：左乳4a类。乳腺彩超：双乳增生结节；左乳11～12点低回声肿块，大小10mm×8mm×3mm，考虑乳腺纤维腺瘤可能，BI-RADS：3类。中医诊断为乳癖，证属肝肾不足，气滞血瘀。治以补肾助阳，疏肝活血，调摄冲任。方用消癖方加减，具体用药：鳖甲15g（先煎），牡蛎30g（先煎），郁金15g，制何首乌15g，女贞子15g，淫羊藿15g，丹参10g，益母草15g，莪术15g，山萸肉15g，青皮15g。20剂，水煎服，日1剂。配合消癖系列口服液：卵泡期：消癖2号口服液、消癖5号口服液，口服，日3次，每次各1支；黄体期：消癖1号口服液、消癖4号口服液，口服，日3次，每次各1支。

二诊（2019年8月19日）：双乳疼痛明显缓解，畏寒较前好转，手足不温，小便如常，大便通畅，无口干苦，纳眠可，舌淡红，边有齿痕，苔白，舌下脉络青紫，脉弦细。LMP：8月11日。治法同前，中药、中成药守前方。

三诊（2019年9月19日）：双乳疼痛基本缓解，仅月经前偶隐痛，无畏寒，手足温，二便正常，口干无口苦，纳眠可，舌淡红，边有齿痕，苔白，舌下脉络青紫，脉弦。LMP：9月5日。此时肝肾不足表现缓解，仍有气滞血瘀表现，治以疏肝理气，化瘀散结。方用柴胡疏肝汤化裁，具体用药：柴胡10g，郁金15g，青皮15g，延胡索20g，香附15g，川芎15g，赤芍15g，莪术15g，益母草15g，天冬30g，红曲6g。15剂，水煎服，日1剂。配合消癖系列口服液：消癖1号口服液、消癖4号口服液，口服，日3次，每次各1支。

四诊（2019年10月10日）：双乳无明显疼痛，大便稍难解，偶腹胀，无口干口苦，纳眠可，舌淡红，边有齿痕，苔白，脉弦。LMP：9月30日。证属脾虚湿困为本，气滞血瘀为标，故在卵泡期益气健脾，化湿和胃；黄体期疏肝理气，活血散结。卵泡期方用参苓白术散化裁，具体用药：黄芪30g，五指毛桃20g，山药15g，白术30g，茯苓15g，炒白扁豆20g，薏苡仁30g，桔梗10g，陈皮10g，法半夏15g，炒莱菔子15g，苦杏仁15g。6剂，水煎服，日1剂。配合消癖系列口服液：消癖2号口服液、消癖5号口服液，口服，日3次，每次各1支。黄体期以柴胡疏肝汤化裁。具体用药：柴胡10g，郁金15g，青皮15g，延胡索20g，香附15g，川芎15g，赤芍15g，莪术15g，益母草15g，王不留行15g，瓜蒌皮10g，桔梗10g。14剂，水煎服，日1剂。配合消癖系列口服液：消癖1号口服液、消癖4号口服液，口服，日3次，每次各1支。

后患者每月复诊，皆辨证以卵泡期服参苓白术散、黄体期服柴胡疏肝汤化裁，配合消癖系列口服液。2020年3月12日患者复查钼靶：左乳外上结构较前清晰，提示增生较前好转，BI-RADS：2类。彩超：双乳增生结节，左乳12点距乳头23mm低回声团块，大小约10mm×8mm×4mm，考虑纤维瘤可能，BI-RADS：3类。

（二）专家按语

该例患者来诊时见双乳疼痛，伴畏寒肢冷、腰酸等表现，结合舌脉，证属痰瘀互结、冲任失调，故予自拟消癖方加减。配合消癖系列口服液，黄体期采用消癖1号、消癖4号口服液疏肝活血、消滞散结以治标，卵泡期使用消癖2号、消癖5号口服液温肾助阳、调摄冲任以治本。服药后患者乳房疼痛基本消除，畏寒等诸症缓解，故守方续服。

三诊已无明显畏寒肢冷等症，结合舌脉所见，阳虚之象不显，乳房疼痛亦明显好转，此时可遵林毅"中医药周期疗法"理论，辨证与辨周期相结合，经前疏肝活血、消滞散结，方用柴胡疏肝汤加减。

四诊时患者已无明显乳房不适，唯大便稍难解、腹胀，属脾虚失运，结合"中医药周期疗法"理念，卵泡期补后天以养先天、健脾以治本，黄体期疏肝以治标。卵泡期选用参苓白术散加减，五指毛桃有"南芪"之称，并加黄芪，增强益气健脾之功，而无滞腻。并以法半夏、莱菔子、苦杏仁降气和胃，则脾健胃和，升降并序。

（三）跟诊手记

与乳腺增生——乳腺癌的多阶段发展模式相对应，林老认为，乳腺不典型增生初期阶段多以肝郁血瘀为主要矛盾，随着疾病继续进展至重度不典型增生乃至原位癌，冲任失调逐渐成为主要中医证候。因此，对于乳腺增生病症见痰瘀互结、冲任失调表现者，应给予积极干预。据此，林老研发"消癖方"用于治疗痰瘀互结、冲任失调乳腺增生，长期临床研究显示，疗效显著。方中以淫羊藿、山萸肉补肾助阳，郁金为血中气药，有疏肝活血、散结止痛之功，共为君药，补肾助阳、疏肝活血、调摄冲任以治本；青皮、丹参、莪术、益母草疏肝活血，且能养血调经止痛，气血通畅则冲任自调，并可增强君药理气活血之功，共为臣药；佐以女贞子、制何首乌、鳖甲以养血滋阴润燥；牡蛎、鳖甲合用，软坚散结以治标。诸药阴阳并进，此乃阴中求阳之义，有阳无阴则阳无以生，阳得阴助则生化无穷，并防肝郁化火、耗损阴津之弊。诸药合用，标本兼治，共奏补肾助阳、疏肝活血、调摄冲任之功。

三诊时柴胡疏肝汤加减方中，以柴胡、郁金、青皮疏肝理气；川芎、赤芍、莪术、益母草、香附活血通络，其中香附"气平而不寒，香而能窜，其味辛能散，微苦能降，微甘能和"，为"气病之总司，女科之主帅"，合郁金可助血行气；益母草行血而不伤新血，养血而不滞瘀血，为血家之圣药；延胡索理气止痛；天冬养阴生津，可防理气药辛散伤津；红曲健脾消食化痰之中并能活血，肝脾同治。诸药相合，共奏疏肝理气、活血散结之功。该方虽云理气，然活血理血药亦胜，是血以载气，血行则气行。林老临床常用此法，使气血流转，郁滞易消。

后以辨证与辨周期相结合的"中医药周期疗法"指导调护，卵泡期健脾以治本，黄体期疏肝以治标，治疗后钼靶所见从 BI-RADS 4a 类转为 2 类。

林老临床应用消癖方结合中医药周期疗法，对于乳腺增生尤其是不典型增生，常可挽狂澜于既倒，扶大厦之将倾，逆转病情。经云"上工治未病"，此之谓也。

（文灼彬）

参考文献

1. 司徒红林，陈前军 . 全国名中医林毅五十年乳腺癌临证精要［M］. 广州：广东科技出版社，2021.

肉芽肿性乳腺炎

益气和营方——宋爱莉

一、专家简介

宋爱莉（1952—　　），女，主任医师、博士研究生导师，1952 年出生，山东威海人。从事中医及中西医结合外科临床、医疗、教学、科研工作至今 42 年。曾任山东中医药大学附属医院外科教研室主任，乳腺、甲状腺及疮疡外科首届主任；山东省"九五、十五、十一五、十二五"重点学科带头人、国家级精品课程中医外科学负责人、山东省优秀教学团队负责人，山东省重点专科乳腺甲状腺外科学术带头人。荣获首批山东省名中医药专家、山东省十大名医、山东省千名知名技术专家、山东省首届优秀研究生导师、山东省教学名师、山东省优秀医务工作者、山东省千名知名技术专家、全国"名老中医药专家宋爱莉传承工作室"专家及山东省"名老中医药专家宋爱莉传承工作室"专家、荣获全国第五、六批老中医药专家学术经验继承工作指导老师等资质。兼任中华中医药学会外科分会荣誉副主任委员、中华中医药学会乳腺病分会副主任委员、中国中医药协会中医药适宜技术专业委员会副主任委员等。

宋爱莉致力于乳腺、甲状腺肿瘤及癌前病变与难治性体表感染疾病的诊断防治及抗复发转移等实践研究，承担国家科技部十一五支撑计划及国家自然科学基金面上项目、教育部博士基金等课题 10 余项。获山东省科技进步二等奖 2 项、三等奖 1 项等，获国家专利 1 项，编著国家教材及专著 30 余部，发表学术论文 80 余篇。

治学格言：博学而后成医，厚德而后为医，谨慎而后行医。

行医准则：耐心，细心，真心。

最推崇的古代医家：王维德。

最喜读的著作：《黄帝内经》《外科证治全生集》。

最擅长治疗的疾病：擅长乳腺增生病、乳腺纤维腺瘤、乳腺导管内乳头状瘤、乳腺癌、急性乳腺炎、浆细胞性乳腺炎、乳腺导管扩张症、乳房结核、肉芽肿性乳腺炎、男性乳房异常发育；甲状腺肿、甲状腺腺瘤、甲状腺癌、亚急性甲状腺炎、甲亢及各类体表感染等疾病的中医诊治，治法独特，颇有建树。尤其对乳腺癌、甲状腺癌的早期诊断和手术治疗，手术娴熟，经验丰富。

最常用的方剂：益气和营方、乳宁合剂、抗增汤、乳宁霜、术后汤、乳腺癌康复方及大青膏、散结乳癖膏等。

最善用的药物：生黄芪、炙黄芪、柴胡、当归、赤芍、白芍、金银花、连翘、蒲公英、鹿角霜、穿山甲、皂角刺、炒白术、茯苓、木香、香附、枳壳、党参、陈皮、半夏、山药、土茯苓、莪术、白花蛇舌草等。

二、效方

（一）来源

宋爱莉得授于张珍玉、李克绍、徐国仟、刘献林、周凤梧及张志远、周次清、张灿玾、尚德俊等一代大师，奠定了坚实的中医理论基础；行医四十余载，在乳腺疾病治疗方面颇有自己的见解。宋爱莉认为，肉芽肿性乳腺炎发病以先天禀赋不足、正气亏虚为发病之本，气虚血行不畅、气血失和为发病之标，根据肉芽肿性乳腺炎的发病机制及特点，提出以扶正祛邪、化痰活血为治疗大法，其中补益调和气血应贯穿疾病始终。强调肿块期以消为贵，脓肿期以托为法，溃后期以补为宜。内治应以衡为本，消散炎症或箍围束毒，创立了益气和营方，同时强调重视中医外治法。

（二）组成

生黄芪 30g，党参 30g，柴胡 15g，白术 12g，生地黄 15g，蒲公英 12g，陈皮 6g，桔梗 6g，赤芍 15g，白芍 15g，天花粉 9g，黄芩 12g，虎杖 12g，金银花 15g，连翘 6g，甘草 6g。

（三）功效

益气和营，透脓托毒。

（四）适应证

各阶段肉芽肿性乳腺炎。

（五）使用方法

本方水煎服，日 1 剂，分早晚温服。根据肉芽肿性乳腺炎的病因病机及发病特点，宋爱莉提出以扶正祛邪、化痰活血为治疗大法，强调补益调和气血应贯穿疾病始终。结合多年临床经验，宋爱莉将偏于温补的阳和汤、偏于清泻的瓜蒌牛蒡汤、透脓散及托里消毒散等治疗乳腺炎的经典方剂进行辨证加减，创立了三期并用的益气和营中药方。本方补而不滞，疏补兼施，气血兼调。气血调和，气血运行通畅，有利于初期肿块消散。脓肿初期偏阳证患者，以清消为主；偏阴证患者以温消为主，以促进肿块消散。中期则透托为要，托毒透脓外出。后期以补托为法，扶助正气，托毒外出，不至毒邪内陷或旁窜深溃。

（六）注意事项

1. 内治与外治结合，发挥中医外治的优势。

2. 虎杖、赤芍等具有散瘀活血功效，故妊娠期肉芽肿性乳腺炎应慎用。

（七）方歌

益气和营生芪参，柴术生地虎杖陈。
公英桔梗二芍翘，双花芩草瓜蒌根。

三、名论

（一）方论解析

明·陈实功《外科正宗·痈疽半阴半阳证》云："阴阳之证两相交……微热微寒微赤肿，半昏半爽半平高。"宋爱莉亦认为肉芽肿性乳腺炎乃半阴半阳之病证，认为正气虚弱、脏腑失调是肉芽肿性乳腺炎的发病基础，痰瘀互结为本病发生的重要病因病机，总属本虚标实之证，以先天禀赋不足，正气内虚为本，气虚血行不畅，气血失和为发病之标。气属于阳，血属于阴，气血失和则阴阳失调，脏腑失衡，经络失疏，气滞、血瘀、痰凝阻于经络。加之情志不舒、作息紊乱，使肝郁气滞，郁而化火，肝气乘脾，脾失健运而致痰湿水饮瘀滞化浊，阻于乳络，聚结成块，化热酿毒致肉腐成脓。病变脏腑在肝、在脾、在肾，冲任失调发为本病。本病乃半阴半阳证，标阳本阴证，故治疗应以补益调和气血贯穿疾病始终，根据症状偏阴偏阳，辅以消肿散结，清消并举。宋爱莉治疗常与清·王肯堂《证治准绳》"不作脓或脓不溃，补气血为主；不收敛或脓稀，补脾胃为主"不谋而合。另外，宋爱莉临床用药，更善用循经和引经药以引药归经，直达病所。清·祁坤《外科大成·经络大略》曰："惟经络一明，然后知症见何经，用何经之药以治之，了然无谬。"元明时期《丹溪心法》和《本草纲目》均总结乳房循经药物，如"疏厥阴之滞以青皮，清阳明之热细研石膏，行污浊之血以生甘草之节，消肿导毒以栝楼子，或加没药、青橘叶、皂角刺、金银花、当归……"宋爱莉常用柴胡、川芎、吴茱萸疏足厥阴肝经之滞，用白芷、升麻、石膏清足阳明胃经之热，佐以桔梗引药上行，以达乳房之病所。益气和营方中，生黄芪为疮家圣药，故方中重用生黄芪益气托毒，鼓动血行。黄芪、党参、白术三药共用，增强了补益气血、扶正健脾之效。柴胡疏肝解郁，疏通气血，当归补血活血、两者共同起到补血活血，疏肝理气的作用。黄芪补脾肺之气，使气血生化有源，配伍当归，可补气生血。虎杖、赤芍具有活血祛瘀、凉血消痈的功效，两者均不属于大寒之品，不易使肿块僵化，同时又加强了活血的功效。金银花、连翘、天花粉清热解毒，生地黄、虎杖清热凉血，甘草调和诸药，缓急止痛。整方补而不滞，疏补兼施，气血兼调。气血调和，气血运行通畅，有利于初期肿块消散。脓肿初期偏阳证患者，以清消为主；偏阴证患者以温消为主，以促进肿块消散。中期则透托为要，托毒透脓外出。后期以补托为法，扶助正气，托毒外出，不至毒邪内陷或旁窜深溃。

（二）临床发挥

宋爱莉受外科"全生派"王维德阴阳辨证理论的影响，善将复杂的外科疾病分为"阴证属虚属寒""阳证属实属热"两大类。根据本病在发病初期的特点，宋爱莉认为该病多属半阴半阳证，发病初期多肝脾郁结，痰瘀结聚乳络，表现为乳房肿块，但多漫肿不高，似阳证而又不甚焮热肿痛，似阴证而又不甚木硬平塌，多伴有疼痛，肤色不变、肤温不高，肿块质韧硬，边界不清，多为外周发病，可沿象限发展，部分进展迅速，可短时间内蔓延至乳晕区，甚至可波及全乳。初期治疗以疏肝清热、化痰活血、消肿散结之方药，如柴胡、金银花、连翘、天花粉、桔梗、枳壳、虎杖、当归、川芎、赤白芍等，以箍围消肿消散；中期着重应用外治法，多加用蒲公英、黄芩、皂角刺等清热解毒、托里透脓之品辅助治疗；后期瘘管久不愈合，多因气血亏虚，应注意调补气血，加用人参、黄芪、党参等益气扶正的药物，以提高机体免疫力，补益气血，去腐生肌。

四、验案

（一）医案记录

陈某，女，37岁，孕33周。2017年8月28日初诊。2周前无明显诱因出现左乳内侧肿块，伴疼痛，初约鸡蛋大小，口服头孢类抗生素，效不佳。1周前出现发热，左侧乳房肿块焮红疼痛，边界清，压痛轻，双下肢片状红斑，舌红，苔黄，脉数。中医诊断：乳痈（热毒炽盛型）。采用清热解毒，益气透脓。方用益气和营汤加减。处方：生黄芪20g，柴胡20g，白术10g，生地黄20g，蒲公英30g，陈皮10g，桔梗10g，赤芍20g，白芍20g，黄芩10g，金银花30g，连翘10g，土茯苓30g，牛蒡子30g，天花粉20g，甘草6g。水煎服，日1剂，早晚服用。结合外治法，每隔一日彩超引导下细针微创穿刺抽脓，局部冷敷治疗。

二诊（2017年9月4日）：肿块明显缩小变软，范围约8cm×6cm，疼痛减轻，双下肢红斑变淡。无发热，体温正常，饮食可，舌红，苔薄黄，脉细。采用益气健脾，透脓散结。处方：生黄芪30g，党参30g，柴胡15g，当归15g，丹参15g，赤芍15g，金银花9g，黄芩12g，虎杖12g，甘草6g。日1剂，早晚服用。外治继续细针抽脓，1周2次，并每日中药大青膏（院内自制剂）外敷。

三诊（2017年9月18日）：肿块进一步缩小，范围约6cm×6cm，疼痛轻，双下肢红斑消失。无发热，饮食可，舌淡红，苔薄白，脉沉细。治以温阳散结，益气补血。处方：鹿角霜20g，熟地黄15g，山萸肉10g，怀山药15g，生黄芪20g，白术10g，云苓10g，陈皮10g，橘叶10g，白芍12g，当归9g，炒僵蚕10g，煅牡蛎20g。外用中药热奄包（含鹿角霜、橘叶各30g）外敷，结合红外线照射理疗。

四诊（2017年10月18日）：患者生产后0.5个月，左乳肿块约4cm范围大小，皮色正常，无疮疡溃破，遂在全麻下行左乳脓肿切开清创术，经彻底搜刮，0.5个月后痊愈。

（二）专家按语

肉芽肿性乳腺炎在治疗上要充分考虑患者生理特点，强调更为精准的辨证与个体化治疗。该患者初次就诊时，乳房红肿范围大，伴发热，双下肢红斑肿痛，为进展期肉芽肿性乳腺炎，胎毒化热，热盛肉腐成脓所致。治疗当以活血凉血、清热透脓为主，其中黄芪、赤芍、白芍、生地黄既益气养血，又活血凉血、托里透脓；辅以白术健脾，金银花、连翘、蒲公英等疮家要药清热解毒，黄芩、瓜蒌、柴胡等散郁火消郁结；更以桔梗行气透脓，结合冷敷加抽吸外治法，共奏清热解毒、凉血透脓之效。经积极有效的中医药治疗，患者病情在一周之内迅速得以控制。此时全身症状缓解乳房肿块缩小，仍有结块肿硬，为余毒未清，气血生发不足，故治疗以益气活血、散结消肿为主，酌加党参、白术、云苓、山药、陈皮健脾补气，加当归、丹参活血补血，煅牡蛎散结化痰以消肿。同时外治法改冷敷为以清热解毒、化痰散结为主的大青膏外敷，因之乳房肿块进一步缩小。然而后期慢性迁延期乳房肿块疗效缓慢，全身情况渐见不足之象，故而治疗温阳、益气与养阴、补血同用，行气、活血与化痰并行，外治法相应改为中药热奄包，以期温散寒痰、敛疮生肌。该患者妊娠 33 周，抗生素治疗出现病情进展，中医分期辨证治疗有效控制病情，为最终的手术治疗争取时间，并一定程度减免乳房外形缺损，显示出中医药治疗的优势。

（三）跟诊手记

大多数学者认为肉芽肿性乳腺炎是一种自身免疫性疾病，因此宋教授每方均用补脾药。中医认为脾为后天之本，补脾意在增强细胞免疫功能。其每方还均用补肾药，即补先天之本，意在增强体液免疫功能，免疫功能增强，必然能缓解炎症及病情进一步发展。患者本质为虚，因此用药应避免大量使用苦寒药，以免苦寒太过伐伤脾胃。宋教授在中药内服的同时还重视中医外治法，其所创的微创排脓法在彩超的精确引导下穿刺抽吸脓液及小切口低负压置管引流法治疗乳房脓肿，不仅降低了我科治疗该病的手术率，同时缩短了病程，减轻了患者痛苦，同时保证了患者对乳房外观的满意程度，值得借鉴。

（刘晓菲）

参考文献

1. 李静蔚，王蕾，谢瑞，等．宋爱莉辨治妊娠期肉芽肿性乳腺炎经验总结［J］．中国中西医结合杂志，2018，38（11）：1389–1391.

2. 刘晓菲，王楠，李斐斐，等．肉芽肿性乳腺炎不同中医证型中免疫相关因子表达变化及临床意义［J］．中医药学报，2020，48（4）：23–28.

3. 朱晴，刘晓菲，王楠，等．宋爱莉教授治疗肉芽肿性乳腺炎经验拾要［J］．亚太传统医药，2019，15（3）：87–89.

4. 陈翰翰，谢瑞，王蕾，等．微创搜刮法治疗脓肿期肉芽肿性乳腺炎临床研究［J］．亚太传统医药，2020，16（8）：104–106.

5. 张益琳，杨小红，陈翰翰，等．肉芽肿性乳腺炎诊治现状［R］．第十一届全国中医及中西医结合乳腺病学术会议论文集，2009–10–16.

6. 宋爱莉．肉芽肿性乳腺炎 52 例临床回顾分析［R］．与时俱进的中医乳房病学——第十二次全国中医、中西医结合乳房病学术会议，2011–10–28.

闭塞性动脉硬化症

丹参通脉汤——尚德俊

一、专家简介

尚德俊（1932—2020），男，河南济源人，中共党员。1955年9月毕业于山东医学院（现山东医科大学）医学专业，1956年选调参加在天津举办的全国第一批西医学习中医离职班，山东中医药大学教授。创立了中西医结合治疗周围血管疾病理论体系以及中西医结合周围血管疾病学，研制和创用四虫丸、活血通脉片等药品。撰写《外科血瘀症学》《周围血管疾病论治》等学术专著，被授予"国医大师""全国中医药杰出贡献奖"荣誉称号。

治学格言：临床实践是发展中医药学的基础，是形成中西医结合研究思路的源泉。

行医准则：为老百姓看病。

最推崇的古代医家：王清任、张仲景。

最喜读的著作：《医林改错》

最擅长治疗的疾病：周围血管疾病、乳腺疾病、皮肤病。

最常用的方剂：四妙勇安汤、丹参通脉汤、活血消肿洗药、阳和汤等。

最善用的药物：丹参、赤芍、当归、川芎、金银花、土鳖虫、地龙、泽兰。

二、效方

（一）来源

尚德俊在中西医结合治疗血栓闭塞性脉管炎获得良好效果的基础上，根据我国传统医学的血瘀证和"异病同治"的理论，用来治疗动脉硬化闭塞症也获得了相似的效果。作为一种不同于血栓闭塞性脉管炎和其他"脱疽"的常见疾病，虽然其发病原因和病理变化有所不同，但在其发病过程中，都可出现血瘀的共性，表现为瘀血、缺血、血栓形成、瘀斑、血管狭窄或闭塞等，引起肢体血液循环障碍，甚至出现溃疡或坏疽。这些不同周围血管疾病出现的血瘀共性，都可以根据中医辨证论治灵活应用中医活血化瘀疗法，以祛除瘀血，流通血脉，改善肢体血液循环。闭塞性动脉硬化患者主要是老年患者，老年气衰、气虚血瘀证居多，故治疗采用益气活血通络之法。为此尚德俊1975年创用了丹参通脉汤方剂。

（二）组成

丹参30g，赤芍30g，当归30g，鸡血藤30g，桑寄生30g，黄芪15g，郁金15g，川芎15g，川牛膝15g。

（三）功效

益气活血，通络止痛。

（四）适应证

本方用于动脉硬化闭塞症、糖尿病足、大动脉炎、雷诺病属气虚血瘀型、肢体发凉、怕冷，麻木，疼痛，肢端或肢体有瘀斑，或呈紫红色，舌有瘀点或舌质绛，脉弦涩。

（五）使用方法

水煎服。一般需要服用 2 ～ 4 个月。

（六）注意事项

注意饮食清淡，戒烟酒，减肥，健身。

（七）方歌

丹参通脉赤芍芪，鸡血当归寄生宜。

益气活血开闭塞，郁金川芎与牛膝。

三、名论

（一）方论解析

方中赤芍、黄芪益气活血化瘀为君药，丹参、当归、桑寄生、鸡血藤活血祛瘀通络为臣药，郁金、川芎为行气活血止痛为佐药，川牛膝引药下行通络为使药。尚德俊认为此方有显著的活血止痛作用。

（二）临床发挥

1. 糖尿病足： 尚德俊认为糖尿病足主要病机是消渴病日久不愈，气阴两虚，阴亏日甚，阴损及阳，致阳气不达；或因毒邪外袭，凝滞血脉，气血不畅，脉道不充，经脉瘀阻，而出现各种并发证候，因此，并发症多见于消渴病后期。经脉瘀阻，则四末失于温煦濡养，故有肢体发凉、怕冷、麻木、疼痛等症。若寒凝郁久化火生热，再有脾胃受损，健运失司，湿热内生，火热与痰湿相结，下注于肢体，可见肢端红肿溃烂，甚者变黑坏死成为"脱疽"之证。若复感邪毒，热毒炽盛，毒火攻心，则证属凶险；若迁延日久，气阴大亏，气虚无力推动血运，脉道失充，肢体失于濡养，可致脱疽久不收口，新肉不生，缠绵难愈；若生变证，则病情更加重，甚至危及生命。所以，该病乃是因虚致实，病久又转虚，本虚标实，虚实夹杂，错综复杂。本虚以阴阳气血不足为主，标实以瘀血、湿热、火毒为主。病机关键为瘀阻经脉、血行不畅而导致本病的发生。本病的主症是肢端红肿疼痛，或有溃疡继发感染。

2. **闭塞性动脉硬化症**：患者多为中老年人，表现为瘀阻而体弱气虚（气虚血瘀），尚德俊将活血法与补气法配合应用，以补其不足，攻其瘀滞，攻补兼施，目的在于消除瘀阻，流通血脉，调和气血。《景岳全书》认为"气虚而血滞"，"气弱而不行者"，应重视调气、益气。活血法与补气法联合应用，使元气健旺，改善血液循环，扩张周围血管，改善机体免疫功能，提高活血化瘀法的疗效，消瘀血而不伤正气。

四、验案

（一）医案记录

高某，男，61岁。因右手发凉、怕冷，变紫色10年。以闭塞性动脉硬化症于2015年11月24日来院治疗。初诊：患者10年前开始右手指发凉，怕冷，变紫色，冬季症状加重。5年前右足也有发凉、怕冷表现。1个月前双手发凉、怕冷加重，右手指变紫色，麻木不适。双足发凉，行走200米有间歇性跛行。症见右手指呈紫色，冰凉，两侧桡动脉搏动消失；双足皮温低，皮肤干燥，汗毛脱失，胫后动脉搏动减弱；舌质红绛，苔白，无脉。此为年老体衰，气虚血运无力，脉络不畅，阳气不达四末而发为本病。中医诊断：脱疽。西医诊断：闭塞性动脉硬化症。治以益气活血化瘀法。方用丹参通脉汤治之。处方：丹参、赤芍、黄芪、桑寄生、当归、鸡血藤各30g，郁金、川芎、川牛膝各15g。水煎服，日1剂。同时应用通脉安片、通塞脉片。

复诊：症见右手仍凉，手指已现红色。两手桡动脉搏动消失；双足皮温仍低，皮肤干燥，汗毛稀疏，胫后动脉搏动减弱，舌质红绛，苔白，无脉。诸证为气血来复，脉络渐通之象。治以益气活血化瘀法，方用丹参通脉汤加减治之。水煎服，日1剂。中药渣煎汤温洗患肢。同时继用通脉安片，治疗3个月而愈。

（二）专家按语

本案初诊诸证属气虚血瘀之证，治以益气活血化瘀法，尚德俊以丹参通脉汤治之。同时应用通脉安片，以增强活血化瘀之力。复诊时证候明显减轻，诸证渐除，效不更方，继续服用，以善其后。尚德俊治病具有整体辨证论治与药物静脉滴注相结合，活血化瘀法与莨菪药物疗法相结合，内治疗法与外治疗法相结合，活血化瘀疗法贯穿治疗始终的临床思辨特点。尚德俊中西医结合的理念主要有，既要明确西医学的诊断和分期，又要充分发挥中医辨证的精华，辨别发病过程中不同阶段的病理变化特点，把西医学诊断与传统医学的辨证相结合，病证合参。西医学诊断和中医辨证相结合，可以取长补短，更明确疾病的发病原因、部位和性质，了解疾病发生的全部过程，既有整体观念、动态观念，又不忽视局部变化，充实了诊断的完整性和治疗的全面性。病变早期或是病变较轻，患者患肢可以没有症状和体征，无证可辨，但是通过化验和仪器检查可以发现血流学和血流动力学的异常，这样就可以结合整体辨证。当病情发展出现严重结局，如严重肢体动脉高位闭塞、严重肢体缺血、严重肢体坏疽、严重并发症，治疗非常困难。整体辨证和局部辨证相结合：整体辨证是运用中医四诊方法，分析患者全身状况得到的中医辨证分型；局部辨证是根据病变患足表现的症状、皮肤的颜色和温度、患足溃疡部位脓液的颜色和质地、肉芽等情况，按照传统中医外科理论进行辨证而得到的临床证型。

（三）跟诊手记

闭塞性动脉硬化属于中医学脱疽（脱骨疽）范围，为血瘀证之一。然而脱疽包括许多疾病，西医学做出诊断能使辨证论治具有针对性，可更好地发挥治疗效果。闭塞性动脉硬化的演变过程不同，证也不同，可以出现阴寒证、血瘀证、湿热证和热毒证等，因此治疗法则和方药也就不同。治疗既要重视改善肢体血液循环障碍这个病的血瘀共性，又要注意解决证的个性。

由于闭塞性动脉硬化症是全身动脉粥样硬化在肢体局部的表现，因此，尚老认为在临床上患者除了有肢体慢性缺血的症状与体征外，尚有全身动脉硬化的各种特殊表现，特别要注意有无心、脑血管疾病。临床诊断时根据发病年龄，详细询问病史，认真全面进行体格检查，并做血、尿常规化验及血糖检查，必要时再结合某些特殊检测，然后进行综合分析，则不难做出明确诊断。根据临床证候明确辨证分型，施行以辨证论治为主的中西医结合整体治疗。

闭塞性动脉硬化症，主要病因病机为年老体衰，气虚不充，气血运行不畅，经脉痹阻，阳气不达四末，失于濡养而成脉痹之证。全身乏力，活动时气喘、出虚汗，肢体发凉、怕冷、麻木、瘀痛，肢体持续性固定性疼痛，肢端、小腿、股部出现瘀斑、瘀点，手部或足部呈紫红色、青紫色，瘀肿，间歇性跛行痛加重，舌有瘀点、瘀斑，或舌质红绛、紫暗，脉象弦涩或沉细。此型多属Ⅱ期闭塞性动脉硬化症，个别严重者肢体缺血、缺氧，可能发生肢体局部坏疽。

（秦红松）

参考文献

1. 尚德俊，秦红松.中西医结合治疗周围血管疾病［M］.北京：人民卫生出版社，1990.

2. 尚德俊，赵绚德.中西医结合治疗闭塞性动脉硬化症［M］.北京：人民卫生出版社，1998.

3. 尚德俊，王嘉桔，张柏根.中西医结合周围血管疾病学［M］.北京：人民卫生出版社，2004.

4. 尚德俊.活血化瘀法在周围血管疾病中的应用［J］.山东中医学院学报，1980（4）：52.

5. 尚德俊.中西医结合治疗闭塞性动脉硬化的几个问题［J］.山东中医学院学报，1988（2）：55.

6. 尚德俊.周围血管疾病治疗八法［J］.山东中医杂志，1990（4）：2.

7. 王嘉桔，尚德俊.中西医结合治疗周围血管疾病的发展趋势［J］.山东中医学院学报，1993（4）：12.

8. 王嘉桔，尚德俊.周围血管疾病诊断和治疗的几个问题［J］.中国中西医结合外科杂志，1996（3）：135.

皮肤科疾病

湿 疹

马齿苋汤——艾儒棣

一、专家简介

艾儒棣（1944—　），男，主任医师，成都中医药大学附属医院皮肤科主任，博士生导师。曾于 20 世纪 70～80 年代师承全国中医外科名家文琢之教授、罗禹田教授，随师潜心学习 15 年，整理出版了《文琢之中医外科经验论集》《中医外科临证集要》。从事临床工作 50 余年，擅长系统性红斑狼疮、皮肌炎、银屑病、湿疹等疾病的治疗，在外科领域提出了"扶正祛邪、重建平衡"的见解。近 5 年，发表论文 50 余篇，主编著作、教材 4 部，副主编 5 部，共出版各类专著、教材 18 本，承担科研课题 11 项，任负责人 6 项，主研 5 项，获省级奖 4 项。

治学格言：读经典、析思悟、多实践、多临床、多总结、传承创新、永无止境。

行医准则：以仁爱之心和毕生准则，认真诊治每一位患者，为解救患者痛苦为己任；疾病变化无常，我们学习亦无止境，治疗疾病对策随病情演变而变。

最推崇的古代医家：张仲景、华佗、陈实功、王洪绪、高锦庭。

最喜欢的著作：《黄帝内经》《伤寒杂病论》《备急千金要方》《外科正宗》《外科证治全生集》《疡科心得集》《医宗必读》《医学入门》《金元四大家》。

最擅长治疗的疾病：红斑狼疮、皮肌炎、银屑病、湿疹等外科杂病。

最常用的方剂：四君子汤、马齿苋汤、消风散、异功散等。

最善用的药物：马齿苋、紫荆皮、土茯苓、南沙参等。

二、效方

（一）来源

现代多数医家认为湿疹一类的疾病，主要病机在于禀赋不耐，又受风、湿、热邪，搏结肌肤，因而发之。而艾儒棣在此基础之上，还认为湿疹一类的疾病，虽形于外而实发于内，多由于饮食伤脾，外受风湿热之邪而致。在此基础之上，艾儒棣认为，治疗这一类疾病，不但要辨证论治，而且更应当将健脾除湿法即"以脾治皮"贯穿始终，结合其多年临床经验，自拟马齿苋汤，用于治疗这一类疾病，临床又常与四君子汤加减合用。

（二）组成

马齿苋 20g，野菊花 15g，黄芩 15g，生栀子 15g，牡丹皮 15g，川射干 15g，龙骨 20g，紫荆皮 20g。

（三）功效

清热除湿，凉血解毒，祛风止痒。

（四）适应证

风湿热互结郁于肌肤所致的湿疹、尖锐湿疣等皮肤病。

（五）使用方法

治疗湿疹这一类疾病应该全身局部并重，内服外敷，表里兼治。现代湿疹临床分型虽有湿热证、湿热郁滞肌肤证、血虚风燥证、脾虚夹湿证，但往往诸因相间，诸证交杂。此方从风、湿、热、毒着眼，各期湿疹均可以在此方基础上随症加减。临证时，根据风湿热三者在不同情况下的主次、皮损特点，并结合个体差异，审因论治，随症加减。婴儿湿疹渗出多者加土茯苓、鱼腥草；干性者加金银花、甘草、土茯苓、鱼腥草。素质性湿疹源于患者先天禀赋不足，脾胃虚弱，所以应以健脾除湿为基础，脾虚者用四君子汤加龙骨、石决明、紫荆皮；有鼻炎者用四君子汤加千里光、侧柏叶、小二郎箭；哮喘者四君子汤加胆星20g（先煎）、芦根、黄芩、鱼腥草、"三仁"（杏仁、桃仁、冬瓜仁）、"三子"（苏子、莱菔子、白芥子）。

（六）注意事项

1. 临床使用时注意辨证，随患者病证加减用药。

2. 用药时注意配合外用药辅助治疗，患者应避免外来的不良刺激（如过敏因素、饮食物不当等），避免过度的皮肤清洁、更忌烫洗，洗浴水温应保持在37℃左右，避免过度搔抓导致的皮损加重，甚至皮肤感染。

（七）方歌

马齿菊花栀黄芩，牡丹射干骨荆皮。
临证用于风湿热，郁结肌肤发为疹。

三、名论

（一）方论解析

方中马齿苋性味酸寒，入大肠、肝、脾经，功能清热解毒利湿，凉血散血消肿，最善解痈肿毒热；野菊花清热解毒；肺主皮毛与大肠相表里，故用黄芩泄肺热清大肠火，以利皮肤湿热；牡丹皮，性味辛苦凉，功在清热凉血，活血消瘀，长于凉血热、行血滞，防湿热入血分，同时凉血以助祛热外泄；僵蚕息风止痉，祛风止痒，化痰散结；龙骨，平肝潜阳息风，镇惊安神，生肌敛疮；紫荆皮味苦，性平，《本草纲目·木部三·紫荆》载其"活血行气，消肿解毒"。此方组方原理紧扣湿疹病机本质湿、热、风，全方共奏清热除湿、凉血解毒、祛风止痒之功。

（二）临床发挥

陈实功在《外科正宗·自序》中指出："医之别内外也。治外较难于治内，何者？内之症或不及其外，外之症则必根于其内也。此而不得其方，肤俞之疾亦膏肓之莫救矣。"指出了外治法与内治法治疗机制相同，但给药途径不同。在临床中，艾儒棣结合慢性皮肤病"本虚标实"的病机特点，及其皮肤病皮损发于体表的病情特点提出了"内外并治"的中医治疗理论，这一理论是对"外病内治，内病外治"的浓缩与提升。而湿疹这类疾病发病，多与风、湿、热三邪相关。三邪既可单独致病，也可相互兼夹致病，并可引发体内的湿、热邪气等，内外之邪相搏结，而泛发于体表。湿性重浊，聚于皮肤则发为水疱，浸淫四窜，遍身淋漓作痒；热性趋外，壅于肌表则出现红斑、丘疹；若湿热相合，热盛肉腐，泛溢肌肤则可见脓疱、糜烂。病程日久，热邪虽去但湿邪黏滞，不易根除，蕴久于体内，耗伤营血，渗出较多则阴液丢失，阴血耗伤不能润泽皮肤，故可见皮损肥厚、干燥、脱屑等。风邪最易侵袭机体，邪气阻于肌肤，使外不能表解，内不能疏泄，致使机体腠理不固，营卫不和，气血运行失常而肌肤失濡，加之血虚致机表屏障损坏，正虚不抵外邪，风邪往来肌肤腠理而发为瘙痒。艾儒棣认为，湿疹本源于湿，再源于热及风，风湿热郁于肌肤，或湿热留滞，蕴久化虫，或郁久化火，耗伤阴血。艾儒棣临证时谨守病机，将本病分为湿热蕴肤、脾虚湿蕴、血虚风燥三型。其中，湿热蕴结、血虚风燥产生的根本病机是脾虚，脾虚而致气血不足，水湿运化失常。治疗时，本着内外并治、表里并重、标本兼治的原则，既强调湿热的表现，又重视脾失健运的根本原因。因此，"健脾除湿，解毒止痒"是治疗本病的最关键环节。

四、验案

（一）医案记录

李某，男，38 岁，2014 年 11 月 5 日初诊。患者因"肛周红斑、丘疹反复发作 3 年，加重 1 周"就诊。3 年前，患者突然肛周出现针尖大小红斑、丘疹，伴渗液，瘙痒剧烈，严重时影响睡眠。患者长期于某医院门诊及住院治疗，外用药物后可以止痒，但病情反复。患者因此苦恼万分，肛周瘙痒严重影响患者的正常生活与工作。1 周前，患者参加聚会后，自觉瘙痒较平时加重，自行外用莫米松软膏后无明显缓解，故特来求治。舌红，苔腻微黄，脉滑数。查体：肛周散在针尖至米粒大小红斑、丘疹，减少许渗液，偶见黄色结痂，边界不清。中医诊断：湿疮（湿热蕴结证）。西医诊断：湿疹。治以清热利湿解毒，兼以祛风止痒。予马齿苋汤加味：马齿苋 20g，菊花 15g，黄芩 15g，牡丹皮 15g，僵蚕 15g，龙骨 15g，紫荆皮 20g，忍冬藤 30g，连翘 15g，茯苓 15g，生白术 20g，槐花 10g，石菖蒲 10g，甘草 6g。共 7 剂，日 1 剂，水煎服，分 3 次于饭后服用。外用复方黄柏液湿敷，每日 1 次。

　　二诊：患者诉瘙痒减轻，查体：皮损颜色变淡，部分消退，渗液明显减少，舌质淡红，苔薄黄腻，脉滑。守上方再进 3 剂。

　　三诊：患者诉皮损处偶有瘙痒。皮损部分消退。舌质淡红，苔白腻，脉濡。上方去黄芩、忍冬藤、紫荆皮、连翘、牡丹皮，加防风、藿香、木香、薏苡仁，再予 4 剂后患者皮损基本消退，继续予马齿苋汤合四君子汤加减治疗月余，随访至今未复发。

（二）专家按语

　　湿疹，中医称为"湿疮"，是由禀赋不耐，风湿热邪客于肌肤而发。本病早期以实证为主，由风湿热邪与气血相搏所致；疾病进展至后期，化燥生风者不少，呈虚实夹杂证。脾虚水湿不能运化是本病的重要病机。本例患者虽然病程较长，然初诊时，患者一派湿热蕴结之势，故予马齿苋汤加减，其中有简化消风散的结构，重在祛邪。三诊及疾病的后期治疗中，兼顾脾胃，治病求其本，防其愈后复发。

（三）跟诊手记

　　艾儒棣教授在治疗皮肤病时，很注重患者的调护和外治法的运用，在外用药时，不主张一味追求短期疗效而使用糖皮质激素类药物，而是特别重视局部皮损的变化，强调根据皮损性质、部位的不同，选择适当的剂型和药物。采用外治法配合内服药可以大大提高疗效，迅速减轻湿疹患者的瘙痒症状。急性期皮损红肿糜烂渗出可选 3% 硼酸溶液、10% 黄柏溶液或 3% 茶水进行开放性冷敷。药液温度要适宜，红肿渗出面积较大者可用冷湿敷（10℃），使局部血管收缩，抑制渗出，镇痛止痒。切忌用热水洗，洗后将加重病情。亚急性湿疹红肿、渗出减少，暗红色丘疹与丘疱疹，轻度浸润及鳞屑，边界清楚。四肢躯干用 10% 蛇黄膏，阴囊用 0.5% 狼毒粉，肛周用 1% 曼陀罗花粉。慢性湿疹境界清楚，暗红斑上丘疹、抓痕及鳞屑，典型皮损呈苔藓样变，用蛇黄膏封包疗法。婴儿湿疹用 5% ～ 10% 参黄散，其组成为苦参、黄柏、黄连各等份。

（肖敏）

参考文献

1. 郭静，段渠，张钟，等.艾儒棣治疗湿疹经验［J］.辽宁中医杂志，2012，39（8）：1472-1473.

2. 杨凡，甘海芳，艾儒棣.艾儒棣教授治疗湿疹经验［J］.四川中医，2009，27（2）：4-5.

3. 宋玮，周水涵，王欢欢，等.艾儒棣基于"内外并治"分型辨治湿疹经验［J］.中华中医药杂志，2020，35（9）：4449-4452.

和胃消癣汤——李立新

一、专家简介

李立新（1959—　），男，主任医师，第六批全国老中医药专家学术经验继承工作指导老师、吉林省名中医、享受国务院政府特殊津贴专家，学术造诣深厚，医德高尚。师从于国医大师王烈教授。李立新教授在继承前人的基础之上，博古而不泥古，既勤求古训，又博采众方。从医30余载，在大量的临床实践中，逐渐形成了自己的学术思想，尤其在防治小儿咳嗽、哮喘、湿疹、抽动等方面，具有独到的见解。

治学格言：中医特色为主，结合现代诊疗技术，推动中医儿科发展。

行医准则：细心、耐心和爱心，心与心相连，爱与爱交融，甘于奉献，精益求精。

最推崇的古代医家：钱乙。

最喜读的著作：《黄帝内经》《小儿药证直诀》。

最擅长治疗的疾病：小儿咳嗽、哮喘、泄泻、厌食、抽动症、反复呼吸道感染等。

最常用的方剂：麻杏甘石汤、小柴胡汤、保和丸、三子养亲汤、沙参麦冬汤、人参五味子汤等。

最善用的药物：紫苏子、地龙、黄芩、柴胡、神曲、山楂、莱菔子、麦冬等。

二、效方

（一）来源

李立新博览中医古籍经典，潜心专研，在治疗小儿湿疹方面，借鉴《外科正宗》中除湿胃苓汤治疗湿疹的经验，以及传承国医大师王烈治疗湿疹关键在脾胃的学术思想，打破从脾治、从肺治、从肝治、从湿热治等理论体系限制，创立从胃论治湿疹理论。李立新认为小儿湿疹的发生、发展均与胃密切相关，当从胃论治，在清热、祛湿、解毒的同时，当注重调和胃气。

（二）组成

薏苡仁20g，砂仁10g，石斛6g，滑石12g，石膏15g，黄芩6g，连翘8g，车前子10g，白鲜皮8g，地肤子8g，防风10g，荆芥10g，甘草5g。

（三）功效

益气和胃，利湿解毒。

（四）适应证

小儿湿疹、汗疱疹、痤疮、脂溢性皮炎等。

（五）使用方法

本方具有淡渗利湿、清热解毒之功效，尤其适用于湿疹伴胃阴虚、胃气虚患儿，但在治疗时应根据患儿不同的体质进行辨证用药，精准用量。如患儿热象明显，可选用生石膏，加大生石膏、黄芩用量，增强清热解毒功效；如热象不重，可选用熟石膏，起到收湿生肌作用；如患儿平素体质虚弱，则减少石膏用量。如湿重于热，则增加滑石、车前子用量，增强利湿作用。

（六）注意事项

气血两虚、体质虚弱患儿慎用本方，可随症加减用药。

（七）方歌

和胃消癣砂薏仁，三石芩翘祛湿神。
车前鲜皮地肤草，荆防和用湿疹消。

三、名论

（一）方论解析

和胃消癣汤是李立新在30余年的临床工作中，总结出的效果显著的经验方。方中薏苡仁，益气和胃，顾护胃气，利湿而化浊，为君。砂仁，辛温，益胃气，化湿而温中。石斛，甘微寒，养阴清热、益胃生津。砂仁、石斛相配，均归于胃经，一温一寒，即补虚，又祛邪，一补胃气，一养胃阴。

滑石、石膏、黄芩、连翘，清热燥湿而解毒。车前子，清热利湿。白鲜皮、地肤子，燥湿而止痒。荆芥、防风，解表祛风而止痒。甘草，即补胃气，又调和诸药，为使药。诸药合用，以顾护中焦胃气为主，和胃而祛邪，攻补兼施，久滞之湿热毒邪方得以消除。

（二）临床发挥

湿疹，中医古籍称之为"浸淫疮""四弯风""奶癣"等。《备急千金要方》卷二十二描述"浸淫疮"云："浅搔之曼延长不止，搔痒者，初如疥，搔之转生汁相连是也。"《外科大成》描述"四弯风"云："四弯风，生于腿弯脚弯。一月一发，痒不可忍，形如风癣，搔破成脓。"然而对于小儿湿疹而言最常见的当属"奶癣"。奶癣命名，初见于《外科正宗》卷四奶癣第一百零五篇："儿在胎中，母食五辛，父餐炙爆，遗热与儿，生后头面遍身发为奶癣，流脂成片，睡卧不安，瘙痒不绝。"因此对于小儿湿疹，多数医家认为其发病是由于先天禀赋不足，或脾虚，或肺虚，肺脾气虚，湿气不化，郁而生湿热，加之后天外感风、湿、热、毒等病邪，外内合邪，浸淫于肌肤，而发病；或肺脾不足，生化无源，而致阴血亏虚，血虚易生风、化燥，肌肤失于濡润而发病。故现代医家多从脾治、从肺治、从肝治、从湿热治、从胎毒等方面治论。然而李立新认为小儿湿疹与胃密切相关，将胃与湿疹的关系总结如下。

1. 胃气与湿疹

历代医家都非常重视胃气的作用。《中藏经·论胃虚实寒热生死逆顺脉证之法》亦说："胃者，人之根本也，胃气壮，则五脏六腑皆壮。"胃气在饮食物的受纳、消化、吸收、输布的生理过程中起主要作用，而五脏六腑的功能均有赖于水谷精微之气。正如金·李杲在《内外伤辨惑论·卷中·饮食劳倦论》中所言："悉言人以胃气为本，盖人受水谷之气以生……"因此能够产生水湿之气的脏器，如肺、脾、肾等，均与胃气密切相关。同时，脾胃为气血生化之源。脾失健运，胃气不足，气血生化乏源，则易血虚，而生风、生燥，而发为湿疹。

2. 胃阴与湿疹

胃者喜润而恶燥。《临证指南医案·脾胃》就指出："太阴湿土，得阳始运；阳明阳（燥）土，得阴自安。以脾喜刚燥，胃喜柔润也。"胃的功能如受纳腐熟水谷等，除胃气的推动、温煦作用外，还需要胃液（阴）的濡润滋养，其功能才能正常。因此，在治疗湿疹时，虽祛湿与养阴似有矛盾之处，但仍将注意顾护胃阴。不仅血虚风燥者，当滋阴养血。即使湿热重者，亦当方中佐以养阴之品，因胃喜阴故也。

四、验案

（一）医案记录

关某，男，6个月。因"周身湿疹4个月"于2019年5月16日初诊。患儿4个月前无明显诱因下颌部出现红色斑丘疹，略痒。家长未予重视，此后逐渐加重，并漫延至全身，部分呈苔藓样变。曾先后于多家中西医院就诊，曾应用多种肾上腺皮质激素类及中成药药膏外涂，多种中成药及中药口服，病情日见加重。刻下症见周身斑疹及丘疹，以头面部为著，部分呈苔藓样，并伴有皲裂及渗出，瘙痒难耐，患儿烦躁易怒，食可，尿黄，大便黏腻，寐不安，舌红，苔黄厚腻，指纹紫滞，现于气关。中医诊断：湿疮（湿热并

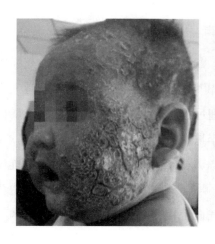
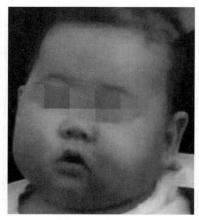

重）。西医诊断：湿疹。治法：益气和胃，清热祛湿解毒。处方：薏苡仁 20g，砂仁 10g，石斛 6g，滑石 12g，石膏 15g，黄芩 6g，连翘 8g，车前子 10g，白鲜皮 8g，地肤子 8g，防风 10g，荆芥 10g，甘草 5g。2 日 1 剂，共服 4 剂。

二诊（2019 年 5 月 24 日）：患儿周身湿疹明显好转，部分已完全消退，部分仍有皮肤泛红，苔藓样皮肤损已完全消退。用和胃消癣方加神曲 10g，苍术 6g，再服 4 剂而愈。

（二）专家按语

本案患者年龄小，病程长，反复激素类药物，为治疗增加了难度。因小儿脏腑娇嫩，故用药时药性宜平和，慎用峻剂、猛药。只要辨证准确，平剂亦能治沉疴。在湿疹治疗方面，尤其是重症湿疹，患儿脾胃湿盛，若用峻猛之剂内伤脾胃，则湿热不运，可加重病情。和胃消癣汤中所选药物药性平和，且需根据患儿体质调整用药及用量，清热同时可以养阴，祛邪同时可扶正，重在调理胃气，补益胃阴，达到事半功倍的效果。且湿疹患儿易患肺部疾病，并且肺疾与正常患儿相比，缠绵难愈。《金匮要略·脏腑经络先后病脉证》曰："见肝之病，知肝传脾，当先实脾。"故中医应有治未病思想，培土以生金，以防肺部疾患发生。

（三）跟诊手记

本案患者是一位 6 个月小婴儿，体型偏胖，饱受湿疹折磨 4 个月，患儿常常哭闹、烦躁。家长则奔走于求医的路上，跑遍了省内外多家医院，中医、西医诸多治疗方法换来换去，效果均不佳。来到李立新教授诊室，家长已是疲惫不堪，且相互责备，心理状态亦是处于崩溃边缘，痛苦与急躁溢于言表。

李立新教授常讲，治孩子，先治家长，家长的紧张心理、急于求成心态往往会使患儿疾病得到不恰当治疗，甚至过度治疗。所以要疏导家长以平常心态看待疾病，理解疾病的发展与治疗过程，树立战胜疾病的信心，非常重要。本案患儿在治疗过程中，通过对家长的心理疏导，消除了家长的焦虑心理，使患儿在日常生活中感受到了家庭和睦，能够始终保持愉悦的心情，在治疗中也起到了重要作用。

在本案的治疗中，李立新教授特别指出了饮食在湿疹治疗过程中的重要作用。湿疹患儿及其乳母饮食不可偏嗜，应五味调和，注意调护小儿脾胃，喂食、哺乳应有节制。乳母应多吃新鲜蔬菜、水果，忌食辛辣刺激性食物。且湿疹患儿不宜过早添加鱼、虾、蟹等易过敏食物。生活中避免和排除可能刺激皮肤的因素，如皮毛衣物、摩擦、肥皂水等。同时切忌搔抓患处，以防引起继发感染。

（仇志锴）

参考文献

1. 吴偲，王彬，陈秀华. 特应性皮炎病名古今研究［J］. 中国中医基础医学杂志，2016，22（12）：1605.

2. 赵倩，杨昆，黄俊玉. 黄俊玉老师验小儿四弯风一例个案报道［J］. 世界最新医学信息文摘，2018，18（58）：231.

3. 房明东. 刁本恕主任医师辨治婴儿"奶癣"经验［J］. 福建中医药，2010，41（3）：29.

4. 胡乾玎. 臧力学主任调理脾胃经验简介［J］. 云南中医中药杂志，2013，34（3）：7.

皮肤解毒汤——禤国维

一、专家简介

禤国维（1937—　），男，第二届国医大师，中国中医科学院首届学部委员，享受国务院政府特殊津贴专家，广州中医药大学首席教授、博士生导师、主任医师。中华中医药学会皮肤科分会顾问，广东省中医药学会名誉会长、终身理事，广东省中医药学会皮肤病专业委员会名誉主任委员，广东省中医药学会外科专业委员会名誉主任委员，广东省中西医结合学会皮肤病专业委员会顾问，全国第一批中医药传承博士后合作导师。一直从事中医、中西医结合外科、皮肤科医疗、教学、科研工作。

治学格言：勤学医源，广采新知。

行医准则：对待患者认真、热忱、心细，不会因为患者的贫穷或者富贵，亦或是身份地位的高低来决定对他的态度，一视同仁。

最擅长治疗的疾病：皮肤科常见病、疑难病。

最常用的方剂：皮肤解毒汤、消痤汤、六味地黄汤、四妙勇安汤等。

最善用的药物：薄盖灵芝、丹参、松针、布渣叶、崩大碗、乌梅、北沙参、徐长卿、蒲公英、蕤仁肉、黄芪。

二、效方

（一）来源

禤国维认为在疑难皮肤病的辨治方面，除了祛除常见的致病因素之外，设法"解除毒邪"是提高疗效的关键所在。历代医家对"毒邪"病证和解毒方药的运用积累了丰富的经验。《金匮要略》治阴阳毒用升麻鳖甲汤，其中升麻、雄黄为清热解毒、以毒攻毒之要药。《外台秘要》载黄连解毒汤，《疫病篇》载清瘟败毒饮，《医宗金鉴》载五味消毒饮，皆为古今解毒要方。中医皮科在治疗皮肤重症顽疾时亦常常选用上述方剂，运用得当可治重症、挽狂澜。但是上述方剂或为寒凉重剂或含有毒药物，一般只作短期应急之用，长期服用则有败胃或中毒之虞。因此，对于需要较长疗程治疗的慢性疑难性皮肤病，仍需另谋良方。禤国维在长期临床中创皮肤解毒汤。皮肤解毒汤原方名为从革解毒汤，源自村上图基等人所撰之《续名家方选》。禤国维于20世纪60年代偶拾此方，初试之于临床，效如桴鼓，此后结合多年临床，取从革解毒汤之义，经加减变化，组成新方并命名为皮肤解毒汤。

（二）组成

乌梅 15g，莪术 10g，土茯苓 20g，紫草 15g，苏叶 15g，防风 15g，徐长卿 15g，甘草 10g。

（三）功效

解毒化瘀，利湿通络。

（四）适应证

1. 湿疹、荨麻疹、银屑病、结节性痒疹等风湿热毒郁结肌肤导致的皮肤病。

2. 症见红斑、丘疹、丘疱疹、渗液、风团、鳞屑，瘙痒剧烈，伴有口干口苦、身热心烦、大便干结、小便黄赤，舌红苔黄或黄腻，脉浮数或滑数或弦数等。

（五）使用方法

水煎服，日 1 剂，分 2 次服。随证可根据各种毒邪的轻重加减药物。如知母配乌梅可加强滋阴解毒；石上柏、九节茶配莪术可加强活血解毒；川草薢、白鲜皮、绵茵陈配土茯苓可加强利湿解毒；生地黄、蚤休、半边莲、鱼腥草配紫草可加强清热凉血解毒；蒲公英、葛花配苏叶可加强解食积酒毒和鱼虾毒；苦参、地肤子、白蒺藜配防风可加强祛风解毒；当归、川芎、地龙干、全蝎配徐长卿等虫类药可加强活血通络解毒。

（六）注意事项

1. 治疗期间注意保持皮肤清洁，忌热水及肥皂等刺激性因素，尽量避免穿纤维类衣物。

2. 治疗期间饮食禁忌：忌辛辣刺激食物及易引起过敏食物如公鸡、鲤鱼、鲮鱼、虾、蟹、牛羊肉、榴莲、芒果、菠萝、鹅肉、鸭肉、竹笋等。

3. 在病情明显好转时，应嘱咐患者坚持治疗，以巩固疗效。可适当减量或间日 1 剂。

（七）方歌

皮肤解毒用甘草，苏叶防风徐长卿。
莪术紫草瘀热净，再添乌梅土茯苓。

三、名论

（一）方论解析

皮肤解毒汤原方名为从革解毒汤，源自村上图基等人所撰之《续名家方选》，组成为金银花二钱，土茯苓二钱，川芎一钱，莪术七分，黄连七分，甘草二分，主治疥疮；加减法为"若有肿气者，倍莪术；肿在上者，倍川芎；在下者，倍莪术、黄连"。新方皮肤解毒汤功效为解毒化瘀，利湿通络，用于湿疹、荨麻疹、银屑病、结节性痒疹等风湿热毒郁结肌肤导致的皮肤病。该方中乌梅滋阴解毒，莪术祛瘀解毒，并借鉴了治疗杨梅疮的经验，选择土茯苓利湿解毒。又食积则经络阻隔，气血凝滞，是滋生皮肤疾病的重要原因。该方的创立者意识到食积瘀血在湿疹致病中的重要作用，故借用莪术消积活血破坚，紫草凉血透疹解毒，苏叶解鱼虾毒，防风祛风解毒，徐长卿通络解毒，甘草善解药毒。全方关键在解毒，解除外犯之毒和内蕴之毒。

（二）临床发挥

"中医治病，以和为贵"，解毒祛邪则是禤国维总结出的针对外因的和法。所论及之毒，不仅指外来之风、火、暑、湿、燥、寒，亦包括内在治痰、湿、瘀等病理产物。在各种原因的促成下，这些病理产物往往纠结在一起，缠绵难解，日久则成毒矣。这在皮肤科尤其常见。因为皮肤属表，易受六淫侵袭，特别是风、湿、热邪，临床上许多皮肤疾病都是以风湿热邪郁结成毒为表现的。如常见的荨麻疹、湿疹、银屑病等，凡遇此类疾病以实证表现为主的，禤国维常常从风湿热毒邪的角度考虑。这是由于外邪、病理产物导致人体阴阳失衡，必须得祛除病邪，然后根据何处不足而调之，方能恢复机体阴阳平衡的状态。如此，解毒祛邪的理念应运而生。针对六淫致病，千百年来固有千法千方，但禤国维经过多年临床实践，总结出的以皮肤解毒汤治疗毒性皮肤病的思想，却是他在这一方面突出的学术结晶。处方至简，但可执简驭繁，临证加减，则变化无穷。解毒祛邪法亦集中体现了禤国维燮理阴阳的思想，其最终目的仍是使邪去而阴阳自和。此法虽属攻伐之举，但只有肃清残敌，方能换来和谐之天地。"阴平阳秘，精神乃治，解毒祛邪，以和为期。"

四、验案

（一）医案记录

王某，男，59 岁，2008 年 6 月 2 日初诊。主诉：双侧手背皮肤粗糙肥厚，脱屑伴瘙痒 5 年余。诉近来瘙痒剧烈，大便干结，口干，舌红，苔少，脉数。专科检查：双侧手背对称分布密集分布针尖大小褐色丘疹，皮损增厚粗糙，伴少许脱屑。中医诊断：湿疮（血热风燥化毒）。西医诊断：湿疹。治法：祛风解毒，凉血润燥。处方：自拟皮肤解毒汤。具体用药：乌梅 15g，莪术 15g，五味子 10g，白鲜皮 15g，冬瓜仁 15g，红条紫草 10g，苏叶 10g，防风 10g，生地黄 15g，赤芍 15g，牡丹皮 15g，玄参 15g，苦参 10g，蝉蜕 10g，甘草 10g。7 剂煎服，早晚各 1 次。其他治疗：艾洛松、复方蛇脂软膏及本院自制剂消炎止痒霜各 1 支，嘱其混合外用。

二诊（2008 年 6 月 9 日）：药后病情明显好转，瘙痒减轻，大便通畅，口干好转，视其皮损处，皮损色变淡，脱屑减少。唯诉药味难闻，遂改气味厚重之红条紫草为桑叶 10g，加强祛风之力。药膏如前。

三诊（2008 年 6 月 23 日）：皮损变薄，色明显变淡，无新出皮损，患者诉药后皮损基本不痒，然睡眠较差，遂于本方中加酸枣仁 15g 养心安神，去苦寒败胃之苦参。外用药同前。

四诊（2008 年 7 月 21 日）：皮损基本痊愈。原方续服以巩固疗效。

（二）专家按语

皮肤解毒汤源于《续名家方选》记载的从革解毒汤。据云从革解毒汤为"治疥疮始终之要方……凡疥疮，不用他方，不加他药，奏效之奇剂也。"其组成药物包括金银花、土茯苓各二钱，川芎一钱，莪术、黄连各七分，甘草二分。禤国维分析"金曰从革"，从革乃肺主皮肤之义，从革解毒汤即皮肤解毒汤也。从方药组成来看，本方以金银花、土茯苓、黄连、甘草解毒为主，其中金银花归肺经，善解疮疡热毒；土茯苓归肝经，善解肝胆湿热毒邪；黄连归心经，善解火热毒邪；甘草归脾经，善解诸药毒；川芎、莪术归肝经，善解瘀毒。是以共奏解毒通瘀之功，组方确有独特之处。在反复实践中，禤国维取从革解毒汤之义，经加减变化，组成新方并命名为皮肤解毒汤，更贴近临床实用。

此患者患湿疹多年，经多方治疗未效，病情极为顽固，关键病机在于湿热毒邪胶结，治疗的重点在于首先解毒，毒化则湿热可迎刃而解。故治以清热解毒、祛风利湿、凉血润燥法，以皮肤解毒汤加减化裁，适当配合外用药物治疗，使多年顽疾得以治愈。

（三）跟诊手记

禤老认为本病常因饮食失节，嗜酒或过食辛辣腥发动风之品，伤及脾胃，脾失健运，致使湿热内蕴，又外感风湿热邪，内外两邪相搏，充于腠理，浸淫肌肤发为本病。或因素体虚弱，脾为湿困，肌肤失养。或因湿热蕴久，耗伤阴血，化燥生风，而致血虚风燥，肌肤甲错。

由于湿疹的病因很复杂，与外界刺激、生活环境等多种因素均有关，因此应注意调理，避免发病。对某种直接刺激引起者，应避免再次接触。要剪短指甲，避免搔抓或烫洗，以免皮疹泛发加重病情。搽药或换药时，不要用水冲洗皮肤，特别是禁用热水、肥皂或消毒药水烫洗。

在服用抗过敏药物后可能出现头晕、嗜睡等副作用，用药后要注意安全。急性期禁用刺激性强的药物，以免加重病情。饮食宜清淡，少食油腻和辛辣食品，多食蔬菜，保持大便通畅。对某种食物过敏者，须严格禁食，或通过系统脱敏疗法的治疗，方可食用。还应避免精神紧张和过度劳累。因在精神紧张、失眠、情绪变化等情况下均可以出现湿疹或使原有湿疹加重者，患者可参加一些体育活动以促进身心健康。

（刘炽）

参考文献

1. 陈达灿，李红毅，欧阳卫权，等. 国医大师禤国维［M］. 北京：中国医药科技出版社，2016.

2. 禤国维. 从毒论治皮肤病. 中国中医药报［N］，2015-07-13.

扁平苔藓

扁藓净——曾定伦

一、专家简介

曾定伦（1947—　），重庆北碚人，主任中医师，成都中医药大学博士生导师，重庆市名中医，国家中医药管理局名医工作室指导老师。出身中医世家，幼承家学，垂髫之年便在长辈指导下诵读《药性赋》《汤头歌诀》等中医启蒙书籍。在父辈行医治病，救死扶伤环境熏陶下，对中医产生了浓厚的兴趣。从医40余年，擅长诊治中医内科常见病、多发病和疑难危重症，尤为擅长对呼吸系统、消化系统和心脑血管系统疾病的诊治，具有丰富的临床经验和显著的疗效，在患者中享有很高的声誉。研制十味降脂片和中风一号方，临床运用取得显著疗效，主编学术专著《重庆中医优势病种》，荣获多项科技成果。

治学格言：继承发扬中医学遗产是我辈义不容辞的责任，要时刻保持学习的态度。

行医准则：见患者就像见老朋友，从容、亲切、多行方便。

最推崇的古代医家：张景岳。

最喜读的著作:《黄帝内经》《伤寒杂病论》《儒门事亲》《温病条辨》。

最擅长治疗的疾病：中医内科常见病、多发病和疑难危重症。

最常用的方剂：半夏泻心汤、黄连温胆汤、半夏白术天麻汤、桃红四物汤等。

最善用的药物：白术、白芍、全蝎、蜈蚣、白鲜皮、鸡内金。

二、效方

（一）来源

曾定伦勤奋好学，谦逊刻苦，敏慧透达，受张之文、张发荣等各位名家悉心教诲，精研《灵》《素》《伤寒》及温病诸家，广涉唐宋金元，明清历代著名医家著作、医案，中医理论水平突飞猛进，形成了基于中医理论指导之下，四诊合参，辨析病机，据病因病机立法，在此法则下选方用药，并根据病患体质、兼夹症进行加减的理、法、方、药一线贯通的中医诊治法则。古有"口腔咽喉诸病皆为火"之论，且巴渝居民地处丘陵盆地，两江汇合之处，无论男女童叟，饮食方面多喜食极辛极辣，尤爱既麻且辣，极烫极热之"火锅"，这是口疮发生的重要原因，辛辣入口，化火伤阴，烫物入喉，如火炭内灼，饮食入口，胃肠如市，辛辣饮食损伤肠胃功能，脾失运化，胃失传输，肠道受盛化物之功失常，导致湿热内生，湿热化火，火毒内灼，耗散阴津，黏膜失于濡养且受湿热内火之熏灼而成本病，特别是对于病情迁延，长期反复发作的患者，病程日久湿热内盛，难免不伤津耗液，故曾定伦在治疗口疮时据其病因多以"阴虚湿热"立论。在治疗口腔扁平苔藓时予清热泻火解毒为主法，取"疮家圣药"连翘，并加清热解毒兼有化湿之品金银花、半枝莲、白花蛇舌草，为"银翘半白汤"，合用"黄连解毒汤"加减化裁，合成滋阴清热、收敛生肌之验方"扁藓净"。

（二）组成

金银花 15g，连翘 15g，半枝莲 15g，白花蛇舌草 30g，黄芩 12g，黄连10g，黄柏 12g，赤芍 12g，牡丹皮 20g，知母 12g，玄参 12g，乌梅 12g，五味子 12g，苦参 25g，白鲜皮 30g，土茯苓 30g，地肤子 30g，蝉蜕 6g，僵蚕

12g，乳香 6g，没药 6g，鸡内金粉 6g（冲服）。

（三）功效

滋阴清热，收敛生肌。

（四）适应证

本方主要用于治疗扁平苔藓（口腔扁平苔藓），症见口舌灼热、麻痛、粗糙感，口腔溃疡，伴见皮肤瘙痒、点片状红色斑丘疹，口干口苦、小便黄、大便秘，舌红苔腻或薄黄，脉浮数或滑数，辨证为阴虚兼湿热者。

（五）使用方法

热毒较盛者加蒲公英、板蓝根、夏枯草泻火解毒；风盛瘙痒者加防风、荆芥祛风止痒；湿盛者，加苍术、茯苓、薏苡仁健脾燥湿；病程长伴皮肤瘙痒兼血瘀者加桃仁、红花、川芎、全蝎粉、蜈蚣活血化瘀、搜风通络；热盛伤阴者加生地黄、泡参、麦冬、天花粉、地骨皮滋阴清热；脾胃虚弱者加陈皮、白术、甘草、砂仁固护中州。

（六）注意事项

脾胃寒凉、大便溏者及阳虚者慎用，年老体弱者酌情减量，随症加减。

（七）方歌

银翘半白清热毒，三黄共用泻三焦，
土地鲜牡皮治皮，乳没蝉蚕血制风。
玄参滋阴为佐药，鸡金一味护中州，
诸药共用显奇效，扁平苔藓悉能净。

三、名论

（一）方论解析

方中金银花、连翘清热解毒，辛凉轻散内郁之火，半枝莲、白花蛇舌草苦寒清热，解毒凉血，气血两清在里之热毒，其中连翘为"疮家圣药"，共为君药；白鲜皮、苦参和土茯苓清热燥湿，合用黄连解毒汤，黄连、黄芩、黄柏清热解毒、燥湿凉血之剂，共为臣药；玄参滋阴润燥，乌梅、五味子收敛生肌，牡丹皮、知母清虚热，共为佐药；地肤子、蝉蜕、僵蚕搜风通络，乳香、没药活血养血，为佐使；鸡内金固护中州，取扶正祛邪之意。诸药合用，辛凉辛散，解毒燥湿，凉血清热，内彻上炎之湿毒，湿毒清，内热彻，故病可愈。

（二）临床发挥

扁藓净方主要用于治疗扁平苔藓（口腔扁平苔藓），而临床症见口舌灼热、麻痛、粗糙感，口腔溃疡，伴见皮肤瘙痒、点片状红色斑丘疹，口干口苦、小便黄、大便秘，舌红苔腻或薄黄，脉浮数或滑数。辨证为阴虚兼湿热者均可使用。

四、验案

（一）医案记录

徐某，女性，44岁，2017年5月8日初诊。主诉：口舌灼痛伴咽部异物感8个月。患者平素情绪较急躁，熬夜，生气焦虑或进食辛辣饮食后口腔灼痛，甚则口腔溃疡反复发作，疼痛难忍，进食稍热稍烫或辛辣饮食则灼痛难忍，开始自服牛黄解毒片或黄连上清丸得愈，后上证反复发作，痛苦不堪。经病理检查诊断为口腔颊膜扁平苔藓，并告知无有效治疗办法，予漱口水及维生素口服，效果不佳。刻下症见口舌灼痛，伴舌体胀麻，四肢皮肤瘙痒，足心汗出，大便时干时稀。诉口干不喜饮，舌红，苔黄白相兼，脉滑数。查体：两侧口腔黏膜可见星云状皮损（左侧口腔黏膜两处皮损大小约$1.8×1.5cm$、$1.5×1.0cm$；右侧口腔黏膜两处皮损大小约$2.0×1.6cm$、$1.0×1.0cm$），所有皮损白膜覆盖。中医诊断：口糜。西医诊断：口腔扁平苔藓。中医病机：湿热内蕴，火毒内盛，阴津亏耗。治法：清热化湿，解毒泻火，养阴生津，酸收敛疮。处方：金银花12g，连翘12g，半枝莲15g，白花蛇舌草30g，黄芩12g，黄连6g，玄参12g，乌梅12g，五味子12g，苦参25g，白鲜皮30g，蝉蜕6g，僵蚕12g，乳香6g，没药6g，蒲公英30g，夏枯草30g，柴胡12g，法半夏12g，厚朴10g，茯苓12g，陈皮6g，薄荷10g（后下），浮萍30g，麦冬15g，车前草30g。6剂，水煎服，日1剂。并告之性情急躁，辛辣饮食为其病反复发作之根源，叮嘱其调畅情志，清淡饮食，按时服药，可得病痊，防其复发。

二诊（2017年5月15日）：服药1剂后大便先稀溏，继续服用大便正常，6剂服完，口腔灼痛有所缓解，口干稍苦，述咽喉异物感伴鼻塞、流清涕，舌胀、麻，皮肤瘙痒，舌红少苔，边见瘀点，脉弦。按语：服药便溏，为湿热之邪从大便而出，《温热论》云"湿温病大便溏为邪未尽，必大便硬，粪燥为无湿耶，"故后则大便正常。6剂服完，口腔灼痛缓解，为内蕴之湿热火毒内清外彻之象，口干稍苦，舌红少苔，为余热未尽，湿去热孤，阴津内伤未复之征象，舌边见瘀为阴伤血涩，病久入络。上方适减清热之品，加疏风解表之品。处方：金银花12g，连翘12g，柴胡12g，黄芩12g，法半夏12g，厚朴10g，牛蒡子12g，马勃10g（另包），蝉蜕6g，木蝴蝶30g，桔梗15g，蒲公英30g，乌梅12g，五味子12g，夏枯草30g，车前草30g，白菊花15g，僵蚕12g，苦参25g，白鲜皮30g，桑叶12g，防风6g，苏叶6g，辛夷花12g（布包）。6剂，煎服法同前。

三诊（2017年5月22日）：仍述舌胀，口腔灼痛缓解，皮肤瘙痒减轻，舌红苔腻，脉细数。处方：金银花15g，连翘15g，半枝莲15g，白花蛇舌草30g，蒲公英30g，夏枯草30g，黄连12g，黄芩12g，黄柏12g，赤芍20g，牡丹皮20g，栀子6g，苦参25g，白鲜皮30g，白及12g，地骨皮30g，乌梅12g，五味子12g，土茯苓30g，车前草30g，鳖甲30g（先煎），浙贝母10g，马勃 12g（布包），天花粉 6g。6 剂，煎服法和调护同前。

患者坚持来诊，守方长服，症状较前改善，口腔黏膜皮损缩小。至 2017 年 10 月 23 日来诊时表现为舌胀及疼痛感缓解，皮肤瘙痒改善，咽痒，打喷嚏，鼻涕呈黄绿色，舌红，苔薄黄，脉浮数。查体左侧口腔黏膜两处皮损仅剩一个，大小约 1.0×0.8cm，皮损白膜覆盖；右侧口腔黏膜两处皮损已愈合。治疗已见成效，继续清热解毒、养阴生肌、疏风通络对症治疗。处方：金银花 15g，连翘 15g，半枝莲 12g，白花蛇舌草 30g，夏枯草 30g，蒲公英 30g，野菊花 15g，钩藤 30g（后下），浮萍 30g，银柴胡 12g，黄芩 12g，黄连 10g，黄柏 12g，赤芍 20g，牡丹皮 20g，玄参 12g，麦冬 12g，板蓝根 30g，青黛 15g（另包），苦参 25g，土茯苓 12g，白鲜皮 30g，甘草 6g，乌梅 12g，五味子 12g，苍术 6g。6 剂，煎服法和调护同前。

至 2018 年 12 月 6 日复诊时，患者口舌灼痛已消失，口腔黏膜皮损已愈合，皮肤已无瘙痒，偶有咽部异物感不适，平素清淡饮食，注意日常防护，时来门诊予中药调理善后。

该病例反复 30 余诊次，历时一年零八个月，共计百余剂终获痊愈。

（二）专家按语

脾开窍于口，心开窍于舌，心脾积热、肺胃郁热、肝胆蕴热，发为口蕈，为实证，治疗予清热泻火解毒为主法，以银翘半白汤合黄连解毒汤为主方治疗。方中金银花连翘清热解毒，辛凉轻散内郁之火，蒲公英、半枝莲、白花蛇舌草苦寒清热，解毒凉血，气血两清在里之热毒；合用黄连解毒汤清热解毒，燥湿凉血。此外，根据中医取象比类的思维方法，口腔黏膜均为人体之外候，为皮肤之延伸薄弱之地，口腔黏膜炎症与皮肤疾病病机相关，治疗应"以皮治皮"，故应用皮类中药，如白鲜皮、地骨皮、牡丹皮、苦参等加入上方中，且该类中药均有解毒化湿、生肌止痒、敛疮生肌之效。诸药合用，辛凉辛散，甘酸收敛，湿毒清，内热除，故病可愈。

（三）跟诊手记

本案患者是一位体型适中的中年女性，2016 年 5 月 4 日初诊时述口舌灼痛已有 8 月余，起初未予重视，以为是"上火、口腔溃疡"所致。后因病情反复至西医院诊治确诊为"口腔扁平苔藓"，西医无确切治疗方法，告知可以看中医试试。

患者平素情绪较急躁，熬夜，生气焦虑或进食辛辣饮食后口腔灼痛，中医辨证为肝郁化火，日久伤津，进食辛辣湿热内蕴，辛辣入口，化火伤阴，烫物入喉，如火炭内灼，饮食入口，胃肠如市，辛辣饮食损失肠胃功能，脾失运化，胃失传输，肠道受盛化物之功失常，导致湿热内生，湿热化火，火毒内灼，耗散阴津，黏膜失于濡养且受湿热内火之熏灼而成本病，特别是对于病情迁延、长期反复发作的患者，病程日久湿热内盛，难免不伤津耗液，故曾老师在治疗口疮时据其病因多以"阴虚湿热"立论。

本病的发生多与生活、饮食习惯相关，平素多食辛辣刺激之品，火热蕴结脾胃，则发为口舌生疮。作为预防，曾老再三强调在辨证论治的同时，患者也要在生活上进行配合才能根治，嘱患者纠正不良生活习惯，保持心情愉快，忌烟酒，平时应注意保持口腔卫生，多吃蔬菜水果，少吃烧烤油炸和油腻食物，不吃辛辣及热性食品和水果（如辣椒、花椒、胡椒、葱、姜、蒜、鲫鱼、鲤鱼、荔枝、桂圆、芒果、榴莲等），保持大便通畅，一则预防本病的发生，二则防止病情加重及恶化。

古人云"平凡中孕神奇，平淡中有精妙"，曾老在治疗口疮中充分领会，灵活运用温病学家"阴虚湿热"思想，并根据其病因病机和临床表现创造性地运用，组合药物，寥寥十几味药物中蕴含深刻的中医理论思想和独具慧眼，充满创造性临床思辨的经验，这是在我们这些后辈学者临证时需要尽心学习，深刻领会的。

（赵玉华）

银屑病

犀角地黄汤——廖志峰

一、专家简介

廖志峰（1946—　），男，主任医师，甘肃省中医院首席专家、教授、硕士研究生导师。1980年毕业于甘肃中医学院中医学专业，在消化系统疾病、肝胆系统疾病、呼吸病、糖尿病的治疗方面很有建树，且对妇科、外科、儿科及疑难杂病的治疗也有着独到见解。近十年在国家级和省级医学专业刊物发表论文30余篇；参编《中医胃肠病学》《中医风湿病学》，主编《糖尿病中西医治疗进展》，合著《实用中医处方手册》等著作约60万字；主持完成2项厅级科研课题、2项甘肃省科技厅立项科研课题；根据多年临床经验总结研制出健胃消胀合剂、健胃止痛合剂、健胃消食合剂、健胃止血合剂、健胃清肠合剂等多种治疗消化系统疾病的院内专科用药，价格低廉、疗效显著，深受广大患者欢迎。主编《肝胆胰疾病中西医诊治新进展》一书，在编写中亲自执笔书写3万余字，并指导年轻医师；此外还为《廖志峰医论医案集》一书进行审稿和指导工作。

治学格言：求古训、守传承、谨法度、任重远。

行医准则：医虽小道，而所系甚重，略一举手，人之生死因之，可不敬惧乎哉。

最推崇的古代医家：李东垣。

最喜读的著作：《黄帝内经》《伤寒论》《脾胃论》。

最擅长治疗的疾病：消化系统疾病。

最常用的方剂：半夏泻心汤、藿朴夏苓汤、丹参饮、补中益气汤等。

最善用的药物：半夏、党参、藿香、厚朴、檀香、砂仁、丹参、柴胡、白术、炒莱菔子。

二、效方

（一）来源

廖志峰擅长内科疾病的诊治，尤以治疗脾胃病及疑难杂病见长，在多年行医的过程中皮肤病患者也多慕名前来，其中对银屑病患者的诊治尤为令人印象深刻，银屑病作为一种疑难病，病情本身及其并发症严重影响患者的生活质量，并且现在随着人们生活质量的提高，饮食结构、生活习惯的改变，前来就诊的患者多表现为实证之象，病入营分之证、热毒蕴结、血热夹瘀多见，廖志峰在临床诊疗中总结出此类患者用犀角地黄汤加减治之，多见良效。

（二）组成

水牛角 30g，生地黄 20g，白芍 20g，牡丹皮 15g。

（三）功效

清热解毒，凉血散瘀。

（四）适应证

血热有瘀之银屑病等皮肤病疾患可辨证用之。

（五）使用方法

本方以清热解毒、凉血散瘀为主，故见此证之患者可使用，以水牛角代替犀角用之，运用中还当考虑患者有无湿浊、气滞等兼夹证，除此外还应观照到患者皮肤瘙痒程度及时间关系的影响，若夹湿浊较明显可辨证加薏苡仁、藿香、茵陈以化湿浊之气；若兼气滞则可选用青皮、枳实以顺气；方中生地黄可随症加减用之，燥象明显者可用生地黄，暂无津液损耗者可先去生地黄；若夜间瘙痒更甚、血瘀之象明显者可易白芍为赤芍，以强清热活血之功；邪热积聚为盛者可配伍蜂房以透热，还可酌情考虑芍药的加减。地肤子、苦参、制何首乌亦可随症加减用之。还可用煎药所剩之药渣外敷患处。

（六）注意事项

注意辨证，寒象属阴证之患者禁止使用。

（七）方歌

犀角地黄芍药丹，阳毒为甚最相干。
血热蓄血舌质绛，凉血散瘀病可痊。

三、名论

（一）方论解析

本方出自《备急千金要方》，主治诸症有因热伤血络，迫血妄行者，阳络伤则血从上溢而为吐血、衄血；阴络伤则血从下溢而为便血、溲血；外溢肌肤，则见发斑成片，热甚则斑色紫黑。有因离经之血留而为瘀者，乃见漱不欲咽，胸中烦痛，大便色黑而易解。故本方以犀角清心、凉血、解毒为主；配生地黄一以凉血止血，一以养阴清热。芍药、牡丹皮既能凉血，又能散瘀。本方配伍特点是凉血与活血散瘀并用，方用散血的意义，一是离经之血残留；更有热与血结成瘀，故有此配伍方法。本方后注："喜忘如狂者，加大黄、黄芩。"热与血结留蓄下焦，故加用苦寒清泄里热，所谓"其者先平"，使其瘀热速消。本方着重清热解毒，凉血散瘀，是用治热动血分之证。

（二）临床发挥

叶天士有云："入血就恐耗血动血，直须凉血散血。"《重订广温热论》认为"伏邪既久，气血必伤，故灵其气机，清其血热，为治伏邪第一要义"。犀角地黄汤正是有凉血散瘀、透热散邪、滋阴清热作用。寻常型银屑病血热证患者多有皮损颜色鲜红、层层鳞屑、瘙痒剧烈的特点，此时邪气内蕴，积于血分。可选犀角地黄汤为基本方，加白茅根凉血止血，清热利尿；白鲜皮清热燥湿，祛风止痒；若遇湿热重者，加茵陈清热祛湿、薏苡仁健脾祛湿。病机上，银屑病发病缘于邪气内伏，当正气不足以抵御邪气之时发而为病。本病患者多为青壮年，正气充足，致伏邪越发藏而不显，日久化热，或恰逢外邪侵扰，内外相合，直中血分。治疗应先清血分之热，由里达表。这也符合"新感温热，邪从上受，必先由气分陷入血分，里症皆表症侵入于内也；伏气温热，邪从里发，必先由血分转入气分，表症皆里症浮越于外也。新感轻而易治，伏气重而难疗，此其大要也"（《重订广温热论》）。若内邪不能尽除，病情则易复发。银屑病易复发的特点也恰恰印证了这一点。

四、验案

（一）医案记录

钟某，男，68 岁，2020 年 7 月 13 日初诊，全身散在片状糠屑样丘疹，伴瘙痒 20 余年，20 年前因淋雨高热后出现全身散在片状糠屑样红色丘疹，伴瘙痒，时轻时重，多次就诊于多家医院，予中药汤剂及激素等药物治疗，多年间上述症状反复发作。刻下症见全身散在片状糠屑样红色丘疹，瘙痒甚，皮损区域颜色鲜红，银白色鳞屑剥落较甚，稍触即落，食纳欠佳，夜寐可，二便如常，舌红，苔黄腻，脉滑数有力，舌下稍见瘀络。中医诊断：白疕病。西医诊断：银屑病。辨证为血热夹湿夹瘀。以清血分热为主，兼以祛湿化瘀、止痒。处方：水牛角 30g，赤芍 15g，牡丹皮 15g，甘草 5g，地肤子 15g，牛蒡子 15g，蜂房 5g，苦参 5g，何首乌 15g，石膏 40g，乌梢蛇 15g，黄柏 10g，玄参 30g，土茯苓 15g，重楼 10g。7 剂，水煎服，日 1 剂早晚分服。

二诊（2020 年 7 月 26 日）：皮肤瘙痒明显缓解，全身散在片状糠屑样红色丘疹新发减缓，皮损处颜色减淡，鳞屑脱落减缓，舌脉基本同前，二便尚可。处方：水牛角 30g，赤芍 15g，甘草 5g，地肤子 15g，蜂房 5g，苦参 5g，何首乌 15g，石膏 40g，乌梢蛇 15g，黄柏 10g，玄参 30g，土茯苓 15g，重楼 10g，薏苡仁 30g，连翘 15g。

五诊（三、四诊同前）（2020 年 10 月 20 日）：患者皮肤瘙痒基本消失，片状糠屑样红色丘疹只见于四肢末端，纳食可。此后患者随诊至今，未见加重突发情况，病情控制良好。

（二）专家按语

此案患者于 20 年前发病，病程久矣，于我处初诊时见全身散在片状糠屑样红色丘疹，瘙痒甚，皮损区域颜色鲜红，银白色鳞屑剥落较甚，稍触即落，食纳欠佳，夜寐可，二便如常，舌红，苔黄腻，脉滑数有力，舌下稍见瘀络。四诊参之，考虑患者血热较甚，兼见风燥血瘀，因此治疗时应当注意调和气血，润燥，气血得和，热退血宁，则肌肤得润，同时还可根据患者自身情况及患者个人意愿辅以针灸、中药熏蒸等外治法。

（三）跟诊手记

此患者为一体格健硕之中老年男性，经常下地务农，见其颜面发红，似有发热之感，鼻息较粗重，皮温较高，跟随老师讲解的思路，认为其被血热所困，血热生风，治疗时以清热凉血为主，治风燥为辅。犀角地黄汤一方，老师常以水牛角代替其中犀角，随症加减用之。银屑病的发病原因现在一般认为不外乎外感六淫、内伤七情、饮食劳倦等，所以老师遇此类患者，还会详细地交代其平素生活饮食注意事项，辛辣刺激、生冷油腻之物应当忌口，情绪因素也是不可忽略的，还应避风寒，注意起居。见患者兼有风燥，所谓"治风先治血，血行风自灭"，故治血首当其要，则可得较好的临床良效。

（廖挺）

参考文献

张思文，陈湘君，刘靖.基于伏气学说的犀角地黄汤用于寻常型银屑病血热证［J］.中国中医药信息杂志，2020，27（3）：126-127.

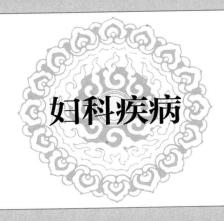

妇科疾病

月经失调

妇科调经 1 号方——何成瑶

一、专家简介

何成瑶（1938—　），女，汉族，贵阳中医学院（现贵州中医药大学）教授，贵阳中医学院第二附属医院妇科主任，主任医师，成都中医药大学师承博士指导老师，2017 年被评为第一届全国名中医，2013 年被评为贵州省第二届名中医，第四、五、六批全国老中医药专家学术经验继承工作指导老师。中华医学会妇产科分会会员，中华医学会中西医结合妇产科分会会员，贵州省遗传学会委员，贵州省卫生专业技术高级职务评定委员会学科组成员等职务，贵州省第二届医疗事故技术鉴定委员会成员。1993 年出席中共贵州省第七次代表大会，提出应重视中医，加强发展贵州省本地道地药材，促进贵州省中医事业的发展。1986 年、1996 年获贵州省高等学校优秀共产党员称号。2013 年获得国家中医药管理局审批的"何成瑶名医工作室"。师从卓氏妇科卓启墀先生，故其学术思想继承了卓氏妇科流派思想。此后在前辈引领下，进行个人修悟，对中医妇科进行了艰苦的实践探索，尤其是在女性痛症、不孕不育症的中西医结合、以中医为主治疗中，形成了特色和优势。

治学格言：立大志，读经典，跟名师，多临证，学国学，修医德。

最推崇的古代医家：张仲景。

最喜读的著作：《黄帝内经》《难经》《伤寒杂病论》《神农本草经》。

最擅长治疗的疾病：妇科常见病。

最常用的方剂：四物汤、五子衍宗丸、补中益气汤、二至丸、安冲汤等。

最善用的药物：鹿角霜、杜仲、巴戟天、牡丹皮、赤芍、酸枣仁、首乌藤。

二、效方

（一）来源

何成瑶通过通读《黄帝内经》《难经》《伤寒杂病论》《神农本草经》等经典后，认为肾的功能作用在女性生理及病理上处于主导地位，肾气的盛衰是决定人体发育、生殖和衰老的根本，女性的经孕产乳生理功能无一不是肾脏正常生理功能的体现。同时，经带胎产等疾病也与肾的功能失常密切相关。因此治疗妇科疾病以调补脏腑功能，调理气血，调治冲任督带，调养胞宫，调控肾 – 天癸 – 冲任 – 胞宫轴等为法。内治重"调"，遵循《黄帝内经》"谨察阴阳所在而调之"，目的在于"以平为期"，恢复机体正常功能。妇科调经 1 方是在四物汤的基础上加减的，充分体现了补通相结合之意。而四物汤（当归、川芎、熟地黄、白芍）具有补血活血的作用，使妇女的贫血、月经不调等有明显的改善。因此通过加减形成的妇科调经 1 号能补肾固冲，既可调经促孕，亦可起安胎之效。

（二）组成

鹿角霜 12g，巴戟 15g，枸杞 12g，菟丝子 10g，阿胶 12g（另包），熟地黄 10g，覆盆子 12g，党参 15g，白术 10g，苏梗 10g，砂仁 6g，大枣 6g，当归 10g，白芍 10g，五味子 10g，甘草 6g。

（三）功效

补肾温阳，活血调经。

（四）适应证

1. 月经失调、闭经之肾气亏虚，冲任损伤兼阳虚型。

2. 月经周期紊乱、经期延长或闭经，经量或多或少，色暗淡，质稀。

（五）使用方法

本方主要适用于肾阳虚、肾气虚导致的月经紊乱、闭经、不孕等症。若瘀滞重者加川芎、牡丹皮、赤芍、益母草、鸡血藤、红藤以加强活血祛瘀之力；气虚者加黄芪、人参补气健脾；不寐，加酸枣仁、益智仁以助养心安神；行经腹痛者加蒲黄、五灵脂行气止痛。

（六）注意事项

1. 避免辛辣，冰冷饮食。

2. 适当运动，调畅情志。

（七）方歌

调经 1 号参术草，归芍地胶枸菟枣。

覆盆苏梗砂五味，鹿角巴戟温肾好。

三、名论

（一）方论解析

本方的君药为菟丝子、覆盆子补肾温阳，臣药为鹿角霜、巴戟天，可以与其共同增强补肾之功效。五味子补肾养心；当归、熟地黄、白芍、大枣、阿胶养血补血以调经；苏梗理气；佐药为党参、白术、砂仁健脾益气；使药为甘草调和诸药。月经不调、不孕不育多与肾虚有关，阳虚宫寒尤为多见。女子以血为主，助阳暖宫必须通过血液到达胞宫，应立足于血，以四物汤为基础加助阳暖宫，则经血旺而调。现代研究表明，四物汤（当归、川芎、熟地黄、白芍）有补血活血的作用，可使妇女的贫血、月经不调等有明显的改善，可以聚集红细胞，降低全血黏度依赖，加速人体微循环过程。动物实验也证实，补肾温阳药物（菟丝子、覆盆子、杜仲等）有类雄激素样作用，具有保护雄性动物的生殖器官、促进睾丸发育、防止生精细胞的氧化损伤与凋亡等功能。

（二）临床发挥

何成瑶根据《灵枢·五音五味》"妇人之生，有余于气，不足于血，以其数脱血也"之说，坚持女性以气血为本，从气血角度调理或解决经、孕、产、乳方面的问题。妇女的生理特点，主要表现在经、带、胎、产、乳等方面。维持这些生理功能，又要赖于气血的充沛、脏腑的安和、经脉的畅通。女性生殖功能的强盛和衰退决定于肾气、冲任的盛衰，而肾气和冲任的盛衰，又与气血、脏腑、经脉有着更为直接的关系。强调气血、脏腑、经络的生理功能与妇女经、带、产、乳有着密切的关系。气血是经、孕、产、乳的物质基础，脏腑是气血生化之源，经络是气血通行的道路。脏腑安和，气血旺盛，经脉畅通，则经、产、孕、乳自然正常；如果某种病因导致气血不调，脏腑功能失常，冲任二脉损伤，势必影响妇女正常生理而产生妇科疾病。

根据《素问·上古天真论》"女子七岁，肾气盛，齿更发长，二七而天癸至，任脉通，太冲脉盛，月事以时下，故有子"之说，肾藏精，主生殖，胞络系于肾。肾有阴阳二气，五脏的阴阳皆以肾阴肾阳为根本。"五脏之伤，穷必及肾。"肾的功能作用在女性生理及病理上处于主导地位，肾气的盛衰是决定人体发育、生殖和衰老的根本，女性的经孕产乳生理功能无一不是肾脏正常生理功能的体现。同时，经带胎产等疾病也与肾的功能失常密切相关。对妇科病的治疗，多注重肾的调补，强调补肾、疏肝、注意肝脾的调和，但仍要顾及阳气的推动。

四、验案

（一）医案记录

万某，女，27 岁。2018 年 5 月 3 日初诊。主诉：停经 50 天，不孕 2 年。患者既往月经不规律，周期延长，30～40 天，经期 7 天，量中，色暗红，有血块较多，腹痛较剧，伴有怕冷，四肢冰凉。LMP 2019 年 3 月 14 日，怀孕次数（G）0。既往有 1+ 年"多囊卵巢综合征"病史，间断口服达英 -35 治疗（具体不详细）。现面色微黄，短气乏力，偶有便秘，舌淡，苔薄白，有齿痕，脉细。尿 HCG（ − ），睾酮升高，LH/FSH ＞ 2。结合患者舌、脉、症，本病当属中医学"月经后期"范畴，肾虚脾弱，精血不足，血海空虚，无血可下，则月水不能按时盈满，胞宫失养，不荣则痛，故见腹痛。舌淡，苔薄白，有齿痕，脉细为脾肾亏虚证。中医诊断：全不产，月经后期，肾虚脾弱证。西医诊断：①原发性不孕；②多囊卵巢综合征。治法：补肾健脾，调经助孕。处方：鹿角霜 12g，巴戟 15g，枸杞子 12g，菟丝子 10g，阿胶 12g，熟地黄 10g，覆盆子 12g，党参 15g，白术 10g，苏梗 10g，砂仁 6g，大枣 6g，当归 10g，白芍 10g，五味子 10g，甘草 6g，黄芪 20g，黄精 15g，益母草 15g。每日冲服 1 剂，每日 3 次，1 次 100mL，连服 10 剂。另予达英 -35 口服于月经第 5 天开始口服，1 日 1 次，1 次 1 片口服，调月经，降低雄激素。

二诊（2018 年 6 月 12 日）：服药后面色较前转好，月经尚可，但血块较多，腹稍痛。腹泻，呈黄色稀样变。仍感畏寒肢冷，治疗上须以温补脾肾、散寒止痛调经为法。故在前方加入桂枝 10g，炒蒲黄 10g，干姜 10g，桃仁 10g，更进 10 剂，继续予达英 -35 口服降低雄激素、调经。

三诊（2018 年 9 月 4 日）：现经期第 2 天，此次月经尚可，量色正常，少量血块，无腹痛。服药后畏寒怕冷较前缓解，故继续使用同前治疗方案。

四诊（2018 年 10 月 9 日）：经潮 5 天净，少量血块，经前乳房胀痛，畏寒肢冷明显缓解。经行仍有血块及经前乳房胀痛，以温经散结止痛为法。在前方基础上加用路路通 10g、甲珠 6g（另包）。

五诊（2018 年 11 月 6 日）：月经来潮第 3 天，月经量色质无异常，无腹痛，畏寒肢冷进一步减轻，容易感冒，便秘。此时正值经期应以调经为要。故用妇科调经 1 号方加黄芪 15g，防风 15g，肉苁蓉 10g。每两日 1 剂，水煎服，1 日 3 次，1 次 100mL，水煎服。连服 7 剂。嘱患者 10g 蜂蜜同服，此方起补肾固表、调经润下之功。

六诊（2018 年 12 月 3 日）：月经来潮第 3 天，量色质无异常，无腹痛，无血凝块，二便可，纳差。常感喉间有痰，痰少，色白，较难咯出。无受凉情况，该痰属于内生之痰，患者平素饮食较差，加之常感气虚乏力，考虑脾虚生痰，以温补脾肾、行气化痰为法，方用妇调 1 号方加石菖蒲 20g，茯苓 12g，橘皮 15g。

七诊（2019 年 1 月 8 日）：经潮第 6 天，患者月经恢复正常，无特殊不适。性激素卵泡期值无异常。嘱其同房。

八诊（2019 年 4 月 16 日）：停经 45 天，感乳房稍胀，饮食纳眠可。血 HCG（4 月 12 日）：17267.0mIU/mL；血 HCG（4 月 15 日）：42159.0mIU/mL，孕酮 92.35nmol/L。患者血 HCG 翻倍尚可，患者黄体功能欠佳，考虑 PCOS 所致，此时须补肾固胎，予妇科调经 1 号方加肉苁蓉 20g，益智仁 16g，牡丹皮 10g，赤芍 10g。

（二）专家按语

月经紊乱的病因病机主要体现在三方面，一是先天禀赋不足，包括先天体质虚弱，肾气不足，肾精亏虚，精血不足，无以充养胞宫、胞脉及胞络。二是后天脾气亏虚，后天因大病久病耗伤气血，或脾气亏虚，化源无力，易生湿困脾以致后天乏源，无力充养先天。三是情志致病。工作压力过大，情绪压抑，既影响心，也影响肝，心气推动无力，肝失疏泄，肝气不畅，气血阻滞不通，则经血不畅。此患者属于第一、二种原因所致，所以用药致力于补肾健脾益气，补充后天水谷之精以养先天，只有脾胃健旺，精血充足，血海才会有血可下，胞宫得养，孕育子嗣。

（三）跟诊手记

本案患者是一位年轻的女性，不孕的时间较长，患者总体的情绪为比较焦虑、紧张。多囊卵巢综合征是一个不容易根治，容易反复发作的疾病，但好在患者的依从性比较强，能谨遵医生的医嘱，所以治疗效果也是非常明显的。何老强调治病求本，标本相结合。肾精是生命之本，故妇产科病理上常有肾气不足、肾精亏损、肾阴虚、肾阳虚、肾阴阳俱虚等多种证候表现。月经是天癸、脏腑、气血、经络作用于胞宫的生理现象。天癸是促进人体生长发育和生殖繁衍的物质，其来源于肾气。因此肾气的盛衰又是影响月经和孕育的主要原因之一。由于各种原因，损伤肾气，有的损伤肾阳，有的损伤肾阴，所以何老一直以补肾法贯穿疾病的始终。同时先天之肾气又赖后天之脾气的濡养，故何老强调，补肾的同时需兼顾补脾。同时强调合理饮食、调摄情志、适度劳逸。

何老不仅治疗不孕症疗效肯的，更注重人文关怀，注重疏导患者，让其放松心态、别紧张，给患者讲述成功的案例，给患者带来希望，还为患者考虑经济上的问题，每次接诊时都会关心患者是否有医保，想方设法为患者减轻经济上的负担，同时何老对那些住得远、来得晚的患者，即使牺牲自己的休息时间，也要为她们带去方便。

（曹俊岩）

痛　经

加减止痛调血方——刘瑞芬

一、专家简介

刘瑞芬（1950—　），女，山东中医药大学博士研究生导师，曾任山东中医药大学附属医院妇科主任、妇科教研室主任，现为国家中医药管理局重点学科、重点专科学术带头人，山东中医药学会妇科专业委员会第三、四届主任委员，第五批全国老中医药专家学术经验继承工作指导老师，国家中医药管理局"刘瑞芬全国名老中医药专家传承工作室"建设单位指导老师。兼任世界中医药学会联合会妇科专业委员会副会长、中华中医药学会妇科分会常务委员，国家自然科学基金评审专家、国家药品监督管理局中药新药及医疗器械评审专家、国家科技奖励评审专家等职务。幼承庭训，父亲是当地有名的中医大夫，后通过山东中医药大学、"四大经典回炉班"及"全国中医妇科高师班"系统学习中医，多次参加全国西医妇产科培训班系统学习西医。从事中医妇产科临床、教学、科研工作40余年，擅长治疗不孕症、妇产科血症、子宫内膜异位症、绝经期综合征、子宫肌瘤、各种流产等。主持参与课题21项，发表论文60余篇，撰写著作16部，获省厅局级奖励多项，成果转让2项，获国药准字号新药证书1项、临床研究批件1项、国家发明专利6项。

治学格言：怀仁心悬壶济世，求古训博采众方，汇中西巧治女疾，续岐黄继承发扬。

行医准则：宏德广布，大医精诚。

最推崇的古代医家：傅山。

最喜读的著作：《傅青主女科》《景岳全书·妇人规》等。

最擅长治疗的疾病：妇科常见病。

最常用的方剂：温经汤、固冲汤、少腹逐瘀汤、寿胎丸等。

最善用的药物：紫石英、益母草、三七粉、生牡蛎、胎盘粉、鹿角胶。

二、效方

（一）来源

妇科痛证及血证是妇科常见疾病，刘瑞芬查阅古籍并结合临床经验认为瘀血、痰湿、肾虚三者互为因果，恶性循环，导致二者的发生。刘瑞芬认真研读了《医学衷中参西录》，见书中以"固冲汤"治疗崩中，颇为创举，故在临床效仿，以之治疗各类证属脾气虚弱，冲脉不固的妇科血证，如月经量多、月经先期等，均有佳效。而针对妇科痛证，刘瑞芬以祛瘀止痛、化痰散结为治法，创立止痛调血方，疗效显著。而后数十年间刘瑞芬发现，妇科痛证、血证常伴发，若单用"固冲汤"则益气固冲之功虽妙，但祛瘀止痛之效太弱，若单用止痛调血方祛瘀止痛显著，但存耗伤正气之弊。因此将二方化裁合成化瘀止血、活血定痛，兼以扶正之剂，名曰"加减止痛调血方"。

（二）组成

益母草 15g，醋鳖甲 12g（先煎），牡蛎 18g（先煎），海螵蛸 18g（先煎），连翘 12g，赤芍 12g，白芍 12g，延胡索 18g，香附 12g，蒲黄 18g（包煎），杜仲 12g，川断 18g，木香 12g，茜草 15g，炙黄芪 30g，麸炒白术 15g。

（三）功效

化瘀止血，活血定痛，兼以扶正。

（四）适应证

1. 瘀血内阻之妇科痛证

痛经，子宫内膜异位症，子宫腺肌病，巧克力囊肿。

2. 瘀血内阻之妇科血证

月经量多、经间期出血、经期延长、月经先期、子宫内膜息肉。

（五）使用方法

本方攻补兼施、活血不伤正、止血不留瘀。可用于瘀血内阻之妇科痛证、血证的非经期。使用时应注意疾病的特点，多数子宫腺肌病、子宫内膜异位症患者表现为月经量多，临证用药需要注意活血与止血的问题，化瘀消癥但不能动血，以免加重月经量多，或导致异位内膜囊肿增大。对于子宫内膜息肉非经期，应在原方基础上加化痰散结之品，如茯苓、薏苡仁等。巧克力囊肿者，酌加车前草、薏苡仁、泽兰等淡渗利湿，及鸡内金、浙贝等软坚散结；月经先期可加女贞子、墨旱莲等。

（六）注意事项

孕妇及哺乳期禁用。

（七）方歌

加减止痛调血方，芪术螵益鳖甲蒲。
连茜牡蛎杜川断，赤白香附木延胡。

三、名论

（一）方论解析

全方以化瘀不破血，祛瘀不伤正，止血不留瘀，有敛有活，通涩并用，攻补兼施为主要配伍特点。方中益母草为君，辛、苦、微寒，归肝、心、膀胱经，能活血调经，利水消肿，清热解毒。《本草汇言》曰："益母草，行血养血，行血而不伤新血……诚为血家之圣药也。"炙鳖甲、浙贝母、连翘活血化瘀、软坚散结合用为臣。三七粉、生蒲黄散瘀止痛，茜草凉血止血，海螵蛸收敛止血，共奏活血散瘀、凉血止血功效，使瘀得散而不伤正，避免活血散瘀太过而经血量增加，三药为佐。延胡索、香附、木香活血化瘀，散结止痛；生牡蛎化瘀散结，清热益阴，潜阳固涩；白芍柔肝养血；炙黄芪、炒白术、杜仲、川断健脾补肝肾、强腰膝，以治其本虚，并有"养正积自除"之意，共为佐药。诸药合用，共奏化瘀止血、活血定痛、兼以扶正之功。

（二）临床发挥

辨病与辨证结合，法随证立，因人制宜。若合并输卵管通而不畅，可在止痛调血方的基础之上加用路路通、皂角刺、蜈蚣、丝瓜络等，以增化瘀通络之效。若合并月经量少者，则去收敛之品牡蛎、海螵蛸。另外，久病及肾，常见症状如腰痛、形寒肢冷、小便清长、不孕症等肾虚的症状，此时可加重续断的用量，亦可随症加用桑寄生、菟丝子、巴戟天、牛膝等补肝肾的药物。对于偏气滞者，可加柴胡、枳壳、郁金等；下焦虚寒者可加淫羊藿、肉桂、炮姜等；下焦湿热者可加牡丹皮、红藤、败酱草等。

对于妇科痛证及血证应分清标本缓急，用药精准得当。"急则治其标，缓则治其本"为中医辨证施治的重要原则之一，在妇科领域中亦常应用。在治疗妇科痛证方面，应重视周期序贯疗法，经期以化瘀止痛为主以治其标。而非经期以活血化瘀、祛痰健脾补肾为主以治其本。临床用药精当，贵精而不在多，力求药力适度，直达病所，中病即止，如子宫内膜异位症时，常选用诸如益母草、三七、生牡蛎等活血化瘀的药物而不选用三棱、莪术、水蛭等破血逐瘀药物。既起到化瘀的作用，又不增加离经之血的血量。

注重"善医者，必先医其心，而后医其身"，七情所致之妇科痛证与血证，精神心理调治比之药物治疗更为重要。治疗上除了疏肝解郁的柴胡类方剂，还应运用以情移情、以情激情等心理疗法。

四、验案

（一）医案记录

许某，2018 年 7 月 16 号初诊。主诉：左下腹疼痛，2 年余。述左下腹胀痛，受凉后加重，疼痛拒按，既往月经 4 ～ 5/30 ～ 42 天，量色正常，偶有血块，无经行不适。末次月经 2018 年 7 月 14 日，周期 53 天，现月经第 2 天，未净，量可色红有血块，伴腹痛。白带可，经间期阴道褐色分泌物。G3P1L1A2，现工具避孕。纳眠可，二便调。舌暗红，苔白腻，脉沉涩。2018 年 6 月 29 号，齐鲁医院 B 超示下腹壁左侧偏上肌层内探及 3.2cm×1.9cm×2.0cm 低回声包块，边界不清，形态不规则。诊断：腹壁内异症，月经后期，经间期出血。处方：加减止痛调血方。益母草 15g，连翘 12g，白芍 12g，延胡索 18g，醋鳖甲 12g（先煎），牡蛎 18g（先煎），香附 12g，杜仲 12g，川断 18g，蒲黄 18g（包煎），木香 12g，茜草 12g，海螵蛸 18g（先煎），三七粉 3g（冲服），薏苡仁 30g，赤小豆 30g，茯苓 15g，炒白术 15g，炒山药 30g，鸡内金 12g，浙贝母 12g，生黄芪 30g，党参 30g，柴胡 12g，佛手 12g。14 剂水煎服，日 1 剂，早晚分服。经期散结镇痛胶囊，少腹逐瘀胶囊。

二诊（2018 年 8 月 1 日）：病史同前，服药平妥。末次月经 7 月 14 号，周期 53 天，量可色正常，5 天净，有血块，余无不适，现月经第 17 天，两次月经中间白带褐色，舌脉同前。纳眠可二便调，上方加夏枯草 12g，砂仁 12g（后入），茯苓改 18g，炒白术改 18g，14 剂，水煎服。经期用龙血竭片，月经 3 ～ 4 天后，配用中成药血平胶囊。

三诊（2018 年 8 月 15 日）：病史同前，服药平妥，末次月经 7 月 14 号，周期 53 天，量色可血块少许，5 天净，现月经第 32 天，纳眠可二便调，偶觉乳房胀痛。脉沉细，舌暗红苔少。上方加当归 9g，14 剂，水煎服，中成药配用。

四诊（2018 年 9 月 10 日）：病史同前，服药平妥。末次月经 8 月 15 日，周期 32 天，量可色可。少量血块，经前乳胀，经期无不适，白带可纳眠可二便调，现月经第 25 天，上方加葛根 15g，炒谷芽、炒稻芽各 12g，14 剂，水煎服。中成药配用。

五诊（2018 年 10 月 1 日）：左下腹疼痛一年余，子宫内膜异位症复诊，末次月经 9 月 16 号，周期 30 天，量可色红少块，经期左下腹受凉后微疼痛，5 天净，现月经第 15 天，经间期少量褐色分泌物 1 天净，纳眠可二便调，今日 B 超内膜 1.17cm。左下腹皮下结节，考虑内膜异位结节，劈下距皮 0.7cm，探及 2.0cm×1.5cm×1.5cm 低回声结节，盆腔积液 7.0cm×1.1cm。2018 年 9 月 10 日，方加大血藤 18g，14 剂，水煎服，日 1 剂，早晚分服。中成药配用。

六诊（2018 年 10 月 29 日）：病史同前，服药平妥，末次月经 10 月 22 日，周期 37 天，量可色红少块，经期左下腹不适，较前明显减轻，5 天净，冬季自觉下午头晕眼花，查体血压不高，颈椎病史。经间期褐色分泌物消失，纳眠可二便调。上方加菊花 12g，14 剂，水煎服。

（二）专家按语

本案患者初诊时痛经病程长，病情复杂，呈现虚实夹杂的脏腑功能失常和气血失调的病证。瘀血、痰湿、肾虚三者互为因果，恶性循环，导致子宫内膜异位症的发生。用药应动静结合，动之疾制之以静药，静之疾通之以动药，动静不匀者，通涩并用而调之。对于虚实夹杂者，化瘀止血必辅以气分药的推动固摄，单纯以补益药止血疗效甚微。《医学入门·妇人门》指出："善治癥瘕者，调其气而破其血，消其食而豁其痰，衰其大半而止，不可猛攻峻施，以伤元气。宁扶脾胃正气，待其自化。"活血化瘀必辅以扶正益气之品，以防攻伐太过，以化瘀不伤血，止血不留瘀，有敛有活，通涩并用。

（三）跟诊手记

本案患者是一位育龄期女性，问诊之间发觉其常颦眉蹙额，因痛经病程较久易感焦虑，处处自抑。本次初来就诊是因左下腹疼痛 2 年余，初期未行治疗，一年后因疼痛加重遂来就诊，查体病灶较前明显增大。就诊时患者腹壁疼痛明显，非经期时有隐痛，且出现月经后期、经间期出血等伴随症状。行妇科彩超提示腹壁内异症。刘教授认为该患者腹壁结块，触之有形，压痛阳性，且月经周期拖后，随经间期出血，经行有血块色暗，舌暗红苔白腻脉沉涩等表现，判断为肾虚血瘀型癥瘕，属中医学癥瘕范畴。多因瘀血停蓄体内，引发一系列的病理演变。瘀血留滞于体内，必然影响局部气血运行，气机的升降出入紊乱，水液代谢障碍，水液停蓄凝聚而成痰饮，痰瘀互结，凝聚坚结，终成癥瘕。

刘教授常谓余曰：在子宫内膜异位症的诊疗中，要遵循急则治其标、缓则治其本的原则，经期以化瘀止痛为主以治其标。而非经期应以活血化瘀、祛痰健脾补肾为主以治其本。用药常选用诸如益母草、三七、生牡蛎等活血化瘀之品，而不要选用三棱、莪术、水蛭等破血逐瘀药物。既起到化瘀的作用，又不增加离经之血的血量。基于此，初诊时以自拟方"加减止痛调血方"活血行气，化瘀消癥；平素白带色黄，苔白腻，故加薏苡仁、赤小豆，茯苓化湿行气，佐鸡内金、炒白术、炒山药、党参、黄芪顾护脾胃，健脾养血生津。

（师伟）

异常子宫出血

调冲止血方——王小云

一、专家简介

王小云（1954— ），女，首届国家中医药岐黄学者，二级教授、主任医师、博士生导师、博士后协作导师。国家首批国医大师路志正教授学术传承人，第五批、第七批全国老中医药专家学术经验继承工作指导老师，全国名老中医学术经验传承工作室指导专家。国家中医药管理局"十五""十一五""十二五"重点专科协作组牵头单位负责人（曾带领全国63家三甲医院妇科重点专科开展建设工作并顺利通过验收），广东省名中医，广东省教学名师。广州中医药大学妇科重点学科带头人，曾任广东省中医院大妇科主任，现为广东省中医院妇科学术带头人、主任导师。从事妇科诊疗工作41年，擅长"针药并用、心身同治"治疗妇科生殖内分泌疾病如卵巢早衰、更年期综合征、异常子宫出血、不孕症、复发性流产、抑郁症、重度睡眠障碍及复发性子宫内膜异位症、晚期或复发性妇科恶性肿瘤等。曾获全国"首届杰出女中医师""全国郭春园式好医生""全国首届中医药传承高徒""全国优秀科技工作者""全国优秀中医健康信使"、中国中医科学研究院师德标兵、"广东省丁颖科技奖"、广东省卫生系统"白求恩式医务工作者""广东省教学名师"、广东省"南粤教书育人优秀教师"等荣誉称号。承担国家"十五""十一五"科技攻关课题等科研项目及课题 47 项，共获得国家等各级科研经费 1960 万，获教育部科技进步奖等成果奖 17 项。发表学术论文 169 篇（包括 SCI、EI 论文 25 篇），出版专著 36 部，培养专科各级优秀人才及硕士、博士研究生 170 人。

行医准则：厚德精业。王小云认为"医乃仁术，无德不立"，为医者，首先要修德，这种德是对患者的爱心、善心、仁心，这种敬畏生命、爱护患者的德，是从事这份崇高职业的必需条件。同时王小云常常引《大医精诚》"故学者必须博极医源，精勤不倦"，认为医生的天职是救死扶伤，而要完成这种使命，光有决心和信念也是不够的，除了要有基本的医疗技术把一般患者治好外，更要有人无我有的"医疗金刚钻"能解决医学上的疑难问题。王小云自己在近 40 年的行医过程中，注重学习、注重积累，努力探索中医治病之道，在生殖内分泌疾病方面独树一帜，给患者带来了福音，给更多人送去了健康。

最推崇的古代医家：张景岳。

最喜读的著作:《黄帝内经》《伤寒论》《景岳全书·妇人规》《傅青主女科》《血证论》《本草备要》。

最常用的方剂：六味地黄丸、归肾丸、二至丸、失笑散、温经汤（《金匮要略》）等。

二、效方

（一）来源

本方系王小云针对更年期肾虚血瘀之崩漏的一条经验方，初始无白花蛇舌草，后来临床上王小云发现崩漏患者，止崩以后，往往还要"漏"一段时间，或是以"漏"为主时间较长的患者，其阴道出血常有异味，考虑为出血日久、感染邪毒所致，遂加一味白花蛇舌草，果见良效。

（二）组成

熟地黄 15g，当归 10g，姜炭 10g，仙鹤草 30g，茜草 15g，杜仲 15g，

党参 15g，白术 15g，炒蒲黄 15g，五灵脂 15g，枳壳 15g，白花蛇舌草 15g。

（三）功效

补肾化瘀，调冲止血。

（四）适应证

肾虚血瘀所致的月经量多，妇女血崩或经血淋漓不尽，咳血，吐血，便血；并伴见腰酸膝软、头晕视蒙、失眠健忘、口干舌燥、下腹疼痛不适、五心潮热或手脚发凉等不适。

（五）使用方法

水煎内服，日 1 次。

（六）注意事项

本方含有五灵脂，不可与人参同服。

（七）方歌

调冲止血归姜炭，熟地参术鹤草茜。
杜仲灵脂壳蒲黄，崩漏舌草效果见。

三、名论

（一）方论解析

本方由八珍汤、失笑散、生化汤、补肾药加减而成。方以杜仲、熟地黄、党参、白术补肾健脾，扶助正气，是为君药，失笑散化瘀止血，是为臣药。失笑散出自《太平惠民和剂局方》，主治瘀血停滞所致各类出血证，为化瘀止血的代表方，具有化瘀止痛、止血之功，将生蒲黄易为炒蒲黄，加强化瘀止血之效，当归、姜炭取生化汤之养血止血，与失笑散共为臣药，《本草经疏》

云"干姜炒黑能引诸补血药入阴分，血得补则阴生而热退，血不妄行矣"，同时当归与熟地黄配伍，又取四物汤之"养血止血"。仙鹤草既可以收敛止血，又可以补虚扶正，枳壳行气止血，白花蛇舌草清热解毒，茜草养阴止血，防治出血日久伤阴之弊，共为佐药。全方共奏补肾化瘀、调冲止血之功。

（二）临床发挥

《素问·上古天真论》曰："女子七岁，肾气盛，齿更发长；二七而天癸至，任脉通，太冲脉盛，月事以时下……七七任脉虚，太冲脉衰少，天癸竭，地道不通而无子也。"女性月经的发生以及盛衰、枯竭均与肾有关。一方面围绝经期妇女脾肾两虚，固摄无力，同时脾肾气虚推动无力，留而成瘀，瘀滞胞宫，血不循经，故而出血难净。出血日久，气血亏损，气不摄血，加重出血难止；同时出血日久，容易感染邪毒，造成出血愈加难以干净，形成"崩漏"之症。因此本方尤其适用于出血超过 2 周及以上的崩漏患者。若出血未超 2 周、阴道出血无异味，可去白花蛇舌草。若出血日久，血虚化热伤阴，易党参为太子参益气养阴，熟地易生地黄养阴清热，凉血止血。若出血日久、腰痛明显，可加川断以补肾固冲，化瘀止血。若出血量多，气血两伤，可加黄芪益气生血，但勿用人参（本方含五灵脂，根据十八反原则"人参畏五灵脂"）。

四、验案

（一）医案记录

黄某，女，51 岁，2021 年 3 月 30 日初诊。主诉：阴道出血淋漓不尽 2 月。现病史：患者已婚育，既往月经不规则，30～60 天一潮，7～8 天干净，量中，少许血块，经前腰酸。2021 年 1 月底月经来潮，初始一周量正常，后淋漓至今未净，量时多时少，少时日用护垫 2～3 片，多时日用卫生巾 3～4 片，湿透。无腹痛。2021 年 2 月 30 日外院妇科 B 超示子宫增大，内膜 10mm，回声欠均，双附件未及异常。予地屈孕酮片（10mg，1 日 2 次，

7 天），期间阴道出血明显减少，但每天仍有褐色分泌物，停药 3 天后阴道出血如月经量，一周后又淋漓至今未净，外院建议诊断性刮宫，患者拒绝，特至王小云处要求中药治疗。刻下情况：阴道出血，日用卫生巾 1～2 片，湿一半，色暗淡。精神疲倦，面色萎黄，气短懒言，腰酸健忘，失眠多梦，下腹冷感明显，隐痛不适，手足冷，食欲一般，二便正常。舌淡暗，舌底络脉增粗，苔白，脉沉细，尺脉尤甚。2021 年 3 月 30 日妇检：外阴阴道正常，宫颈光滑，少量暗红色血污，异味，子宫前位，增大如孕 2+ 月，活动好，双附件未及异常。2021 年 3 月 30 日妇科 B 超示子宫增大，内膜 6mm，回声欠均，双附件未及异常。性激素：FSH 40U/L，LH 25U/L，E_2 30pmol/L。西医诊断：异常子宫出血。中医诊断：崩漏（脾肾两虚夹瘀）。处方：熟地黄 15g，当归 10g，姜炭 10g，仙鹤草 30g，艾叶 10g，杜仲 15g，黄芪 15g，白术 15g，炒蒲黄 15g，五灵脂 15g，枳壳 15g，白花蛇舌草 15g。7 剂，水煎服，日 1 剂。

二诊（2021 年 4 月 7 日）：患者诉服药 2 天后排出一 2cm×2cm 大小暗色血块，第 3 天剂后阴道出血干净，至今无再阴道出血。精神明显好转，下腹冷感消失，睡眠好转，舌偏暗，舌底络脉增粗不显，苔白，脉略沉细，尺脉较前有力。处方：熟地黄 15g，当归 10g，仙鹤草 30g，艾叶 10g，杜仲 15g，黄芪 15g，白术 15g，川断 15g。7 剂，水煎服，日 1 剂。

随访（2021 年 7 月 7 日）：患者诉至今无阴道出血，2021 年 6 月 29 日复查 B 超示子宫增大，内膜 5mm，均质，未见异常回声，双附件未见异常。

（二）专家按语

1. **病因病机**：本案初诊望见患者精神疲倦、面色萎黄、阴道出血色淡、舌淡，纯属一派脾虚、气血亏虚之象；又年逾七七，天癸将绝，腰酸健忘，乃肾气亏虚之象。气为阳，血为阴，气血源于脾胃化生和肾中精气的转化。肾气亏虚，冲任不固，则见崩漏不止；腰为肾之府，主骨生髓，上通于脑，肾虚则腰酸健忘；肾阳不足，失于温煦，而见下腹冷感；肾虚鼓动无力，故见尺脉沉细无力；脾主运化，主肌肉，脾虚失于健运，气血生化乏源，故见精神疲倦、气短懒言、舌淡；气虚运血无力，血行不畅，形成瘀阻，新血不得归经，而见阴道出血淋漓难净、舌暗、舌底络脉增粗。可见脾肾两虚、瘀血内阻是导致本案崩漏的主要原因。

2. 治法方药：历代医家，治疗崩漏病，有"塞流、澄源、复旧"三法。王小云认为治疗崩漏难止，不能简单照搬前法，而应从核心病机着手，审证求因，辨证论治。本患者经激素治疗止血，但收效甚微；王小云根据核心病机，塞流澄源并行，以健脾补肾、化瘀止血为主。

方以调冲止血方为底，补肾化瘀，调冲止血。患者气虚明显，以黄芪易党参，黄芪健脾补气，脾气健旺，统摄止血；患者目前无阴虚化热之象，去茜草，加艾叶温经止血，黄芪与艾叶合用，能增强补气摄血之功。

二诊复诊，患者诉服药后排出一小血块后阴道出血彻底干净。瘀滞已去，正气渐复，气血渐充，故去失笑散、姜炭、枳壳、白花蛇舌草，加川断加强补肾固冲之力。

（三）跟诊手记

王老师除了是一位学术严谨、医术高超、医德高尚的教授，还是一位特别会感恩的人。我们弟子跟诊的时候，听到最多的话，一个是患者赞美王老师是一个医术高超的教授，第二个就是"王教授很温柔，见王教授就有如沐春风的感觉"。诚然，每天无论有多忙、多累，单位或家庭有多烦心的事情，只要一面对患者，王老师的脸上永远洋溢着温暖的微笑，让患者倍感亲切。王老师总是说，我能有今天的一点小成绩，要感谢很多人，感谢单位领导，感谢恩师，感谢我的同事们和所有一路支持过我的人，还有我的患者们。王老师常引用孔子说的"三人行，必有我师"，认为在她大半生的从医生涯中，患者也是她的"老师"，在众多患者的反馈信息中不断拓展临证思路，在思考中医的过程中逐步提高了自身的诊治水平。因此她觉得，面对患者，除了要有医者该有的慈悲心怀，还要有感恩的心。她常常跟弟子们说："患者找到你看病，这是一种缘分，更是一种信任。我们要珍惜和感恩这份信任。"

上面这位患者，因为出血已经2个月，心里很恐惧，既怕自己得了什么不治之症，又怕手术。一见王老师的面就紧紧抓着她的手说："王主任你一定要救救我。"王老师当天下午已经看了40个患者，前一天晚上因为陪病危的母亲，只断断续续睡了三四个小时，其实已经非常疲倦，但她仍然温和地看着她，用另一只手轻轻地拍着患者的手，说："不着急，不着急，慢慢说啊！"患者絮絮叨叨说了很久。等这个患者看完，已经是晚上8点钟了。我们弟子都很心疼老师，王老师只说了一句"换位思考，换位思考啊"。这就是我们的王老师！

（黄旭春）

卵巢功能减退

七子益肾理冲汤——肖承悰

一、专家简介

肖承悰（1940—　），女，北京人，1959年至1965年在北京中医学院（现北京中医药大学）中医系学习，毕业后留任附属东直门医院工作至今。现任北京中医药大学东直门医院首席教授、主任医师、博导、传承博士后导师，享受国务院政府特殊津贴，为京城四大名医之首萧龙友先生的嫡孙女及学术经验继承人，燕京萧氏妇科传承人。第四届国医大师，全国名老中医药专家，首都国医名师，卫健委国家临床重点专科、国家中医药管理局重点专科学术带头人。第四、六批全国老中医药专家学术经验继承工作指导老师，第二届"白求恩式好医生"，第七届"首都十大健康卫士"，中华中医药学会首届全国15名妇科名师之一。现任全国中医妇科联盟首席专家。肖承悰从医近60载，主编多部学术著作，培养了大批中医药人才及传承人才队伍，弟子遍及海内外。临床经验丰富，擅长治疗妇科临床疑难杂症，且疗效颇佳，在国内外享有很高的知名度，受到广大患者的欢迎。

治学格言：行己有耻，博学于文。

行医准则：医者贵在"心正意诚"，要"道术结合"，医道不仅仅包括医理，更重要的是对学术的忠诚，对患者的关爱，对学生的培养，医术固然重要，但没有医道的领导，就像没有灵魂的机器。

最推崇的古代医家：傅青主。

最喜读的著作：《傅青主女科》《金匮要略》。

最擅长治疗的疾病：妇科常见病。

最常用的方剂：七子益肾理冲汤、二补助育汤、更欣汤、当归芍药散、加减胡芦巴丸等。

最善用的药物：菟丝子、枸杞子、桑寄生、川断、巴戟天、桑椹、郁金、胡芦巴等。

二、效方

（一）来源

冲为要冲之意，是全身气血运行的要冲，故《灵枢·海论》称它为"十二经之海"和"血海"。循行起于胞中，并在此分为三支。一支沿腹腔后壁，上行于脊柱内；一支沿腹腔前壁，夹脐两旁上行，散布于胸中，再向上行，与任脉会于咽喉，而络于口唇；一支下出会阴，分别沿股内侧下行到大趾间。冲脉在循行的过程中与足阳明经会于气街，与足少阴肾经相并行。故冲脉本身兼有人体先后天之气，"冲脉为十二经之海"，"血海"及"冲脉隶属于阳明"之说就是由此而来。因为冲为血海，冲脉之血是化生月经的源泉，与女性的生育功能有关。

肖承悰在立方时选择"理冲"，首先是受到张仲景的"理中丸"命名之启发，"理"顾名思义，为调理之意，既包含补充的意义又包含调畅的意义，而后，肖承悰又对张锡纯在《医学衷中参西录》中应用"理冲"之法来治疗妇人癥瘕颇有感触，最终综合两位大家的思想，确定"理冲"之法，具有两层含义：一为补充冲脉之气血，一为调畅冲脉之气血。并自拟益肾理冲代表方剂"七子益肾理冲汤"。

（二）组成

女贞子 15g，覆盆子 15g，菟丝子 15g，桑椹子 15g，枸杞子 15g，沙苑子 15g，香附子 12g，桑寄生 15g，续断 15g，巴戟天 15g，黄芪 15g。

（三）功效

益肾理冲。

（四）适应证

1. 肾精不足引起的卵巢功能减退、卵巢早衰等。
2. 肾精不足的备孕患者。

（五）使用方法

早晚饭后半小时各一次，服药期间无须避孕。

（六）注意事项

1. 脾胃虚弱者需要酌情加理气健脾之药，如砂仁、苏梗等。
2. 若无妊娠需求可酌加活血调经药，如赤芍、鸡血藤等。

（七）方歌

七子贞覆菟丝杞，桑葚沙苑香附宜。

益肾理冲能助孕，寄生续断戟天芪。

三、名论

（一）方论解析

女贞子为滋养肝肾的要药，能滋养肝肾，强腰膝，乌须明目。药理研究提示女贞子具有抗骨质疏松、保肝、延缓衰老等多种药理作用。覆盆子具有补益肝肾、固精缩尿、明目之效。现代药理研究覆盆子具有雌激素样活性。菟丝子可滋补肝肾，固精缩尿，安胎，明目，止泻，用于治疗肾气衰弱，腰膝酸软，肾虚胎漏，胎动不安。现代药理研究显示菟丝子主要化学成分可有效改善生殖功能、调节内分泌，有效成分树脂苷及黄酮类化合物具有促性腺激素样作用，可通过改善卵巢内分泌功能，调节下丘脑－垂体－卵巢轴。桑椹有滋阴补血、生津润燥之效，现代药理研究显示桑椹具有免疫作用、抗氧化作用、抗衰老作用等。枸杞子有滋补肝肾、益精明目之功效，临床常用于肝肾阴虚及早衰证等病证。沙苑子又名"沙苑蒺藜""潼蒺藜"，有补肾固精、养肝明目之功效，药理研究提示其具有清除自由基、抗氧化、抗肿瘤等作用。香附能疏肝解郁，理气宽中，调经止痛。桑寄生可补肝肾、强筋骨、安胎。续断主补益肝肾，强筋健骨，止血安胎。巴戟天具有补肾益精之功，可鼓动肾阳，激发肾气。黄芪味甘、性微温。入肺、脾经。生用可益卫固表，利水消肿，托毒，生肌。现代药理研究发现黄芪中有多种有效成分如黄芪多糖、黄芪皂苷等，能够增强免疫功能、抗病毒、增强机体耐缺氧能力及促进机体代谢。

方中以女贞子、枸杞子、沙苑子、桑椹益肾气、滋肾阴；菟丝子、巴戟天、覆盆子补肾阳、益精血，桑寄生、续断补肝肾强筋骨，使补而不滞，始显益肾理冲之意；香附疏肝理气，柔疏结合，使冲脉得理；黄芪补气健脾，气行则冲脉条达。全方共奏益肾养肝、调理冲脉之功，以期肾精旺、肾气盛、肝血充，则冲脉血海满溢，进而月经调。全方用药平和，无峻烈之药，且处于备孕期女性仍可正常服药，可益肾养胎，肖承悰称之为"双保险"。

（二）临床发挥

《素问·上古天真论》云："女子七岁肾气盛，齿更发长；二七而天癸至，任脉通，太冲脉盛，月事以时下……七七任脉虚，太冲脉衰少，天癸竭，地道不通，故形坏而无子也。"明确地指出了先有肾气后有天癸，天癸作用于冲任，冲盛任通，月经按时而来。这说明了月经与肾气、天癸、冲任有着极为密切的关系。而"肾"处于环路的起始点，是环路正常运行的首要因素。

肾主藏精，肾精所化之气称为肾气，肾精是构成人体的基本物质，即《素问·金匮真言论》所说"夫精者，身之本也"。而肾气的盛衰主宰着人体的生长发育及生殖功能的变化。女性从幼年开始肾气逐渐充盛，发育到青春期肾气旺盛，由此而天癸至，任通冲盛，月经来潮，具有生育能力。在性功能的成熟过程中，天癸的旺盛固然是一个重要环节，但其旺盛与衰退又以肾气的盛衰为先决条件。《难经》三十六难又指出肾的功能是"男子以藏精，女子以系胞"。《黄帝内经》又指出"胞脉者系于肾"，说明了肾与胞脉、胞宫、月经、孕育有着密切的联系，所以说肾气是月经生理的源泉，是人体生长和生殖的根本，故有"肾为先天"之称。

肾气包含着肾阴与肾阳两个方面，肾阴又称为"元阴""真阴"，是人体阴液的根本，对脏腑起着濡润、滋养的作用。肾阳又称"元阳""真阳"，为人体阳气的根本，对各脏腑组织起着温煦生化的作用。肖承悰认为，肾在月经产生环路中处于起始位置，肾为月经生理的源泉，是人体生长和生殖的根本。肾为任督之本。虽然月经的产生与肝、脾、心等脏腑也有关系，但肾的主导地位是确定的，在临床中以肾立法，可采用固肾、温肾、补肾、益肾、滋肾为法则，治疗多种妇科疾病。"七子益肾理冲汤"是益肾法的代表方剂。

四、验案

（一）医案记录

张某，女，36岁，因月经量少1年余，加重2月于2017年9月5日初诊。患者自诉一年多来月经量较前减少，近2个月无明显诱因减少为原来一半，经期缩短至3～4天，月经色暗红，有血块，无痛经。末次月经：2017年8月25日。既往月经较规律，周期28～30天，经期5～6天。G1P0，2015年行人工流产术。刻下症：腰酸痛、乏力，纳可，情绪急躁，入睡晚且多梦，二便正常，舌暗红苔薄白，舌尖红，脉细弦。2017年8月27日女性激素检查结果：FSH 120.89mIU/mL，LH 45.27IU/mL，E_2 90pmol/L，T 0.66nmol/L，PRL 202.7μIU/mL。中医诊断：月经过少（肾精不足证）。西医诊断：卵巢储备功能减退。处方：七子益肾理冲汤加减。女贞子15g，菟丝子15g，沙苑子15g，枸杞子15g，覆盆子15g，桑椹15g，制香附12g，桑寄生15g，川断15g，巴戟天15g，黄芪20g，茯苓15g，合欢皮10g，合欢花10g。14剂，日1剂，水煎服。

患者诉近期有生育需求，嘱其暂时避孕，待肾精充足、冲脉调和之时再备孕。

二诊（2017年9月19日）：自诉服药后症状有缓解，情绪较前舒畅，舌暗红，舌尖略红，苔薄白，脉细滑。故继服2017年9月5日首诊方，28剂，日1剂，水煎服。

三诊（2017年10月17日）：诉2017年9月23日月经来潮，月经血量较近一年有所增加，但较正常量仍偏少，经期5天，血色红，有少量血块，乏力、腰酸、多梦较前明显好转，大便正常，睡眠可，舌红，苔薄白，脉和缓略滑。以黄芪改为15g，去掉合欢花。嘱其下月月经来潮的第2～4天复查激素六项，再服上方14剂。

四诊（2017年10月31日）：诉2017年10月22日月经来潮，月经量接近正常，经期5天，无明显不适，24日复查性激素结果：FSH 7.2mIU/mL，LH 4.65mIU/mL，E_2 92pmol/L，T 0.58nmol/L，PRL 203.1μIU/mL。因患者近期有生育要求，现性激素结果较前改善，处于正常范围，嘱其可试孕。以上方去掉茯苓，14剂，水煎服，日1剂。1个月后，患者自测尿妊娠试验阳性，超声提示宫内早孕，2018年8月，足月顺产一女婴，母女平安。

（二）专家按语

患者近一年月经量少，又出现腰酸痛、乏力等症状，考虑为肾阴不足，加之工作压力大，入睡较晚，暗耗阴精，致使冲脉无以滋养，太冲脉之血不足，虚损，故月经量少；肾主骨生髓，腰为肾之府，肾阴不足，骨骼失于濡养，故出现腰酸痛等症；肾阴亏虚，不能上济于心，致使心火偏亢，出现多梦；肾阴不足，肝失柔养，而出现情绪急躁等；阴虚日久则现乏力等气虚之症。性激素六项一定程度上提示卵巢储备功能减退。故治疗以"滋补肝肾，养血理冲"为主，以"七子益肾理冲"汤加减，使肾精充足，冲脉气血旺盛，太冲脉盛。因患者有生育需求，嘱其暂时避孕。首诊处方中稍加黄芪用量以补气，又加入茯苓、合欢皮以交通心肾，加入合欢花理气疏郁安神。三诊时患者乏力、情绪改善，故黄芪剂量改为15g，去掉合欢花。经治疗患者月经量增多，诸症状好转，结合辅助检查及舌脉显示患者肾精充盛、冲脉调畅，时机成熟嘱患者试孕，因有妊娠可能，故四诊处方去掉茯苓，防其渗利之弊。1个月后顺利妊娠，足月生产，一举中的。

（三）跟诊手记

"七子益肾理冲汤"是肖老师"益肾理冲"思想的代表方剂，其中体现了两个重要的学术思想，一为益肾之法，一为理冲之法。"益肾"是指平补肾阴、肾阳，"理冲"则包涵两种含义，补充和调畅"冲脉"气血。临床中应用非常广泛，例如备孕的女性，常无明显症状，这时应用此方益肾精助孕，不温不燥，疗效佳。在前期的临床及实验研究中发现，此方可以明显增加窦卵泡数，增强卵巢的储备能力，且减少卵巢细胞凋亡，修复卵巢原始卵泡储备的损失。

（王春梅）

不　孕

双补汤——段亚亭

一、专家简介

段亚亭（1928—　），男，主任中医师，中国共产党党员，第三届国医大师，全国中医药杰出贡献奖获得者，重庆市首席医学专家，首批500名全国老中医药专家学术经验继承工作指导老师，第六批全国老中医药专家学术经验继承工作指导老师。从医70余载，既有坚实的中医理论基础，又有丰富的临床经验。临床主张脏腑辨证，证为核心，治疗上采取以攻主证为主，兼顾其受累脏腑的治疗原则，博采众家所长，敢于创新，妙用虫类药物，解决了不少重症和疑难病症。擅长妇科及脾胃病的治疗，对"湿阻"有独特的见解，自创"双补汤""更年汤""除湿汤""佩兰汤"，以"双补汤"为主方治疗妇科月经病、不孕症、卵巢早衰，收效颇佳。

治学格言：传承发展、严谨求实，一生对中医情有独钟。

行医准则：对患者仁善之心、友爱之心、怜悯之心、细耐之心，治病尤需治心。

最推崇的古代医家：张仲景、傅青主。

最喜读的著作：《黄帝内经》《金匮要略》《傅青主女科》《景岳全书·妇人规》。

最擅长治疗的疾病：湿阻证、妇科疑难杂症、脾胃病等常见病。

最常用的方剂：自拟"双补汤""更年汤""除湿汤""佩兰汤""通淋汤"，四物汤、左右归丸、五子衍宗丸、八珍汤等。

最善用的药物：晒参、黄芪、熟地黄、黄精、陈皮、茯苓、白术、苍术、香附、藿香、佩兰、黄芩、黄连、泽泻、车前子、薏苡仁。

二、效方

（一）来源

段亚亭为1948豫皖苏军区医务专科学校首届医学生，1956年考入成都中医学院，毕业后分配到重庆市中医院工作，先后任重庆市卫生局中医科科长、重庆市中医院院长、重庆市针灸推拿研究所所长。是卓雨农先生的入室弟子，在全面继承卓雨农先生妇科学术思想的同时，深入研究《金匮要略》《景岳全书·妇人规》《傅青主女科》等女科古籍。在学术思想上，上崇仲景，下通青主，兼熔他家，共铸一炉。其在致力于中医内妇外儿研究的同时，重点研究妇科及脾胃病的治疗，充分运用中医辨证施治理论，形成了理、法、方、药诊治体系。针对慢性疾患、脾肾俱虚、气血不足者，在景岳右归丸基础上化裁创制"双补汤"治之；针对气候环境、饮食习惯、体质特征、湿邪为病的特点部位不同，创制"佩兰汤""除湿汤""通淋汤"，并提出治湿三法。

（二）组成

生晒参10g，黄芪30g，当归15g，熟地黄12g，菟丝子15g，山茱萸15g，黄精12g，阿胶9g，女贞子10g，枸杞子12g，香附12g。

（三）功效

健脾补气，滋肾益精

（四）适应证

1. 脾肾不足、精血失养之妇科月经不调、不孕、卵巢早衰、复发性流产、带下病等症。

2. 脾肾阳虚之男性不育症，性功能障碍等。

3. 内科慢性消耗性疾患，脾肾两虚者。

（五）使用方法

段亚亭擅长从脾肾论治慢性病，慢性疾病对正气的耗损，使脏腑功能下降，首先表现出脾胃运化功能下降，肾脏虚衰。肾为先天之本，水火之脏，内藏元阴元阳，是人体活动的动力源泉。肾虚主要表现为肾气虚、肾阳虚、肾阴虚。脾为脏器之源，脾气虚、运化失司，气血生化不足。本方以补脾肾、滋补肾精、益气血为主。方中晒参、炙黄芪补元气，气能生血；菟丝子、山茱萸、黄精、女贞子、枸杞子补肝肾滋肾精阳中求阴；熟地黄、当归养血滋阴补肾，精血同源；香附行气解郁，用其解六郁之功。对于有虚热表现者，以生地黄为宜；对于血虚肾亏较甚者，以熟地黄为宜。对于兼月经不调、气滞血瘀之患者，加丹参、三七等活血；对于月经提前、心烦易怒者，以柴胡、白芍、郁金等疏肝柔肝。

（六）注意事项

1. 注意辨别虚实寒热温凉，随症加减。

2. 口干、口苦、口臭、腹胀腹痛、大便干、小便黄慎用。

3. 感冒流涕、鼻塞、发热患者忌用。

（七）方歌

段氏双补参芪胶，女贞菟枸熟地归。

黄精山萸香附子，健脾补肾益精髓。

三、名论

（一）方论解析

右归丸源自明代《景岳全书》，由金匮肾气丸化裁而来，其功效为补肾益精，用于肾虚腰痛，腰膝酸冷、精神不振、尿后余沥，遗精早泄，阳痿不育，原为男科要药。段亚亭化裁加减，用于治疗女性不孕、月经失调、带下病等及老年慢性虚衰性疾病。方中晒参、黄芪、当归、熟地黄、黄精益气养血，以滋肾精；女贞子、阿胶、枸杞子、山茱萸、菟丝子益肝补肾，滋肾益精，乌须黑发，五味俱备，入五脏大补五脏之气，因其入肾，故补肾之力更强；香附行气解郁，使补血而不燥，滋阴而不滞。全方十一味药物配合得当，性味平和，补而不腻，有增加机体功能、延缓衰老、增加免疫之效。

（二）临床发挥

张景岳在《新方八阵》里说："善补阳者，必于阴中求阳，则阳得阴助而生化无穷；善补阴者，必于阳中求阴，则阴得阳升而泉源不竭。"景岳所说之"善治精者，能使精中生气；善治气者，能使气中生精"，如此润养滋补阴精后所生化之气，是濡润之精气，而非虚火之燥气，患者表现为精神体力日渐转佳、烦躁情绪趋于平和。此即《黄帝内经》所云"阴阳者，万物之始也，阴在内，阳之守也，阳在外、阴之使也"，阴精得以补养，则虚火不致妄浮。

不论妇科不孕、月经病、带下病、绝经前后诸症、男科不育、性功能障碍等，均需阴阳平衡协调互用。正如《周易》中说"一阴一阳之谓道。"《道德经》中说"万物负阴而抱阳"，世间万物皆遵循阴阳之道，才绵延不绝，生生不息。加以补气养血之剂，气血和调，阴阳相济，生化无穷。

四、验案

（一）医案记录

赵某，女，35 岁，2018 年 12 月 10 日初诊。婚后 3 年未孕，月经量少，西医检查夫妻双方均未见明显异常。初潮年龄 14 岁，其后月经尚规律，周期 30～35 天左右，经期 6～7 天，量中等，近 1 年来月经不调，有时隔月方潮，经量渐次减少、色暗、质稀，前次月经（PMP）10 月 20～25 日，LMP 11 月 23～26 日，本次来潮稍有痛经，量更少，兼有少量血块。刻下腰膝酸胀、下肢冰冷，带下清稀，疲倦乏力，大便溏稀，小便清冷，纳眠尚可，平素自觉乏力，工作压力大，唇色暗红，舌质红，苔薄白、舌体胖大，脉沉细。诊断：不孕症，月经量少。辨证：脾肾阳虚，冲任失调。以双补汤加活血之品治其标。处方：生晒参 10g，黄芪 30g，当归 15g，熟地黄 12g，菟丝子 15g，山茱萸 15g，黄精 12g，女贞子 10g，枸杞子 12g，巴戟天 12g，阿胶 9g，淫羊藿 10g，当归 9g，补骨脂 9g，益母草 30g，生甘草 6g。10 剂，水煎服，日 1 剂。

二诊（2018 年 12 月 19 日）：畏寒肢冷好转，大便通畅，舌脉基本同前。继用前方 1 周。

三诊（2018 年 12 月 30 日）：诸症缓解，双补汤加减 14 剂，水煎服，日 1 剂。

四诊（2020 年 1 月 25 日）：月经来潮，量增多、腰酸减轻，未见痛经，情绪亦佳，效不更方，继服两周。此后调理而得孕。

（二）专家按语

本案患者根据舌脉症辨证发现脾肾阳虚夹瘀滞明显。《黄帝内经》曰："女子五七，阳明脉衰，面始焦、发始堕。"《傅青主女科》之下部冰冷不孕中说："妇人有下身冰冷，非火不暖，交感之际，阴中绝无温热之气。""胞胎之寒凉，乃心肾二火衰微。""治胞胎者，必须补心肾二火。"肾为先天之本，禀赋不足或耗损，肾气虚衰，命门火衰，胞宫失于温煦，宫寒不能摄精。腰为一身之要，为肾之外腑，是带脉环绕的部位，易受风、寒、湿、热等邪气入侵，肾主生殖，先天之本，肾虚、冲任失养，不能相资为用，故不孕。方中菟丝子、山茱萸、熟地黄、黄芪等补肾健脾，温肾助阳，暖宫助孕。

（三）跟诊手记

本案患者为35岁女性，初诊望诊、问诊、切诊时，发觉其个性要强内敛，表情淡漠、抑郁、精神萎靡。平素喜食甜腻、刺激性食物，少于运动，体态微胖，脉细沉。《灵枢·脉经》曰："人始生，先成精。"《圣济总录》曰："妇人所以无子，由于冲任不足，肾气虚寒故也。"《傅青主女科》提出："妇人受妊，本于肾气之旺也。""肾旺是以摄精。""摄胎受孕，在于肾脏先天之真气。"青主常用温胞汤、温土毓麟汤治疗不孕。段老指出患者素体虚弱、喜食生冷油腻之品，损伤脾胃，运化失司，痰湿内阻，易伤阳气，脾阳虚损，久而久之致肾阳虚衰，命门火衰、温养失司、胞宫胞脉虚冷，精冷不孕。治疗上应温补脾肾，填精助孕。段老指出妇女经带胎产均系于肾，肾气充足则生理活动正常，精气的盛衰决定生殖功能。临床常用补肾壮阳、补肾活血、补肾健脾、补肾调经、滋肾养血等。故此案用双补汤温肾健脾，调经促孕，收效颇佳。

段老治疗不孕、不育患者，注重夫妻同调，情志疏导，鼓励患者夫妻加深感情。同时了解其生活环境、工作情况、家庭情况、夫妻感情情况。涉及隐私时，单独问诊，符合《黄帝内经》"闭户塞牖，系之病者，数问其情，以从其意"的要求。医嘱及注意事项详尽，直到病员及家属明白理解。段老要求患者保持良好的生活习惯，心情舒畅，锻炼身体。

（王彩霞）

参考文献

1. 夏敏. 重庆市中医院百年薪火传承集：段亚亭［M］. 重庆：重庆出版社，2016.

2. 肖承悰.《傅青主女科》中医古籍临床评注系列［M］.北京：人民卫生出版社，2015.

调经序贯疗法系列方——郭志强

一、专家简介

郭志强（1940—2020），北京中医药大学东直门医院教授、主任医师、博士后合作导师，享受国务院政府特殊津贴专家，第三批全国老中医药专家学术经验继承工作指导老师。世界中医药学会联合会妇科专业委员会常务理事，教育部直属高校卫生技术职称评审委员，中国性学会中医药专业委员会委员，中华中医药学会北京妇科专业委员会副主任委员，北京中西医结合学会妇科专业委员会顾问，中华现代中西医杂志学术委员会委员，北京医学会医疗事故技术鉴定专家库成员，北京中医药大学学报编委。曾受日本、德国、澳大利亚、法国及台湾、澳门等地区的邀请进行讲学和科研医疗合作。"抗脑血栓注射液的基础实验与临床试验"、《中国疑难病例分析》分别获得省部级科技进步二等奖。在国内外发表学术论文 30 余篇，主编出版专著《郭志强妇科精华》《郭志强不孕不育学》《中医妇科治疗大成》《现代中西医妇科学》《中医妇科临床手册》《妇科病中医诊疗》等著作 10 部，参与编写《中医妇科学》（全国规划教材）、《中医症状鉴别诊断学》、《中医证候鉴别诊断学》等著作 10 余部。

人生格言：对学生耐心指导，严格要求；待患者温和有礼，仔细认真；热心公益事业，奉献社会。

学术思想：女子"阳非有余，阴常不足"；柔肝胜于疏肝。

最擅长治疗的疾病：男女不孕不育、妇科肿瘤、更年期综合征、外阴白斑、闭经、崩漏等。

二、效方

（一）来源

郭志强认为：气血是化生月经的基本物质，脏腑为气血之源。脏腑中肝藏血，脾统血，肾藏精，精化血，经水出诸肾；肺主一身之气，朝百脉而输布精微。五脏安和，气血调畅，则血海按时满盈，经事如期。在肾的主导、天癸的泌至以及心、肝、脾、肺的共同作用下，冲任胞宫发生周期性的阴阳气血盈亏及消长变化。若阴阳气血消长变化发生紊乱，则引起月经失调、不孕症、崩漏等妇科疾病。基于以上观点，郭志强独创中医调周序贯疗法，形成了调经序贯疗法系列方。

该系列方由 4 部分组成，分用于 4 个时期，具体如下：①行经期：为胞宫出血期，是新旧交替时期。经期胞宫的生理特点是泻而不藏，排出应泄之经血，经血以通为顺，易通不宜涩，以利于新周期的开始。治疗以养血活血调经为法，方用养血调经汤加减，取桃红四物汤之意。月经第 1～3 天连服 3 剂。②经后期：经净之后，胞宫空虚，阴长阳消，肝肾精血不足处于阴长期，阴血渐复，达到重阴，更应以养血填精，滋补肝肾为法。方用育胞汤进行加减，取五子衍宗丸、四物汤、二至丸之意。月经第 4 天起连服 12～14 剂。③经间期：月经中期为氤氲之期，此期重阴转阳，阴盛而阳，为排卵的关键时期，此时交合则可能受孕。中医治疗以补肾温经、活血通络为法，以促进阴阳转化，方用促排卵汤加减。见透明拉丝白带，服 3～5 剂。④经前期：此期为阳长阴消，阳气鼓动万物生长，阳长较快，阴血流沛，为行经和孕育做好充分准备。中医治疗，以温补脾肾为法，方用两固汤加减。

（二）组成

养血调经汤：党参 15g，醋莪术 15g，丹参 15g，益母草 15g，当归 15g，赤芍 15g，川芎 10g，熟地黄 15g，泽兰 12g，川牛膝 15g。

育胞汤：菟丝子 15g，女贞子 15g，枸杞子 15g，当归 15g，熟地黄 15g，黄精 15g，制何首乌 10g，党参 15g，益母草 15g，川断 20g，怀牛膝 15g。

促排卵汤：菟丝子 15g，当归 15g，丹参 25g，枸杞子 15g，川断 20g，羌活 10g，益母草 15g，党参 15g，怀牛膝 15g。

两固汤：熟地黄 15g，枸杞子 15g，菟丝子 15g，覆盆子 12g，山药 15g，当归 15g，川断 20g，淫羊藿 10g，锁阳 10g，怀牛膝 15g。

（三）功效

养血调经汤：养血活血，化瘀调经。

育胞汤：养血填精，滋补肝肾。

促排卵汤：滋肾阴，补肾阳，助阳动，促排卵。

两固汤：温补脾肾，暖宫调经。

（四）适应证

养血调经汤：①月经量少；②月经后期；③痛经。

育胞汤：①不孕症；②卵巢功能下降；③月经不调。

促排卵汤：排卵障碍性疾病，如持续不排卵、稀发排卵、不恰当排卵、黄素化卵泡不破裂综合征等。

两固汤：①婚久不孕；②月经不调，量少色淡，甚则闭经；③白带量多；④腰痛如折，腹冷肢寒，性欲淡漠；⑤小便频数或失禁；⑥舌淡，苔白滑，脉沉细而迟或沉迟无力。

（五）使用方法

养血调经汤：月经第 1 天开始服，连服 3 剂。血瘀者加桃仁、红花；阳虚寒凝者加吴茱萸、细辛、肉桂；疼痛明显者加延胡索、乌药；气虚者加炒白术、炙黄芪。

育胞汤：月经第 4 天起服，连续服用 12～14 天，至有较多透明拉丝状白带停止。日 1 剂，早晚餐后半小时分服。阴虚明显者加麦冬、沙参、地骨皮、山萸肉、葛根等；阳虚明显者加锁阳、紫石英、鹿角胶、淫羊藿、仙茅等；气虚明显者加黄芪、白术、升麻、葛根；气滞者加香附、荜澄茄、玫瑰花；瘀血阻滞者加红藤、丹参、桂枝、土鳖虫、醋三棱、醋莪术。

促排卵汤：出现下列情况时开始服用，至基础体温升高停服：①阴道有透明拉丝样白带；②排卵试纸显示 LH 峰值出现时；③B 超检测卵泡直径在 1.8 ～ 2.0cm；④宫颈黏液见羊齿植物叶状结晶（+++）。若伴血瘀者，可加水蛭、泽兰、三棱等活血化瘀之品；伴湿瘀互结者，可加桂枝、地龙、路路通等。依据患者的阴阳气血变化，随症加减。

两固汤：自基础体温升高后开始服用至经行停止，一般服用 12 ～ 14 剂，水煎服，日 1 剂，早晚分服。若腰膝酸冷、夜尿多者，加巴戟天、补骨脂以温肾扶阳；若腰腹以下清冷者，酌加熟附子、川花椒、炒杜仲、肉桂之属；若大便干燥、秘结者，加肉苁蓉；夜尿频多者，加益智仁；若血虚甚者，酌加鹿角胶、紫河车等血肉之品填精养血；若手足心热，去淫羊藿之温，加女贞子、墨旱莲、天冬、地骨皮以滋阴清热。

（六）注意事项

养血调经汤：气血大亏者慎用。

育胞汤：服药期间，忌寒凉、辛辣刺激饮食。

促排卵汤：服药期间，忌寒凉、辛辣刺激饮食。服药期间配合体温监测等手段，不孕者需指导同房。

两固汤：①经行停服；②服药过程中忌辛辣之品及冷饮；③注意保暖；④若服药后仍未行经，需前往医院就诊，以排除妊娠可能。

（七）方歌

养血调经汤：

养血调经四物主，二参益母与莪术。

赤芍泽兰佐牛膝，祛瘀活血不离宗。

育胞汤：

育胞汤中菟杞贞，川断牛膝与黄精。

乌参茺蔚养气血，熟地当归滋肾阴。

促排卵汤：

促排丹参羌活有，益母牛膝菟归枸。

川断党参怀牛膝，调经促孕卵自出。

两固汤：

两固熟地枸杞归，加入菟丝及覆盆。

川断牛膝淫羊藿，山药锁阳温脾肾。

三、名论

（一）方论解析

行经期胞宫的生理特点是泻而不藏，经血以通为顺，宜通不宜涩，治以养血活血通经为主，郭志强在《妇人大全良方》"温经汤"的基础上化裁出"养血调经汤"，以祛陈生新，促进子宫内膜彻底脱落，排出瘀血浊液。方中党参、莪术补气活血，使行中有补，补而不滞；四物汤补血调血，丹参、益母草、泽兰助君药活血调经，利水祛瘀；川牛膝功兼佐使，活血祛瘀，引血下行，药达病所。

经血下行之后，胞宫血海空虚，肝肾阴血相对不足，胞宫此时泄而不藏，处于阴长期。阴长阳消，阴血渐复，达到重阴，为阴阳转换奠定基础。故治疗上应顺应此期阴长之势，采用自拟方育胞汤加减。本方化裁于六味地黄丸、五子衍宗丸、四物汤、二至丸，有促进卵泡发育功能，故名为育胞汤。方中女贞子、枸杞子补肾益精共为君药。熟地黄补血养阴，填精益髓，黄精健脾益肾，补气养阴，助君药补肾益精，制何首乌补益精血共为臣药。菟丝子、续断阴阳双补，取其阳中求阴之义，党参、益母草益气活血，当归补血活血，牛膝滋补肝肾，且善引气血下行，可使药达病所。诸药合用滋而不腻，使血海逐渐充盈。

促排卵汤为育胞汤加减而来，减去女贞子、熟地黄、黄精等较为滋腻之品恐碍"阳动"，加用丹参、羌活以行气温阳活血，排卵本是自伤性的过程，若不能顺利破卵极易形成瘀血阻滞，临床常见卵泡不破裂综合征就是其中一种表现，运用活血破血药物使胞脉通畅，开通下元，增加排卵的"动力"，同时预防瘀血的形成。丹参养血，活血化瘀，促进胞宫气血运动，协助肾阴阳相互转化；羌活，通督脉，温肾活血，且芳香开窍，开下窍，开胞宫胞脉之窍，促进卵子顺利排出。全方合用滋补肝肾，温阳活血，促排卵以助孕。

黄体期即经前期，为阳长之时，治疗首当温补脾肾以固其元阳，方用两固汤加减。药用熟地黄、枸杞子、菟丝子、覆盆子、山药、当归、川断、淫羊藿、锁阳、怀牛膝。其中淫羊藿、锁阳温肾扶阳，填精固本；菟丝子、覆盆子、枸杞子属五子衍宗丸，补肾益精，助阳固本；覆盆子、菟丝子又可温肾固精缩尿；山药健脾益气，以助后天气血生成；当归养肝补血，使血脉充盈胞宫；川断、怀牛膝补肝肾、强筋骨。全方既温补肾阳，又补后天脾气以化血，并佐以调和血脉之品，使精充血足，冲任得养，胎孕乃成。

（二）临床发挥

郭志强在多年的临证工作中，致力于研究各类妇科疾病的病因、病机、辨证论治的系统理论，古为今用，勇于创新，提出了妇人"阴常不足，阳非有余""柔肝胜于疏肝"等学术思想，形成了较有特色的郭氏理论，并据此自创以"调周序贯疗法"为代表的多种疗法。总结郭志强的学术观点，主要有以下五点。

1. 妇人之体"阴常不足，阳亦常虚"

金元时期朱丹溪提出，妇人"阴常不足，阳常有余"之说，对后世医家影响颇深，但今昔不可同日而语，今时之妇人，阴常不足者悉知，阳气常虚者颇著，因此郭志强提出妇人"阴常不足，阳亦常虚"的学术观点。阳气虚衰，不能温煦脾阳，化源不济，可致气血亏虚，冲任匮乏；或脾阳不振，输布失常，阳气不振不能温煦胞宫胞脉，导致胞宫虚寒，气血生化失期；阳气虚损不能温养于血，则致血寒，均可影响妇人经、胎、产、乳诸多功能，而生经、带、胎、产、杂病等症。临诊之时，郭志强经常询问患者的饮食生活习惯及有无嗜食冷饮的情况，经常告诫患者要注意保暖，酌加衣被，特别是足底及腹背部不要受凉，因外寒最易从此入里伤阳。在辨证特色上，郭志强注重询问大便的情况，认为大便溏薄，特别是经期大便稀为阳虚的真实反映，如用温药后，大便反而更稀，更能印证阳虚的辨证。在用药时既注重阴精的不足，又重视固护阳气，遵张景岳所说"善补阳者，必于阴中求阳，则阳得阴助而生化无穷；善补阴者，必于阳中求阴，则阴得阳升而泉源不竭"。

2. 妇人柔肝胜于疏肝

郭志强认为妇人经孕产乳数伤于血，阴血常不足，血虚不能柔养肝木，易致肝失疏泄，且现代女性既要照顾家庭，又要承担一部分的经济责任，情绪相对急躁，更易耗伤肝血，出现肝郁表现。对于妇人肝郁，柔肝胜于疏肝。因此郭志强较少选用柴胡、香附等疏肝之品，认为疏肝之品多香燥，易耗伤阴血，若一味疏肝理气，虽当时症状缓解，用久则阴血更显不足，致肝阳偏胜，肝气上逆。郭志强常是在滋补阴血的基础上柔养肝木，以滋水涵木，养血柔肝为主，既补肝体，又助肝用。

3. 不损天然之气血，便是调经大法

郭志强认为，调经之法诸多，随其证而治之，鲜有不效矣。治疗月经失调，尤其推崇《傅青主女科·调经》所载"不损天然之气血，便是调经之大法"。郭志强之所以对此深有体会，是因为在临床上遇到太多"涸泽而渔"的情况。以闭经为例，其由不外"血枯"和"血隔"两类。血枯经闭，乃因血海空虚，无血可下，治当补而通之，动则遣以破血痛经之剂者，屡见不鲜。或予养血填精，短期内难以奏效，医者急功近利，不能守方，继以竭泽而渔，更损气血，何效可有？其治当以养血填精为主，使水满则自溢。血隔经闭，为经血被阻隔而不得不行，其治当泻而通之。然而，破血逐瘀之品，多伤阴血，妇人以血为本，需注意破瘀血而不伤阴血。瘀血内阻，日久不去，阳气不得条达，瘀久而内寒生者常常可见，除因虚致瘀外，用药宜温通而忌寒凉。

4.固护脾胃贯彻治疗的始终

清代喻弁说"世医治病,不先理脾胃及养血安神,是不明标本之理也",脾胃为气血生化之源,后天之本,与妇女的经孕产乳密切相关,郭志强在临床上注重固护脾胃,并贯彻其治疗的始终,辨证处方及用药时刻照顾脾胃。在临床诊病时必问其饮食情况,有无食欲,进食多少,喜冷饮还是热饮,有无腹胀,及大便情况。在用一些寒凉药物时,常佐以健脾养胃之品,并注意观察患者的饮食。若饮食如故,可放心用之,若出现腹胀纳呆,则减量或去之。另外,妇科虚证者多,常用滋补之品,滋补之品可滋腻碍脾,且能滋生湿热,用久可影响脾胃的消化吸收,临证用药时常动静结合,补泻并用,以防滋补之品产生腻脾之弊。

5.顺应天时,分期调理

中医学认为人体脏腑、经络气血的生理活动,与日月运行、四季变化息息相关。《本草纲目》云:"女子,阴类也,以血为主,其血上应太阴,下应海潮,月由盈亏,朝有朝夕,月事一月一行,与之相符,故谓之月水、月信、月经。"月经周期是女性生理周期中阴阳消长、气血变化节律的体现,一般分为月经期、经后期、经间期、经前期四期,若阴阳气血消长变化发生紊乱,则会引发女性的多种疾病,而若能循此阴阳消长变化进行调理,则能达到事半功倍的效果,故郭志强提出调经序贯疗法。

除了根据月经周期进行分期外,郭志强也会根据患者所处的年龄阶段进行分期治疗,遵循其生理特点,依其潮流而治之,因势利导。比如在治疗崩漏时,对于不同年龄段的女性,治疗原则不尽相同:对于青春期女性以充养肾精,滋阴补肾为主,使肾中阴平阳秘,则经至有期,逐渐形成规律的月经周期。生育年龄的妇女,主要是调节肾–天癸–冲任–胞宫轴,根据月经不同时期的阴阳气血的消长规律而治之,即中药调周序贯治疗,恢复其正常的月经周期,使经血藏泻有度,依时而下。围绝经期妇女,机体肾气渐衰,天癸将竭,冲任脉虚,生殖功能减退,相火亢盛,亢则害,热迫血行,肾失封藏,而致崩漏,治疗以滋阴降火为主,使"寒冰之地,不生草木",致月经逐渐后期、量少而绝经,即"顺水推舟"之意。

四、验案

（一）医案记录

葛某，女，30岁，已婚3年，2014年3月5日初诊。继发性不孕2年。患者初潮14岁，周期32天，经期7天，色红，夹有少许膜状物，无痛经。2007年11月行药物流产，近2年未避孕未孕，平素无特殊不适，纳眠可，二便调，经前一周乳房胀。LMP：2月17日，经行9天方净，前三天量少，中间三天为正常月经量，后三天淋漓。平素月经7天净。曾监测卵泡示卵泡发育正常并排卵，内膜厚度正常（详细报告未见）。青霉素过敏。孕产史：孕1产0，2007年11月药物流产1次。辅助检查：①2013年3月11日性激素，月经第二天查，FSH 4.84，LH 2.27，PRL 21.37，P 0.84，T 0.50，E 39.63。②甲状腺功能：TSH 2.949，FT3 3.11，FT4 1.04。③曾测基础体温2～3个月示双相。④2013年11月做造影示造影剂通过困难，双侧显影尚可，弥散均匀，宫腔偏右，右附件迂曲，通而不畅，左侧通，造影剂逆入静脉。⑤2012年男方精液检查：精液浓度$53.94×10^6$/mL，活动率52.17%，前向运动47.69%，pH 7.5，完全液化。妇科检查：外阴发育正常阴道畅，较多黄色分泌物。宫体前位，正常大小，质中，活动度差，压痛阳性，举痛阳性。双附件左侧附件粘连，右侧附件增厚压痛。骶韧带增粗。查乳晕周皮无长毛，无溢液，无溢乳，乳腺发育可，乳腺增生（＋）。舌质红，舌苔薄白，脉弦滑。中医诊断：断绪，肝郁肾虚血瘀证。西医诊断：①继发性不孕；②盆腔炎性疾病后遗症。处方：①两固汤加紫石英15g，炒白术25g，炙黄芪25g，阿胶10g（烊化），川椒10g，巴戟天10g，14剂。②养血调经汤加桃仁12g，红花12g，三棱15g，肉桂10g，炒白术25g，炙黄芪20g，3剂。③育胞汤加川芎10g，淫羊藿10g，阿胶10g（烊化），川椒10g，紫河车10g，炙黄芪25g，炒白术25g，13剂。④促排卵汤加川芎10g，月季花12g，淫羊藿10g，炙黄芪25g，炒白术25g肉桂10g，4剂。⑤化瘀宁坤液100mL×25瓶，100mL保留灌肠。⑥基础体温监测。

二诊（2014年4月2日）：LMP 3月15日，量多，血块少，色红，无痛经，平时无腰酸，活动后腰酸加重，怕冷（−），PMP 2月17日，冬季手足凉，睡眠欠佳，入睡困难，舌淡脉弦滑。大便正常。处方：①方去阿胶加鹿角胶10g（烊化），14剂。②方，3剂。③方去阿胶加鹿角胶10g（烊化），13剂。④方，4剂。⑤化瘀宁坤液加黑附子10g，细辛3g，土鳖虫10g，路路通10g，14剂（保留灌肠）。

三诊（2014年4月23日）：基础体温双相，升高10天，波动大，乳房胀，无触痛，LMP 3月15日，现已停经40天，无阴道出血，无恶心呕吐、乏力、小腹隐痛等症状，怕热，纳可，入睡难，二便调，舌淡红苔薄白，脉细弦滑。2014年4月23日测：E_2 2191pg/mL，P 21.25pg/mL，HCG 66.52IU/mL。处方：两固汤加紫河车15g，炒白术25g，茜草25g，阿胶10g（烊化），巴戟天10g，党参20g，怀山药20g，炙甘草10g。7剂。

四诊（2014年4月30日）：停经46天，测E_2 346pg/mL，P 26.73pg/mL，HCG 3235IU/mL，现无阴道出血，无恶心呕吐，晨起刷牙反酸，下腹偶有隐痛，乳房胀，纳可眠差，入睡难，二便调，舌暗红边齿痕苔薄白，脉细滑。处方：菟丝子20g，川断20g，山药15g，桑寄生30g，党参20g，阿胶10g（烊化），炒白芍20g，炙甘草10g，炒白术25g，苎麻根12g，炒杜仲12g，山萸肉12g，枸杞子15g。14剂。后电话随访，患者于2014年底顺产，母子体健。

（二）专家按语

本患者属于继发性不孕（断绪），病位在胞宫胞络，与肝肾关系密切。肾精不足，冲任不充，血海满溢乏力，则月经周期稍长，肝气郁结于胸，不通则痛，发为经前乳房胀痛，肾阳不足，温煦欠佳，则冬季手足凉，气血瘀滞胞络，则宫体活动度差、宫颈举痛，辨证当属于肝郁肾虚血瘀，治法以疏肝解郁、补肾活血调经为主。针对慢性盆腔炎，当活血化瘀通络，采用化瘀宁坤液保留灌肠疏通局部络脉，促进输卵管通畅。初孕之时，当顺应女性"阴常不足、阳亦常虚"的体质特点及此期阳气生发的生理特点，补益脾肾阳气，温阳养血以载胎、固胎。四诊时下腹隐痛，呈胎动不安之象，当予寿胎丸加减健脾益肾，养血安胎。

（三）跟诊手记

本案患者既往有过妊娠史，此次就诊时 2 年未避孕未孕，查男方精液常规未见明显异常，且患者输卵管无排卵障碍，考虑诊断为女性继发性不孕，妇检时宫体压痛及举痛阳性，符合盆腔炎的最低诊断标准，且输卵管造影显示通过稍有困难，考虑患者不孕的原因在于输卵管。针对继发性不孕，当对因治疗，即治疗盆腔炎性疾病，结合中药序贯疗法调经助孕。现代医家大多认为，本病主要由于湿热、湿毒、寒湿之邪内侵，邪气与胞脉气血搏结成瘀，日久导致胞脉闭塞，不能摄精着床而成不孕。郭老也认为，输卵管阻塞性不孕的根本病机是瘀阻脉络。但是有很多患者通过行输卵管通液术或整形术使输卵管通畅后，也很难妊娠。究其原因主要是此类患者还存在肾虚。肾阳虚则冲任胞宫失于温煦，气血运行迟缓而瘀阻胞脉，导致胞脉不通，不能摄精成孕。《神农本草经》云："无子者多系冲任瘀血，瘀血去自能有子也。"故而针对此病因，当温通活血，化瘀通络，采用化瘀宁坤液保留灌肠改善局部气血。

同时，患者月经周期稍长，以肾虚为本，当采用中药序贯疗法调经助孕。郭老认为"不损天然之气血，便是调经之大法"，调理月经当顺应女性体内阴阳气血变化。经后期为阴长期，当滋补肝肾，温阳养血，促进卵泡发育，以育胞汤加减。月经来潮，重阳转阴，血满而溢，当泻则泻，予养血调经汤。经后期经水即行，陈去新生，胞宫冲任空虚，当滋养肝肾，益气养血，促进内膜修复与卵泡发育。经前期为阳长期，阳气旺盛，当补肾健脾，温阳养血，维持黄体功能，予两固汤加减。

三诊时患者已顺利妊娠，但孕龄尚浅，当予两固汤加减，郭老以"两固"名之，固取稳固、固护、固摄之意，两固即是固冲任、固胎元。此期黄体继续发挥作用，仍然处于阴阳关系中的阳长期，郭老提出"妇人之体、阴常不足、阳亦常虚"的体质观，则此期当继续顾护脾肾之阳，一者助阳化气以摄胎，二者养血健脾益养胎。

四诊时患者偶有小腹痛，乃胎动不安之象，当补肾养血安胎。郭老认为孕后安胎当顾护脾肾之阳，避免过度寒凉。郭老常说"有一分阳气，便有一分生机"，妊娠初期胚胎之阳气虽尚稚嫩，但也是胚胎发育之原始动力，尤其需要顾护。菟丝子、桑寄生、川断、阿胶乃《医学衷中参西录》中寿胎丸组成成分，可补肾安胎，炒杜仲功效与续断相似，亦可补肝肾固冲任安胎，党参、炒白术益气安胎，调理脾胃改善孕期症状，保证气血生化有源以助胚胎生长；山萸肉补益肝肾，收涩固脱，枸杞子、白芍滋阴养血安胎，白芍亦可柔肝，缓解少腹部疼痛不适；苎麻根滋阴清热安胎，防孕后阴虚胎热、迫血妄行，郭老提倡保胎"慎用黄芩"，恐有寒凉伤阳致胎动不安甚至堕胎之虞。因此，郭老强调安胎既要注重滋阴养血，也要注重培护脾肾阳气，尽量慎用或者不用有毒、寒凉类的药物。

本案例是郭老治疗不孕的经典案例，从孕前调理助孕到孕后安胎，思路清晰，疗效显著。总结出以下几点：①孕前针对慢性盆腔炎，活血化瘀通络，改善局部气血，促进卵子与精子结合的环境；②孕前调理月经周期，顺应气血变化，促进卵泡发育、成熟与排出；③初孕之时，顾护阳气以载胎，养血健脾以养胎；③安胎重视以肾虚为本，避免过度寒凉。

（李军）

围绝经期综合征

麦味地黄汤——赵继福

一、专家简介

赵继福（1955—　），男，吉林省长白县人，出身中医世家，1977年毕业于吉林医科大学中医系，至今临床工作已40余年。现为长春市中医院主任医师，全国名中医，长春中医药大学及北京中医药大学特聘专家。第五、六、七批全国老中医药专家学术经验继承工作指导老师。2009年被中共吉林省委、吉林省人民政府评为"吉林省劳动模范"，2010年被中华人民共和国卫生部、国家食品药品监督管理总局、国家中医药管理局评为"全国医药卫生系统先进个人"。

治学格言：向其他医家学习，博采众家之长！

行医准则：一心一意为患者着想，全心全意为患者服务！

最推崇的古代医家：张仲景。

最喜读的著作：《医宗金鉴》。

最擅长治疗的疾病：高血压、心律失常、脑梗死、动脉硬化闭塞证、结核性腹膜炎、无脉症等内科杂症，以及子宫肌瘤、不孕症、皮肤等疾病。

最常用的方剂：生脉散、化瘀清散汤、保和汤、气滞伤食方、麦味地黄汤等。

最善用的药物：人参。

最善用的辨证方法：凭脉辨病、凭脉辨证。

二、效方

（一）来源

赵继福出身中医世家，十分推崇研究经典，钻研古籍古方。临床工作期间，赵继福发现个别更年期女性患者出现身体酸痛、头晕、浮肿、高血压等症状，心电图检查显示心肌缺血，有时按照心脏病、水肿等病治疗，难以收到满意疗效，而按照更年期综合征治疗，使用麦味地黄汤效果甚佳。而后数年间，他发现随着人们生活水平的提高和工作节奏的加快，当代女性在围绝经期临床症状轻重不一，以肾阴亏虚者居多，故常用麦味地黄汤治疗更年期综合征肾阴虚、虚热外浮型。赵继福擅长以脉诊病辨证，故在辨证时发现脉象上麦味地黄汤较百合地黄汤脉细更明显些。因此，他针对肾阴虚证，以滋肾养阴、宁心柔肝为组方原则，经过六味地黄汤化裁而成，自拟麦味地黄汤口服，取得满意疗效。

（二）组成

麦冬 15g，五味子 10g，熟地黄 25g，山药 20g，山茱萸 20g，牡丹皮 10g，泽泻 15g，茯苓 20g，酸枣仁 25g，远志 15g，当归 15g，白芍 25g，煅龙骨 50g，煅牡蛎 50g。

（三）功效

滋阴养肾，宁心柔肝。

（四）适应证

1.女性更年期肾阴虚，心阳偏亢型。

2. 更年期综合征肾阴虚，虚阳外浮型。

3. 高血压伴绝经前后诸证。

4. 眩晕伴绝经前后诸证。

5. 绝经前后诸证伴心悸心慌、失眠等症。

（五）使用方法

本方一般用于 50 岁左右更年期综合征患者，其症状多见发热，出汗，口干，焦虑，委屈，失眠多梦，腰膝酸软，手足心烦热，大便干燥，小便频数，舌红少苔或无苔，脉细数等，血压有时不稳定。个别患者出现身体酸痛、头晕、浮肿、高血压等症状。当心电图检查显示心肌缺血，按照心脏病、水肿等病治疗难以收到满意疗效时，按照更年期综合征治疗效果甚佳。临床上使用本方应随症加减，灵活运用。如热盛者，在麦味地黄汤基础上加知母，黄柏；心阳亢、肝阳亢加柴胡、菊花、钩藤，柴胡的用量，脉急时用大量，不急时量小些；心悸、心里委屈加百合；口气重，腹胀，加生石膏。若患者只有腹胀，加保和汤，或先用保和汤再用麦味地黄汤。

（六）注意事项

1. 注意辨别虚实，如为实火上炎者，切勿使用。

2. 脾虚食少便溏者不宜使用。

3. 痰湿痰热内积者，不宜使用。

（七）方歌

麦味地黄更年治，芍枣龙牡归远志。
滋阴养肾且宁心，妇女虚热可用之。

三、名论

（一）方论解析

本方出自《寿世保元》，主治肾阴不足，火烁肺金，喘咳劳热，或有鼻衄、鼻渊。其中熟地黄滋阴填髓，大补真阴，为君药。山萸肉温补肝肾而涩精；山药双补脾肾，健脾补虚，涩精固肾，共为臣药。君臣相配，三阴并补，补肝脾肾。佐以泽泻利水渗湿而祛肾中邪水，以防熟地黄之滋腻恋邪；牡丹皮清热凉肝而泻阴中伏火，制山萸肉之温涩；茯苓渗湿健脾，既助泽泻以泄肾浊，又助山药之健运以充养后天之本，且防熟地滋腻而有碍运化。麦冬、五味子滋阴生津、收敛固涩、补肾宁心；远志、酸枣仁养心安神；煅龙骨、煅牡蛎固涩止汗，育阴潜阳，使阴平阳秘；当归、白芍养肝活血以敛阴液，敛阴和营，诸药合用，共奏滋肾养阴、宁心柔肝之效。临床应用时随症加减，辨证论治，疗效显著。

（二）临床发挥

《素问·上古天真论》云："女子七七，任脉虚，太冲脉衰少，天癸竭，地道不通，故形坏而无子也。"《素问·六节藏象论》云："肾者，主蛰，封藏之本，精之处也。"由此可见，女性的生长发育与肾气关系密切。肾为先天之本，肾中所藏精气是人体生长发育及生殖的物质基础。肾气渐衰，本是生命中生、长、壮、老、已的一个阶段，但出现绝经前后诸证，则是肾之阴阳平衡失调所致，且本病以肾虚为本，累及心、肝、脾等多脏腑。《妇人大全良方》云："妇人以血为基本。"又因妇女经、孕、产、乳，数伤于血，易处于"阴常不足，阳常有余"的状态，正如古人云："妇人之生，有余于气，不足于血，以其数脱血也。"而"精血同源"，妇人屡伤阴血，势必损伤阴精，加之"年四十而阴气自半"，故赵继福认为肾虚是本病之本，且临床上以肾阴虚者居多。其表现常为虚火较旺，患者多见烘热汗出、腰膝酸软、心烦、口干、睡眠差、舌红少苔或无苔，脉细数等肾阴亏虚症状，此时不宜用百合地黄汤或补肾地黄汤，而应以麦味地黄汤滋补肾阴，以清虚火。患者表现为烦躁情绪趋于平和。此即《黄帝内经》所云"阴在内，阳之守也"，阴精得以补养，则虚火不致妄浮。

四、验案

(一) 医案记录

陆某，女，48 岁，2016 年 3 月 5 日初诊。头晕、失眠 2 年。近两年来，失眠多梦，头晕头胀，心烦易怒，潮热汗出，口干，大便 3～4 天一行，手足心热，耳鸣，近期月经不规律，延后，量少，色暗红，无血块。末次月经 2016 年 2 月 16 日。血压 150/100mmHg，舌红，苔薄，脉弦细数。既往有高血压病史。中医诊断：眩晕、绝经前后诸证。西医诊断：围绝经期综合征。辨证为肾阴虚证。治法：滋阴潜阳，调理肝肾。处方：麦味地黄汤加味。麦冬 15g，五味子 10g，熟地黄 25g，山药 20g，山茱萸 20g，牡丹皮 10g，泽泻 15g，茯苓 20g，酸枣仁 25g，远志 15g，当归 15g，白芍 25g，煅龙骨 50g，煅牡蛎 50g，知母 20g，黄柏 10g，柴胡 10g，菊花 20g，钩藤 25g。7 剂，水煎取汁，每天 1 剂，日 2 次，口服。

二诊（2016 年 3 月 12 日）：诸症有所缓解，头晕减轻，睡眠尚可，偶有头胀痛。仍有心烦焦虑。血压 140/100mmHg。舌红，苔薄白，脉弦数。柴胡减至 5g，加牛膝 30g，珍珠母 20g，继用前方 1 周。

三诊（2016 年 3 月 19 日）：头晕头胀基本消除，睡眠尚可，情绪明显改善。血压 130/90mmHg。舌红，苔薄白，脉弦细。改用麦味地黄汤，7 剂，水煎取汁，每天 1 剂，日 2 次，口服。

四诊（2016 年 3 月 26 日）：患者自述睡眠改善，头脑清亮，偶有潮热汗出，时有后背酸楚疼痛。3 月 20 日月经至，量可，舌红，无血块，经期 5 天。血压 130/90mmHg。舌红，苔薄，脉弦缓。改用麦味地黄汤去龙骨、牡蛎、远志、酸枣仁、当归、白芍加桂枝 10g，葛根 30g，10 剂，水煎取汁，每天 1 剂，日 2 次，口服。巩固疗效。

半年后随访，眩晕没再复发，睡眠良好，情况稳定。嘱其心情要舒畅，适当运动，健康饮食，低盐低脂，少食辛辣。

（二）专家按语

妇女绝经前后，肾气渐衰，冲任二脉虚衰，天癸渐绝。过渡期不能适应，使阴阳不得平衡。脏腑气血不相协调，出现一系列证候。本病以肾虚为主，阴虚阳亢，扰乱心神所致。治疗上注重维护肾阴，故以六味地黄方为主，加之麦冬、五味子滋阴，知母、黄柏泻相火而益阴。柴胡、菊花、钩藤平肝潜阳泻火；煅龙骨、煅牡蛎、远志、酸枣仁滋阴潜阳，宁心安神。当归、白芍滋阴养血，补肝肾，引血下行。诸药合用，在嘱咐患者保持积极乐观向上的状态，在紧张忙碌的工作之余，多抽出点时间关注健康，饮食得当，病情自愈。

（三）跟诊手记

本案患者是一位体型偏瘦、身高中等偏高的中年妇女，从进诊室开始就给人以心神不宁、情绪激动之感，问其年龄，果处于更年期，平素工作压力大，有高血压病史。问诊之间，发觉其叙事语速偏快，激动之时语调增高。接触渐多，方知其工作、家庭皆有不顺心之处，家人对其痛苦之症不理解，甚则冷语相对。本次初来就诊时因为长期头晕、失眠，且情绪烦躁难以自行控制。

赵老常言医生不仅要关心患者的身体，而且要关心患者的心理。现代女性不仅在家里担任重要角色，在工作上又要承受较大压力，故心理治疗是非常必要的。赵老认为围绝经期是一个漫长的过程，临床症状轻重不一，甚者严重影响广大妇女的身心健康。运用正确的心理治疗是大有裨益的。首先使患者及家属正确认识围绝经期是女性正常的生理过程，消除恐惧心理，保持积极乐观的心态。其次患者要保持乐观的情绪，培养广泛的兴趣。再次，在这一时期，家人要多一份理解和关心，同时患者要注意控制一下自己的情绪，以顺利度过围绝经期，减少并发症的发生。

在本案的治疗中，赵老特别指出其治疗的本为肾阴亏虚。患者阴虚日久，近来阴虚阳亢，扰乱心神。故治疗上注重维护肾气，调理肝肾。

（熊丽辉）

参考资料

1. 明·龚廷贤. 寿世保元 [M]. 太原：山西科学技术出版社，2006.

2. 房玲，樊永平，王蕾. 六味地黄丸（汤）的临床应用研究 [J]. 中华中医药杂志，2013，28（7）：2181-2185.

3. 范欢欢，谈勇，夏桂成. 国医大师夏桂成教授调理经后初期用方探析 [J]. 中国中西医结合杂志，2017，37（6）：754-756.

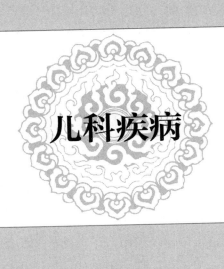

儿科疾病

抽动障碍

平肝息风散——李素卿

一、专家简介

李素卿（1936—   ），女，山东省威海市乳山县人，汉族，教授、主任医师，北京市东直门医院原儿科主任，第二批全国老中医药专家学术经验继承工作指导老师。1964年毕业后分配到东直门医院，根据工作需要，响应国家西学中的号召，参加全国西学中班，并在工作中跟随老中医出门诊、学习，走上中医儿科之路。李素卿从医50余载，中西结合，擅长治疗儿科常见疾病如发热性疾病、咳嗽、哮喘、小儿厌食症、遗尿，及病毒性心肌炎、肾炎、紫癜、抽动秽语综合征、川崎病等疑难杂症。

治学格言：凡看病施治，贵乎精一。

行医准则：全心全意，无私无畏。

最推崇的古代医家：钱乙。

最喜读的著作：《小儿药证直诀》《伤寒论》《幼科发挥》。

最擅长治疗的疾病：儿科常见病及疑难病。

最常用的方剂：四逆散、银翘散、桑菊饮、保和丸、麻杏石甘汤、桑白皮汤、钩藤异功散、温胆汤、过敏煎、泻黄散、清热泻脾散等。

最善用的药物：金银花、连翘、薄荷、荆芥、当归、川芎、诃子、陈皮、白果、枳实、瓜蒌、葛根、黄芩、黄连、生石膏、黄芪等。

二、效方

（一）来源

李素卿工作后跟随"东方小儿王"刘弼臣、钱乙学派传人孙华士等名老中医出门诊、学习，深受启发，结合自己既往所学，将中西医逐渐融为一体，在临床中形成了自己的学术特色。针对抽动秽语综合征（编者注：即Tourette综合征之旧称，下文遵原稿仍使用旧称）的临床特点，结合"诸风掉眩，皆属于肝""风胜则动"，与古籍中记载的"瘛疭""慢惊"等对照，参照《小儿药证直诀》中"发搐""慢惊"的治疗方法，自创抽动秽语综合征基本方：木瓜、伸筋草、蝉蜕、全蝎、白芍、钩藤、石菖蒲、酸枣仁、生龙齿、珍珠母。后于临床中精雕细琢，去蝉蜕、珍珠母、伸筋草，加天麻、白附子、防风、胆南星，存平肝潜阳之力而强息风止痉之能。最终形成验方——平肝息风散：天麻、钩藤、全蝎、白附子、酸枣仁、石菖蒲、生龙齿、防风、胆南星、白芍、木瓜，全方11味药，共奏平肝安神、息风制动之功。

（二）组成

天麻6～10g，钩藤15～30g，全蝎2～5g，白附子3～6g，酸枣仁9～15g，石菖蒲5～10g，生龙齿15～30g，防风6～10g，胆南星3～6g，白芍15～30g，木瓜6～10g。

（三）功效

平肝安神，息风制动。

（四）适应证

小儿抽动秽语综合征。

（五）使用方法

本方为治疗抽动秽语综合征的基本方，临床运用中根据患儿体质、具体表现细分为肝亢风动、痰火扰神、脾虚肝旺、阴虚风动、脾胃伏热、风痰上扰等六型加减运用。

（六）注意事项

1. 注意辨病，需要准确诊断为抽动秽语综合征方可运用。
2. 依患儿体质、当前具体症状综合辨证运用。

（七）方歌

平肝息风治抽动，麻钩全蝎白附子。
木瓜南星白芍入，酸枣菖蒲防龙齿。

三、名论

（一）方论解析

天麻性平味甘，入肝经，息风止痉，平肝潜阳，古称之为"定风神药"；钩藤味甘性微寒，归肝、心包经，清热平肝，息风定惊，天麻与钩藤合用，共奏息风止痉、平肝定惊之功；全蝎味辛性平，归肝经，助天麻、钩藤息风止痉，平肝定惊；防风味辛甘，性微温，归肝、脾、膀胱经，通治一切风邪，抗惊厥；胆南星味苦微辛性凉，归肺肝脾经，燥湿化痰，祛风解痉；白附子味辛性温，归肝、胃经，善祛头面之风，定搐解痉；酸枣仁味甘酸性平，归肝胆心经，善补肝胆，兼可宁心安神；生龙齿归心肝经，重镇安神；石菖蒲味辛性温，归心胃经，开窍宁神，化湿和胃；白芍性微寒味苦酸，归肝脾经，养血柔肝平肝，镇静解痉；木瓜味酸性温，归肝脾经，平肝舒筋，诸药合用，共奏平肝安神、息风制动之功。

（二）临床发挥

钱乙在《小儿药证直诀·肝有风甚》中有云：凡病或新或久，皆引肝风，风动而上于头目，目属肝，肝风入于目，上下左右如风吹，不轻不重，儿不能任，故目连扎也；且古人有"风胜则动""怪病多由痰作祟"之论点。《证治准绳·幼科》曰：水生肝木，木为风，木克脾土，胃为脾之腑，故胃中有风，瘛疭渐生，瘛疭症状，两肩微耸，两手下垂，时腹摇动不已；《万病回春》载：若是眼牵嘴扯，手足战摇伸缩者，是风痰；《张氏医通·瘛疭》录：瘛者，筋脉拘急也；疭者，筋脉弛纵也，俗谓之搐。上述症状的描述与抽动秽语综合征颇为相似，而其中提及的肝风、痰热作为该病的病因和病机，为治疗本病提供了重要的理论依据。临床中，抽动秽语综合征最为困扰家长及患儿的其实为其表现，故而在治疗该病时，根本点在于疗其病因，重要点则在缓其症状，方能建立家长及患儿的信心，达到标本并治的效果。故而李素卿拟定此方，只抓住该病的重要病机，重视临床表现之"标"症，大量运用平肝、息风制动之品。而在实际运用中，再次对患儿体质、所属阶段进行辨证，一方六型，病证同举、病患并重，体现中医治疗的整体性和灵活性。

四、验案

（一）医案记录

赵某，男，9 岁，2019 年 8 月 10 日初诊。多发性抽动 3 年余，加重 2 个月就诊。患儿 3 年前幼儿园快毕业时出现眨眼、手臂抖动等症状，交替出现，时轻时重，近 2 月眨眼、手抖等症状均出现，频率较前增加，运动迅速，时有清嗓子的症状，揉鼻子，无发热、咳嗽、鼻塞流涕等外感症状，纳食可，二便正常。查体：神清，精神可，眨眼时作，双前臂抖动，结膜无充血，心肺（－），腹软，无压痛，口唇红，舌淡，苔薄白，脉沉。辨病为抽动秽语综合征，辨证为肝旺脾虚证，以扶土抑木、息风止动为治疗原则，以平肝息风散合钩藤异功散加减治疗。具体用药：钩藤 30g，全蝎 5g，制白附子 5g，炒酸枣仁 15g，石菖蒲 10g，生龙骨 30g，羌活 10g，胆南星 6g，白芍 30g，党参 10g，炒白术 10g，炙甘草 6g，陈皮 6g，伸筋草 15g，蝉蜕 5g，珍珠母 30g，白茅根 30g。14 剂，水冲服，日 1 剂。

二诊（2019 年 8 月 23 日）：患儿眨眼、手抖动症状较前好转，频率减少，偶有努嘴，口唇红，舌质淡，苔白腻，脉滑，考虑近期纳食不当，辨为风痰上扰，应祛风化痰，解痉息惊，治以平肝息风散合玉真散加减。处方：防风 10g，白附子 6g，白芷 10g，胆南星 6g，天麻 10g，羌活 10g，伸筋草 15g，蝉蜕 5g，全蝎 5g，白芍 30g，钩藤 30g，石菖蒲 10g，酸枣仁 15g，珍珠母 30g，生龙骨 30g，密蒙花 10g，桑枝 15g，炒栀子 10g，生石膏 25g，藿香 15g，白茅根 30g。继续服用 14 剂。

三诊（2019 年 9 月 7 日）：手抖症状已经消失，偶有点头，无其他不适，纳食可，二便调，查体：咽充血，扁桃体肿大，舌红，苔薄白，脉滑。将桑枝改为生甘草，继续服用 14 剂。症状基本消失。随访 1 年，间断于饮食不当、环境改变、压力过大时病情有所反复，但较前为轻，以上方为基础方加减治疗后症状很快消失，平素建议家长进行心理疏导、减压、饮食喂养方面的调整。

（二）专家按语

瘛疭发病，往往虚实夹杂，常脾虚肝旺同现，肝亢而风动，风为阳邪，故常于阳位出现相应症状，如本患儿头面出现眨眼、四肢远端出现抖动等症状，因此，治疗时应扶土抑木，脾实肝平，止风制动。本案患儿初诊时抽动症状明显，结合舌脉显示脾胃虚弱，肝亢风动明显，故予健脾益气、疏肝息风之品进行治疗，后患儿因饮食、情绪等原因，出现痰湿上扰清窍之状，故改以祛风化痰、解痉息惊为法，借玉真散（天南星、防风、白芷、天麻、羌活、白附子）之法疗瘛疭之疾，每收良效。患儿尚出现过脾胃伏热之证，彼时以泻脾胃伏火、定惊安神为法，方用平肝息风散合泻黄散加减，亦大效。此外，结合小儿生理病理特点"三有余而四不足"，在治疗之余，嘱家长进行喂养方面的调整以避免脾虚益盛，又当顾其肝常有余，托家长教育时当以鼓励为主，注意患儿情绪疏导。

（三）跟诊手记

本案患者是一位 9 岁的学龄期儿童，形体偏瘦，面色少华，问诊期间，发现其活泼好动，属阳有余体质，患儿平素挑食，易因食物摄入不当而出现脾虚生湿或脾胃积热之象，亦易发脾虚肝旺之征。

李老认为抽动秽语综合征的核心病机为肝风内动，无论是频繁眨眼、肌群快速抽动，均为其外在的表现，中医认为"风胜则动""诸风掉眩，皆属于肝"，故抽动症的病位主要在肝，治疗时就需要强调平肝息风，而肝又与心密切相关，木生火，肝盛可至心火旺，加故而治疗上兼顾心脾，予酸枣仁、生龙齿、石菖蒲宁心安神，有母病泻其子之意。在本案治疗中，患儿又有脾虚之象，肝木旺而乘脾土，基于此，李老在本案的治疗中以扶土抑木、息风止动为法，之后治疗过程中，根据患儿不同的表现及诱因，分别施以祛风化痰、解痉息惊及泻脾胃伏火、定惊安神之法，每获良效。

李老认为抽动秽语综合征的最主要表现就是动，无论是肢体的抽动还是发生性抽动，均属动，而中医学认为"风胜则动""诸风掉眩，皆属于肝"，故抽动症的病位在肝，肝主筋，动风，所以抽动症多数与肝风内动有关。肝主木，脾主土，脾虚土薄则不能养肝木，则树动风摇，形象地说就是如果脾胃虚弱的患儿，土太薄，树木无法扎根，就会出现根基不固，来回摇晃，治疗时就需要健脾厚土，土厚了，根基稳固了，树木自然就不摇晃了，抽动的症状就会缓解。

在治疗过程中，特别注重对家长进行喂养方面的指导及教育方面的建议，关注小儿"脾常不足""肝常有余""心常有余""阳常有余"的特点，治疗过程中关注病情变化，及时调整用药。正如《伤寒论》所言，"观其脉证，知犯何逆，随证治之"。

（何冰、刘玲佳）

健脾止动汤——王素梅

一、专家简介

王素梅（1950—　），女，主任医师，博士生导师，北京市中医儿科诊疗中心主任。全国老中医药专家学术经验继承工作指导老师，北京市老中医药专家学术经验继承工作指导老师，北京市"双百工程"老中医药专家学术经验传承工作指导老师。曾任北京中医药大学东方医院儿科主任、教研室主任。北京中医药大学东方医院原儿科主任。师承京城名医刘弼臣教授，系统学习中医临床。从事中医诊疗工作40余年，擅长儿科精神神经系统疾病如抽动障碍、多动症及自闭症等的治疗。

治学格言：学无止境。读经典、勤思考、多领悟。

行医准则：全心全意为患者服务。对待患者认真、热情。

最推崇的古代医家：张仲景。

最喜读的著作：《黄帝内经》《小儿药证直诀》。

最擅长治疗的疾病：儿科精神神经系统疾病如抽动障碍、多动症及自闭症等。

最常用的方剂：温胆汤、六君子汤、泻青丸、天麻钩藤饮、孔圣枕中丹等。

最善用的药物：全蝎、桂枝、防风、僵蚕、鸡血藤、木瓜、伸筋草。

二、效方

（一）来源

王素梅从事中医儿科临床、教学、科研工作40余年，在治疗小儿多发性抽动症（编者注：即 Tourette 综合征之旧称，下文遵原稿仍使用旧称）、自闭症谱系障碍、注意力缺陷多动障碍等疾病方面临床经验丰富。王素梅基于脏腑辨证结合小儿生理、病理特点，认为儿童多发性抽动症病情迁延反复，多责之为肝、脾。小儿"脾常不足"，脾主健运，脾为生痰之源，现代社会物质生活极其丰富，小儿饮食不知自节，恣食肥甘厚味生冷刺激之品，损伤脾胃功能，致脾虚失运，水湿不得运化，聚液成痰。小儿"肝常有余"，肝主疏泄调达，现代社会多独生子女，平素恣意任性，学习压力过大，易致肝气郁结，肝失调达，气机不畅，郁久化火生风。而后王素梅在大量临床实践基础上发现风、痰贯穿于此病的始终。此病病机虽属风痰内蕴，但究其所生，乃是肝脾，故从肝脾论治风痰，采用扶土抑木法，方在六君子汤及泻青丸的基础上加减，名曰"健脾止动汤"。

（二）组成

太子参 10g，白术 10g，陈皮 10g，半夏 5g，茯苓 10g，防风 10g，钩藤 10g，川芎 6g，白芍 6g，木瓜 9g，石菖蒲 10g，葛根 10g，谷精草 10g，伸筋草 15g，山药 10g。

（三）功效

健脾平肝、化痰息风。

（四）适应证

脾虚肝亢，风动痰扰之多发性抽动症。

（五）使用方法

儿童多发性抽动症症状多变，反复发作，病程缠绵，虽扶土抑木为治疗大法，但在临床中要根据疾病发作与缓解的不同时期，对于扶土或是抑木各有侧重。对于由于学习压力大诱发并伴有脾气急躁，且抽动频繁者，症属抽动症发作期，应该重用抑木法，此期患儿往往肝火亢盛，肝气郁结，治疗上重在疏肝、平肝、清肝。抽动症状渐趋缓解时，患儿往往在抽动同时伴纳差、面色少华、二便不调，注意力不集中等，此为抽动症缓解期，脾土虚弱，痰湿阻络，应重用扶土法。部分难治性病程久的患儿，反复发作，抽动难以控制，还要考虑"久病必虚""久病多瘀"，在遣方用药时注意补虚及活血。

（六）注意事项

1.注意辨别病位、病性，如为痰热扰心者，切勿使用。

2.应用虫蛇类，如全蝎、地龙、蜈蚣、乌梢蛇、白僵蚕等要注意使用的时间和剂量，剂量不能过大，不宜久用，久用伤阴，中病即止。应用金石类药物，如龙骨、牡蛎、磁石等易伤脾胃，大量应用可碍胃，影响食欲，虚风内动者慎用。且需及时复查肝肾功能，若出现异常应及时停药，检查后再予调方。

（七）方歌

王氏健脾止动汤，参苓术芍夏陈防，

钩藤葛根木瓜菖，芎谷伸筋二草香。

三、名论

（一）方论解析

王素梅在扶土抑木的治则指导下，采用健脾平肝、化痰息风的治法，自拟健脾止动方。健脾止动方由六君子汤合泻青丸加减而成，主要包括太子参、白术、陈皮、半夏、茯苓、防风、钩藤、川芎、白芍、木瓜、石菖蒲、葛根、谷精草、伸筋草、山药。太子参、白术、茯苓为君健脾除湿，钩藤、白芍平肝柔肝息风，共奏健脾平肝之效。陈皮、防风、半夏为臣，化痰行气，祛风解痉，川芎行气解郁，引诸药上行，缓解头面部及上肢抽动，山药加强健脾，石菖蒲化湿豁痰，醒神益智，木瓜、伸筋草柔筋止抽，葛根舒经活络，通项背，止仰脖、甩头等项背部抽动，谷精草清热疏风利目。全方健脾化痰，平肝息风，标本同治，补泻结合。

（二）临床发挥

本病病机虽属风痰内蕴，但究其所生，乃是肝脾，故从肝脾论治风痰，采用扶土抑木法，健脾止抽贯穿始终，体现了《素问》中"治病必求于本"的思想。多发性抽动症的治疗比较复杂，其复杂性在于临床症状的多变性及反复性，时而肢体抽动，时而面部抽动或是发声性抽动，辨证时应透过现象抓住本质，紧紧抓住小儿"脾常不足、肝常有余"的特点，急则治其标，止抽止动，切记根本在于脾之不足。

辨证基础上随症加减：根据不同的抽动部位和伴随症状的差异，在健脾止动基础方上随症加减，辨证与辨症相结合。咽部发声明显者如吭吭发声或尖叫或秽语，加锦灯笼、桔梗、射干、玄参、山豆根等利咽；鼻部症状明显者如耸鼻、抽鼻、吸鼻等，加辛夷、苍耳子、白芷等通窍；眼部症状明显者如眨眼、翻眼、挤眼、瞪眼频繁，加菊花、木贼草、谷精草、白蒺藜等疏风利目；颈部症状明显者如摇头、扭头、点头频繁，加蔓荆子、葛根、羌活等疏风通络；腹部症状明显者如抽腹、鼓肚子等，加白芍；四肢抽动明显者如甩手、跺脚、提臀、踢腿等，加用鸡血藤、桂枝、桑枝等通络祛风；伴有注意力不集中者加远志、石菖蒲、郁金等醒神开窍；伴有遗尿者加肉苁蓉、巴戟天、附子等温肾；脾气急躁者加柴胡、龙胆草、夏枯草等疏肝清肝或加茯神、青礞石、磁石、珍珠母等安神定志；积滞明显者加焦山楂、焦槟榔、鸡内金、厚朴、枳壳等和胃消积化食。

王素梅指出，对多发性抽动症患儿来说，多种因素可诱发抽动加重或复发，所以对患儿平时的调护也相当重要。在饮食方面，应避免无鳞鱼、煎炸肉串等肥甘厚味及含咖啡因的饮料，以免生痰化热；限制长时间看电视，尤其要避免惊险刺激、恐怖节目及电脑游戏，保证充足睡眠；提醒家长及学校要给患儿一个宽松的环境，对其各种抽动状及伴随症不要过度关注、不要指责，给予鼓励，帮助患儿建立战胜疾病的信心，有助于早日康复。

四、验案

（一）医案记录

李某，男，6 岁，2019 年 10 月 17 日初诊。主诉：间断眨眼、点头、咧嘴 2 年余。患儿于 2 年前春季出现眨眼，当地医院以结膜炎治疗 1 个月，症状未见缓解，随后出现间断咧嘴、点头、翻眼、耸肩等，口服静灵口服液症状无明显改善。刻下症：翻眼、眨眼、耸肩、皱眉、吭吭发声，脾气急躁，纳差，二便调，面色少华，舌质红，苔薄白，脉细。诊断：多发性抽动症。治法：健脾平肝，化痰息风。处方：太子参 10g，白术 10g，陈皮 10g，半夏 5g，防风 10g，钩藤 10g，茯苓 10g，川芎 6g，白芍 6g，木瓜 9g，伸筋草 15g，谷精草 10g，山药 10g，石菖蒲 10g，葛根 10g，菊花 10g，夏枯草 6g，羌活 6g，枳壳 10g，全蝎 3g，僵蚕 10g，地龙 10g，天麻 6g。14 剂，颗粒剂，日 1 剂，早晚分服。并配合揿针治疗。

二诊（2019 年 10 月 31 日）：药后吭吭发声消失，眨眼、翻眼较前减轻，不欲饮食，面色少华，舌红苔白，脉细。遂去夏枯草、地龙、天麻，加砂仁 6g，焦山楂 10g，神曲 10g，28 剂，日 1 剂，早晚分服。

三诊（2019 年 11 月 28 日）：药后偶咧嘴，食欲好转，吃凉食后脐周疼痛，二便调。面色少华，舌尖红苔白，脉细。上方去菊花、蝉蜕、砂仁、焦山楂，加地龙 10g，白附子 3g，连翘 10g，黄连 3g，乌药 3g，香附 3g，蜈蚣 1 条，28 剂，日 1 剂，早晚分服。共口服中药 1 年，基本痊愈，随访未见复发。

（二）专家按语

本案患者抽动为肝旺脾虚内伤所致。《难经》云："其外证，善洁、面青、善怒；其内证，脐左有动气，按之牢若痛；其病，四肢满……转筋。有是者，肝也。"患者脾气急躁，伴有间断眨眼、点头、咧嘴等抽动症状（可视作转筋），且三诊时知脐周痛，纳差，面色少华，故属脾虚。《难经》曰"见肝之病，知肝传脾，当先实脾"，况患者已出现脾虚症状，治当如前法所言，予健脾止抽方加减治疗。加菊花、天麻以平肝息风，加全蝎、僵蚕、地龙以剔络逐邪；证属肝热，加夏枯草；加羌活入膀胱经，配合葛根使之更有效地缓解耸肩症状；加枳壳后，行气以增效。二诊纳差明显，加砂仁、焦山楂、神曲。患者之前服用的静灵口服液是由知柏地黄丸加减而得，以养阴益肾为主，缺乏具有健脾作用的药物，故效果不理想。最后嘱咐患儿避免感染，保证正气不为外邪所扰，脾气自能维持充足状态；忌长时间看电视、打游戏，因《素问》云"久视伤肝"，然"肝受血而能视"，长时间如此，消耗肝血，阴不濡阳，易使肝阳复亢，抽动复发。

（三）跟诊手记

本案患儿学习压力大，爱看电视，喜吃肥甘厚腻，导致肝气郁结，肝血亏虚，肝失调达，气机不畅，加之肥甘厚味伤之于脾，脾虚肝旺，日久化火生风。王老师常说多发性抽动症与患儿心情有很大关系，观察发现多数患儿脾气急躁。故嘱咐家中要适当减轻患儿的学习压力，给患儿一个宽松的环境，对其各种抽动状及伴随症状不要过度关注、不要指责，多鼓励，疏解其情志之郁，使患者愉快地接受治疗。

王老师在本案中，对待患儿很耐心细致，问诊时从各个方面了解患儿情况，同时关注患儿看病时的表现，不仅会根据家长描述情况还会依据患儿本身身体状况开处方，医嘱方面除外常规饮食宜忌，还包括运动方式，诸如双手交替拍球。虽然王老师和蔼可亲，但对于不能让患儿看电视、玩手机游戏等方面的调护要求，则十分严格。由于本病治疗周期较长，临床易反复，所以王老师在治疗时在同家属交代病情实事求是基础上加以鼓励，并不厌其烦地进行疾病的宣教，不能擅自停药、减药。以提高患儿及家属依从性，达到提高治疗效果的目的。

（张莎莎）

参考文献

郝宏文，王素梅. 王素梅扶土抑木法治疗多发性抽动症经验［J］. 中国中医药信息杂志，2010，17（3）：86-87.

儿童支气管哮喘

小儿定喘汤——周耀庭

一、专家简介

周耀庭（1930—　），男，主任医师。首都国医名师，国家级名老中医，第二、三、四批全国老中医药专家学术经验继承工作指导老师。周耀庭具有60年临床经验，以内科、儿科最为擅长，兼治外、妇、皮科。擅长治疗内科感染性疾病、免疫性疾病、呼吸系统疾病、消化系统疾病、泌尿系统疾病等。尤其对于长期发热、咳喘、过敏性紫癜、慢性胃炎、消化性溃疡、腹泻、神经官能症、甲状腺功能亢进或低下、小儿多动症等病治疗有独到之处。

行医特色：40年温病学教学经历，有丰富的临床经验和较高的中西医理论功底，尤其是在温病学理论方面造诣颇深，擅用中医温病学理论治疗各种热病，疗效卓著。

行医准则：中西医结合，必须注重查体、四诊。

最喜读著作：《外感温热论》《温病条辨》。

最擅长治疗的疾病：感染性疾病。

最常用的方剂：射干麻黄汤、银翘散、麻杏石甘汤、苏葶丸、达原饮。

最善用的药物：麻黄、射干、法半夏、浙贝母、葶苈子、紫苏子。

二、效方

（一）来源

周耀庭对小儿哮喘病的病因病机有深刻的研究。他认为，外寒内痰是哮喘的基本病因病机。他提出外感风寒是本病的主要外因；痰饮内伏，盘踞日久是本病的内因，治疗时需打破"急则治其标，缓则知其本"的模式，强调积极祛邪，"邪去则正安"，以散寒化痰、降气平喘一种方法贯穿始终。内痰根据患儿年龄不同，又有食痰与热痰之分，3 岁以下婴幼儿多为食痰所伤，4 ~ 15 岁患儿或因素有脾胃虚弱，或因素有脾肾两虚，导致水液代谢失常，湿邪停留于体内，聚湿为饮，饮凝为痰，致使痰饮内伏，成久留不去之势，并有化热趋势而为热痰，由此在治疗 4 ~ 15 岁儿童哮喘时，周耀庭强调清热化痰，散寒定喘，创立本方。

（二）组成

麻黄 2g，射干 6g，细辛 2g，桔梗 6g，黄芩 6g，知母 6g，瓜蒌 15g，法半夏 6g，浙贝母 6g，鱼腥草 15g，旋覆花 10g，代赭石 15g，五味子 10g，枇杷叶 10g。

（三）功效

清热化痰，散寒定喘。

（四）适应证

痰热郁肺，外感风寒之儿童哮喘（4 ~ 15 岁）。

（五）使用方法

周耀庭认为儿童伏痰易夹食痰，可加焦山楂、焦神曲、焦麦芽、焦槟榔、莱菔子、鸡内金等消食化痰。哮喘急性期禁用补升提、滋腻壅滞之品，否则均可助邪为虐；对于病久者，可加五味子以敛肺止咳定喘，防止肺气耗散。除此之外，应注意本病痰饮夙根难祛，治疗好转后应坚持用药，巩固疗效防复发。

（六）注意事项

1. 对于夙根伏痰要详辨性质。本方主要适用于热痰引起的哮喘。

2. 周耀庭治疗小儿哮喘在使用中药饮片处方的同时，必定嘱咐患儿家长，家中尽量避免饲养动物宠物，远离猫狗；饮食忌食生冷油腻等不易消化食品；锻炼适度，循序渐进，不可过劳；注意保暖，及时增减衣物，避免感冒等。

（七）方歌

小儿定喘射辛麻，桔芩知母赭旋花。

五味敛肺配清化，蒌夏腥草浙贝杷。

三、名论

（一）方论解析

麻黄、射干与细辛配伍，其中麻黄、细辛二药辛温入肺，既可解表散寒，又可宣发肺气；射干苦降肺气，与麻黄、细辛配伍，则肺闭得宣，气逆得降，宣降结合以复肺之宣降之功，而奏宣肺定喘之效。黄芩、知母清肺热，桔梗宣肺祛痰。旋覆花、代赭石取自《伤寒论》旋覆代赭汤，原方用治胃虚痰阻、气逆不降之呃逆嗳气之证。周耀庭选取其中旋覆花、代赭石二药取其化痰降逆，用治痰阻气逆不降之证。痰饮内伏是本病的内因，治疗时需结合化痰逐饮法，周耀庭擅用清热化痰之品，如法半夏、瓜蒌、浙贝母、鱼腥草、枇杷叶等。五味子酸敛肺气，平补气阴，敛肺之药与化痰逐饮之品配伍，攻补兼施，则化痰逐饮不伤正。诸药配伍，共奏清热化痰、散寒定喘之功。

（二）临床发挥

对于哮喘的治疗，周耀庭认为要坚持"邪去则正安，祛邪宜尽"原则，祛痰逐饮是治疗的主要方向，散寒化痰，降逆平喘是治疗小儿哮喘贯穿始终的原则。《景岳全书·喘促》曰："喘有夙根，遇寒即发，或遇劳即发者，亦名哮喘。"清喻·嘉言谓："窠囊之痰，如蜂子之穴于房中，如莲子之嵌于蓬内，生长则易，剥落则难。"提出宿痰伏饮是本病病程冗长，病势缠绵，难收速效，甚至顽固难解的主要因素。周耀庭认为，导致哮喘反复发作的夙根即是伏痰，伏痰夙根，决定了本病的复杂性、长期性，夙根不除，则哮喘不愈。故周耀庭主张，化痰逐饮、消除伏痰的治疗思路以及治疗方法、选药组方均要贯穿该病治疗的始终。对于夙根伏痰要详辨性质。导致小儿哮喘的伏痰，有寒痰、热痰、湿痰、食痰之不同，周耀庭经过多年的临床发现，患儿属寒痰者最少，热痰最多，热痰多用瓜蒌、冬瓜仁、浙贝母、鱼腥草等以清热化痰。

历代医家普遍认为外感是哮喘发作的诱因，李士材云"痰火郁于内，风寒束于外"，提出外感风寒是哮喘发作的主要原因，明代医家秦景明《症因脉治·哮病论》论述哮病之因，为"痰饮留伏，结成窠臼，潜伏于内，偶有七情之犯，饮食之伤，或外有时令之风寒，束其肌表，则哮病之症作矣"，也明确指出外感风寒是本病的直接诱因。周耀庭强调寒为凝涩之气主收引，风寒从皮毛外袭，毛窍闭塞，肺气郁闭，发为喘憋，故治疗时应注意解表散寒，宣发肺气。

四、验案

（一）医案记录

白某，男，12岁，2002年4月27日初诊。哮喘5年，近2日复喘，咳嗽，有黄痰，喘憋昼轻夜重，舌质红，舌根部淡黄腻苔，脉细滑数。查体：听诊心肺正常。中医诊断：痰热蕴肺，外感风寒。西医诊断：哮喘。治法：

清热化痰，疏风散寒，降气平逆。处方：麻黄 3g，射干 10g，辛夷 6g，黄芩 10g，瓜蒌 20g，海浮石 15g，法半夏 10g，鱼腥草 30g，败酱草 15g，苦桔梗 6g，生甘草 6g，旋覆花 10g，代赭石 20g，五味子 10g，枇杷叶 10g。6 剂，水煎服。

二诊（2002 年 5 月 5 日）：咳喘明显减轻，痰少不黄，大便 1～2 日 1 行，偏干，舌红苔黄，脉滑略数，前方加冬瓜仁 10g，野菊花 10g，白果 6g，继服 14 剂后，诸症消除。观察 1 年，未复发。

（二）专家按语

哮喘发病原因较复杂，主要是由于痰饮内伏，与肺、脾、肾三脏功能失调有密切关联，是发病的主要内在因素。其外在诱发因素有气候突然变化，衣服增减不当，感受外邪；环境骤变，接触异物，吸入花粉、尘土、煤烟等；饮食不节，为饮食所伤，如过食生冷、酸、咸、肥、甘之品；情绪变化、劳倦过度等。病之发作，由痰饮留伏，遇到诱因，痰随气动，气因痰阻，互相搏结，阻塞于气道，肺气郁阻，气机升降失利，气痰搏结于喉间，以致气息喘促而发生哮喘。本案患者初诊时主要表现为咳嗽，有黄痰，为哮喘急性发作时表现，治疗时关键要辨伏痰性质，本患者舌红苔滑腻，四诊合参，辨证为热痰蕴肺，外感风寒，治宜清热化痰，疏风散寒，降气平逆。

（三）跟诊手记

周老临证辨治小儿哮喘的用药经验主要概括为以下六点：第一，周老指出提出宿痰伏饮是本病病程冗长，病势缠绵，难收速效，甚至顽固难解的主要因素，故贯穿始终除夙根的治疗思路。第二，周老强调本病外感风寒是哮喘发作的主要原因，治疗时应兼顾辛散解表，宣肺散寒，祛除闭肺之诱因的重要性。第三，周老认为本病病机是本虚邪实，治疗应攻补兼施，单纯补益不可取，对于哮喘患者反复发作日久不愈而临床表现气虚明显者，治疗时只需在解表蠲饮药物为主处方的基础上，适当配伍收敛固涩肺气之品即可。第四，周教授认为，喘的病机关键在于肺气上逆，因而治法必须肃降肺之气逆，肺气降则喘逆平，此时误补升提、滋腻壅滞之品应有所禁忌，否则均可助邪为虐。第五，周老认为小儿脾胃功能尚不健全，或因乳食不知自节，或因小儿过食生冷，导致脾胃虚弱，不能运化水谷，日久生积成痰，此乃食痰，因此对于儿童哮喘应尤其注重消除食痰的治疗，坚持消食与化痰结合，才能去除儿童哮喘的夙根，达到治本的目的。第六，周老强调本病病程较长，易反复，临证提倡综合治疗，坚持用药，巩固疗效防复发的观点。

（李明）

参考文献

1. 李明. 周耀庭教授辨治小儿哮喘用药经验总结［J］. 世界中医药，2014.

2. 安俊英，李明，高雪松. 周耀庭教授治疗儿童哮喘 100 例回顾性研究［J］. 现代中医药，2013，33（5）：5-7.

3. 李明，安俊英，赵海燕. 周耀庭治疗儿童支气管哮喘经验［J］. 北京中医药，2013，32（8）：579-580.

4. 商建军，庞秀花. 周耀庭治疗哮喘病的经验［J］. 北京中医药，2004，23（2）：85-85.

骨伤科疾病

颈椎病

颈康舒——罗才贵

一、专家简介

罗才贵（1949—　　），男，主任医师，成都中医药大学附属医院原院长，四川省首届名中医，第五批全国老中医药专家学术经验继承工作指导老师。幼承庭训，后于成都中医学院系统学习中医临床。从事中医诊疗工作 40 余年，以中医治疗骨伤科疾患见长，形成了独具特色的推拿手法体系，其所代表传承的"峨眉伤科疗法"已被列为第四批四川省非物质文化遗产。主编有《罗氏骨伤杂病证治串珠》《峨眉伤科疗法流派——罗氏手法精粹》等著作。

治学格言：继承发扬，守正创新。

行医准则：谦以待人，虚以接物。

最推崇的古代医家：张锡纯。

最喜读的著作：《医宗金鉴》《医学衷中参西录》。

最擅长治疗的疾病：脊柱相关疾病。

最常用的方剂：羌活胜湿汤、独活寄生汤、桂枝加葛根汤、麻黄左金汤、磨腰丹等。

最善用的药物：黄芪、桂枝、葛根、蔓荆子、羌活、天麻。

二、效方

（一）来源

罗才贵家传以伤科为主，在成都中医学院（现成都中医药大学）以优异成绩毕业后，留院工作，师承成都杜氏骨科传人杜琼书老先生研习骨伤科医术，在研习经典《伤寒论》桂枝加葛根汤的基础上，结合自身临床经验，创立了颈康舒。颈椎病以老年人多见，年高多肝肾亏损，正气亏虚，或劳役形体，风邪之气乘机侵袭机体，则使颈肩部经脉拘挛，肌肉气血凝滞而痹阻不通，筋曲不伸，僵凝疼痛而发病。伤科疾病中痹证常因寒邪凝滞引起，罗才贵提出了"寒瘀互结"学说，依此创立了颈康舒。

（二）组成

黄芪 40g，桂枝 20g，羌活 15g，葛根 20g，天麻 15g，蔓荆子 20g，姜黄 15g。

（三）功效

散寒祛瘀，祛风除湿，温经止痛。

（四）适应证

风寒湿痹引起的颈肩不适；颈椎病辨证为寒湿证者。

（五）使用方法

本方以益气、祛风除湿、温阳为主要功效，基本方桂枝加葛根汤为解肌祛、调和营卫、舒经升清、濡润解痉的方剂，临证时需注意随症加减，头痛加细辛、羌活、蔓荆，白芷、川芎；面肿、上肢麻木加地龙、白术，防己；眩晕加天麻、钩藤；颈椎骨质增生加姜黄、生黄芪、桃仁；眼睑下垂加熟附子、黄芪；面神经麻痹加当归、黄芪、红花。

（六）注意事项

注意辨别虚实，如为湿热者，切勿使用。

（七）方歌

颈康舒中芪桂羌，天麻蔓荆葛姜黄。
项背几几寒瘀因，温经祛风颈臂康。

三、名论

（一）方论解析

《伤寒论》曰："太阳病项背强几几，反汗出恶风者，桂枝加葛根汤主之。"该方是仲景为风寒之邪客于太阳经所设。桂枝汤解肌祛风，调和营卫；而重用辛甘性平的葛根，一则解肌升阳助桂枝汤发表解肌，二则宣通经气，解经脉气血之郁滞，三则生津液，以解经脉之拘急。方中桂枝味辛、甘，性温，归心、肺、膀胱经，能发汗解肌，温通经脉，助阳化气，平冲降逆。本品辛温发散，透达营卫，善于外行肌肤，去除风寒，味甘性缓，可发汗而非峻汗，善治风寒外感，营卫不和之风寒表虚证。《本草备要》云：桂枝能"温经通脉、发汗解肌"。《石室秘录》曰："手之麻木，乃气虚风湿中之，必须用手经之药引手中，而去风去湿之药始能有效，否则，益甚无益……然必得桂枝，始能入于手经也。"取其温经通阳、散寒逐瘀为君药。羌活味辛、苦，性温，归膀胱、肾经，能散寒解表，胜湿止痛，可用于风寒湿邪侵入体内，客于肌肤、筋脉、关节引起的风寒湿痹证，尤其擅治上部风湿。本品气清而扬，舒而不敛，可条达肢体，治疗筋脉抽搐拘挛之证。《本草汇言》曰："羌活功能条达肢体，通畅血脉，攻彻邪气，发散风寒风湿。"《汤液本草》谓："羌活气雄，治足太阳风混相搏，头痛，肢节痛，一身尽痛者，非此不能除。"《用药法象》曰："治风寒湿痹，酸痛不仁，诸风掉眩，颈项难伸。"葛根味甘、辛，性凉，辛能透散，凉而不寒，入脾、胃经，有良好的发表解肌作用，为解肌之代表药，常用于外感六淫之邪侵袭肌表引起的项背拘急之证。《伤寒论》记载本品可治"项背强几几，无汗恶风"，唐代《本草拾遗》和《日华子本草》还指出葛根具有活血通脉作用。因其既能解肌，又能引药归经所以是颈椎病治疗中的常用药。姜黄味辛、苦，性温，有活血行气、通经止痛之功，长于行肢臂而除痹痛；《本草纲目》曰："治风痹臂痛。"羌活、葛根、姜黄共为臣药；天麻为风中润剂，味甘、辛，性平，归肝经，有息风止痉、平抑肝阳、祛风通络之功效。天麻还有祛外风、通经络的作用，用于治疗肢麻痉挛抽搐，风混痹痛。缪希雍谓："厥阴为风木之脏，诸风湿痹，四肢拘挛，小儿风痫惊气，皆肝脏为邪气所客致病。天麻入肝味辛气暖，能逐风漏外邪，则肝气平和，前证自瘳矣。肝主筋，位居于下，故能利腰膝强筋力也，风湿缠注则身重气乏，能除风湿则身自轻，气自益也。凡头风眩晕与夫热上壅，以致头痛及眩，或四肢湿痹麻木，小儿风痫，惊悸等证，所必须之药。"（《本草经疏》）取其息风解痉"主诸风湿痹强筋力"，为佐药。

（二）临床发挥

颈椎病属太阳经病。大多因颈部姿势不良，长时间致颈肌疲劳，引起颈部肌肉痉挛，椎骨增生或颈椎生理曲度改变，压迫颈部血管或神经而形成。常表现为颈项部紧张痉挛疼痛，在颈康舒的基础上常配合使用牵正散以解痉止痛，牵正散由白附子（另包先煎）、僵蚕、全蝎组成，《本草从新》载："白附子，阳明经药，能引药上行，治面上百疾。"其散而能升，尤善治头面之风。僵蚕咸、辛、平，归肝、肺、胃经，具有祛风定惊、化痰散结之功，辛能祛散风邪，咸能软化痰浊。其性气轻清上走头面，善祛络中之风。其祛风化痰、软坚散结之作用加速了体内代谢产物的顺利排出，改善了微循环，疏通了运行气血、联络脏腑肢节、沟通上下内外的经络通路。全蝎辛，平，有毒，归肝经，能祛风止痉，缓急止痛。《成方便读》载："全蝎色青善走者，独入肝经，风气通于肝，为搜风之主药。"全蝎为血肉有情之品，其性善走窜，擅窜筋透骨，对于风湿痹痛，久治不愈者，更有佳效。三者皆治风之专药以行其经，古人谓"头为诸阳之会，唯风可到"，故而三者可将诸药引到头面部，直达病所。首先，颈椎之病，必有经脉气血受阻，气血瘀阻不通，故用三者推动气血津液运行，使气血流畅；其次，三药又具有通利血脉之功，起到解痉止痛的作用；再次，颈椎病日久，肝肾不足，卫阳不固，易为风寒所袭，三药的使用又可使"虚风无复可留"。三药相须为用，祛风、化痰、通络止痛，三药合用，功专力伟，共同起到推陈出新的作用，使络脉瘀去血行，解除本病之疼痛、拘急、麻木的主要症状。这些功能交织在一起，在临床治疗上往往可以取得很好的效果。

四、验案

（一）医案记录

张某，女，48 岁，患者自述久坐后左肩部疼痛 2 个月，左上肢酸痛，不能上举，背心痛，无胸闷心悸，无头晕，无手麻。查体见头夹肌压痛明显，左肩前部压痛。X 线示颈椎生理曲度改变，左侧第 7 肋向肩胛见一骨性结构。舌红苔白滑，脉沉细。中医诊断：项痹。西医诊断：颈椎病。辨证：气血亏虚，痰瘀互结。方用颈康舒加减。具体用药：生黄芪 40g，生白术 20g，桂枝 15g，葛根 10g，羌活 15g，姜黄 15g，威灵仙 20g，怀牛膝 15g，僵蚕 15g，蜈蚣 1 条，白附子 20g，天麻 15g，鸡血藤 20g，桑枝 20g，细辛 6g，蔓荆子 20g，乳香 10g，没药 10g，建曲 15g，7 剂，水煎服，日 1 剂。

二诊：肩颈部疼痛较前明显缓解，背心疼痛稍缓，左手上举活动度明显增大，舌淡苔白，脉弦。在原方基础上加用蔓荆子 20g，藁本 15g，防风 15g，细辛 6g，丝瓜络 15g，去乳香、没药，14 剂，水煎服，日 1 剂。1 个月后随访患者诸症不显，恢复正常生活，1 年后随访，患者未诉有复发。

（二）专家按语

颈椎病多兼有"痰湿入络"之现象，这种病理状态或由肝肾不足或因六淫之邪侵入，或长期体姿不正所造成，由于气血失和，运行不畅，导致津液凝积，聚积成痰，痰湿内停阻滞经络，影响气血运行。"不通则痛"，从而引起头枕、颈项、肢体疼痛、麻木等表现。故颈椎病不论虚实，总有气机不利及脉道痰瘀阻滞之现象，因此祛风化痰、疏经通络在颈椎病的治疗中占有重要地位。

（三）跟诊手记

颈康舒主要由生黄芪、桂枝、粉葛、羌活、姜黄、天麻等组成。黄芪益气扶正；桂枝祛风散寒，温通经脉之效，《神农本草经》中记载桂枝能坚骨节，通血脉，理疏不足，用于寒凝血滞诸痛证。羌活、葛根和姜黄三者温经散寒，祛风除湿。羌活能通关利节，祛风除湿，能散肌表八风之邪，善治周身百节之痛，除新旧风湿之症。葛根解肌止痛，善治项强，为颈椎病常用之品。姜黄功效破血行气，通经止痛。戴原礼《证治要诀》云："片子姜黄能入手臂治痛。"天麻祛风痰，通经络。辅以怀牛膝等活血通经，补益肝肾。由此可见，颈康舒标本兼顾，扶正祛邪，为治疗颈椎病的基础方，其辨证施治、配伍加减适用于临床多种颈椎病的治疗。对于风邪偏盛者，可适量加上独活、秦艽、威灵仙等；对于寒邪偏盛者可加川乌、附片等；湿邪偏盛者，配木瓜、防己等；手指麻木重者加桑枝、松节；伴瘀血症状可加红花、桃仁、没药等；痰湿盛者配伍白芥子；气血虚弱配生晒参等。

（卢群文）

参考文献

1. 罗建，周志彬，石达炜. 罗氏骨伤杂病证治串珠［M］. 成都：四川科学技术出版社，2017.

2. 李庆兵，冯跃，罗才贵，等. 推拿结合颈康灵治疗风寒湿痹型颈型颈椎病 30 例［J］. 河南中医，2013，33（2）：236-237.

3. 李庆兵，郑鑫磊，冯跃，等. 罗才贵教授治疗颈椎病经验浅析［J］. 西部中医药，2012，25（10）：49-50.

4. 冯紫薇，罗才贵，常德贵，等. 颈康灵胶囊抗炎镇痛作用的实验研究［J］. 浙江中医药大学学报，2009，33（4）：582–583+600.

5. 罗才贵，罗建，钱俊辉，等．颈康灵胶囊对颈椎病兔模型骨骼肌线粒体结构的影响［J］．江苏中医药，2009，41（4）：74–75.

6. 罗才贵，常德贵，罗建，等．颈椎病兔颈肌 Ca^{2+}–ATP 酶活性的变化及颈康灵对其的影响［J］．辽宁中医药大学学报，2008，10（12）：158–159.

7. 罗才贵，常德贵，罗建，等．颈康灵对颈椎病兔颈肌酶活性影响的实验研究［J］．中国中医药科技，2008，15（6）：420–421.

颈Ⅲ号方——孙树椿

一、专家简介

孙树椿（1939—　），男，主任医师，中国中医科学院首席研究员。是上驷院绰班处宫廷正骨手法传承人，是京城骨伤名医刘寿山先生的学生。孙树椿积累几十年临床经验，提出以辨病辨证相结合、内治外治相辅相成、从整体上重视脏腑为主要内容的孙氏筋伤学术思想。同时，在继承的基础上形成了一套"孙氏筋伤治法"，做到了"机触于外，巧生于内，手随心转，法从手出"，从而达到"法之所施，使患者不知其苦"的境界。

治学格言：以辨病辨证相结合、内治外治相辅相成、从整体上重视脏腑。

行医准则：视患者如亲人，思患者所疾，感患者所痛。

最推崇的古代医家：张仲景、蔺道人。

最喜读的著作：《黄帝内经》《伤寒杂病论》《仙授理伤续断秘方》《医宗金鉴·正骨心法要旨》。

最擅长治疗的疾病：骨科常见病。

最常用的方剂：青娥丸、身痛逐瘀汤、四逆散、良附丸、八珍汤等。

最善用的药物：川芎、葛根、延胡索、路路通、枳壳、当归。

二、效方

（一）来源

孙树椿师从于当代骨科名老中医刘寿山老先生门下，尽得刘老理伤正骨手法真传。近几十年来，一直从事骨伤科的临床、科研和教学工作，对骨伤疾病有深刻的认识。孙树椿在继承刘老先生经验的同时，运用现代的解剖生理学和病理生理学知识对其进行了规范整理。在保持疗效的基础上，简化精练了手法，使之便于学习掌握和推广应用。强调运用中医骨伤手法治疗颈椎病，是中医学的一大优势，手法作用于局部体表可以影响到所连属的脏腑、组织，调节机体的生理功能，使百脉疏通，五脏安和，达到治疗效果。正如《医宗金鉴·正骨心法要旨》记载："因跌仆闪失，以致骨缝升错，气血郁滞，为肿为痛，宜用按摩法。按其经络，以通郁闭之气，以散瘀结之肿，其患可愈。"并且认为其中的椎动脉型颈椎病的发生在中医理论中主要与"瘀""痰""虚"有关，"瘀"与"痰"均可阻碍经络气血、阻滞气机，导致气血运行不畅，产生头晕头痛等临床症状，并且"痰"可蒙蔽心窍，导致头昏目眩等症状；老年患者肝肾亏虚，清阳不上，易致头目眩晕。他根据天麻钩藤饮和几十年临床经验自拟颈Ⅲ号方，并且在临床上一直强调，中药的使用一定要根据患者的症状体征，结合四诊进行随症加减，这样才会起到事半功倍的效果。

（二）组成

川芎 10g，延胡索 10g，葛根 12g，白芷 6g，黄芩 10g，天麻 10g，细辛 3g，钩藤 10g。

（三）功效

平肝潜阳，活血解痉。

（四）适应证

痰湿瘀阻导致的头晕、头痛、颈肩僵硬疼痛、耳鸣等，颈椎病见上述证候者。

（五）使用方法

该方主要以痰湿瘀阻为主，若以痰湿热为主，舌暗红，苔厚腻，脉弦或滑，则去延胡索，加石斛、瓜蒌、栀子、夜交藤等；对于以气血虚证为主，舌淡苔薄，脉弱的患者，一般去延胡索、白芷，加党参、黄芪、桂枝等；对于以肝肾不足为主，舌干红苔薄，脉弦的患者，一般去黄芩，加熟地黄、麦冬等。

（六）注意事项

孕妇及哺乳期慎用。如怀疑有受孕可能，应及时停药、检查后再予调方。

（七）方歌

颈Ⅲ号方麻钩藤，细辛黄芩加白芷。
川芎延胡葛根全，眩晕耳鸣悉停止。

三、名论

（一）方论解析

天麻具有息肝风、定惊搐的作用，为治疗肝风内动的要药；钩藤息风止痉作用和缓，为治疗肝风内动、惊痫抽搐之常用药。白芷可入手阳明、足阳明及手太阴肺经，可治三经之风热。防风可解表祛风，胜湿，止痉，尤妙在甘以入脾，培土以和木风，其用独神。川芎具有行气开郁、活血止痛、祛风除燥、除湿等功效，既能活血祛瘀，又能行气止痛，自古以来被称之为"血中气药"，为治疗诸痛证的主要药。葛根具有解肌退热、发表透疹等功效，在临床中对头项强痛具有良好的疗效；黄芩是清热燥湿、泻火解毒的要药，被称为"中药抗生素"。

（二）临床发挥

孙树椿认为，随着人们生活水平的提高，生活节奏加快，精神压力加大，颈椎问题多发。在患者颈椎退变的基础上，机械压迫、血管病变、交感神经刺激、血流流变与体液异常相互作用，尤其是椎间失稳等，刺激局部血管和神经，可引发椎－基底动脉供血不足的系列临床症状。从中医角度讲，本病不外乎虚实，病位在脑窍，与肝脾肾密切相关。头为"清阳之府""诸阳之会"，五脏精血、六腑清气皆上注于头，脑为髓海，依赖于脾胃水谷精微、肝肾精血的充养。椎动脉颈椎病患者多因久坐、久视、长期劳累，饮食不节，脾胃虚弱，脾失健运，清阳不升，脑失所养，母病及子，常见肝失疏泄及肝之阴血不足；而肝为刚脏，主升主动，肝阴不足，则失其柔和、凉润，阴不维阳，肝阳升动太过，肝阳上亢，灼伤肾阴，阴虚阳亢，上扰清窍，引起头晕、头痛等症。其中医辨证应为本虚标实，结合"无瘀不作眩"，结合患者发病年龄，可分为气血亏虚之"瘀"，痰浊内阻之"瘀"，肾精不足之"瘀"。治疗应以平肝潜阳、滋养肝肾、豁痰开窍、活血通络为治则，在天麻钩藤饮的基础上，加减化裁而成"颈Ⅲ号"方。而对于以痰湿热为主，舌暗红，苔厚腻，脉弦或滑的患者，孙树椿一般会去延胡索，加石斛、瓜蒌、栀子、夜交藤等；对于以气血虚证为主，舌淡苔薄，脉弱的患者，一般去延胡索、白芷，加党参、黄芪、桂枝等；对于以肝肾不足为主，舌干红苔薄，脉弦的患者，一般去黄芩，加熟地黄、麦冬等。

四、验案

（一）医案记录

患者，女，57岁，安徽人。主诉：头晕5个月，肩背部不适10余年。

现病史：患者于 5 个月前因受凉劳累出现发作性头晕，严重时天旋地转，伴有恶心感，持续数秒后可逐渐缓解，遂前往当地医院进行住院治疗，给予诊断"梅尼埃病"，头晕及恶心症状稍有缓解。出院后患者仍有头晕，劳累后症状加重，于 2019 年 11 月 27 日来门诊治疗。问诊时发现，患者颈部僵硬不适，头部昏沉如裹，头晕时作，无胸闷心慌，无耳聋耳鸣，无视物黑蒙，纳可，眠可，小便调，便秘。既往史：高脂血症病史 3 年，未规律用药。专科检查：颈椎活动度尚可。颈项肌紧张。双侧枕下三角区、C3～6 横突处及斜方肌压痛（＋），放射痛（－）。双侧旋颈试验（＋）。辅助检查：颈椎 X 线片示：颈椎曲度变直，C3～6 椎体后缘轻度增生。西医诊断：椎动脉型颈椎病。中医诊断：眩晕病。观舌脉，患者舌红，苔腻，脉弦滑，为痰湿瘀阻证，治疗应以手法松解为主，再辅以中药内服，遂行清宫正骨手法——颈椎旋扳手法，方药选用颈Ⅲ号方，去延胡索，加石斛、茯苓、栀子、夜交藤，共 7 剂。手法做完之后患者自觉头晕、背部疼痛缓解，1 周后复诊头晕症状基本消失，遂行颈椎旋扳手法予以巩固。

（二）专家按语

椎动脉型颈椎病的发生在中医理论中主要与"瘀""痰""虚"有关，该类患者多因久坐、久视、长期劳累、饮食不节，脾胃虚弱，脾失健运，清阳不升，脑失所养，母病及子，常见肝失疏泄及肝之阴血不足；而肝为刚脏，主升主动，肝阴不足，则失其柔和、凉润，阴不维阳，肝阳升动太过，肝阳上亢，灼伤肾阴，阴虚阳亢，上扰清窍，引起头晕、头痛等症。其中医辨证应为本虚标实，结合"无瘀不作眩"，结合患者发病年龄，可分为气血亏虚之"瘀"，痰浊内阻之"瘀"，肾精不足之"瘀"。"瘀"与"痰"均可阻碍经络气血、阻滞气机，导致气血运行不畅，产生头晕头痛等临床症状，并且"痰"可蒙蔽心窍，导致头昏目眩等症状；老年患者肝肾亏虚，清阳不上，易致头目眩晕。而经过大量临床研究发现大部分椎动脉型颈椎病患者均可以发现肝阳上亢脉络瘀阻的症状。故在施以颈椎旋扳手法后应以中药进行调理，以增强体质，去除病因。

（三）跟诊手记

辨证论治是中医诊治疾病的根本，辨证论治的思想最早出现于张仲景的《伤寒论》，继则被后世医家传承发扬，已成为临证之准绳。孙树椿教授在临床中始终强调辨证论治的重要性，并且根据病变部位，提出辨位施治的独特理念。孙树椿教授认为，除了要重视辨证论治、整体施治以外，还要有根据病变部位施以治疗。在临床中对于椎动脉型颈椎病的诊断，孙树椿教授强调，望闻问切是中医诊断的基础，是医生获得疾病来源的根本，要时刻重视问诊和体格检查的重要性，在问诊中要时刻注意椎动脉型颈椎病患者对于自己症状的描述，如眩晕、项痛、视物模糊等，这是区别于其他相似疾病的重要手段之一。而对于椎动脉型颈椎病的体格检查要特别重视颈项部肌肉的紧张度，因为椎动脉型颈椎病的发生与颈椎结构的改变相关，结构的改变必然会影响颈项部肌肉。而触摸颈部肌肉，感受其紧张度，对于相关治疗有很大帮助，即孙树椿教授所说的手摸心会，这是手法治疗的基础。除此之外，他特别强调西医学检查手段的优势，认为这些检查手段运用于中医临床中将会使诊断更加明确，而且对于疾病的转归与预后有很大帮助。孙树椿教授诊治颈椎病时，他时刻强调 X 线影像学检查对颈椎病诊断和分型的重要辅助作用，如对于椎动脉型颈椎病患者，其 X 线影像学表现大多有颈椎曲度的改变、寰枢关节不对称、颈 3～4 椎体失稳或者颈 2～3 棘突保护性位置等异常，这些对于帮助诊断椎动脉型颈椎病非常重要；而且，通过这些也能够间接反映颈部肌肉的紧张程度，对于椎动脉型颈椎病临床治疗也有很大的帮助作用。

（王尚全）

葛根汤合斑龙丸——朱宗元

一、专家简介

朱宗元（1937—　），男，主任医师，1962 年毕业于上海中医学院（现上海中医药大学），首批支援边疆少数民族地区医学事业的知识分子。1993 年享受国务院政府特殊津贴。2008 年评为全国第四批老中医药专家学术经验继承工作指导老师。从事中医诊疗工作 60 余年，擅长诊治肾系疾病、脾胃系统疾病、骨关节疾病、心血管疾病等。曾任内蒙古中医药学会副秘书长、全国中医高等教育委员会委员、内蒙古政协委员、常委等。曾撰写或编写著作 5 部，在国内期刊及学术会议发表学术论文 10 余篇。曾获得内蒙古自治区优秀教师称号、内蒙古科技厅优秀科技论文奖及内蒙古医学院科研奖等。

治学格言：以精诚制药，以本草济民。

行医准则：大医精诚，厚德怀仁。

最推崇的古代医家：李东垣。

最喜读的著作：《黄帝内经》《伤寒论》《脾胃论》。

最擅长治疗的疾病：肾系疾病、脾胃系统疾病、骨关节疾病、心血管疾病。

最常用的方剂：肾炎方、半夏泻心汤、升阳益胃汤、葛根汤合斑龙丸、心脏方、过敏煎等。

最善用的药物：桂枝、桃仁、红花、柴胡、半夏。

二、效方

（一）来源

朱宗元熟读经典，善于思考古代医家思想的来源，在临床中将古代医家的理论思想、方药融会贯通，结合临床实际有所发挥。由于现代生活方式的改变，颈椎病的发病率呈现逐年增高趋势。西医对本病的治疗尚无根治性方法和药物，而中医药治疗独具优势。朱宗元经过研读中医经典及丰富的临床经验总结，提出循经论治颈椎病的临床思路。颈部走行诸多经脉，其中尤以循行于颈部的督脉、足太阳膀胱经、足少阳胆经、手少阳三焦经等最易受到颈椎病的影响。现代人长期从事伏案工作、计算机操作等，多坐少动，使颈椎长期保持在一定的屈曲位，日久可耗伤局部经络气血，络脉空虚，使颈部的皮肤、肌肉、筋骨得不到充足滋养，故朱宗元认为本病以络脉空虚、气血不足为本。治疗以《伤寒论》中葛根汤舒解项背强痛及《青囊方》中斑龙丸通督脉，补元阳，二方合用，标本兼治。

（二）组成

葛根 9g，桂枝 7g，赤芍 7g，白芍 7g，鹿角片 7g，桃仁 7g，红花 7g，川芎 7g，地龙 6g，威灵仙 5g，海风藤 5g，徐长卿 7g，水蛭 4 条，土鳖虫 5g，甘草 3g。

（三）功效

补肾通督，活血止痛。

（四）适应证

1. 络脉空虚，气血不足之椎间盘萎缩变性、韧带肥厚、变性、椎体增生等病变。

2. 督脉受损，肝阳上亢之头晕、头痛、耳鸣、失眠等头部疾患。

3. 督脉亏虚，瘀血阻络，气滞血瘀之胸闷、心慌、气短等症。

（五）使用方法

根据颈椎病不同的类型及症状加以辨证，对于不同的患者加入相应药物。对于颈型及臂丛型，以颈肩肢体疼痛为主者，属于风湿痹证，加入淫羊藿、海风藤、徐长卿、桑枝、姜黄以通络祛风止痛，若属寒者可加入细辛、通草、吴茱萸、荜茇，寒甚者可加入附子以祛寒止痛。对于椎动脉型，以头晕、头痛、血压改变为主者，属于肝风内动证，故加入天麻、钩藤、白蒺藜、白菊花、僵蚕、白芷、珍珠母、石决明等以平肝息风，祛眩定痛；血压高者还可加入豨莶草、夏枯草等。对于交感神经型，以心悸、失眠、视力、听力障碍等症为主者，心悸、失眠则加石菖蒲、远志、龙眼肉、炒酸枣仁、夜交藤；心烦、多梦则加栀子、莲子心；视物模糊则加谷精草、密蒙花；耳鸣、耳聋则加五味子、磁石，另耳鸣耳聋有虚实之分，耳鸣如蝉为虚则加熟地黄、龟甲，耳鸣如雷属实则加胆草、柴胡、黄芩；有心烦抑郁症状者，加柴胡、枳壳、苏梗等，甚则可合用甘麦大枣汤；对疼痛日久者可用全蝎、蜈蚣以加强止痛之功；脊髓型，可加入杜仲、补骨脂、骨碎补等，但此型颈椎病需早期发现治疗，如有手术指征应建议手术，以免贻误病情。

（六）注意事项

1. 有意识地积极纠正头颈姿势。
2. 经期、孕妇及哺乳期慎用。如怀疑有受孕可能，应及时停药。

（七）方歌

朱氏葛根斑龙汤，擅治心悸颈项僵。
全方量少药专效，核心葛根鹿角霜。
桃红芎桂徐长卿，水蛭地龙赤白芍。
补肾通督行气血，土元甘草灵仙藤。

三、名论

（一）方论解析

葛根汤出自《伤寒论》"太阳病，项背强几几，无汗恶风者，葛根汤主之"。方中葛根辛甘和散，主诸痹，擅解肌肉之邪以舒经脉拘挛、项背强痛，且可通太阳经气引药直达颈项，桂枝辛温祛风，又擅温经通脉，二药合用针对颈项脊背强痛效果显著。《青囊方》斑龙丸中鹿角霜改为鹿角片，取其温通督脉，大补精髓，最能补精生血而益元阳，用以扶正补益督脉精血以固本。赤芍药配白芍药，均为主入肝经之要药，一散一收，可柔肝止痛、养血敛阴，又可活血散瘀通脉，补虚散邪；川芎并桂枝引药上行，走太阳之经；地龙、水蛭、土鳖虫3味虫类药入肝肾经，功擅破血逐瘀、搜风通络，可改善颈椎病筋骨受损、脉络瘀阻的病理变化，与桃仁、红花合用加强活血化瘀、理气止痛的功效；威灵仙、海风藤、徐长卿、细辛、通草祛风散寒，通络止痛；甘草既可调和诸药，与白芍药相伍酸甘化阴，又可缓急止痛。

（二）临床发挥

颈部是全身经脉的重要枢纽，根据《灵枢·经脉》记载，手阳明大肠经、足阳明胃经、手少阴心经、手太阳小肠经、足少阴肾经、手足少阳经、足厥阴肝经、任脉、阴维脉、阴跷脉等均循行经过颈部。《素问·痹论》云："风、寒、湿三气杂至合而为痹。"《灵枢·百病始生》云："风雨寒热，不得虚，邪不能独伤人。"因此，风寒湿六淫外邪仅是导致颈椎病的重要外因，其根本在于局部络脉空虚、气血不足。其引起原因主要是慢性劳损，薛己《正体类要》云："肢体损于外，则气血伤于内，营卫有所不贯，脏腑由之不和。"现代生活工作方式如长期从事伏案工作、计算机操作等，多坐少动，使颈椎长期保持在一定的屈曲位，日久可耗伤局部经络气血，络脉空虚，使颈部的皮肤、肌肉、筋骨得不到充足滋养。肝主筋，肾主骨，脾主肌肉，日久可累及内脏，导致脏腑亏虚进一步影响气血化生，逐渐产生椎间盘萎缩变性、韧带肥厚、变性、椎体增生等病变，若再受风寒湿外邪侵袭则加速机体的病理改变，加重病情。以温肾壮督、舒筋通络、活血化瘀为治疗大法。治疗后其自身病变有所改善，颈部神经传导功能复常，先前末梢神经之生物电冲动得以传导释放，所以症状可有一过性加重的趋势，故在此时一定要嘱咐患者保持信心，坚持治疗，疾病才能痊愈。

四、验案

（一）医案记录

刘某，男，63岁，2019年2月21日初诊。主诉：颈部疼痛伴心慌间断发作2年。刻下症：颈部疼痛，伴有下肢无力，心慌，恶心。服过中药，停药后病情较难控制，遂前来就诊。既往史：高血压，血压最高达112/180mmHg；颈椎退行性变，颈2～6间盘疝，双侧颈动脉斑块；冠状动脉粥样硬化，心律失常，病态窦房结综合征，慢-快综合征，已安起搏器；胆囊息肉。舌淡苔白略腻，脉弦细。中医诊断：项痹、心悸。辨证：气虚血瘀，心神失养。西医诊断：颈椎间盘疝、颈椎退行性变、心律失常。治法：益气活血，通络止痛，清心安神。处方：葛根汤合斑龙丸加减。葛根9g，桂枝7g，赤芍7g，白芍7g，鹿角片7g，桃仁7g，红花7g，川芎7g，地龙6g，威灵仙5g，海风藤5g，徐长卿7g，天麻6g，钩藤8g（后下），僵蚕7g，黄芩10g，夏枯草10g，杜仲10g，山栀子7g，牡丹皮7g，莲子心5g，水蛭5g，土鳖虫5g，蜈蚣1条，全蝎2g，甘草3g，珍珠母10g，石决明10g。7剂，水煎服，日1剂，分2次温服。

二诊（2019年2月28日）：血压稳定，偶有心慌，头部稍疼，伴视物不清。舌脉基本同前。原方去去全蝎2g，加细辛4g，通草4g，余方药不变，7剂，水煎服，日1剂，分2次温服。

三诊（2019年4月18日）：血压、心率好，诉眠后手指麻，下肢酸困。予自制成方颈椎Ⅲ号200g。嘱患者每次30粒，日3次口服继续治疗改善症状，巩固疗效。

（二）专家按语

本病病位主要在颈部，局部络脉痹阻不通为标，络脉空虚、气血不足为本，整体属本虚标实、虚实夹杂之证。颈椎是连接人体大脑与脏腑（心脏）、肢体的重要部位，也是气血循行的重要枢纽，一旦颈椎气血郁滞，脉络瘀阻，上不能充养脑窍，下不能养心神，则可表现为头晕、心慌等症。加之患者年老体弱，多种慢性疾病夹杂，治疗时应抓主证，治疗从颈椎论治，以葛根汤合斑龙丸加减。患者血压高，属于肝风内动证，故加入天麻、钩藤、珍珠母、石决明等以平肝息风，祛眩定痛，加之患者心脏病变，心为五脏六腑之大主，故加栀子、莲子心养心安神。患者老年男性，《黄帝内经》云"男子七八肝气衰，筋不能动，八八天癸竭，精少，肾脏衰，形体皆极，则齿发去"，故上方在通经络，补心行血的基础之上加虫类药如土鳖虫、水蛭、蜈蚣、全蝎、地龙加强活血化瘀通络之功，且为血肉有情之品，具有补肾精之效，诸药合用共奏补肾通督、活血通络之功。

（三）跟诊手记

本案患者因饱受疾病折磨，辗转各大小医院、门诊就诊，检查单据颇多，治疗效果不佳，前来朱老门诊就诊也是慕名而来，主要为看心脏疾病。患者虽已安装起搏器，但未觉安装后心慌症状明显改善，也曾口服中药治疗，但停药后仍会反复。

朱老在诊治本病时以颈椎论治为主，朱老强调临床中应重视辨病论治，辨病有助于在临床中把握疾病的整体特点，确定整体诊治思路，在此基础上再对兼症进行辨证分析加减应用，既针对性强又不失辨证的灵活性，可有效提高治疗效果。朱老师受《柳选四家医案》中脊柱痛病案启发，认为颈部主要是督脉和足太阳膀胱经循行之处，其脉络空虚、气血不足加之外邪侵袭可致颈椎病，因此，制定祛邪补虚、活血通络为治疗大法，形成以葛根汤合斑龙丸配活血化瘀药加减为主方进行治疗。

（郝华）

参考文献

1. 董秋梅. 朱宗元教授临证精要［M］. 北京：中医古籍出版社，2014.

2. 李永乐，张锐，李鸿涛，等. 朱宗元从"痹"论治颈椎病［J］. 中医杂志，2014，

55（5）：376-378.

3. 杨巧芳，杨荔勇，董秋梅，等 . 朱宗元教授治疗颈椎病经验［J］. 中华中医药学刊，2010，28（10）：2057-2058.

4. 董秋梅，朱宗元 . 朱宗元教授治疗脉痹的经验［J］. 风湿病与关节炎，2014，3（2）：37-39.

5. 董秋梅，杨巧芳，郝华，等 . 朱宗元循经论治颈椎病临床经验探析［J］. 上海中医药杂志，2012，46（7）：64-65.

6. 周志，班秀芬，朱宗元 . 经络辨证在颈椎病治疗中的应用［J］. 内蒙古中医药，2018，37（11）：43-44.

股骨头坏死

骨复生——刘德玉

一、专家简介

刘德玉（1953—　　），男，主任医师，教授，硕士研究生导师，兼职中国中医科学院博士生导师，全国第四批老中医药专家学术经验继承工作指导老师，陕西省第二批名中医，陕西中医学院（现陕西中医药大学）第一批十大名医，陕西中医药大学附属医院骨伤科学术带头人、骨科大主任。1979年毕业于西安医科大学（现西安交通大学医学院），全国针刀学会常务理事，中华中医学会国家中医骨伤分会常委，全国医药卫生系统先进个人，陕西省中西医结合学会骨伤分会副主任委员，陕西省医学会脊柱分会第一届委员会委员，陕西省卫生高级专业技术资格评审中医综合专业委员会委员，陕西省医学会医疗事故技术鉴定专家库成员，陕西省规范医疗服务项目价格管理工作医疗技术专家组成员，陕西省卫生厅"省卫生系统优秀医生"，政协咸阳市第四、五、六、七届委员会委员，咸阳市骨科中西医结合学会副主任委员，咸阳市医学会医疗事故技术鉴定专家库成员，咸阳市十佳医生。

治学格言：去追求新知，去不断地充实自己，愿为人类的健康奉献自己的一生。

行医准则：真诚相待，对待每位患者，换位思考，体会患者的痛苦。

最推崇的古代医家：朱丹溪。

最喜读的著作:《黄帝内经》《正体类要》《江氏伤科方书》。

最擅长治疗的疾病：骨科疾病。

最常用的方剂：独活寄生汤、黄芪桂枝五物汤、六味地黄汤等。

最善用的药物：黄芪、当归、牛膝、鸡血藤、陈皮。

二、效方

（一）来源

刘德玉师从全国的名老中医李堪印教授，进入骨科以后，熟读经典，并引用经方应用临床，均有佳效。而后数年间刘德玉发现，骨坏死患者多数以肾虚血瘀为本，并结合《素问·脉要精微论》提出"骨者髓之府，不能久立，行则振掉，骨将惫矣"的肾主骨生髓之理论，1998年自拟生骨方治疗股骨头缺血性坏死，经临床应用，治疗股骨头坏死患者2350例，取得了良好疗效，实验研究也取得良好效果，获省级科研成果三等奖。

（二）组成

黄芪40g，三七12g，土鳖虫15g，丹参20g，鹿角胶12g（先煎），当归12g，川芎12 g，延胡索15g，怀牛膝12g，川牛膝15g，鸡血藤15g，甘草10g。

（三）功效

补肾活血，散瘀止痛。

（四）适应证

1.各种骨折的不愈合或延迟愈合。

2.股骨头坏死、距骨坏死等各种骨伤科疾病。

（五）使用方法

诊疗股骨头坏死时可加用藤类药，取其通经活络、行气止痛之功，例如青风藤配伍海风藤通经络、祛风湿、止痹痛；夜交藤、合欢花均有宁心安神之效，而夜交藤偏于养血宁心，合欢花开郁除烦，二药相须为用，共奏养血解郁、宁心安神之效，可改善患者睡眠不佳；伸筋草配伍透骨草共奏通经活络止痛之功。此外，将虫类药与藤类药配伍，例如鸡血藤配伍土鳖虫，取鸡血藤通经活络、舒筋止痛之效，而土鳖虫破血行瘀，续筋接骨，二药共奏行血散瘀、通经止痛之效，临床亦应辨证选用。

（六）注意事项

1. 注意辨别虚实，如为实火上炎者，切勿使用。
2. 孕妇及哺乳期慎用。
3. 忌肥甘厚腻食物及动物内脏。

（七）方歌

黄芪当归与三七，延胡红藤草二膝。

土鳖丹参加鹿角，补肾活血骨复生。

三、名论

（一）方论解析

肾为先天之本，主骨生髓，肾精虚少，骨髓空虚，则骨骼发育和再生障碍，病久肾气不旺，寒从中生者，还需温阳扶正。肝主筋并藏血，与肾同源，肝失所养则藏血失司，不能正常调节血量。肝主疏泄，肝失调达，气机不畅，气血失和则为肝失所养的具体表现，肝肾亏损是股骨头缺血坏死的重要因素。脾胃为后天之本，后天失养也与股骨头缺血坏死有一定关系。肾气不足致脾气虚弱，终成脾肾阳虚。气血不足，气虚则无力推动血行而致血瘀，则骨失濡养而坏死。正如《医林改错》所说："元气既虚，必不能达于血管，血管无气必停留为瘀。"全方重用三七取其甘温有活血化瘀、消肿止痛之功，尤长于止痛。鹿角胶味甘性温，功能补肝肾、益精血，为血肉有情之品，并有良好止血作用，以二药为君药共达活血化瘀、补益肝肾之功。土鳖虫破血逐瘀，续筋接骨，丹参、当归、延胡索行气止痛，活血化瘀，共为臣药。牛膝、骨碎补补益肝肾、强壮筋骨，引血下行为使药。黄芪补气，甘草益气和中、调和诸药。诸药合用，共奏补肾活血化瘀之功。

（二）临床发挥

刘德玉从中医"肾主骨生髓""瘀血不去，新血不生"的理论，四诊合参，首辨标本，提出股骨头坏死病机以肝肾亏虚为本，血瘀痰阻为标。因本病病程较长，邪入筋骨，初期症状多表现为髋关节疼痛较轻，逐渐加重，疼痛可放射至膝部，出现跛行，行久或活动后疼痛明显加重，患肢外展、内旋受限，卧床休息疼痛减轻。刘德玉根据本病病因病机及多年临床经验，结合患者病史、症状、舌脉等临床表现，将本病分为气滞血瘀型、肝肾亏虚型、痰瘀蕴结型三种基本证型，并且他认为本病发病过程中气滞血瘀贯穿本病病程始终，余多为兼证，治疗以补肾活血中药为主，治以益肾填精，强筋健骨，祛瘀通络，活血通脉。

四、验案

（一）医案记录

方某，男，32岁，农民，陕西咸阳人。患者因"双侧髋部疼痛，活动受限1年"于2019年5月10日前来就诊。患者于1年前因颈部外伤曾接受大剂量激素冲击治疗，后出现双侧髋部疼痛，活动受限，当时未系统治疗，休息后症状减轻，为求系统治疗，今来我院就诊。查体：患者双侧腹沟中点处按压痛阳性，双侧大转子处叩击痛阳性，双下肢"4"字试验（+），双下肢"托马斯征"（+），下蹲受限，精神差，面色晦暗，舌质淡，苔腻，脉沉涩。

X线提示双侧股骨头关节面不光滑。CT提示双侧髋关节扫描显示股骨头缺血性坏死，关节腔少量积液，周围软组织肿胀及双侧股骨头多发线性低密度影。中医诊断：骨蚀。西医诊断：股骨头缺血性坏死。此为肝肾亏虚、痰瘀阻滞所致，法当益气活血，温经止痛。处方：黄芪40g，茯苓12g，淫羊藿15g，炙甘草10g，肉苁蓉12g，骨碎补12g，当归12g，鹿角霜15g，醋延胡索12g，土鳖虫12g，陈皮12g。上药7剂，日1剂，水煎服，早晚各一次；嘱卧床休息，下地时扶双拐行走，忌食甜食及动物内脏。

二诊：上药连服7天后，疼痛症状稍有缓解，调整处方：黄芪40g，三七6g，土鳖虫12g，丹参20g，鹿角霜15g，当归12g，醋延胡索12g，川、怀牛膝各15g，鸡血藤15g，炙甘草10g，陈皮12g，骨碎补12g。14剂。

三诊：症状明显缓解，以上方配丸剂，连续服用半年，期间仍嘱卧床休息，下地时扶双拐行走，忌食甜食及动物内脏，戒烟戒酒。

半年后复诊，患者髋关节疼痛症状已消失，行走未见明显异常，复查CT示坏死区域范围加强有所缩小。

（二）专家按语

骨蚀的病机可概括为"滞虚并存"，具体来说就是气虚恋邪，气虚不能化湿而成痰，不能运血而致瘀，痰瘀互结，加以风寒湿邪证，阻滞经络，结而不化致发病。临证时要详察病情，辨证论治。此病理变化不论气血瘀阻，或痰湿内阻，或气虚肾亏，均滞中有虚，虚中有滞，互为因果致经络不通，筋骨失养所致，治宜审证求因分型施治。本案患者肝肾亏虚，痰瘀互结，阻滞气血运行，气血运行不畅，筋骨失去所养，发为骨蚀，因此以补益肝肾、益气活血、温经止痛之法治之。

（三）跟诊手记

本案患者为激素性股骨头坏死，患者精神较差，以右下肢疼痛型跛行进入诊室，活动明显受限，下蹲困难，查体双下肢"4"字试验（+），双下肢"托马斯征"（+），辅以CT诊断，即可明确诊断。面色晦暗，舌质淡，苔腻，脉沉涩。刘老提出，古人就曾提出"因痰致痹"论，认为血中痰浊亦可致血瘀。激素归属中医"药邪"范畴，为"纯阳"之品，易耗损肾阴、肾精。首先长期大剂量服用激素会使肝肾不足，脾失健运，聚湿成痰；其次刘老认为患者尚在壮年之时，且为家庭之柱，让其彻底休息，停止活动是不现实的。但活动增加会加重病情的发展，故需素日扶拐活动，不要心生羞意，且应心生鼓舞，给予自己信心，家人也应多些关心与耐心。还应注意功能锻炼，"动则生阳"正气足则邪气亦衰。平时饮食当以清淡为主，切忌肥甘厚味之品，尤禁酒饮。在本案例中，刘老以"补肾、活血、生骨"为用药原则，结合"动静"功能锻炼，给予生活饮食以及心理方面的建议，使患者病痛得以解除。

（袁普卫）

参考文献

1. 章春生，刘锌，杜斌，等．基于数据挖掘的中医药治疗糖皮质激素相关型股骨头坏死用药规律分析［J］．辽宁中医杂志，2020，47（8）：29-34.

2. 任桂香．从整体医学理论观察"三补一活"系列疗法治疗股骨头坏死［J］．世界最新医学信息文摘，2018，18（91）：139+144.

3. 陈瑞，康武林，董博，等．刘德玉论治股骨头坏死经验浅谈［J］．中国中医骨伤科杂志，2020，28（11）：72-73+76.

关节积液

消积液汤——臧福科

一、专家简介

臧福科（1937—　），男，山东人，中共党员，本科学历，北京中医药大学东直门医院主任医师、教授，首都国医名师，第五、第六批全国老中医药专家学术经验继承工作指导老师。臧福科 1963 年毕业于北京中医学院中医专业，曾任北京中医学院推拿教研室主任，东直门医院按摩科主任，创立"大成推拿学派"和"振腹疗法"，并以"振"法独步天下。他是全国第一批按摩教授，中国屈指可数的几名高级按摩专家之一，曾在美国、日本、瑞士、法国、菲律宾、韩国、马来西亚等国讲学、出诊，受到各界好评。

临床格言：小大夫要有大思维。

最喜读的医学著作：《黄帝内经》《医宗金鉴》。

最擅长的手法：振腹疗法。

最擅长治疗的疾病：手法治疗内科杂症。

二、效方

（一）来源

臧福科 1963 年由北京中医学院毕业分配至学院直属的东直门医院骨科工作，随后即跟随著名清宫正骨理筋大家刘寿山先生学习，深得其真传。他传承刘寿山清宫正骨理筋思想，继承并发扬了该流派在正骨、治筋等方面的理论与治法，疗效显著，并成为宫廷理筋术推拿流派代表人物。宫廷理筋术推拿起源于清代太医院特设的上驷院绰班处，它主要以《医宗金鉴·正骨心法要旨》为教材，多采取口传心授的方法，消积液汤组方思路即源自《医宗金鉴·正骨心法要旨》的海桐皮汤，臧福科在老师刘寿山经验的基础上，将此方发扬光大。

（二）组成

全当归 15g，益母草 20g，川牛膝 15g，赤芍 12g，泽兰 10g，猪苓 10g，茯苓 20g，泽泻 10g，车前子 10g，陈皮 12g。

（三）功效

祛风除湿，活血利水，通络止痛。

（四）适应证

1. 膝骨关节炎、滑膜炎等导致的膝关节肿胀。
2. 髋关节一过性滑膜炎等导致的髋关节肿胀。

（五）使用方法

纱布包煎两次，合计 200mL 为宜，汤药早晚分服，药渣可外敷患处，时间 20 分钟。

（六）注意事项

1. 虽针对的病症为西医病名，但在临床使用时仍需进行中医辨证加减，不可死搬硬套。

2. 临床上可与手法相配合，效果更佳。

（七）方歌

芍膝猪茯车前陈，当归益母泽兰泻。

膝髋滑膜有肿胀，此方利水消积液。

三、名论

（一）方论解析

方中采用全当归，其性甘、温，补血活血，润肠通便，陈皮具有理气调中的作用，健脾护胃、燥湿化痰，与全当归相须为用，共为君药。赤芍性凉归肝经，善于祛瘀止痛，与当归、牛膝、泽兰等补血活血药共奏祛瘀行滞、缓急止痛的功效。牛膝、益母草、泽兰均是活血祛瘀止痛药，牛膝擅长治疗腰膝疾患，善于活血祛瘀通络，强筋骨补肝肾，并配伍当归、益母草等活血补血之品，引血下行直达下肢，使下肢血脉得通，与赤芍共为臣药；益母草和泽兰不仅活血祛瘀，还兼顾利水消肿，为治疗损伤瘀血和水肿的要药。泽泻和车前子均是利水渗湿药，还有强化利水消关节肿胀，缓解疼痛的功效。全方重用活血利水通络之药专攻消肿，又兼顾活血不伤血、行气不伤正、利水不伤阴的整体论治用药原则，在促进关节滑膜积液吸收，缓解局部疼痛，改善关节功能的同时，避免了服药后出现的消化道等的不良反应。

（二）临床发挥

臧福科治疗关节滑膜炎经验丰富，立足骨伤科诊疗原则，结合西医学精华，探索出了骨伤科诊疗，先明确病因病机，再定病位病性，后行辨病辨证，最后确定理法方药的独特诊疗路径。他认为骨伤科疾病与内科疾病最大的不同在于运动系统与其他系统的相对独立性更大，体现在舌苔脉象上往往无法反应局部的病理改变，故辨证论治不能完全遵循中医内科的整体观念，而是应采用整体辨证和局部辨病相结合的方法，分清主次进行治疗。他的验方消积液汤，亦是根据以上的诊疗路径所创立，将关节滑膜炎分为肿胀期和缓解期，组方简明扼要，引经报使，功大力专，疗效肯定，值得同道学习借鉴。

四、验案

（一）医案记录

徐某，女，63 岁，主因"右膝肿痛两年，加重半个月"，于 2019 年 9 月 12 日就诊于东直门医院医院推拿科。患者两年前出现右膝不适，劳累后见膝上缘肿胀，休息后可缓解，畏寒畏风，曾于北京多家医院骨科就诊，行 X 线、MRI 影像检查，提示膝骨关节炎，关节腔积液，实验室检查见白细胞计数 4.7×10^{12}/L，C 反应蛋白 1.63mg/L，红细胞沉降率 8mm/h，类风湿因子 6.31IU/mL，抗 CCP 抗体 5.9RU/ML，ANA，HLA–B27，尿酸 253.9μmol/L，除外类风湿关节炎、脊柱关节病等炎症性关节炎后诊为 KOA 滑膜炎，予关节穿刺抽取滑膜积液并注射糖皮质激素，外用贴敷疗法及口服中成药（具体名称不详），治疗后肿胀消失，疼痛减轻，但症状反复。半个月前患者因旅行劳累后再次出现水肿，疼痛较前剧烈，局部皮肤破损，咳嗽咽痛，发热，内科诊为急性上呼吸道感染，予抗生素口服治疗，未行关节腔注射治疗。就诊时患者体温 37.9℃，咳嗽咽痛，膝关节肿胀明显，屈伸不利并行走疼痛，已自行口服非甾体抗炎药，效果不明显。查体：舌质暗红，舌苔薄黄，脉沉滑，右膝周径明显大于左膝，皮温明显升高，可及压痛，浮髌试验（++），提示关节囊内大量积液。

西医诊断为膝骨关节炎、滑膜炎。中医诊断为痹证，证属气滞血瘀水聚型。结合患者病史，应明确患者整体热象因风热感冒引起，并非膝关节感染，故除外感染性滑膜炎。治宜清热解毒，疏肝理气，活血利水。方用消积液汤合四妙勇安汤加减化裁。处方：生黄芪 15g，海桐皮 15g，玄参 12g，川牛膝 15g，赤芍 12g，忍冬藤 15g，威灵仙 12g，秦艽 12g，全当归 15g，陈皮 15g，益母草 12g，泽兰 10g，炒白术 12g，萆薢 12g，车前子 10g，连翘 12g。予 7 剂，汤药分早晚服，药渣外敷患侧膝关节，避开破损处。

二诊（2019 年 9 月 18 日）：患者服药后，右膝肿痛症状明显减轻，屈伸功能较前好转，右膝周径减小，体温降至正常，右膝皮温与健侧无差异，但仍有关节内不适，纳食可，二便正常。臧福科认为患者整体辨证和局部辨病均表明热象已祛，故可进一步活血利水，促进关节功能，在 2019 年 9 月 12 日方基础上去生黄芪、忍冬藤、玄参、连翘，加水蛭 3g，鸡血藤 12g，冬瓜皮 12g，伸筋草 12g，予 7 剂，服用方法同前。

三诊（2019 年 9 月 24 日）：患者服药后右膝水肿已消除，双侧膝周径一致，活动功能无障碍，即已痊愈。

（二）专家按语

臧福科采取西医解剖结构、病理生理知识与中医表里经络以及虚实寒热辨证相结合的定位定性思路。认为在骨伤科疾病辨证施治之前，须先对病位和病性有充分的认识，将已知的西医病名尽可能正确地对应中医病位和病性，才能进行有效论治。辨病位重在分清表里层次，辨病性重在分清虚实寒热。臧福科指出，中医骨伤科与西医骨科研究的对象均是运动系统疾患，西医的运动系统包括骨、骨骼肌和骨连接装置，而中医的病位属于"体"的概念，即脉、肉、筋、骨等。绝大多数的骨骼肌均以肌腱起止于关节囊，它们是关节动力的来源，《素问·五脏生成论》云"诸筋者，皆属于节"，"节"类比折而多纤维相连的"竹"，坚韧又具有弹性，具有类似关节除骨外其他组织的特征，故将人体骨骼肌的肌腱与骨连接及其功能共同归属于"筋"的范畴。《说文解字》云："筋，肉之力也。"肌肉痿软或关节瘫痪均无法运动，而骨骼又是二者功能实现的根基，故"筋"字即骨骼、肌肉与关节功能的高度概括。《素问·脉要精微论》有言"膝者筋之府"，说明膝关节是"筋"功能和形态最好的体现，而滑膜是关节紧贴关节软骨的组织，位于关节最深处，故根据表里辨证，相对于人体，皮肤属表，关节属里；相对于关节，肌腱属表，滑膜属里，因此滑膜当属阴中之阴。臧福科进一步指出，中医骨伤科多根据疾病发病的时间，分为早期、中期和后期，是纵向的梳理；而通过四诊合参，判断患者整体和局部的虚实寒热，是横向的分类，相较西医病理阶段的精细划分，中医骨伤科病的病性，当采取局部和整体辨证相结合的宏观判定。

（三）跟诊手记

本案患者是一位身型较胖的老年女性，罹患膝骨关节炎日久，严重影响生活质量。臧老在诊疗时能悉心询问患者病情，交代患者服药注意事项，真如患者所言"见到臧老，病就好了一大半"。对于患者的关爱，是我们后辈最应该学习的地方之一。

治疗方面，臧老认同目前中医界对膝骨关节炎（KOA）滑膜炎较为公认的中医诊断和辨证分型。指出中医骨伤科疾病具有以局部病变为主的专科特点，故辨证上应提倡整体辨证与局部辨病相结合。特别是在局部症状较为突出的疾病早期，应更加重视局部辨病的治疗。整体的辨证论治，多体现在疾病的中后期治疗及瘥后防复方面。局部辨病论治，具体体现在骨伤三期施治原则，即初期宜活血化瘀，行气通络；中期宜和营顺气，调理气机；后期宜补肾强骨，促进机能。臧老引《血证论》言"损伤之症，专从血论"，指出以"血"论治损伤是伤科的一条金规则。而在临床用药方面，无论各期均重在活血通络，化湿行气，尤以早期更偏重治血、中期偏重调气。损伤日久必累及肝肾，故后期多采取疏肝补肾药以强筋壮骨。而祛瘀药物多为攻伐之品，易伤脾胃，用药时必须顾护脾胃。结合不同病位，如《医学管见》"引经即引治病之使者，致谓病之所在"，临床应根据不同部位选择使用引经药，在组方中有着举足轻重的地位。臧老认为，KOA 滑膜炎以筋伤为主要表现，且患膝寒者居多，热者少，故臧老根据该病的病位、虚实、寒热将本病分为"气滞血瘀水聚型"（肿胀期）和"脾肾阳虚筋聚型"（非肿胀期）两期，治宜疏肝活血利水和健脾益肾利水。

（王宾、李多多）

参考文献

1. 宏达，臧福科. 大成推拿术［M］. 北京：中国中医药出版社，2012.

2. 张智，张建华. 中药外治法治疗膝关节滑膜炎研究进展［J］. 中医药临床杂志，2018，30（1）：179-181.

3. 郭玮，张彩，亚妮，等. 基于肌骨超声评价的毫火针治疗寒湿痹阻型膝骨关节炎并发滑膜炎的临床研究［J］. 上海中医药杂志，2019，53（2）：47-50，55.

4. 詹红生，郑昱新. 成人膝关节滑膜炎诊断与临床疗效评价专家共识［J］. 中国中医骨伤科杂志，2016，24（1）：1-3.

5. 王宾，柳红芳，李多多，等. 宫廷理筋术推拿流派及其学术传承［J］. 现代中医临床，2019，26（3）：50-54.

肿瘤科疾病

益气解毒抑瘤方——高益民

一、专家简介

高益民（1932— ），男，汉族。首都医科大学中医药学院教授、主任医师，第三批、第五批、第七批全国老中医药专家学术经验继承工作指导老师，第六批北京市中医药专家学术经验继承工作指导老师，第三届首都国医名师。从事中医临床工作60多年，积累了丰富的经验，擅治肿瘤等疑难杂病、危急重症中西结合抢救等。主编《高益民老中医临证经验集》《高益民医论集萃》，《现代名中医类案》《健康与亚健康新说》《人体的火》等，参与编写《赵炳南临床经验集》《刘奉五妇科经验》《关幼波临床经验选》等20余部著作。

行医准则："小病当作大病看，复诊当作初诊看"——高益民主张临证要一丝不苟，不能放过疾病过程中的蛛丝马迹，防止漏诊误诊。

治学格言："潜心继承，守正创新"——高益民在具备西医知识的基础上，潜心学习中医理论，花十余年时间潜心师从各位中医名家，他认为只有潜下心来才能传承好中医精华，只有守住中医的根本才能有所创新。

最常用的药物/成方：玉屏风散——高益民认为该方组方精妙。对表虚不固者，黄芪益气固表，白术健脾益气，防风祛风，该方既益气固表又不留邪；对体内有湿者，黄芪补气利水，白术健脾燥湿，防风祛风胜湿，该方又能健脾去湿；此外，防风还具有疏肝功能，黄芪补肺脾之气，白术健脾气，该方肺脾肝同调，故适用范围较广。临床上对于免疫功能低下性疾病、过敏性疾病、自身免疫性疾病、皮肤病等，高益民均喜用玉屏风散加味。

最擅长治疗的疾病/学科：各类肿瘤、免疫性疾病、代谢综合征、危急重症中西结合抢救。

二、效方

（一）来源

高益民认为，在癌症的非手术治疗方面，中医药有其独特之处。特别是对于肿瘤转移或年老体弱的患者，在已不适用手术或放化疗的情况下，高益民推荐"人瘤长期共存""终身伴随治疗"的方案。在治疗中要把握癌症患者"体虚"与"邪实"两方面，始终贯彻"扶正祛邪"的治疗原则。益气解毒抑瘤方是高益民几十年来治疗癌症的经验所得，是高益民在对癌症"正虚毒蕴"病机认识的基础上创立的，体现了"攻补兼施""辨证与辨病相结合""药方与现代药理相结合"之法。临床应用时，可根据不同癌症、不同症状加减运用。

（二）组成

黄芪 30g，炒白术 10g，当归 10g，茯苓 10g，薏苡仁 10g，仙鹤草 30g，草河车 10g，白屈菜 10g，白花蛇舌草 15g，甘草 6g。

（三）功效

益气健脾，解毒抑瘤。

（四）适应证

脾虚气弱、毒热积聚证，各类癌症见倦怠乏力、食纳不佳、气短、心悸、烦躁、口干、失眠等。

（五）使用方法

临床应用时，可结合癌症的种类、临床证候、病情阶段进行灵活加减。肺癌阴虚津亏者，加沙参、麦冬、生地黄、玄参；痰热较重者，加鱼腥草、金荞麦；咳嗽重者，加紫菀、川贝母、桔梗、甘草；癌症若见血瘀聚有肿块者，加桃仁、红花、三棱、莪术、乳香、没药；湿毒者加土茯苓、槐花，或泽泻、车前子。

（六）注意事项

本方适用于癌症患者治疗的不同阶段，但需根据患者气血阴阳以及脏腑虚损的不同进行药物加减，如阳虚明显者，酌加温阳药。

（七）方歌

益气芪术茯苓草，仙鹤当归薏苡仁。

河车屈菜解癌毒，白花蛇草治肿瘤。

三、名论

（一）方论解析

黄芪为君药，可补益脾肺之气。炒白术、草河车为臣，其中炒白术味苦甘性温，苦温燥湿，甘能健脾补中，以助黄芪补益脾肺之气；草河车，又名蚤休或七叶一枝花，功能清热解毒，消肿定痛。茯苓、薏苡仁、当归、仙鹤草为佐药，其中茯苓味甘淡性平，既能健脾又能渗湿；薏苡仁甘淡性微寒，甘淡利湿，微寒能清热，因其入肺经，故能用于治疗肺痈；当归味甘辛性温，可补血活血；仙鹤草又名"脱力草"，有补虚强壮之功，可以消除疲劳，用于过力劳伤、贫血虚弱、精力萎顿之症。白屈菜、白花蛇舌草亦为佐药，其中白屈菜味苦辛性微温，虽属罂粟科植物，但无成瘾性，有明显的止咳、利尿、解毒、抗肿瘤、止痛作用；白花蛇舌草味苦甘性寒，清热利湿，消肿解毒，现代研究为抗癌常用之药。甘草为使药，既调和诸药，还能助黄芪、白术、茯苓健脾益气。全方配合共奏健脾益气养血、清热利湿、解毒抑瘤之功。

（二）临床发挥

高益民认为，癌症患者在体质方面属于肿瘤易发人群，所以一旦发现肿瘤，就应当使用中西医结合的办法进行全面干预，应该强调"伴随治疗"。也就是对于癌症术后、放化疗过程中、完成西医治疗后的患者，要根据其体质情况，随时给予康复、减轻毒副作用、预防的治疗。因此临床可在益气解毒抑瘤方的基础上，根据患者的病情阶段、临床证候进行灵活化裁。

对于围手术期患者：因手术属中医"金刃所伤"，可造成机体气血损伤，应在益气解毒抑瘤方的基础上，酌加地黄、白芍、丹参、党参、太子参等以加强补气养血的功效，帮助患者尽快恢复体力。

对于围放化疗期患者：放化疗容易造成患者出现胃肠道反应、骨髓抑制等毒副反应，应在益气解毒抑瘤方的基础上，酌加陈皮、炒山楂、鸡内金、炒麦芽、葛根、升麻等健脾开胃升清之品，或补气养血、养阴清热之品，以减轻放化疗毒副反应，帮助患者顺利完成治疗疗程。

对完成西医治疗的患者，或保守治疗的患者：在益气解毒抑瘤方的基础上，应注意协调扶正与祛邪的关系，可根据具体情况酌情加强活血、利湿、化痰、解毒、散结等祛邪的力量，以达到扶助正气，防止癌症复发或转移，延长生存时间，带瘤生存的目的。

四、验案

（一）医案记录

张某，男，74岁，公务员。2005年5月17日初诊。主诉：咳嗽痰中带血半年。现病史：患者2003年8月因胸闷憋气，痰中带血，诊为左上肺支气管肺泡癌。9月2日在某医院行左肺切除术，术后进行1个疗程化疗（顺铂、卡铂、紫杉醇等），一直服用贞芪扶正胶囊、西黄丸等药。2004年12月出现咳嗽、偶发痰中带血。2005年1月发现舌左侧阵发性麻木，左手指肿胀麻木疼痛，握力差，不能做精细动作，经头部核磁检查示肺癌脑转移。继续化疗 2 个疗程，出现贫血，血小板、红细胞减少，血红蛋白降低。既往史：有脂肪肝、高血脂、高血压病史，肝囊肿 1.5×1.5cm。刻下症：偶发咳嗽，痰中带血，头晕气短，纳差乏力，口干，目干涩，耳鸣耳聋，多梦，便秘，舌质淡，苔白，脉滑细数。中医诊断：肺积，气阴两虚，热伤肺络证。治法：益气养阴，清热凉血。处方：黄芪 30g，当归 10g，仙鹤草 30g，炒白术 10g，茯苓 10g，女贞子 15g，旱莲草 15g，升麻 10g，焦三仙 30g，瓜蒌 30g，枳壳 10g，草河车 10g，白屈菜 10g，白花蛇舌草 15g。14 剂。

二诊（2005 年 5 月 31 日）：药后查血红蛋白、红细胞、白细胞数均有所升高，现纳呆，头昏，耳鸣，手胀，舌质淡，苔薄白，脉弦滑。上方加鸡血藤 15g，黄精 10g，14 剂。

三诊（2005 年 7 月 12 日）：药后咳血已止，眩晕、气短、乏力、目干涩均明显好转，食欲增加，眠安。复查血常规正常。处方：黄芪 30g，当归 10g，仙鹤草 30g，炒白术 10g，草河车 10g，白花蛇舌草 15g，白屈菜 10g，白芍 15g，川芎 10g，熟地黄 10g，葛根 10g，陈皮 6g。14 剂。

患者以上方为基本方服药 1 个月，后服用金龙胶囊、血塞通软胶囊至 2008 年 2 月，咳嗽咳血未作，生活质量尚好。

（二）专家按语

患者为肺癌手术切除后两年，确诊有脑转移，近半年来咳嗽、咳血，口干、目干涩，病情严重，属于阴虚内热，肺络受损之证；耳鸣、耳聋、头晕为肾阴亏损，清窍失养；阴血不足，气阴两虚，大肠濡养失司则便燥难下；气短、纳差、乏力为气虚失养之故。整体辨证属于气阴两虚，热伤肺络，治疗以益气养阴、清热凉血为法，以益气解毒抑瘤方为主，加女贞子、旱莲草补肝肾，益精血；瓜蒌、枳壳开气清热润下通便，其中瓜蒌上能清肺胃之热，下能润肠通便，枳壳开胸下气，对虚弱老人便干便秘者尤为适合；焦三仙消食导滞；升麻升提中气。治疗过程中，还曾加减使用过四物汤、葛根加强养血活血之功。本患者使用益气解毒抑瘤方加减治疗，获得了较稳定的疗效。

（三）跟诊手记

高老师常说"中西医结合共同治疗肿瘤才能达到最佳疗效，使患者受益最大"。他告诉我们，这一认识是来源于某西医知名专家学中医又经过半年多中医肿瘤科实习后的心得，"我亲眼看到的结果是单纯的中药和单纯的西药，都不如中药加西药的临床效果好"。因此，在上述观念的指导下，对于能够采用手术、放化疗等现代手段治疗的患者，高老师都主张同时采用中药配合治疗；对于进行放化疗的患者，同时配合中药可以达到减毒、增效的功效；对于失去手术或放化疗机会的患者，则以中药为主进行辨证治疗，以达到提高患者生活质量、延长生存时间、带瘤生存的目的。

高老师治疗肿瘤的总原则是扶正兼祛邪，但应根据手术、放化疗、保守治疗等不同阶段有所侧重：术后患者，气血耗伤，应补气养血为主，佐以活血、解毒等法以清解余毒；放化疗患者，脾胃不和，气阴受损，应调理脾胃、补气养阴为主，以减轻放化疗的毒副反应；保守治疗者，在扶正的同时应配合活血、利湿、化痰、解毒、散结等法，以达到"人瘤长期共存"的目的。对于不同系统的肿瘤，高老师在补气、养血、养阴、温阳等扶正的基础上，常根据肿瘤所涉及的脏腑及病邪的差异，分别采用健脾、清肺、疏肝、补肾、和胃、利胆、清肠、理气、活血、清热、利湿、解毒、散结等治法。

（张晓明、王文娟）

参考文献

1. 张晓明.高益民老中医临证经验集［M］.化学工业出版社，2010.

2. 王文娟主编，高益民主审.高益民老中医临证经验集Ⅱ［M］.化学工业出版社，2019.

消积饮——刘伟胜

一、专家简介

刘伟胜（1937—　），男，主任医师，广东省中医院肿瘤科、呼吸科、ICU 学术带头人。1957 年考入广州中医学院（现广州中医药大学），系统学习中医临床。从事中医诊疗工作 50 余年，擅长呼吸疾病、肿瘤疾病的临床诊治。刘伟胜医术高超，医德高尚，深受广大患者的爱戴及信任，名声远扬海内外，被广大患者称为"肿瘤大家"。他创新了具有中医特色的各种抗癌新疗法，总结出一套中西医结合治疗肺癌的理论和治疗方法；他也是抗非斗士，在危难时刻制定出中医药治疗"非典型肺炎"方案，诊治患者，将个人安危置之度外，屡建奇功；1993 年，被广东省政府授予"广东省名中医"称号。

治学格言：博览群书，融汇古今，思想活跃，开拓进取，勇于创新。

行医准则：兢兢业业，任劳任怨，对患者富有同情心，不计较个人得失。

最推崇的古代医家：张仲景。

最喜读的著作：《黄帝内经》《古今图书集成·医部全录》。

最擅长治疗的疾病：呼吸疾病、肿瘤疾病。

最常用的方剂：消积饮、葶苈汤、生脉散、大承气汤、天麻钩藤饮等。

最善用的药物：黄芪、淫羊藿、补骨脂、女贞子、白花蛇舌草、莪术、全蝎、蜈蚣等。

二、效方

（一）来源

消积饮是刘伟胜经过长期的切身临床工作经验总结出来的治疗肺癌有效方。刘伟胜认为"不时之气、六淫邪气、烟毒秽气，以及外来热毒之邪等，侵袭肺脏，留之不去，久而久之肺络受损，以至肺之气机失调，终致气滞瘀血，瘀血阻络而成积块；再者，秽气、烟毒、热毒均可灼伤人体津液，致肺阴亏损、肾阴亏虚，肾为肺之子，子病及母，肾水亏虚则无以滋润肺阴，终致肺阴亏虚，肺阴亏则虚热灼肺，耗伤肺气，导致络脉失养，加之外在的毒热之邪侵袭肺脏，羁留肺络，瘀、毒、热三者互结于肺而成积块；另外，脾主升清降浊、运化水湿，饮食劳倦所伤致脾气亏虚，脾之运化功能失调，导致水湿内停，日久湿滞凝聚成痰，即所谓脾为生痰之源，肺为贮痰之器，痰阻肺络而成积块。"因此，刘伟胜以扶正补虚抗癌抑瘤为治则创制此方。

（二）组成

黄芪 15 ～ 30g，补骨脂 10 ～ 15g，云芝 10 ～ 15g，白花蛇舌草 15 ～ 30g，莪术 15 ～ 20g，全蝎 6 ～ 10g，蜈蚣 2 ～ 3 条，大黄 5 ～ 10g。

（三）功效

健脾补肾，化瘀解毒，扶正抗癌。

（四）适应证

肺癌。

（五）使用方法

刘伟胜特别提出，消积饮是针对大多数肺癌患者辨证特点所总结出的基本方剂，临证时需结合个体差异加服辨证之方药，亦可增效。

（六）注意事项

1. 忌烟酒及辛辣、生冷、油腻食物。
2. 孕妇禁用。

（七）方歌

解毒抗癌消积饮，芪脂云芝扶正气。
白莪蝎蜈抗癌毒，合用大黄去病积。

三、名论

（一）方论解析

刘伟胜采用健脾补肾、活血化瘀、以毒攻毒之标本兼治、扶正与祛邪有机结合的方法治疗肺癌，重视机体的正气，强调健脾补肾，虽然扶正则积自消，但过补亦助邪，毕竟癌毒积久，须解毒散结，故以扶正不助邪，消积不伤正，攻补结合，调整机体内环境，促使阴平阳秘，防治癌毒扩散。正因为临床中抓住了这一病变发展的主要矛盾，由白花蛇舌草、全蝎、蜈蚣、黄芪、补骨脂、莪术、大黄和云芝等组成，具有健脾补肾、化瘀解毒的复方消积饮才每每获效。方中黄芪、补骨脂、云芝为君药以补益肺肾，益气扶正，白花蛇舌草解毒清热，消痈散结，莪术破血行气，全蝎、蜈蚣攻毒散结为臣药，大黄为佐药凉血祛瘀解毒。全方补而不滞，攻而不伐，攻补兼施，标本同治，共同起到补益脾肾、化瘀解毒、扶正抗癌之功。

（二）临床发挥

《景岳全书·积聚》曰："脾肾不足及虚弱失调之人，多有积聚之病。"明·李中梓《医宗必读》认为："积之成也，正气不足，而后邪气踞之。"其发病与肺、脾、肾三脏密切相关。《杂病源流犀烛·积聚癥瘕痃癖痞源流》曰："邪积胸中，阻塞气道，气不宣通，为痰为食为血，皆得与正相搏，邪既胜，正不得而制之，遂结成形而有块。"可见肺癌是一个全身属虚，局部属实的疾病。刘伟胜认为肺癌正虚为本，癌毒为标，消积饮处方兼顾了扶正及祛邪的治疗原则，对于早期肺癌术后、肺癌化疗过程中、晚期肺癌保守治疗等各种阶段均可应用。根据患者的临证情况，可辨证联合应用其他药物。如患者辨证为气阴两虚型，可联合应用生脉散加减；如为痰热内蕴者，可联合应用苇茎汤；如肺癌脑转移、脑水肿，合并头晕头痛等症状者可联合天麻钩藤饮加大承气汤加减。根据患者各项临床症状，再配合对症治疗，如痰中带血可加藕节、白茅根、仙鹤草、三七粉等；胸背痛可加延胡索、三七粉等；

悬饮胸胁满闷可加葶苈子、大枣、车前草等。整体采取辨证＋辨病＋对症的治疗模式治疗肺癌，每每取得良好的效果。

四、验案

（一）医案记录

冯某，女，40岁，2019年9月16日初诊。主诉：反复咳嗽1年余。现病史：2017年11月出现咳嗽，并发现右颈部淋巴结增大，诊断为右肺腺癌，并肺门、淋巴结、胸膜、肾上腺多发转移，基因检查阴性，2017年12月开始行培美曲塞＋奈达铂化疗8个疗程。2019年4月复查CT提示右肺下叶多发结节，左锁骨上淋巴结增大。2019年7月头颅MR提示右侧额叶、右侧颞叶、胼胝体、左侧小脑球部、左侧额叶多发结节，考虑肿瘤转移，为进一步治疗，来刘伟胜门诊就诊。刻下症：神清，精神稍疲倦，咳嗽少作，咯少许黄痰，抽搐偶发，纳眠可，大便调，小便频数，舌质红，舌苔薄白，脉弦。西医诊断：肺腺癌（cT2N3M1 IV期）。中医诊断：肺癌（气虚痰热瘀阻）。治法：益气化痰，清热祛瘀。处方：黄芪30g，补骨脂15g，莪术15g，白花蛇舌草20g，蜈蚣2g，全蝎10g，茜根20g，桃仁10g，薏苡仁20g，冬瓜子20g，干鱼腥草20g，黄芩15g，半枝莲20g，女贞子20g，甘草5g，猫爪草20g，淫羊藿20g，木瓜15g。14剂，水煎服，日1剂。

二诊（2020年1月6日）：神清，精神尚可，偶有咳嗽，痰少色黄，无抽搐，纳眠可，大便3～4次每日，小便频数，舌质红，舌苔薄白，脉弦。中药处方同前续服。

（二）专家按语

刘伟胜认为，肺癌是在正虚基础上，合并痰、瘀、热、毒等因素，相互搏结而发病，以正气亏虚为本，尤重肺脾肾。正如《素问·评热病论》曰："邪之所凑，其气必虚。"刘伟胜认为肺癌多发性转移的患者正气亏虚为本，夹杂痰瘀等邪实，应攻补兼施。方中黄芪、女贞子、淫羊藿、补骨脂等益气补肾之品扶正补虚，纠正正虚之本；配合葶苈汤祛痰排脓，加上半枝莲、白花蛇舌草、猫爪草等清热解毒、散结抑瘤药物，则可在不继续伤正气的情况下，达到抑瘤效果；应用虫类药全蝎、蜈蚣以毒攻毒，祛除癌毒；莪术破血行气，消积散结。刘伟胜处方在消积饮基础上联合应用葶苈汤加减，辨证与辨病相结合，不拘泥于消积饮中药物，根据辨证、临床症状予以加减用药。该患者为晚期肿瘤多发转移，西医治疗疗效欠佳，通过中医药治疗改善了生活质量。

（三）跟诊手记

刘伟胜教授认为肺癌患者的精神调养非常重要，对疾病的远期疗效有直接影响。医护人员应帮助患者调整心理状态，正确对待疾病，鼓励患者树立积极的生活目标，克服精神上和情绪上的紧张，缓解焦虑情绪，做好为实现生活目标而承受治疗的心理准备。刘教授认为，多鼓励患者，可以提高其承受能力，树立战胜癌症的信心。这样患者的机体免疫状况可以得到提高，可以更好地配合治疗，对治疗的反应会更好，远期疗效也会提高。

（张力文）

参考文献

1. 卢君仁，刘宇龙，吴万垠，等．消积饮对小鼠 Lewis 肺癌生长和转移的抑制作用机制［J］．中国中医基础医学杂志，2001，8（7）：42-44

2. 李柳宁，吴霞，柴小姝，等．消积饮不同治则方药对非小细胞肺癌 VEGF 表达调控的影响［J］．实用医学杂志，2013，29（21）：177-179

3. 柴小姝，李柳宁，刘伟胜，等．刘伟胜教授运用消积饮治疗肺癌的经验分析［J］．中国民族民间医药，2011，20（9）：129-130

4. 柴小姝，吴万垠，刘伟胜，等．消积饮联合华蟾素对小鼠 Lewis 肺癌细胞增殖抗原的影响［J］．中国中医药杂志，2004，2（2）：58-60

祛痰攻毒汤——张西俭

一、专家简介

张西俭（1944–），男，首届全国名中医，主任中医师，教授，博士研究生导师，重庆市名中医，重庆市文史研究馆馆员，第四、五、六批全国老中医药专家学术经验继承工作指导老师，第二批重庆市首席医学专家，国家中医药管理局"张西俭名中医传承工作室"指导老师。临床行医 50 年，深入研究《黄帝内经》《伤寒论》等经典著作，先后就读于上海中医学院（现上海中医药大学）、成都中医学院（现成都中医药大学）。先后受教于程门雪、万友生、黄星垣等中医名家。独辟蹊径，创新性提出气变论、病机结构论、脉气脉质论、用药相反相成论、湿滞互结理论。从基础理论、临床技术到用药体系全方位地深化中医认识，建立了"张西俭脉论"指导下的"病机结构辨证"临床思维模式，著有《重庆中医急症 55 年（1950～2004）》《中医学思实践录》《张西俭脉论脉案集》等学术论著 7 部。

座右铭：坚守临床，传承发展，服务民众。

最推崇的古代医家：张景岳。

最喜读的著作：《临证指南医案》《宋元明清医籍年表》。

最擅长治疗的疾病：恶性肿瘤、高血压、外感发热病等。

最常用的方剂：小柴胡汤、泻心汤类。

最善用的药物：柴胡、法半夏、黄芩、黄连、天南星、白附子、金荞麦、全蝎、蜈蚣等。

目标：探索和发展以实践为基础的理性中医临床医学。

理论路线：辨证论治，辨在病机，病机之明，在于结构，法随机立，药与法合。

技术路线：脉诊为先，四诊合参。

二、效方

（一）来源

祛痰攻毒汤为张西俭临床常用经验方。《神农本草经》中记载天南星味苦、温。主结气，积聚。《本草经集注》云：天南星，微寒，有大毒，主治积聚。《玉楸药解》云：南星辛烈开通，磨积聚癥瘕，消痈疽肿痛，疗麻痹拘挛。《玉楸药解》记载：白附子味辛、甘，性温，逐痹行痰。两者相须为用加强化痰通络、解毒散结之效，众多古方中均可见此两药合用，如《外科正宗》中的玉真散、《太平惠民和剂局方》中的至圣保命丹等。张西俭在临床治疗肺癌时，认为痰毒是贯穿整个病程的产物，化痰解毒应贯穿整个治疗过程中，因此效仿古方应用此药对，在临证经验不断积累中，加用海藻、甘草、夏枯草、蜈蚣等药物，合成攻伐痰毒之剂，名曰"祛痰攻毒汤"。

（二）组成

制白附子 10g（先煎），制天南星 10g（先煎），海藻 30g，甘草 10g，夏枯草 30g，蜈蚣 2 条（研细末冲服）。

（三）功效

攻伐痰毒。

（四）适应证

肺癌、淋巴瘤等恶性肿瘤以及免疫异常性疾病存在痰毒病机如类风湿、皮肌炎、结节红斑等，脉象满盛有力者。

（五）使用方法

如为癌瘤患者，则可在此方基础上加用金荞麦、蒲公英、山慈菇、蜂房、僵蚕，间断使用黄药子；淋巴瘤患者尚可用猫爪草；肺癌患者用石见穿、莪术；类风湿类免疫异常疾病患者加金银花、牡丹皮、虎杖、石斛、木瓜、黄芪、天麻、赤芍、当归等。

（六）注意事项

1. 孕妇及哺乳期慎用。如怀疑有受孕可能，应及时停药、检查后再予调方。

2. 如过敏体质者，注意服药期间是否有过敏现象，如出现及时停药并随诊。

（七）方歌

祛痰攻毒大法好，南星附子与甘草。

兼有蜈蚣夏枯草，攻伐痰毒此方找。

三、名论

（一）方论解析

方中天南星、制白附子豁痰通络为君。天南星味苦、辛，性温，具有燥湿化痰、祛风止痛、散结之效，主治顽痰。制白附子具有祛风痰、解毒散结、止痛的功效。两药合用，兼走经络，善治深层次经络顽痰，又能祛风定惊止痛，解毒散结。方中海藻、甘草两药合用加强化痰解毒散结之效，又防伤正，两药虽犯十八反禁忌，但张西俭从医数十年来从未观察到两药相加有不良反应。夏枯草清肝经郁热，防肝旺乘脾，避免加重中焦受损。蜈蚣为虫类药，其药力峻猛，可破血攻毒、破血逐瘀、软坚散结、搜刮入络。全方诸药合用，共奏攻伐痰毒之效。

（二）临床发挥

《说文解字》中有云："瘤，肿也，从病，留声。"《圣济总录》说："瘤之为义，留滞不去也。"《素问·玉机真脏论》说："大骨枯槁，大肉陷下，胸中气满，喘息不变，内痛引肩项，身热，脱肉破䐃，真脏见，十月之内死。"古文献中关于癌病已有一定的认识。癌病的主要病机是痰热瘀毒，阴伤气耗，虚实夹杂。在临床上治疗此类疾病时，注意辨明邪正虚实的次序，不可勿攻伐太过，亦不可滋补过甚。凡就诊患者一旦病机中含有痰毒病机者，均可应用上方加减，如患者为癌瘤患者，则可在此方基础上加用金荞麦、蒲公英、山慈菇、蜂房、僵蚕，间断使用黄药子；淋巴瘤患者尚可用猫爪草；肺癌患者用石见穿、莪术；类风湿类免疫异常疾病患者加金银花、牡丹皮、虎杖、石斛、木瓜、黄芪、天麻、赤芍、当归等。

四、验案

（一）医案记录

彭某，男，61岁。2011年12月22日初诊。脉诊：双寸口脉沉弦滑满小数，脉气甚盛。望诊：苔薄黄，舌红。主诉：确诊左肺上位鳞癌16个月。现病史：患者因咳嗽于2010年8月就诊于某医科大学附属医院呼吸科，查铁蛋白377.1μg/L，2010年9月1日做纤维支气管镜活检证实左肺上叶鳞状细胞癌，胸部CT见左肺上叶团片状密度增高影，伴周围炎症，病灶与肺动脉关系密切，左侧肺门上叶鳞癌伴周围阻塞性炎症，淋巴转移。不适合手术，遂行化疗为主治疗，但仅做化疗2次即不愿坚持。目前偶有咳嗽，稍步行即感喘累。2011年4月胸部CT复查见左肺上叶阻塞性炎性改变，左上叶支气管内膜及左肺内区可疑增多软组织密度影。2011年10月13日复查胸部CT与2011年4月片比较无明显变化。病机辨证：肺热，痰毒内盛。处方：金荞麦70g，蒲公英30g，排风藤30g，石见穿30g，藤梨根30g，莪术15g，黄药子10g，制白附子10g（先煎），制天南星10g（先煎），淡海藻15g，炙甘草10g，夏枯草30g，蜈蚣1条，杏仁10g，苏子15g，款冬花15g，炒枳壳15g，浙贝母15g，麦冬15g，南沙参30g。14剂，水煎服，日1剂。

二诊（2012年2月9日）：服上方后，患者脉象满盛象显减，但仍弦滑小数具浮势，咳嗽显减，原方去黄药子，加柴胡、青皮、陈皮、钩藤、栀子、山慈菇各10g，共14剂，水煎服，日1剂。

三诊（2012年3月1日）：脉象两寸虚细，关尺又见弦滑满小数，沉位脉力尤重，为肺气不足，痰毒瘤积之象，予以处方如下：人参粉5g（冲服），南沙参 15g，北沙参 15g，制白附子 10g（先煎），生白术 15g，薏苡仁 50g，制天南星 10g（先煎），青皮 10g，陈皮 10g，白芥子 10g，藤梨根 30g，金荞麦 50g，蒲公英 15g，白花蛇舌草 15g，莪术 15g，淡海藻 15g，炙甘草 5g，肿节风 15g，蜂房 15g，夏枯草 30g。共 14 剂，水煎服，日 1 剂。

上方偶作加减，服至 2012 年 6 月，期间 2012 年 4 月复查胸部 CT 示左肺门稍显增大，同侧上叶前段片絮状模糊影与 2011 年 7 月 4 日片对照范围减小。

（二）专家按语

本例左上肺鳞癌伴阻塞性炎症病变，经上述纯中药治疗后癌块缩小，症状明显缓解，疗效显著。治疗方法无非审其脉证，辨其正虚与痰毒形势。而做相应的扶正去邪的消长处置。尚应注意兼症影响，分清主次，随症施药。此例患者因 2013 年我处停诊，患者自以为癌症痊愈，遂停药 2 年，至 2014 年 12 月痰血复发，左上胸痛，经 CT 检查癌块原位复发。来诊一次后失去联系。此例足见癌性顽固，而中药对肿瘤的清除作用并不强，有效者甚少，而且有效者应长期坚持治疗。

（三）跟诊手记

肿瘤病张老师认为多属于痰热毒瘀为患，存在不同程度的正虚，治疗肿瘤应首先辨邪正虚实，根据邪正双方的情况选择基本治法，但是化痰解毒是贯穿始终的治法，天南星、白附子、金荞麦、海藻是常用的化痰散结之品，解毒常用重楼、蜂房、桑黄、红豆杉、黄药子、蜈蚣，扶正常用枸杞子、肉苁蓉、锁阳、红参、当归。整个治疗思路以解毒散结、畅通脉络为主。为减轻患者药物反应，在临床用药时，张老师常用薏苡仁 100g 煎汤代水，桑黄酒浸增加溶解度，红豆杉酒浸后去渣，减轻毒性，木鳖子碾去油减少毒性。

（崔世奎）

附：海藻、甘草药对为张西俭治疗肺癌的基本药对，脾胃为气血生化之源，痰湿之源，海藻入胃经，防中焦化生痰湿，同时能软坚散结，直指病所；甘草味甘，为补益中焦之品，能生津液，培元固本，同时又可防蜈蚣猛烈之性。中医认为甘草与海藻同用或可对机体产生不利影响，但在张西俭看来，甘草与海藻这一相反的特点反能加强海藻的软坚散结功效，同时又能肃清痰毒，从而达到相反相成的目的，正如《侣山堂类辩》所言"相反者，彼此相忌能各立其功"。海藻是治疗浊毒型肺癌的利刃，甘草恰如磨刀石，能激荡海藻的药效，彻底发挥海藻软坚散结、涤痰解毒功效。

参考文献

张西俭.脉论脉案集［M］.北京：人民卫生出版社，2017.

康泰汤——张学文

一、专家简介

张学文（1935—　），男，陕西省汉中人，首届国医大师，著名中医内科学家，陕西中医学院名誉院长、终身教授，主任医师，博士、硕士研究生导师。曾任国家中医药管理局重大科技成果评审委员，北京中医药大学兼职博士生导师，中华全国中医药学会常务理事，国家中医药管理局中医急症、脑病协作组组长等职。1990年被确定为全国首批老中医药专家学术经验继承工作指导老师，1991年起享受国务院政府特殊津贴，1991年被评为陕西省有突出贡献专家，2008年获"陕西省首届名老中医"称号，2009年获"国医大师"称号。在中医急症、中医脑病、温病学、疑难病、活血化瘀等诸多领域均有所研究，对"毒瘀交夹""水瘀交夹""痰瘀交夹""气瘀交夹""颅脑水瘀"等病机理论的认识颇多创新，自成体系。

治学格言：耿直为人、认真做事、实事求是，是我做人的原则；传承发扬、勇于创新中医药学，是我终生奋斗的目标。

行医准则：医海悟道以精诚修身，杏林厚德以仁术济世。

最推崇的古代医家：张仲景、叶天士、王清任。

最喜读的著作：《黄帝内经》《血证论》《医林改错》。

最擅长治疗的疾病：中医急症、心脑血管疾病、肿瘤、疑难杂症、温病。

最常用的方剂：绿豆甘草解毒汤、脑清通汤、补阳还五汤、康泰汤。

最善用的药物：丹参等。

二、效方

（一）来源

张学文长期致力于疑难杂症的研究和治疗，颇多创新，自成体系，每能立起沉疴，效如桴鼓。西医学治疗恶性肿瘤时，采用化疗、放疗、免疫治疗、手术、生物治疗及内分泌治疗等多种手段，但治疗后存在患者脏器损伤明显、复发及转移等问题，且患者痛苦增加。而张学文认为采用中医药防治癌症优势明显，可以延长患者生存期，提高生活质量；有控制疾病复发、抗转移的作用；可减少化疗、放疗等治疗的不良反应等。于是张学文在临床工作中，研创康泰汤治疗多种恶性肿瘤，屡用屡验，疗效显著。

（二）组成

黄芪 30g，西洋参 6g，灵芝 12g，无花果 10g，白花蛇舌草 15g，丹参 15g，乌梢蛇 10g，蜈蚣 2 条，生甘草 10g。

（三）功效

扶正祛邪，攻补兼施。

（四）适应证

癌症。

（五）使用方法

临床根据病情变化，扶正益气养阴，泄热解毒，化痰理气，化瘀软坚诸法需同时进行，并始终贯穿肿瘤治疗的全过程。肿瘤患者病机复杂，病因顽固难除，常需守方徐图，切不可急于见效，而反困"欲速则不达"。扶正药物可酌加党参、茯苓、生地黄、枸杞子、沙参、黄精、鸡血藤、阿胶、麦冬、当归；泄热解毒药酌加半枝莲、山慈菇、败酱草、重楼、白头翁；化痰散结药酌加浙贝母、生南星、半夏、露蜂房、瓜蒌；化瘀软坚药酌加三七、三棱、莪术、桃仁、红花、川芎、当归等，上述诸药临证随方加减运用，以达到增效目的。

（六）注意事项

1. 忌劳累，忌剧烈运动，忌辛辣食物。
2. 保持心情愉快、良好心态。

（七）方歌

康泰洋参芪乌梢，灵芝无花与舌草。
丹参生草配蜈蚣，攻补兼施抗癌好。

三、名论

（一）方论解析

方中用大剂量黄芪补脾益气。黄芪作为常用的"扶正固本，补中益气"药物，具有增强免疫力、抗疲劳等功效，且黄芪中的黄芪多糖在抗肿瘤方面疗效显著。西洋参益气养阴不助邪，与补虚劳之灵芝相配，加强黄芪扶助正气以御邪的功效。西洋参性凉，具有滋阴补气的功效，补而不燥是西洋参的特别之处。灵芝对癌症发生和发展的过程都有抑制作用，不仅可以抑制肿瘤细胞增殖，而且对癌细胞的侵袭及转移也有抑制作用，其抗肿瘤作用十分广泛。无花果化痰解毒，有研究显示可以阻止癌细胞蛋白质合成，使癌细胞失去营养而无法存活，且不影响机体正常细胞代谢。白花蛇舌草清热解毒，提取物能够抑制乳腺癌细胞的增殖并促进其细胞凋亡。丹参味苦、性微温，祛瘀生新，行而不破，前人有"丹参一味，功同四物"之说，尽管对其功用有所夸大，但活血化瘀功不可没。乌梢蛇、蜈蚣化痰解毒，通过祛痰、清热、化瘀等不同途径解毒抗癌。现代研究证实，虫类药多具有一定抗肿瘤作用。生甘草长于解毒，且能调和诸药。诸药合用，正对应癌症患者正虚邪实的特点，故而疗效明显。

（二）临床发挥

张学文认为，肿瘤是在阴阳气血亏损、正气虚衰的基础上发病的。正如《医宗必读·积聚》载："积之所成，正气不足，而后邪气踞之。"这里的"正气"不仅是指气血津液充盈，而且还包括情志的畅达，气机的调畅，脏腑功能的协调和阴阳的平衡。正气亏虚是恶性肿瘤发生的根本，复因感受六淫邪毒、七情怫郁、饮食失调、劳倦内伤等因素，造成气滞、血瘀、痰结、湿聚、热毒、寒凝等相互夹杂，日久积滞而成有形之肿块。本病的病机属本虚标实，治疗的基本原则是扶正祛邪、攻补兼施。张学文强调扶正要贯穿整个疾病治疗的始终，要渐缓图之，"屡攻屡补，以平为期""扶正而不恋邪，攻伐而不伤正"，辨早、中、晚期正虚与邪实的主次，并结合主要病变脏腑，一般早期以邪实为主，正虚不显著，治疗以攻毒为主，稍佐补虚；中期正虚邪盛，要攻补兼施；晚期正气大伤，当以补为主，少佐攻毒之品。扶正采用补气、补血、补阴、补阳的治法，祛邪采用理气活血、化痰除湿、清热解毒等法，遣方用药时，不仅要考虑中药的功效还应结合现代药理研究，适当配伍有抗肿瘤作用的中药。在辨证的同时，要结合肿瘤所在脏腑的生理特点和病理变化，根据肿瘤发生、发展、演变规律，及肿瘤虚、毒、瘀贯穿始终的病机特点，辨证辨病结合互参。张学文常言"癌毒与血瘀不可分"，强调了瘀血致病的重要性，查舌质及舌下络脉可判断瘀血的轻重。

四、验案

（一）医案记录

姜某，男，57岁，2013年6月29日初诊。患者于2012年1月12日在西安某三甲医院行"食管癌根治术"并胆囊切除术。术后化疗12个周期。2013年3月复查，CT发现出现肝转移，后又经"微波"治疗。2013年6月

19 日血常规示白细胞 $3.14×10^9$/L，血红蛋白 110g/L。腹部 CT 示肝癌微波治疗术后改变伴周边复发。现体倦乏力，少气懒言，动则气促，多汗，右侧胁肋隐痛，腰部酸楚，睡眠差，多梦，耳鸣，时有口干，二便调，食纳尚可，面色萎黄，爪甲无华，舌质暗红，舌苔白腻，脉象左弦滑细，右脉弦缓。诊断为食管癌术后、化疗后肝转移。辨证：正气不足，毒瘀内聚。治法：补益正气，解毒化瘀。拟方康泰汤加减：黄芪 30g，西洋参 6g（另煎），灵芝 12g，无花果 10g，白花蛇舌草 15g，丹参 15g，乌梢蛇 10g，蜈蚣 2 条，生甘草 10g，当归 10g，三七粉 1g（冲服），鸡血藤 30g，茯苓 10g，焦山楂 15g，天冬 12g，鹿角胶 10g（烊化）。30 剂，日 1 剂，水煎服，早晚温服。

二诊、三诊继予上方治疗。

四诊（2013 年 9 月 12 日）：患者服药后精神好转，但仍感乏力，进食后胃脘痞闷，右胁肋疼痛连及后背，饭后加重。睡眠一般，体倦乏力，多汗，喉中有少量黄痰，大便每日两次，便不稀，舌质红，苔白，舌下络脉瘀阻，脉象左沉细弦，右脉沉弦。复查肝脏 CT、B 超提示肿瘤肝脏转移灶，腹膜后淋巴结增大。处方：康泰汤加王不留行 12g，焦山楂 15g，大腹皮 12g，天冬 12g，当归 10g，三七粉 1g（冲服），鸡血藤 30g，浙贝母 10g，柴胡 10g，郁金 10g，鹿角胶 10g（烊化）。30 剂。

五诊（2013 年 10 月 12 日）：仍感乏力，右侧肩胛骨有放射性疼痛，右侧胁肋胀痛，但不影响睡眠，纳食一般，大便溏，无腹胀，舌质暗紫，舌苔白厚腻，苔面微腐，脉沉缓略弦。2013 年 10 月 10 日 CT 提示右侧肺尖可见条索状斑点状高密度影，边界清，肝脏可见数个稍低密度影，与上个月 CT 比较肿块未见明显扩大。处方：康泰汤加焦山楂 15g，大腹皮 12g，浙贝母 10g，天冬 12g，猪苓 10g，当归 10g，三七粉 1g（冲服），鸡血藤 30g，土鳖虫 6g，柴胡 10g，郁金 10g，续断 15g，鹿角胶 10g（烊化）。20 剂。

六诊（2013 年 11 月 7 日）：患者精神转佳，体质量增加至 64kg，仍感乏力，不耐劳作，但较服中药前明显改善，背部胀痛，凌晨明显。右胁胀痛，餐后腹胀，喜温喜按，右侧下肢夜间麻木，有隐痛，大便正常，舌质暗红，边有齿痕，舌苔白厚腻，脉沉弦缓。处方：康泰汤加柴胡 10g，郁金 12g，白芍 12g，焦山楂 15g，大腹皮 12g，天冬 12g，当归 10g，三七粉 1g（冲服），鸡血藤 30g，土鳖虫 6g，浙贝母 10g，鹿角胶 10g（烊化），续断 15g。25 剂。此后患者坚持门诊中药治疗，肝脏转移病灶未继续发展，右侧胸胁疼痛转轻，未服其他止痛剂，生活质量未下降。

（二）专家按语

患者食管癌根治术、化疗后，1 年后癌肿复发转移，发现有肝脏转移，微波治疗后，患者精神困顿，身体各项功能低下，预后一般较差。初诊时，患者出现体倦乏力、汗出、面色萎黄，爪甲无华等明显正气不足的表现，故从补益正气、解毒化瘀入手，初诊治疗采用康泰汤合当归补血汤再加入焦山楂、茯苓，以健脾化食开胃，以西洋参、灵芝、鸡血藤、鹿角胶等扶正之品，扶正祛邪同时进行；在后续治疗中，或加入浙贝母、猪苓等化痰利水之品，或加入续断、土鳖虫等祛瘀通络之物，据证灵活加减，充分体现了补气、清热、解毒、化痰、活血、化瘀、止痛的治疗原则。

（三）跟诊手记

本案患者是一位体型偏瘦、身高中等的老年男性，从步入诊室开始就给人以表情呆滞、抑郁寡欢之感，问其哪里不适，诉癌症术后，平素身感疲倦，少气懒言，动则气喘。问诊之间，发觉其不善言辞，描述症状时往往不知痛处，不似大多数患者侃侃而谈，痛陈所苦。随着问诊的进一步深入，得知患者平素久病缠身，加之家庭经济条件不富裕，所以不愿就诊。本次初来就诊因近日疲乏无力，恐惧癌症复发。张老曾言："见肝之病，知肝传脾，当先实脾，在内伤杂病中脏腑之间的传变非常重要，脏腑之间的相生相克，对疾病的治疗预后至关重要，不容忽视，例如：肝郁气滞则脾胃的传导失常。对于肝胆之气不舒的患者，给予开导，使患者愉快地接受治疗，并在疏肝的同时顾护脾胃，阻断疾病的传变。"基于此，张老在门诊中，对于患者在诊疗中提及的生活琐事从不打断，而是鼓励其倾诉，并常常给予相应的建议，从言语中潜移默化地影响患者，改善他们的情绪。心理疏导也是中医治疗的一部分，不容忽视，并且在方剂中加健脾消食之药。在本案的治疗中，张老特别指出患者本虚日久，癌症术后，元气大伤，应分步治疗，以扶正固本为原则，待元气恢复渐加攻邪之品，对于癌症术后的患者以扶正为主，酌用一些解毒散瘀的药物。

（周海哲）

参考文献

1. 沈智理，张学文. 国医大师张学文治疗恶性肿瘤经验方康泰汤组方思路探析［J］. 湖南中医药大学学报，2015，35（9）：9-11.

2. 白海侠，严亚峰，张学文. 国医大师张学文治疗乳腺癌经验探析［J］. 中华中医药杂志，2020，35（2）：693-695.

扶正祛湿抗癌方——郑卫琴

一、专家简介

郑卫琴（1954—　），女，主任中医师，教授，硕士研究生导师，重庆市名中医，第四批全国老中医专家学术经验继承工作指导老师，国家中医药管理局"郑卫琴名中医传承工作室"指导老师。临床行医40余年，熟读并深入研究《金匮要略》《伤寒论》《黄帝内经》等经典著作，就读于重庆市中医学院（现重庆医科大学中医学院）。先后受教于周百川、王希知、张锡君等中医名家。完成科研课题10余项，获卫生局科技成果三等奖5项，发表科研论文50余篇。现任中华中医药学会肿瘤分会常务委员、中国抗癌协会临床肿瘤学协作中心（CSCO）会员、重庆市抗癌协会第二届理事会常务理事、重庆市康复与姑息委员会委员、重庆市中西医结合肿瘤分会专委会委员、重庆市中医学会常务理事、重庆市中医药会肿瘤专委会副主任委员。2005年获中国医师协会第二届中国医师奖、重庆市十佳女卫生工作者。在"元气论"及"一气周流"的思想指导下，认为中医是着重立足于生命运动方式的一门学科，"癌为气失衡"的学术思想。创立癌痛安膏剂治疗癌痛、三生口服液治疗肺癌，其临床疗效佳、并获得实验研究支持。

座右铭：患者永第一，服务无止尽。

最推崇的古代医家：张仲景、黄元御。

最喜读的著作：《金匮要略》《伤寒论》《五运六气》《四圣心源》等。

最擅长治疗的疾病：恶性肿瘤、风湿病等。

最常用的方剂：四君子汤、柴胡疏肝散、升降散类。

最善用的药物：黄芪、参类、柴胡、全蝎、半夏、胆南星、半枝莲、白花蛇舌草等。

目标：理论与实践相结合，在坚持中医药特色的基础上推陈出新。

理论路线：辨病的基础之上进一步辨证论治，保证机体生命运动方式的平衡。

技术路线：中西医结合、相辅相成。

二、效方

（一）来源

扶正祛湿抗癌方为郑卫琴在临床常用的经验方，以四君子汤合白头翁汤加减而成。四君子汤出自《新添诸局经验秘方》，是《太平惠民和剂局方》之千古名方，为益气健脾之基础方；白头翁汤始见于《伤寒论·辨厥阴病脉证并治》，为清热利湿之专方，是仲景经典方之一。她认为肠癌的主要病机为脾胃亏虚、湿毒内蕴，故统筹二方，经过临床 40 余年的经验积累，临证加减、摸索得出此方。

（二）组成

党参 30g，炒白术 15g，茯苓 15g，陈皮 15g，白头翁 30g，黄连 6g，黄柏 15g，秦皮 15g，半枝莲 30g，白花蛇舌草 30g。

（三）功效

健脾益气，解毒祛湿，散结抗癌。

（四）适应证

肠癌患者见腹胀痛，大便成形，或带黏液脓血，或肛门坠胀，或里急后重，纳差，食后腹胀，体倦无力，气短懒言，面色萎黄，舌质淡，苔白腻，脉细弱或弦滑细。

（五）使用方法

临床上对于肠癌患者，在辨病的基础上辨证为脾胃亏虚、湿毒内蕴者皆可在此方基础上加减，口服中药汤剂，日 1 剂，每日 3 次，饭后半小时温服，以起到健脾益气、解毒祛湿、散结抗癌之效用。

（六）注意事项

1. 阴虚火旺者慎用。

2. 易过敏体质者，注意服药期间是否有过敏现象，如出现及时停药并随诊。

（七）方歌

扶正祛湿抗癌方，四君联合白头翁。
半枝蛇舌抗癌对，陈皮行气补不滞。

三、名论

（一）方论解析

郑卫琴统筹二方，以党参为君药，甘温补气，补益脾胃；白术为臣药，益气健脾；茯苓为佐药，有健脾渗湿、宁心安神之功效，与白术相配，二药相辅相成，主益气和中祛湿；陈皮理气健脾，使诸药补益而不留滞，通达全身。《本草经疏》称白头翁"入手、足阳明经血分"，为肠道热利下注之要药，黄连之苦寒燥湿厚肠，黄柏泻下焦湿热、燥湿止痢，秦皮苦寒性涩，收敛以疗痢疾之症。加以半枝莲、白花蛇舌草为清热解毒、散结抗癌之核心药对。全方相辅相成，合而为用，温而不燥，补而不滞，清而不峻，祛而不伤，以显益气健脾和胃、祛湿解毒抗癌之效用。

（二）临床发挥

郑卫琴认为脾胃是消化系统的核心，作为后天生理代谢的第一关，饮食水谷受纳在胃，由胃腐熟成糜，经由脾气运化水谷为精微物质，脾气主升运输水谷精微于心肺，化生气血输布全身；胃气下降于小肠分清泌浊、进一步消化吸收精微物质、下降于大肠传化糟粕，燥化形成粪便排除体内。大肠传导糟粕，将机体产生的无用之物化为燥屎排出体外，以维持五脏六腑气运活动正常进行。因此脾之健运是至关重要的一步。加之大肠主津，继小肠之后再次吸收水分进入体内水液代谢，促使燥屎成形，脾为包括大肠在内的其他脏腑输布水谷精微，为大肠主津的首要条件。肠癌患者经过长期的攻伐治疗或癌毒迅速侵蚀或素体本虚，出现后天脾土之亏耗尤甚，脾之运化功能大大受损，其气上升不能，直接影响大肠各项功能，导致糟粕传导无能、燥屎壅塞于肠内、影响大肠局部血运，长此以往化生湿毒痰瘀等病理产物，进一步异常演变、异常复制，导致癌毒的异变异生。

在临证时强调以"病－症－证－方－药"的模式干预，在辨病的基础上进行辨证而治，遣方用药随症加减。肠癌患者使用此方时，注意根据临床具体情况进行用药加减。比如肠癌患者经过靶向、放疗等综合治疗后出现面黄焦干、口燥咽干、五心烦热、潮热盗汗、舌红苔少、脉细数等阴虚火旺者，可加百合、麦冬、玉竹、女贞子、黄精、鳖甲、地骨皮、五味子等以养阴润燥，清热生津；化疗后出现骨髓抑制，可加当归、阿胶、黄精、云芝、白术等加强益气养血等。对于正气亏虚甚者，注意清热祛湿解毒之品少用，可取黄连、青皮，用黄芪、党参换人参以重在补益脾气；若见气损及阳、脾肾阳虚者，加附子、干姜、菟丝子、补骨脂、炙甘草等温阳益气。对于肠癌早期患者，正气亏损不重，可在扶正的基础上加重清热解毒之品以抑制癌瘤，如加藤梨根、夏枯草、皂角刺、山慈菇等。

四、验案

（一）医案记录

李某，女，65 岁，重庆人。2019 年 2 月在重庆市某医院行结肠癌根治术。术后病理：结肠中分化腺癌，癌组织侵及浆膜下层，无脉管癌栓、切缘阴性、无神经侵犯、肠周无淋巴结转移，无突变基因，微卫星稳定，分期为 T3N0M0，IIA 期。术后行 CapeOX 方案化疗 4 周期后接受中医药治疗。2019 年 8 月 20 日初诊。患者诉中下腹隐痛不适，食后伴腹胀，大便成形，伴肛门坠胀，时有里急后重感，乏力，饮食量少，气短懒言，小便可，睡眠一般，舌质淡，苔白腻，脉细弱。KPS 评分：70 分。诊断：肠癌。辨证：脾虚失健，湿毒内蕴证。治当虚者扶之、邪者祛之，以益气扶脾、解毒祛湿、消瘀散结为法。处方：党参 30g，炒白术 15g，茯苓 15g，陈皮 15g，黄芪 30g，山药 15g，白头翁 30g，黄连 6g，黄柏 15g，秦皮 15g，厚朴 15g，莱菔子 15g，半枝莲 30g，白花蛇舌草 30g，藤梨根 50g，牡丹皮 15g。15 剂，每两日 1 剂药，每日两次，水煎服，每次约 150mL。

二诊（2019 年 9 月 21 日）：患者下腹部隐痛较前缓解，食后腹胀较前明显缓解，乏力稍缓解，大便里急后重感减轻，夜寐欠佳，夜间易出汗，小便调，饮食一般。舌淡红，苔薄白，脉细。KPS 评分：70 分。前方去秦皮、黄连、厚朴，加酸枣仁 30g，女贞子 15g，五味子 10g，15 剂，用法同前。

三诊（2019 年 10 月 18 日）：患者诉下腹部隐痛同前，轻微乏力，睡眠较前次好转，大便成形、质黏腻不爽，余可。舌淡红，苔白腻，脉弦细。KPS 评分：80 分。前方去黄柏、女贞子、五味子，加木香 15g，薏苡仁 30g，白扁豆 15g，15 剂，用法同前。随后临症加减，定期复查，门诊就诊至今肿瘤未见复发，生活质量可。

（二）专家按语

首诊以扶正祛湿抗癌方为底方，考虑此患者以脾土有所亏虚，湿热毒邪内蕴肠道为主。故在扶正祛邪抗癌方的基础上重用黄芪加强补益脾气之效；患者食后腹胀，在补脾气基础上，加以小剂量厚朴、莱菔子行气除胀，健运脾气，取其下气行滞、行气开郁、化痰散结之功，以党参、黄芪，联合山药，共予守卫脾土、益气扶正，牡丹、半枝莲、白花蛇舌草等化瘀散结、解毒抗癌等。二诊时脾气渐起、肠道热毒渐退，去秦皮、黄连，去厚朴以防久用破气太过，加酸枣仁、女贞子滋养肝阴，五味子敛汗生津。三诊时湿毒已去大半，未见汗出，去黄柏、五味子、女贞子，加木香理气行滞和胃，薏苡仁、白扁豆淡渗利祛湿，以防湿毒复聚。

（三）跟诊手记

郑老面对患者时总是以温柔和缓的语速与患者沟通。此病案患者为结肠手术后，阳明失阖，燥湿功能异常，脾失健运，湿热内生，瘀毒聚集局部，阻碍气血运行，发为肠癌。临床上郑老强调"正气存内，邪不可干……邪之所凑，其气必虚"，认为肿瘤的形成和生长过程是机体内正邪斗争消长的过程，往往是正气先虚，然后才有客邪留滞一系列病理过程发生，而肿瘤能否得到控制，取决于正气和邪气斗争的结果。补虚扶正能预防肿瘤的发生与发展，因此，培本扶正是中医治疗肿瘤的根本大法。郑老对消化道肿瘤十分重视调补脾胃阴阳，使之燥湿相济，升降相因，纳运相得。黄芪和党参是郑老临床常用药对，黄芪功补三焦，党参补脾肺气，两者配伍，黄芪配党参，黄芪补气兼能扶阳，走而不守；党参补气兼能养阴，其性守而不走。二药为伍，一动一静，阴阳兼顾，通补无泻，补气之力大增。

（王田田）

耳鼻喉科疾病

慢性咽炎

健脾升清利咽汤——刘大新

一、专家简介

刘大新（1953—　），男，主任医师，北京中医药大学东直门医院及东方医院耳鼻喉科原主任及教研室主任。1978年毕业于北京中医学院中医系，毕业后一直从事临床医疗及教学工作。从事中医诊疗工作40余年，擅长耳鼻喉科疾病如鼻鼽、鼻渊、喉痹、喉喑、耳鸣耳聋、耳眩晕的治疗。全国第五批、第六批，北京市第四批、第五批、第六批老中医药专家学术经验继承工作指导老师。

座右铭：认真做事，诚恳待人。

自勉之句：情存慈悲，心求思智，谦以养德，廉以立身。

治学格言：学技务深，求知悟道，在学习中寻找兴趣，在兴趣中深入学习。

临证格言：以患为师，无为而治。遵循自然、顺应人体、全局诊治；辨证应当洞察病因、不偏不倚；施治则应沿袭古法、人病同治；用药注意排兵布阵，用药如钥；对待患者要感同身受，亲疏同待。

最推崇的古代医家：李东垣。

最喜读的著作：《黄帝内经》《伤寒杂病论》《脾胃论》。

最擅长治疗的疾病：耳鼻喉科常见病。

最常用的方剂：健脾升清利咽汤、加味逍遥散、玉屏风散、清肝止眩饮、苍耳子散等。

最善用的药物：柴胡、丹参、香附、川芎、葛根、生黄芪、白术、菖蒲、路路通。

二、效方

（一）来源

刘大新从事耳鼻喉科临床工作40年，擅长以中医为主治疗慢性咽炎、慢性喉炎、声带白斑、息肉及小结及嗓音疾病。努力继承、挖掘中医专科特色疗法，创新开展"喉痹辨证贴敷治疗"。在理论上提出"咽部异物感不等于梅核气""古今虚证之不同""虚证喉痹治从脾胃"等学术观点；论证了喉痹一词出处及诠释《黄帝内经》对喉痹记载论述。从中医理论上看，咽属胃系，脾与胃互为表里。在喉痹治疗中，注重局部与脏腑的关系辨证施治，以固本治标，标本兼顾。饮食不节，思虑劳累过度，而伤脾胃，或寒凉攻伐太过，而碍脾胃，故脾胃虚弱，清阳不升，咽失温养，气虚不行，脉络不畅，可有郁滞，脾虚湿浊不化，痰湿内生则浊邪郁滞咽道，故发为喉痹。因此尝试以"四君子汤"为主健脾益气，加升麻升举脾胃清阳之气，桔梗宣肺利咽，砂仁健脾化湿，白芍柔肝安脾，共同组成"健脾升清利咽汤"。

（二）组成

党参15g，白术10g，茯苓30g，炙甘草6g，升麻6g，桔梗10g，砂仁6g（后下），白芍15g。

（三）功效

健脾和胃，升清利咽。

（四）适应证

1. 脾胃虚弱，饮食不节，思虑过度，劳伤脾胃，脾失升清，咽喉失养，所致的喉痹等证。

2. 久病伤脾，致脾胃受损，水谷精微生化不足，津不上承咽喉所致的喉痹等证。

（五）使用方法

脾胃乃后天之本，脾与胃经脉相通，其脉上行喉咙布与舌下，与咽喉关系密切。《素问·阴阳类论》云："一阴一阳代绝，此阴气至心，上下无常，出入不知，咽喉干燥，病在脾土。"脾主运化水谷津液以营养全身，若脾胃失常则不能输布津液，滋养咽喉，咽喉失养，而病喉痹。《素问·至真要大论》云："岁太阴在泉，草乃早荣，湿淫所胜……民病饮积心痛，耳聋昏昏，嗌肿喉痹。"足太阴脾，喜燥恶湿，易被湿邪所伤。今湿淫旺盛，致脾胃受损，水谷精微化生不足，津液不能上承于咽，咽部脉络失其濡养，发为喉痹。治以益气健脾，化湿和胃，升清利咽。方中党参益气养血，补脾养胃，鼓舞清阳；茯苓、白术、升麻健脾益气，升阳除湿；桔梗开宣肺气，载药上行，桔梗宣肺利咽，通利水道，并载药上行而成培土生金之功。砂仁有化湿行气、醒脾之效。白芍能缓肝之气，而使之柔和，肝柔则脾不受侮，因而又能安脾。炙甘草温阳补虚，调和诸药。诸药相配，共奏脏腑和调、补气健脾、升清除湿之功。

（六）注意事项

1. 注意辨别虚实，如为实火上扰者，请勿使用。
2. 孕妇慎用。如怀疑有受孕可能，应及时停药、检查后再予调方。

（七）方歌

健脾升清利咽汤，参苓砂仁术草随。

桔梗升麻宣脾阳，白芍柔肝又安脾。

三、名论

（一）方论解析

四君子汤源自宋代《太平惠民和剂局方》，由人参、白术、茯苓和炙甘草4味药组成，具有健脾养胃、益气补中的作用。方中人参性甘，补脾胃之气，为君药；白术苦温，助君药燥湿健脾，为臣药；茯苓甘淡，渗湿利尿，为佐药；炙甘草甘平，和中益气，为使药。四药相辅，具有益气健脾之功效，主治脾胃虚弱、言语低微、四肢无力、舌色淡、脉弱细无力、食欲锐减、满腹肠鸣者。若湿淫旺盛，思虑过度致脾胃受损，水谷精微化生不足，津液不能上承于咽，咽部脉络失其濡养，发为喉痹。治以益气健脾，化湿和胃，升清利咽。方中党参益气养血，补脾养胃，鼓舞清阳；茯苓、白术健脾祛湿；升麻升举脾胃清阳之气，桔梗开宣肺气，载药上行，桔梗宣肺利咽，通利水道，并载药上行而成培土生金之功。砂仁有化湿行气、醒脾之效。白芍能缓肝之气，而使之柔和，肝柔则脾不受侮，因而又能安脾。炙甘草温阳补虚，调和诸药。诸药相配组成健脾升清利咽汤，共奏益气健脾、升清除湿之功。

（二）临床发挥

脾与咽在生理功能上是密切联系的。《灵枢·忧恚无言论》曰："咽喉者，水谷之道也。"说明咽要发挥其正常的生理功能有赖于脾功能的正常发挥。咽能够正常的摄食，脾胃才有食物消化，脾胃之气升降有序，咽才能发挥其应有的功能。此外，咽还需要脾所运化的精微物质和津液的濡养。脾为后天之本，气血津液生化之源，脾主运化，是指脾气具有把饮食水谷转化为水谷精微（即谷精）和津液（即水精），并把水谷精微和津液吸收，转输到全身各脏腑的生理功能，包括运化食物与运化水液两个方面。若脾的功能减弱，则其运化水谷和水液的功能就会下降，升清功能减弱，精微物质和水液就不能被转输至头面咽喉，咽就得不到精微物质和水液的濡养和滋润，就会出现咽部干燥等一系列症状，日久逐渐加重就会导致慢性咽炎的发生。"脾在液为涎，涎为口津"，即唾液中较清稀的部分，由脾精及脾气化生并转输布散，具有湿润口腔的作用。脾为涎，《素问·宣明五气》是说脾的运化功能正常，则津液上注于口为涎，以濡润咽，若脾的运化功能失常，则津液不能上注于口为涎，咽就得不到濡养，同样会出现咽部干燥，咽部异物感。若患者平素多思多虑，耗伤脾气，脾运失司，表现在局部为咽部不适。治以健脾升清为主，治病求本，体现出刘大新的整体观点。并且印证了他对虚证的解释：今人和古人不同，生活环境不同，饮食结构不同，起居作息不同，情绪思维不同，所以"虚"，要从多个方面进行考虑，整体分析，辨证论治，区分虚中夹实，实中夹虚，故治疗应因势调理，健脾和胃，升清利咽为主要治疗原则。

四、验案

（一）医案记录

李某，女，50岁，2014年2月26日初诊。初次发病节气：小雪。当下发病节气：雨水。职业：中学教师。生活地域：北京。患者3年前无明显诱因出现咽痛，自觉隐隐作痛，无吞咽痛。咳嗽少痰，无发热。自服养阴清热中成药效果不佳遂来就诊。平素工作压力大，饮食清淡，食欲欠佳，畏寒，下肢甚，情绪不稳定，抑郁，焦虑。刻下自觉咽部隐痛，咳嗽少痰，乏力，胃脘胀满，心烦易怒，腹胀，矢气频，大便黏腻不爽，日一行，眠安，唇色淡，咽部慢性充血，舌淡暗，苔根部黄腻，脉弦细。既往史：幽门螺杆菌（＋），甲状腺癌术后。中医诊断：喉痹，辨证为脾虚湿滞。治法：健脾利湿，升清利咽。以健脾升清利咽汤为主方加减治疗。处方：砂仁10g（后下），木香10g，党参15g，茯苓30g，白术10g，姜半夏9g，佛手10g，香橼10g，桔梗10g，白芍15g，红花10g，生甘草6g，远志10g，苍术10g，薏苡仁30g，炒麦芽30g，升麻6g。14剂，水煎服，日2剂。

二诊（2014年3月9日）：患者诉药后咽痛缓解，语多加重，已无咳嗽，胃脘腹部不适好转，乏力，腰痛，口干，大便不爽，舌淡暗，苔白稍腻，脉弦细。原方去升麻，加柴胡10g，郁金10g，夏枯草10g，浙贝母10g，继用2周。

三诊（2014年7月25日）：咽部已无疼痛，语多时稍显，情绪较前好转，脉之弦象略减，舌苔薄白，继用原方2周。处方：砂仁10g（后下），木香10g，党参10g，茯苓30g，白术15g，姜半夏9g，佛手10g，香橼10g，桔梗10g，白芍15g，红花10g，生甘草6g，远志10g，苍术10g，柴胡10g，郁金10g，薏苡仁30g，炒麦芽30g，浙贝母10g，夏枯草10g。此后随访患者已无咽痛，情绪，食欲均已好转。

（二）专家按语

年过五旬，气血始衰，平素食欲不振，脾胃亏虚，气血生化乏源，血涩脉空，脾失升清，咽喉失荣，发为咽痛；当下时逢初春，肝木生发，肝应春气，性喜条达。情志不遂，多思多虑，肝郁气滞，脾气虚弱，运化失司，水液代谢异常，聚而为湿。湿困脾阳，脾不升清，难以上养于喉，故咽痛，咽部有异物感。久病入络，有血瘀之象。治以健脾化湿，活血利咽。

"疗人之疾而不知疗人之心，是犹舍本而逐末也。不穷其源而攻其流，欲求痊愈，安可得乎。"中医强调辨证论治，不但重视疾病，更应注重患病之人，重视患者心理因素对疾病的影响，要及时进行心理疏导，加以疏肝健脾之药物辅助治疗，往往可收获更好的疗效。

（三）跟诊手记

喉痹是临床耳鼻喉科常见病，古人将喉痹分为三十六症如：风热喉痹、风寒喉痹、阴虚喉痹、阳虚喉痹、帘珠喉痹、红喉、帘珠喉痹等。本病在症状上主要以咽部痛、干燥及异物感为主，病情反复迁延不愈。从中医理论上看，咽属胃系。脾与胃互为表里。在喉痹治疗中，注重局部与脏腑的关系辨证施治，以固本治标，标本兼顾。饮食不节，思虑劳累过度，而伤脾胃，或寒凉攻伐太过，而碍脾胃，故脾胃虚弱，清阳不升，咽失温养，气虚不行，脉络不畅，可有郁滞，脾虚湿浊不化，痰湿内生则浊邪郁滞清道。此患者平素多思多虑，耗伤脾气，脾运失司，表现在局部为咽部不适。治以健脾升清为主，治病求本，体现出刘老治疗咽炎不滥用养阴清热之品，而善于整体辨证，精准用药的观点。

"病由心生"，刘老在临床诊治疾病时，强调"上医治心"理论。中医学所定义之心，其实质并非专指解剖学之心脏。一部分，即"血肉之心"，另一部分则是"神志之心"。血肉之心所患疾病为"心体之病"，神志之心所患之病则为"心神之病"，亦即心理性疾病。所以治病更要医心。西医学强调医学模式由纯生物模式向生物－心理－（社会与自然）环境模式转变，因此，中医辨证论治之天、地、人合一，因时、因地、因人制宜的整体思维恰恰符合新型医学模式的要求。辨证论治不但重视认识疾病。更注重认识罹病之人，不但重视患者的生理变化，更注重其心理变化，要及时进行心理疏导。刘老所说"上医治心"，非单一治疗法则，而是蕴含辅助提高临床诊治技巧、拓展临床思路因素，同时也体现着天人之间、人体自身的整体性。归纳为：①不但心病要从心论治，其他疾病在施行本病相应常规治疗的同时，也要施加心理性治疗。②治病治心充分体现了中医整体观点在临床的运用。③治病的艺术性。③对患者人文关怀的重要性。

（姜辉）

附： 慢性咽炎属于中医喉痹的范畴。从现代解剖学看，咽部与消化系统在神经上亦有紧密联系。咽部含有迷走神经、舌咽神经、副神经和颈交感神经分支，并有三叉神经第 2 支，咽喉部感觉特别敏感；邻近的食管、胃、十二指肠均有迷走神经分布。故当这些脏器患病时通过迷走神经反射引起咽部异常感觉；还有研究为消化道炎症等不良因素刺激大脑皮层时，通过视丘下部，经延髓迷走神经核或脊髓影响副交感神经系或交感神经，从而导致自主神经功能失调引起咽部不适。从组织胚胎学看，咽在胚胎第 2 个月初期由前肠头端分化成，十二指肠总胆管开口以上的消化管均由前肠分化而成，其感觉神经由上而下相互通连。故上消化道出现病变时，如胃酸减少、胃炎、胃十二指肠溃疡及胃癌、幽门痉挛等均可引起咽部感觉异常；当交感神经兴奋或抑制时，也可使口腔内腺体分泌发生紊乱而引起咽部异常。从咽部解剖、咽部胚胎发育都可以证实慢性咽炎与上消化道疾患有一定关系。

参考文献

1. 刘大新. 悟岐黄之道，疗五官之疾：记刘大新教授学术探源［M］. 中国中医药出版社，2018.

2. 刘大新. 喉痹（虚证）与脾胃的关系［J］. 中国临床医生，2010，38（12）：8-10.

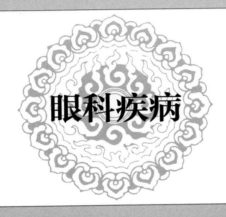

眼科疾病

黄斑水肿

黄斑水肿方——韦企平

一、专家简介

韦企平（1948—　），男，主任医师、教授。从事眼科临床近 50 年，先后毕业于北京中医学院和全国首批名老中医学术经验继承班。我国著名的韦氏中医眼科第四代学术传承人，全国老中医专家学术经验继承工作指导老师。兼任世界中医药学会眼科分会副会长，中国中医药研究促进会眼科分会会长及中国中医眼科杂志副主编等。主持国家自然基金等各级科研课题 20 余项，发表专业论文 110 余篇，编写学术专著 15 部。曾获国家科技进步二等奖和中国中医药研究促进会科技进步一等奖。

行医准则：医德为先，医术求精。

座右铭：认真做事，踏实做人，学无止境。

最推崇的古代医家：张仲景，傅仁宇。

最喜读的著作：《黄帝内经》《审视瑶函》《原机启微》。

最擅长治疗的疾病：各类疑难眼病、神经眼科疾病及眼科常见病。

最常用的方剂：逍遥散、补中益气汤、补阳还五汤、四物五子汤等。

最善用的药物：黄芪、柴胡、菊花、枸杞子、女贞子、当归、夏枯草等。

二、效方

（一）来源

由于缺乏检查设备等历史局限性，中医眼科典籍对"黄斑水肿"并无明确认识和记载。近代中医眼科或据"五轮学说"，以其为内障，归于水轮，从肾论治；或责之于痰湿。韦企平将现代眼科检查作为望诊的延伸，以病理生理机制作为审证求因的线索，结合局部辨证与全身辨证，借鉴陈达夫"六经辨证"学说，认为黄斑水肿与"脾"亦密切相关，治疗中应"虚实同治、脾肾并重"，常用参芪五苓散加减。而后结合多年临床经验，韦企平认为见水治水，未必有功。一则"津血同源"，眼内水肿消散须借血道而去；再则该病往往缠绵顽固，久病多瘀，故加理血药，合成痰瘀同治之剂，名曰"黄斑水肿方"。

（二）组成

生黄芪 30g，党参 15g，炒白术 15g，茯苓 10g，桂枝 6g，甘草 6g，当归 10g，泽兰 10g，木香 10g，车前子 15g（包煎），枸杞子 10g，菟丝子 10g，楮实子 10g。

（三）功效

健脾补肾，利湿消肿，开窍明目。

（四）适应证

眼底血管性或炎性视网膜疾病、视网膜脱离复位手术前后、玻璃体切割或视网膜光凝术后伴有黄斑水肿者。

（五）使用方法

本方有补虚祛实、痰瘀同治之效，因患者来诊时，体质不同、病情有别，虚实、脏腑、气血，各有偏向，应全身辨证与局部眼底辨证相结合，随证灵活加减。水肿初期，实邪盛，酌减参、杞、菟等补剂；水肿甚者，尤其舌淡胖有齿痕、脉虚者，重用黄芪，首量即可用至 25～30g，若水肿持续难退，其用量可渐增达 60g，甚至 120g，以补气化瘀升阳，木香为佐以防黄芪补而壅滞。后期水肿渐消，则加子类药明目调补。若伴有出血者兼治血证，新血者，以白茅根等凉血止血；陈瘀者，以三七等化瘀止血。应视其湿肿或瘀血之侧重，调整治水与理血比例，兼顾气、血、水液之畅行。近期行视网膜光凝术者，宜适加清热凉血之品；网脱术前后，眼压稳定者，宜加益气升阳固脱之品；眼底渗出多或见前膜、机化者，宜加化痰散结之品。

（六）注意事项

1. 注意辨别虚实寒热，随症加减。

2. 对有高血压、糖尿病或眼压增高难以控制者，应及时请相关科室会诊或尽快采用西药或手术干预，避免患者盲目轻信单靠中药能解决所有病患而贻误病情。

（七）方歌

黄斑水肿参芪用，苓桂术甘消湿肿。
车归楮枸香兰菟，健脾益肾明目功。

三、名论

（一）方论解析

参芪五苓散以经方五苓散加参、芪，利水温阳，健脾益气，被临床各科用于治疗虚实夹杂之水肿；五子衍宗丸源自唐代道家经典《悬解录》，后散见于明代医家的著作中，功专补肾益精。本方将两方相合，"五苓"中以炒白术易生白术，加强健脾燥湿之力，与参苓草合用，有四君子之意，共为君药。以泽兰易泽泻，于利水之外，又有活血之效，桂枝温通经脉，又可化气行水，共行瘀水同治之功。"五子"中去酸敛之五味子、覆盆子，以防其敛邪留寇之弊；留辛甘平之菟丝子补肾阳、益肾精，甘平之枸杞子平补肾精肝血；车前子下降利窍，泄肾浊、清肝热，又加楮实子滋肾养血，清肝利尿，车前子、楮实子性寒，于诸补益药中有调平药性之用；另加当归补血活血，与泽兰相合，化瘀不伤正，养血不留瘀，同属臣药。木香行气利脾疏肝，于补益中制其腻滞，与理血药并行气血；甘草既可补脾益气，又兼缓和药性，以得其平，共为佐使药。全方攻补兼施，气、血、水液并行，一十三味药配合得当，阴阳平秘，邪去正复，窍利目明。

（二）临床发挥

中医眼科治疗内障眼病或从肾治，或从肝调，陈达夫"六经辨证"将黄斑归于脾，结合现代眼底检查，临床治疗黄斑水肿往往见肿则渗利水湿，见血则止血化瘀。湿肿乃阴邪，目居高位，为阴邪所犯，非阳无以治之。《素问·阴阳应象大论》曰："谷气通于脾，六经为川，肠胃为海，九窍为水注之气。"《脾胃论·脾胃虚实传变论》曰："九窍者，五脏主之，五脏皆得胃气乃能通利。"饮食入胃，先行阳道，而阳气升浮也。升者，充塞头顶，则九窍通利。"胃气一虚，耳、目、口、鼻俱为之病。"宜用辛甘之药滋胃，当升当浮，使生长之气旺。东垣"辛甘化阳"之"阳"非独阳气，是脾胃春升之气，亦正气也。

辛甘淡，味之阳也。东垣言"甘温药可胜湿"，故以辛甘温助阳胜湿，又与甘淡渗利者一升一降，阴邪去、气机畅、中焦正气复。待水肿渐消，加诸子补益肝肾，先后天同补，阴阳各归其位，气血津液各行其道，目窍通利，神光自明。

临床上其他类型的黄斑疾病也多见虚实夹杂，在全身辨证无明显偏向时，即使没有水肿，亦可参照本方立法思路，即调补脾肾，祛邪明目，当结合局部出血、渗出或萎缩，灵活配伍加减。

四、验案

（一）医案记录

郭某，女，57岁，2013年6月6日初诊。左眼于一个半月前在外院行白内障超声乳化加人工晶体植入术，手术顺利。术后1周发现左眼视力下降（自0.8降到0.2）伴视物变形。眼底及OCT检查均提示黄斑明显水肿，经对症治疗无效，患者拒绝玻璃体腔注射抗VEGF药物或激素而求诊于我院。检查：左眼视力0.15，矫正不提高。前节未见明显异常，人工晶体位正；眼底视盘及视网膜血管大致正常，黄斑见花瓣状囊样水肿。FFA及OCT提示"黄斑水肿"。患者平素体健，仅近期失眠多梦。故以眼底辨证为主，治以黄斑水肿方加减：生黄芪30g，炒白术25g，茯苓15g，桂枝10g，当归10g，泽兰10g，丹参10g，枳壳10g，炒薏仁25g，酸枣仁30g。7剂，水煎服，日1剂。

二三诊随证化裁方药。

四诊（2013年7月28日）：左视力0.8，黄斑水肿明显消退。在前述方药基础上，加枸杞子、女贞子和决明子补肾清肝明目。

七诊（2013年9月11日）：左眼视力稳定在0.8，视物已不变形，眼底及复查OCT均证实黄斑水肿消退，但中心凹反光消失，色素轻度不均。2014年1月7日随访左眼视力维持在0.8。

（二）专家按语

本案患者初诊时黄斑水肿较重，但无论何种疾病所致黄斑水肿，从眼底审因辨证角度看，祛湿化瘀、利水消肿是基本治则。经曰"诸湿肿满，皆属于脾"，首方以大剂量白术、薏苡仁、茯苓、黄芪健脾利湿，伍诸辛味药，辛甘助阳胜湿；伍诸理血药，痰瘀同治。由于患者对病情忧虑甚重，夜不能寐，是忧思耗伤之象，宜养心脾气血而安神。治疗中后期，水肿渐消，加以子类药补益肝肾，开窍明目，有助于长期"浸泡"在渗出液中的感光细胞和视网膜内层循环障碍造成的视网膜神经节细胞功能的部分恢复。配伍时应注意其脏腑虚实、寒热偏性，酌情选择不同性味归经的子类药，虽阴阳有别、升降有差，其明目利窍之功，属殊途同归。若患者病程迁延漫长，在水肿消退过程中，在逐渐减少利湿消肿药的同时，适时加用补益脏腑气血之品，以巩固疗效，稳定视力。

（三）跟诊手记

本案患者于白内障手术后出现黄斑水肿，术后仅享有一周的清晰视觉，便再次出现视物模糊、变形，其不适程度更胜术前。西医建议其玻璃体腔注药以减轻水肿，但患者对眼内注药有一定恐惧且质疑其疗效，来诊时，患者对病情十分忧虑，多日忧思，夜不能寐。

韦老常嘱我等弟子："目窍虽小，却对生活和工作弥足珍贵，可为人类获取超过80%的外界信息。眼病对生活质量的干扰颇多。医者治病，更要医人。特别对于因眼病难愈而顾虑难解的患者，在治疗疾病的同时，医者更应鼓励患者诉其所苦，解其所忧，化其所难；当然，更重要的是在四诊全面、仔细了解病况后采用最适宜改善或至少能阻滞病情进展的治疗方案，才为上策。"

韦老指出，治疗黄斑水肿使水肿消退仅为过程和手段，其主要目的是通过缩短水肿持续时间，减轻水肿程度，从而减少对视力的严重损伤。这和当前西医采用重复眼内注射抗VEGF消除水肿的目的"异曲同工"。因此，本案后期加用子类明目之品，现代药理学认为子类药有眼科"中药维生素"之称，子类药复方对防止视网膜损伤及促进损伤后修复方面有着明显的优势。在眼科疾病的治疗中，无论中西医手段，都应既重视整体的平衡，又注意局部结构功能的保护，最大限度的保护患者生活质量。

（王慧博）

参考文献

1.韦企平，孙艳红.韦氏眼科学术传承与临床实践［M］.北京：人民卫生出版社，2018.

2.韦企平.黄斑水肿从痰瘀论治浅谈［J］.中国中医眼科杂志，2014，24（3）：214–216.

精神科疾病

躁郁症

温胆汤——王洪图

一、专家简介

王洪图（1937—2009），男，天津市人，北京中医药大学教授、博士研究生导师。自 1963 年毕业于北京中医学院（现北京中医药大学）中医专业并留任内经教师。曾任北京中医药大学内经教研室主任、中医系副主任、国家中医药管理局内经重点学科带头人、教育部中医基础理论重点学科带头人。

发表学术论文 40 余篇，主编出版专著 16 部。主编中国普通高等教育中医药类规划教材《内经选读》和本硕连读规划教材《内经学》。指导培养了 6 名硕士和 6 名博士，指导 1 名博士后科研工作。1992 年获北京市政府颁发"教学成果二等奖"证书，1993 年获国家教育委员会和人事部颁发"全国优秀教师"证书和奖章。所著《黄帝内经研究大成》，获新闻出版署颁发的"科技进步奖（科技著作）一等奖"及"第四届国家图书奖"。1993 年中国政府授予"在我国医疗卫生事业中做出突出贡献"证书并享受特殊津贴，1995年北京市政府颁发"先进工作者"证书和奖章，2002 年中国教育工会颁发"师德先进个人标兵"证书。

治学格言：认识到中医学之奥妙，非下大功夫不能得其真谛。

最喜读的医学著作:《黄帝内经》。

最常用的方剂:温胆汤、二陈汤、导痰汤、礞石滚痰丸、菖蒲郁金汤、抵当汤、逍遥散、天王补心丹、癫狂梦醒汤、镇肝息风汤等。

最擅长治疗的疾病:癫狂、痫病、郁病、不寐等精神神志疾病。

二、效方

(一)来源

温胆汤是中医临床常用方剂之一,该方被收录在《备急千金要方》和《外台秘要》中。《外台秘要》标明其方源于《集验方》,考《集验方》乃南北朝名医姚僧垣所撰。原方由生姜、半夏、橘皮、竹茹、枳实、炙甘草六味药物组成。《集验方》用温胆汤所治之证为"大病后,虚烦不得眠,此胆寒故也",即虚寒证,得之大病之后。而胆虚寒之证是和脑髓密切相关的,如《外台秘要》第十六卷中引文:"《删繁》论曰:髓虚者,脑痛不安,髓实者,勇悍。凡髓虚实之病,主于肝胆。若其腑脏有病从髓生,热则应脏,寒则应腑。"至宋·陈言《三因极一病证方论》将该方加以化裁,加入茯苓、大枣两味药,仍叫作温胆汤。王洪图所常用之温胆汤以陈言所载之组成为主。

(二)组成

清半夏9g,茯苓15g,炙甘草6g,枳实9g,竹茹9g,橘皮6g,生姜1片,大枣1枚。

(三)功效

理气化痰,清胆和胃。

(四)适应证

胆胃不和,痰热内扰证。其脉弦或弦滑、其舌苔多薄腻。主要适用于精神神经性疾病、心脑血管疾病、消化系统等疾病。如:惊悸(胆怯)、健忘、头晕、头痛等精神神经性症状；食欲差、恶心、腹胀满、大便不调（或溏、或秘）等消化系统的症状。

（五）使用方法

煎服法：水煎服，日 1 剂，早晚分服。

加减法：王洪图习惯用法是加柴胡 8g，黄芩 12g，而陈皮改为青、陈皮各 6g，名柴芩温胆汤，一般不用大枣、生姜，减去了性"温"的药物数量。这种加减是"基本"加减。

在此基础上，治疗不同的病证，另有少量药物加味。如心烦懊恼者加栀子、豆豉；多梦纷纭者加龙骨；头疼者加川芎、白芷；斑秃者加桃仁、红花、川芎活血药物；抑郁症、躁郁症者原方加入郁金；阳痿者原方加芍药、蜈蚣，蜈蚣为"中枢神经"药。此方可用于治疗"性神经衰弱"。

（六）注意事项

临床治疗疾病时，若属温胆汤证，均应见有上文适应证中所述两组症状之一，甚至两者兼见，否则不宜使用本方。

（七）方歌

温胆汤中苓夏草，枳竹陈皮加姜枣。
虚烦不眠症多端，此系胆虚痰热扰。
加减方歌诀：
1. 黄连温胆汤：去姜黄连温胆汤，清热化痰心无扰。
2. 十味温胆汤：枣仁熟地参五味，十味去竹远志高。

三、名论

（一）方论解析

本证乃因胆胃不和，痰热内扰所致。胆为清净之府，性喜宁谧而恶烦扰。若胆为邪扰，失其宁谧，则胆怯易惊、虚烦不宁、失眠多梦；胆热犯胃，胃失和降，浊阴上逆，则呕吐痰涎或呃逆；痰蒙清窍，则可发为眩晕，甚至癫痫；苔腻，脉滑均为痰热内扰之象。治宜理气化痰，清胆和胃。

方中半夏燥湿化痰，和胃止呕，为君药。竹茹清胆和胃，清热化痰，除烦止呕，为臣药。君臣相配，既化痰和胃，又清胆热，令胆气清肃，胃气顺降，则胆胃得和，烦呕自止。陈皮理气和中，燥湿化痰；枳实破气化痰；茯苓渗湿健脾以消痰；生姜、大枣和中培土，使水湿无以留聚，共为佐药。炙甘草益气和中，调和诸药，为佐使药。综合全方，理气化痰以和胃，胃气和降则胆郁得舒，痰浊得去则胆无邪扰，如是则复其宁谧，诸症自愈。

（二）临床发挥

温胆汤临床常用于治疗除上文所提到"虚烦不眠"等症状外，尚有嗜卧多眠、夜游症、眨眼症、斜视、梅核气、神经衰弱、眩晕、耳鸣、高血压、偏正头痛（含神经性头痛、血管性头痛）、中风（含脑卒中、脑出血、脑血栓形成、脑栓塞）、癫狂（精神分裂）、癫痫、风心病、心绞痛、惊悸、肠溃疡、慢性肝炎、早期肝硬化、尿毒症、慢性淋巴结炎、慢性咽炎、哮喘、妇女更年期综合征、脏躁、带下、闭经、妊娠恶阻、小儿惊风、小儿厌食等病证。此外，还有用治头部损伤、腹部损伤、肋骨骨折、四肢骨折者。中西医内、外、妇、儿各科病证合计不下 30 多种，涉及多个脏腑组织系统。

此外，尚有如下数中加减法：

胆囊息肉：加乌梅、夏枯草。

神经性呕吐：加生牡蛎、夏枯草、炒栀子。

心悸或冠心病：加杏仁、生薏苡仁，含有茯苓杏仁甘草汤方在内。所谓"胆心综合征"用之最宜。

妇女更年期综合征：去柴胡，加青蒿，含有蒿芩清胆汤方义，尚可加女贞子、旱莲草补肾阴。一般地说更年期综合征多属本虚标实之证，故应标本兼顾治之。

癫痫：原方重用半夏至 18 ～ 20g，加桃仁、红花。

四、验案

（一）医案记录

汪某，男，46 岁，患病 5 年，北京某精神卫生研究所诊为"躁郁症、双向型"。1987 年 3 月 5 日来中医门诊就诊，时下心情抑郁，沉默寡言，目光呆滞，自悲自责，心烦胸闷，想调换工作，每天昏昏欲睡，对一切事情均缺乏兴趣，并说"活着没意思"。舌红，苔薄黄，脉弦滑数。中医诊断：郁病。西医诊断：躁郁症。此证属肝胆郁热，痰浊内阻。治以疏泄肝胆，清化痰热。温胆汤加柴胡、黄芩等味。处方：柴胡 8g，黄芩 12g，青陈皮各 6g，半夏 12g，炒枳实 10g，茯苓 12g，竹茹 10g，生甘草 6g，浙贝母 10g，杏仁 10g，菖蒲 12g，炒栀子 10g。14 剂，水煎服，日 1 剂。

二诊（1987 年 3 月 19 日）：自诉抑郁消失，但话语偏多，睡眠略差。自觉头脑清爽，心情愉快，舌红苔薄黄，脉弦数。患者担心将转入兴奋状态。病情明显好转，虽有呈兴奋之势，仍需以疏泄肝胆为治。前方再进 15 剂，服法同前。

三诊（1987 年 4 月 9 日）：患者情绪已平稳，无抑郁亦无兴奋之象，已能正常工作，唯睡眠稍差。上方加生龙骨、生牡蛎各 20g。

四诊（1987 年 5 月 7 日）：1 个月以来情绪稳定，虽因妻子晋升、女儿考学和自己工作任务重而有些易激动，但一二日即可平稳。以上方加减，制水丸，巩固之，以善其后。

（二）专家按语

此男性"躁郁症、双向型"患者，就诊时处在抑郁状态，投以疏泄肝胆、清化痰热之剂，两周后病情明显改善。但依患者五年生病体验，似乎将转入"兴奋"亦即狂躁状态，其基本病机并未发生改变，故仍用前方治病，果然收到良好效果。

在临床中对躁郁症的不同类型，可用此方加减治疗，多能取得疗效，反映出中药方剂对精神性病患具有双向调节作用。温胆汤加柴、芩后善能清化肝胆痰热，痰热去，气机得调，则诸证解除。加用栀子以助清热之力；加菖蒲增强化痰之功，尤有开窍醒神之功；复用浙贝母、杏仁者，则取"佐金以平木"之意，使肺气宣畅而木气条达，正是《素问·宝命全形论》"木得金而伐"的具体运用。

（三）跟诊手记

通过王洪图教授此则医案，我们可以发现，该患者症状表现中有沉默寡言。一般情况下，肝胆气郁的患者，多见沉默少语，亦有多语不休的现象，故谓"肝为语"，至若因事恼怒，肝气暂时失调，亦可见语言失宜，也可用"肝为语"来认识，前人常以"语之以疏泄肝气"解释此种现象。就病证而言，多语、不语同属肝气疏泄失调，因此治疗当以疏泄肝胆为基本法则。故以柴芩温胆汤清化少阳胆经痰热为主方治疗，取得良好效果。

再者，该例中用浙贝母、杏仁者，意在取"佐金以平木"之意，使肺气宣畅而木气条达。

王洪图教授在用温胆汤治疗其他疾病时，也常用到浙贝母、杏仁，尤其是对于有时间发作规律的疾病。如有一患者以"肩背痛"为主诉就医，其脉右寸独弱，午后三时许（申）症状加剧，皆属病在于肺之征，是以当其配属时辰到来而症状有加。王洪图教授先用柴芩温胆汤疏泄少阳，而贝母、杏仁配合用药，取"佐金以平木"之意。不过根据时辰辨证，仅是辨证的方法之一，疾病千变万化，并非每一病例均表现出明显的时间性，诚如《灵枢·顺气一日分为四时》所说："其时有反者何也？岐伯曰：是不应四时之气，脏独主其病者。"谓有些病证，其病情变化的时间，并不符合脏腑与时辰配属的规律，而是"脏独主其病"。因此，依时辨证是通过疾病的临床表现等总结，综合分析病机，灵活运用。临床疾病变化多端，亦不可拘泥。

（翟双庆）

参考文献

1. 王洪图. 脏热腑寒说及温胆汤用法［A］. 中华中医药学会. 中医药优秀论文选（下）［C］. 中华中医药学会，2009：3.

2. 王洪图. 体窍所应及脏热腑寒说［J］. 中国中医药现代远程教育，2005，3（4）:6-8.

3. 翟双庆，孔军辉，王长宇. 论心主神与五脏藏神的异同［J］. 北京中医药大学学报，2003（2）: 9-11.

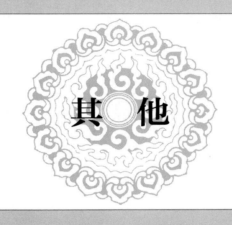

其 他

肌萎缩

治痿方——李济仁

一、专家简介

李济仁（1931—2021），安徽歙县人，国家级非物质文化遗产"张一帖"代表性传承人，中华人民共和国成立以来新安医学传承和创新发展的关键代表人物，新安医学研究的开拓者与临床实践的创新者。中国中医科学院学部委员，全国首届 30 位"国医大师"之一，首批"全国 500 名老中医"，全国首批老中医药专家学术经验继承工作指导老师，首批全国中医药传承博士后合作导师，首批全国 7 名《黄帝内经》专业硕士研究生指导老师，首批国务院政府特殊津贴获得者，中华中医药学会终身成就奖获得者，皖南医学院唯一终身教授，弋矶山医院主任医师，世界中医药学会联合会方药量效研究专业委员会会长、世界中医药学会联合会风湿病专业委员会名誉会长、中华中医药学会终身理事。

治学格言：源于新安，立足国学，重视临床，走向科学。

行医准则：对待患者一视同仁，和蔼亲切、多行方便。

最推崇的古代医家：汪机。

最喜读的著作：《黄帝内经》《伤寒论》。

最擅长治疗的疾病：痹证、痿病。

最常用的方剂：清络饮、温络饮、桂枝茯苓丸等。

最善用的药物：黄芪、白术、西洋参、附子、肉桂等固本培元药物。

二、效方

（一）来源

李济仁师承新安医学"张一帖"，为国家级非物质文化遗产"张一帖"第十四代传承人，非常崇尚汪机等新安医学固本培元派之学术思想。李济仁毕生致力于新安医学和疑难重症研究，尤其在痹证和痿病领域，取得巨大成就，是我国国内较早研究中医痹证、痿病的首创者，同时也是我国将新安医学和痹证、痿病研究领域相结合的开拓者，是国家中医药管理局重点学科"中医痹病学"学科带头人，早年即有"风湿五老"（朱良春、焦树德、路志正、李济仁、陈之才）之称。他经过多年的临床实践和学术研究，首次提出了痹证的寒热辨治理论，创立了"痹痿统一论"新说，治病注重"培补肾本"，强调辨治痹痿同病，建立益肾填精、健脾和胃、养血舒筋的系列治则治法。并总结出了以"清络饮""温络饮""治痿方"为代表的一系列经验方。

（二）组成

补骨脂 20g，巴戟天 15g，杜仲 15g，千年健 15g，肉苁蓉 15g。

（三）功效

培补肝肾，强健筋骨。

（四）适应证

1.肝肾两虚、肝肾阴亏之筋骨痿软、筋骨萎缩等症。

2.肾精不足、脾肾阳虚之筋骨痿软、筋骨萎缩等症。

（五）使用方法

本方温肾而不刚燥，无动阴之弊，且具有强筋骨、利关节之功，整体以补益为主，当痿病日久时，非一般轻剂所能奏效，故临床多投以大剂量素有"补药之长"的黄芪为君。李济仁沿袭新安汪机固本培元理论，认为气为血之帅，气运血行。补气既可生血，亦可活血。气充则血盈，气行则血行。故每遇痿病患者，多加黄芪主之。同时常加上川断、桑寄生、金狗脊、玛卡、仙茅、淫羊藿等培补肝肾、填精补髓之品，更助补肝肾之功。若痿病兼见血虚、血滞者，亦可取活血化瘀、舒筋通络之法，加用鸡血藤与大血藤，此二者均具活血之功，此外鸡血藤还可补血，为痿病之血虚、血滞之证首选药对；制水蛭，乃为血肉有情之品，具有剔骨、活血化瘀祛邪之功，李济仁临证常根据不同病情，在培补肝肾，健脾燥湿以补的同时，兼顾疏肝解郁、舒筋活络化瘀以通为要。

（六）注意事项

1.注意辨别虚实。实证者，如湿热浸淫、肺胃燥热等证切勿使用。

2.孕妇及哺乳期慎用。如怀疑有受孕可能，应及时停药、检查后再予调方。

（七）方歌

治痿方疗肾不足，杜健苁蓉巴天补。
培补肝肾强筋骨，筋骨痿软药到除。

三、名论

（一）方论解析

治痿方为李济仁的自拟方，其功效为培补肝肾，强健筋骨。用于肝肾两虚、肝肾阴亏、脾肾阳虚、肾精不足所致的筋骨痿软、筋骨萎缩等症。其中补骨脂味辛，性大温，无毒，归脾、肾经。具有补肾壮阳、温脾止泻、固精缩尿之效。《开宝本草》曰："治五劳七伤，风湿冷，骨髓伤败。"巴戟天甘温能补，辛温能散，善强筋骨，安五脏，补中增智益气，使脾肾二经得以所养，而诸虚自愈，筋壮骨坚。《本草新编》曰："巴戟天，温而不热，健脾开胃，既益元阳，复填阴水，真接续之利器，有近效，而又有远功。"肉苁蓉入肾经，滋腻柔润，补而不峻，温而不燥，暖而不燥，滑而不泄，故有从容之名，且补益力佳，善养命门，滋肾气，既补肾阳，又益精血，久则肥健而轻身。《本草拾遗》曰："强精健髓，苁蓉、鳝鱼为末，黄精酒丸服之。"杜仲入肝、肾经，补肝肾，强筋骨，常用上述诸药合用，增强补肝肾、强筋骨作用，《本草择要纲目》曰："腰膝痛，益精气，坚筋骨，除阴下痒湿，小便余沥，脚心酸痛，不欲践地，润肝燥，补肝经风虚。盖肝主筋，肾主骨，肾充则骨强，肝充则筋健，屈伸利用，皆属于筋。杜仲色紫而润，味甘微辛，甘温则能补，微辛则能润，故能入肝而补肾，子能令母实也。"千年健虽其补肾益精作用不强，但与其他药物配伍，可以加强其生精益髓之功，同时可促进渐充之肾精向患肢血脉的运行，从而使痿弱肢体的肌力得以恢复。诸药合用温肾而不刚燥，无动阴之弊，且具有强筋骨、利关节之功。

（二）临床发挥

痿病之源在于津气两虚。津不濡养，气不温煦。阳明胃为水谷之海，后天精微化生之源。后天化源不竭，才能奉养周身。津气来源于谷气，临证治痿，多以益气补津为首。痿之使于肺，而其治从于胃。胃肺二者经络相通，而冲脉隶属于肝肾，循胃之经上行。冲为血海，且"冲脉为经脉之海，主渗灌溪谷，与阳明合于宗筋，阴阳揔宗筋之会，会于气街，而阳明为之长"，因此阳明虚则宗筋弛纵。

临证当滋其化源。胃为肺之津气化源，津气足则肺气有所敷布，可使"精自生，神自盛，骨肉相保，巨气乃平"，可选用益气养津之品，而不用大辛大热。胃气充盛，水谷精微化源不息，经脉通达，则痿废自当渐渐痊愈。"阳明病，五脏六腑之海，主润宗筋""阳明虚则宗筋纵""筋痿者，生于肝，使内也"。肝主疏泄而喜条达，若肝郁疏泄失职，多生热，郁久则肝阳上亢，肾水不足以涵木，宗筋无阴以济，而发为痿病。治疗则不能仅限于温肾壮阳，而要"各补其荥而通其俞，调其虚实，和其顺逆。筋脉骨肉，各以其时受月，则病已也"，"疏其血气，令其条达，而致和平"。即治疗时当以气血和畅调达、阴平阳秘为贵。

对于痿病的治疗，李济仁在常予养阴清肺、独取阳明、泻南补北法之外，认为从肝肾论治痿病具有独到之处，从而形成其治痿"专重肝肾"的学术思想。针对痿病表现出皮、肌、筋、脉、骨即"五体"的病证，痿病夹实又常见痹证证候的特点，李济仁治疗以通法去其邪、补法扶其正，辅以外治等共同治则，而调补气血，寒热辨治；固本培元，温补脾肾；重用黄芪，攻补兼施；藤虫并用，重视痰瘀；舒筋通络、培补肝肾是痿病的有效治法。

四、验案

（一）医案记录

马某，女，27岁，2020年7月9号初诊。主诉：双下肢无力5年余。现病史：5年前患者自觉走路缓慢，足尖下垂，不以为然，未引起重视。后症状逐渐明显，于2年前在外院进行检查，左腿腓肠肌肌肉萎缩，2018年1月15日肌电图示肌源性损害。肌肉免疫组织化学报告示Merosin先天性肌营养不良，Ullrich先天性肌营养不良等改变。2018年5月8日基因检测报告单示 RRM2B 基因 c.132G>A\COL13A1 基因 c.739C>T\GNE 基因 c.620A>T 和 c.1965dupG 序列改变。刻下症：患者自觉双腿乏力伴双手食指无力，双腿胀感明显，腰部疼痛，52 天前剖宫产，产后症状加重。稍畏寒，饮食、睡眠、二便正常。舌质淡苔薄白，点刺舌，脉沉细。西医诊断：GNE 肌病。中医诊断：痿病。辨证肝肾两虚，瘀阻脉络证。治法：补益肝肾，逐瘀通络。处方：补骨脂 20g，肉苁蓉 15g，千年健 15g，杜仲 15g，巴戟天 15g，穿山龙 15g，水蛭 8g，鸡血藤 25g，活血藤 25g，川断 30g，桑寄生 30g，仙茅 15g，淫羊藿 15g，狗脊 30g，地龙 15g，怀牛膝 15g，木瓜 15g，乌蛇 15g。水煎温服，日 1 剂，共 30 剂。医嘱：规律生活，运动适量，保持心情开朗，避免熬夜。

二诊（2020 年 8 月 9 日）：诉服上药后下肢肌力较之前稍缓解，两尺脉有欲起之势，但是肌肉萎缩依旧，自觉仍感乏力。守上方加全蝎 6g，日 1 剂，水煎温服，14 剂。

三诊（2020 年 8 月 24 日）：患者服上方后乏力感渐渐明显改善，腿部酸胀较之前明显缓解，但汗出明显，守上方后加淮小麦 40g，炙甘草 10g。日 1 剂，水煎温服，30 剂。

四诊（2020 年 9 月 24 日）：患者出汗基本消失，肌肉渐渐有增长的趋势，2020 年 8 月 9 日方加山茱萸 30g，山药 30g，水煎温服，日 1 剂，继服 30 剂。

五诊（2020 年 12 月 1 日）：患者一直规律服用李济仁开具的调方药，力量明显改善，肌肉萎缩几乎停滞，恰逢冬季，三九寒天之际，予以膏滋方善后，重在调理肝脾肾。同时，李济仁亦悉心告知患者，初起每日一勺，开水冲，温服。一周后每日早晚各一次，但感冒发烧或胃部不适，需停服或到门诊咨询。

（二）专家按语

本案患者 5 年前渐渐出现肌肉萎缩无力，进展较慢，自己不以为然。后生二胎时，症状加重。产妇分娩之后，由于分娩时带来的生产创伤、出血，以及生产时损耗了不少元气，身体受到了一定的损伤，非常空虚、疲乏，抵抗力大大减弱，出现产后"百节空虚"，直接加重了本病的发展。肝主筋脉，肾主骨生髓，又主腰脊，为作强之官，肝肾阴精亏损，则筋脉失养，骨软髓枯，腰脊不举，作强不能，故见四肢或双下肢酸软无力。对于产后出现的这种肌肉萎缩加重的情况一定要加强补肝肾强肌之功，始终坚持培补肝肾，健脾益气。

痿病的病机多是"五脏气热""气血不足""经脉为病"，还有"营卫不和""下气不足"等。治疗方面，虽然《黄帝内经》提出"治痿独取阳明"，且现代治疗痿病亦多尊崇于此，但考《黄帝内经》有关原文发现，本句话的含义与现代人们所理解的有很大差异，"治痿独取阳明"并非是《黄帝内经》所认为的治疗痿病的主要治疗方法。"五脏使人痿"，治疗痿病从五脏出发，"调其虚实，和其逆顺"才是《黄帝内经》之本意。其次，尚有一些根据病因病机来论治的治疗方法，如"调和营卫""补益下气"等，需要进行尝试与探索，为痿病的治疗开辟出新途径。

（三）跟诊手记

本案患者不是单纯的虚证或是实证，而是虚实夹杂，故而临证诊疗时，大师除用治痿方外，又加强补肾药，如川断、桑寄生、仙茅、淫羊藿、狗脊、地龙、牛膝的使用，贵在重一"补"字，同时亦重视气血的调理，多擅长使用鸡血藤、活血藤等益气补血兼活血之功。李济仁教授认为，虫类药，其性走窜，善通经活络，为"血肉有情""虫蚁飞走"之品，具有独特的药性。善透达走窜，循经入里，可散邪外出，具有搜风剔络的功效，治疗风湿病日久而成痿者，病邪壅滞经络、关节，气血为邪气所阻遏，痰瘀交阻，凝塞不通所致的病证。叶天士在《临证指南医案》中指出"风湿客于经络，且数十年之久，岂区区汤散可效"，"邪留经络，须以搜剔动药"，"借虫蚁搜剔以攻通邪结"。又云："风寒湿三气合而为痹，经年累月，外邪留著，气血俱伤，化为败瘀凝痰，混处经络，须用虫类搜剔，以动药使血无凝著，气可宣通。"一旦络道疏通，气血畅流，顽痹方能缓解，均指出了虫类药对于通络的作用。李济仁教授对于痹、痿患者多使用水蛭、全蝎、地龙、乌梢蛇等虫类药，且现代药理研究也认为其具有抗炎、消肿、促进周围血液循环等作用。每每用之，多取捷效。后期膏方收尾，以期"冬令进补，来年打虎"之功。

（纪超凡）

口角流涎

口角流涎方——沈舒文

一、专家简介

沈舒文（1950—　），陕西中医药大学中医内科学二级教授，陕西省首批名中医，全国名老中医药专家传承工作室建设项目专家，上海中医药大学兼职博士生导师，中国中医研究院中医学师承专业博士学位研究生指导老师，全国老中医药专家学术经验继承工作指导老师。国家中医药管理局脾胃病重点学科带头人，中华中医药学会脾胃病分会学术顾问。曾先后主持国家级和省部级科研课题各 4 项，研究成果获陕西省科学技术奖两项。发表学术论文 130 余篇，主编著有《中医内科病证治法》《内科难治病辨治思路》《沈舒文疑难病症治验思辨录》等著作。

治学格言：砥志研思，力学笃行。砥志研思，笃行致远。严谨治学，传承精华，守正创新。

行医准则：恻隐为怀，善施仁术，大医精诚。

最推崇的古代医家：李杲、叶天士。

最喜读的著作：《黄帝内经》《脾胃论》《叶天士临证指南医案》。

最擅长治疗的疾病：脾胃常见病。

最常用的方剂：养阴益胃汤、左金丸、良附丸、芍药甘草汤、失笑散、理中丸、黄芪建中汤。

最善用的药物：黄连、良姜、太子参、香附、吴茱萸、刺猬皮、麦冬、砂仁。

二、效方

（一）来源

根据薛生白"中气实则病在阳明，中气虚则病在太阴"之论，沈舒文认为胃病者，其虚多在脾，脾气虚，则气虚及阳，中阳虚损，寒从中生。口角流涎在《黄帝内经》《伤寒论》《金匮要略》等均有记载，类似中医"涎下""口吐涎""多涎症""滞颐"等疾病，多见于慢性胃炎、功能性消化不良、消化性溃疡及急性胃炎病瘥后。沈舒文认为该病病在中焦，症见涎唾从口角流出，清淡而多，临床以脾胃虚寒者多见。《素问》病机十九条曰"澄澈清冷，皆属于寒"，因脾家虚寒者，脾气虚衰，不能收摄津液所致。《景岳全书·杂证谟》谓口角流涎，为太阴脏气之脱。如见涎水外溢，清淡而多，伴有倦怠乏力，手足不温则病性属寒，为中阳虚寒，脾不摄涎，治宜补脾益气，温胃摄涎。沈舒文治以理中丸和吴茱萸汤化裁，温脾摄涎，每获良效。

（二）组成

党参 15g，白术 15g，砂仁 5g（后下），益智仁 12g，吴茱萸 5g，高良姜 12g。

（三）功效

补脾益气，温胃摄涎。

（四）适应证

脾胃虚寒，口中涎多。

（五）使用方法

本方主治中阳虚寒，脾不摄涎的口水清淡而多，甚者口中涓涓如流水者可用本方。若饮食不佳者加焦三仙、石菖蒲、鸡内金；腹胀者加木香、厚朴；湿邪偏盛见纳呆、恶心者加半夏、陈皮、车前子以利湿化涎；体虚易感冒加黄芪、防风。

（六）注意事项

1. 注意辨别症状之虚实，如为实寒则勿使用。
2. 注意辨别症状之寒热，如为热证则勿使用。

（七）方歌

口角流涎党白术，砂仁益智吴良姜。
温补脾胃能摄涎，中阳虚寒功效良。

三、名论

（一）方论解析

脾主摄涎，口中水多为脾不摄涎，党参、白术甘补温燥补益脾气，脾喜燥恶湿；砂仁、益智仁温脾胃，化湿浊，益智仁又功长摄涎唾，《黄帝内经》云"澄澈清冷，皆属于寒"；吴茱萸、高良姜温胃散寒而化饮。

（二）临床发挥

脾开窍于口，涎为口之液，"脾为涎"始见于《黄帝内经》。《黄帝内经素问吴注·卷七》云："涎出于口，脾之窍也，故为脾液。"正是由于脾开窍于口，涎出于口，并为口中之液，由此说明，脾与涎乃至与津液的关系。脾能摄涎，使其不溢出于口外。《嵩崖尊生全书·卷六》曰："脾主涎，脾虚不能约制，涎自出。"故临床上多从脾论治涎多涎少的病证。本方主要治疗中阳不足，脾胃虚寒，脾不摄涎的口水清淡而多，甚者口中涓涓如流水者。胃病长期反复发作，伤及正气，脾胃虚弱，其虚多在脾，脾气虚，气虚及阳，中阳虚损，寒从中生。《诸病源候论·滞颐候》曰："脾之液为涎，脾气冷，不能收制其津液，故令涎流出，滞渍于颐也。"《医学启源·五脏六腑除心包络十一经脉证法》曰："脾者……寒则吐涎沫而不食"。《寿世保元》曰："脾胃虚冷，不能制约""故涎自出"。由此知口涎疾病多责之于脾虚寒证，均是由于脾胃阳虚，津液蒸化、输布、固摄失常，胃失于通降，阳不制津，津液凝聚为涎，反渗于口而为唾涎之病。症见唾涎清稀量多，流滋不止，频繁吞咽，吐涎。伴见气怯神疲，纳呆，四肢不温，多睡便溏，舌淡无苔，脉沉迟。治疗上多采用温脾之法，方药常选用理中丸、吴茱萸汤等经典方剂，多用诃子、益智仁、乌药等中药收涩之。故当患者来诊时，应先注意有无虚寒之象，如是否有神疲纳呆、四肢倦怠、手足不温、便溏、脘腹冷痛、喜温喜按等症状，若辨证为中阳虚寒证，则使用口角流涎方对症加减治疗。

四、验案

（一）医案记录

张某，女，53岁，2020年11月30日初诊。主诉：反酸伴口角流涎2年。现病史：患者于2年前无明显诱因出现反酸，口角流涎，口服药物（具体不详）治疗，症状未见明显好转。刻下症：反酸、晨起明显，口角流涎，偶有胃脘胀满疼痛，呃逆，时有恶心，畏寒凉饮食，口干喜饮，食纳量少，夜眠可，小便色黄，大便干，一日一行，舌质红，苔白，脉弦细。中医诊断：涎下。西医诊断：慢性胃炎。辨证：中阳虚寒，肝胃不和。处方：砂仁5g（后下），益智仁15g，吴茱萸4g，良姜15g，香附10g，半夏10g，枳实30g，麦冬10g，丁香4g，柿蒂6g，刺猬皮15g；炙甘草6g，酒大黄6g。10剂，水煎服。

二诊（2020年12月14日）：服药后，口角流涎症状消失，嗳气、恶心症状消失，胃脘疼痛减轻，反酸改善不明显，食欲不振，喜热饮。肠鸣，粪便干结，表面有黏液，排便不畅，1～3天一行。舌红，苔薄白，脉弦细。处方：砂仁5g（后下），益智仁15g，良姜15g，香附10g，枳实30g，麦冬10g，刺猬皮15g，吴茱萸4g，生大黄10g，瓜蒌仁15g，生地黄30g，乌贼骨20g，炙甘草6g。10剂，水煎服。

三诊（2021年1月11日）：服上药后，未再出现口角流涎，反酸、胃痛明显改善，现症见偶有反酸，早、晚及饥饿明显，舌尖糜烂，咽部有异物感，咽干，夜休入睡困难，梦多，大便质软，排便不畅，1日1次。舌淡红，苔薄白，脉弦。调整方药：太子参15g，石斛10g，吴茱萸4g，黄连10g，刺猬皮15g，瓦楞子30g（久煎），乌贼骨20g，佛手12g，酸枣仁15g（打碎），远志6g，半夏10g，苏梗10g，厚朴10g，夜交藤20g，黄芪10g。10剂，水煎服。

（二）专家按语

本患者初诊时虚实夹杂，既有脾虚之本，又有因虚生寒凝滞气机之标。胃病久延不愈，多先伤胃气，继损中阳，阳损则寒生，寒凝气机，故气机凝滞，不通则痛出现胃脘胀满疼痛。脾胃阳虚，津液蒸化、输布、固摄失常，胃失于通降，阳不制津，津液凝聚为涎，反渗于口而为唾涎之病。症见唾涎清稀量多，流滋不止，频繁吞咽，吐涎。伴见气怯神疲，纳呆、四肢不温等症。归根结底是久病损伤脾胃，脾胃阳虚，不能蒸化津液，凝聚为涎，渗于口中，重则外溢。因此治疗口角流涎多从脾治，脾胃虚寒，治宜恒守温建中气。本患者反复口角流涎2年，畏寒凉饮食，食纳量少，则其因疾病反复发作，损伤脾胃，脾胃虚弱，久病生寒，寒凝气滞，津液凝聚成涎外溢，寒凝气机，气机不畅则胃脘胀满疼痛。在胃痛的发作期，尽管胃脘部有畏寒怕冷食，但同时可常见有烧心、反酸、口苦等胃热的表现。盖因胃属阳明，"二阳合谓之明"，阳气隆盛，邪郁最易化热，在寒凝的同时，可出现胃热的表现，中阳虚的同时，可见口干等胃阴伤的迹象。此时单纯温中健脾恐不易成功，故用"口角流涎方"去参术，同时加用益胃养阴、解郁行气之品。此外患者寒凝气滞已久，渐生瘀血，则需注意活血化瘀。

（三）跟诊手记

患者 53 岁，时值中年，机体功能逐渐衰退，加之患慢性胃炎，反复发作 2 年有余，从进入诊室询问病史时就感其语音不高，有慢性胃炎病史，平素脾胃功能不佳，食纳量少，进食过多则胃脘难受不舒，畏寒凉饮食，食之症状加重，并伴有酸水上返。就诊时自带水杯，间断饮水，自诉其口干思饮，但问诊时察其擦拭口角，问其有涎液外溢。多方治疗症状虽有缓解，但反复发作，未能痊愈，故时常思虑烦恼担心病情严重。本次就诊是因自觉胃脘有凉感，喜温喜按，食纳减少等症状明显。

沈老常说胃病者，其虚多在脾，脾气虚，则气虚及阳，中阳虚损，寒从中生。不能蒸津化液，输布、固摄亦出现异常，胃失于通降，阳不制津，津液凝聚为涎，反渗于口而为唾涎之病。加之患病时间较长，患者思虑过度，久思伤脾，脾胃功能过进一步损伤，基于此，沈老在门诊中，对于患者在诊疗中提及生活琐事及健康担忧从不打断，而是鼓励其倾诉，并常常给予相应的建议，从言语中潜移默化地影响患者，改善他们的情绪。

在本案的治疗中，沈老特别指出了其治疗应有先后顺序的考虑。患者本虚日久，近来标实渐重，应分步治疗，温中健脾为先，但应考虑其阳虚寒凝，气机阻滞，渐生瘀血，损伤胃络，需益气温阳，散寒止痛同时，开郁行气，伍活血化瘀之品，标本同治，提高疗效。

（胡亚莉）

湿　温

氤氲汤——秦伯未

一、专家简介

秦伯未（1901—1970），男，中医学家，历任卫生部中医顾问，北京中医学院（现北京中医药大学）院务委员会委员。秦伯未出身道医世家，为宋代秦少游第 27 世孙，年少立志中医，初学于经方大家曹颖甫，后荐于孟河名医丁甘仁门下，深得曹颖甫、丁甘仁等师长之赞赏，毕生致力于中医教育与临床实践，业医 50 余载，擅长诊治内科疑难杂症而闻名于世，尤其是经西医诊断而颇感束手的疑难病，如血液病、肝硬化、尿毒症、梅毒性脊髓痨、一氧化碳中毒等。秦伯未古文功底深厚，思维缜密严谨，勤于著述，医文并茂，在中医近代史上留下了 60 余部宝贵著述，代表作有《中医入门》《谦斋医学讲稿》等。

行医准则：临床疗效是检验一个医生水平的主要标准，作为医生一定不能离开临床实践，不能离开患者。

临床 / 治学格言：竭吾力以谋医界事业之发展，用吾心以保人群幸福之增进，毋负所学而已。

座右铭：不为良相，当为良医。

最推崇的古代医家学派：孟河学派。

最喜读的医学著作:《黄帝内经》。

最常用的药物：桂枝、白芍、人参、丹参、黄连、肉桂等。

最常用的成方：黄芪建中汤、枳壳煎、柴平煎、旋覆花汤、手拈散等。

最擅长治疗的疾病 / 学科：内科疑难杂症。

二、效方

（一）来源

秦伯未出身中医世家，后又拜入经方大家曹颖甫及孟河名医丁甘仁门下，潜心学习中医经典，兼收并蓄，奠定了坚实的中医理论基础。秦伯未于上海行医时，春夏时见患者多有身热白㾦，痛痒难耐，迁延难愈。秦伯未临床曾用《温病条辨》中的三仁汤加减及薏苡竹叶散加减，颇有成效。秦伯未在数十年诊疗过程中逐渐认识到，白㾦是湿热病邪重要的出路，传统的清化退热法并没有起到透达病邪的作用，益气透邪之力不强，三仁汤或薏苡竹叶散难以应付，湿热氤氲难除，病易反复。因此自制新方以宣畅内外，透达湿热，因白㾦病在气分，湿热水气互蒸，故取名为"氤氲汤"。

（二）组成

大豆黄卷 6g，藿香 9g，佩兰 9g，焦栀皮 6g，青蒿 6g，连翘 9g，滑石 15g，通草 3g，郁金 6g，菖蒲 3g。

（三）功效

清化透泄湿热。

（四）适应证

1.湿温气分证，面见白㾦。

2.本方用于外感湿温，湿热蕴于肌表肺胃。

（五）使用方法

白㾦往往先见于颈胸部，渐及腹背，再遍四肢，也有不全身发遍的。大约从出现起，经过三四日至七八日后，身热渐低，不需再予透发。发出时以晶莹饱绽者为佳，称为"晶㾦"；如果发至枯燥如虱壳，称为"枯㾦"，说明气阴两虚，非特不可再透，而且应在清化中加入人参须、沙参、石斛等。白㾦并在气分，不用营分药，即使发时微有谵语，系湿浊蒙蔽心包，亦用菖蒲辛香为主，不可清营开窍。倘与红疹同见，称为"红白疹"，可加牡丹皮、赤芍、紫草根，亦忌大剂养阴凉血。

（六）注意事项

1. 白㾦不同于斑疹，白㾦属于气分，说明湿热邪气有外出之机，不用营血分药。

2. 根据白㾦的形态辨别湿温病的邪正消长情况，若为枯㾦特当注意，仍需以清化湿热为主，但用药要轻，酌加益气养血之味。

（七）方歌

薷氲汤豆藿佩蒿，滑通菖郁栀子翘。

清化透泄祛湿热，湿温气分白㾦消。

三、名论

（一）方论解析

白㾦是湿温证的典型特征，由汗出不透，邪无出路，蒸发于皮肤所致，《温病条辨》中用三仁汤加减、薏苡竹叶散治疗白㾦。秦伯未认为白㾦是病邪的出路，虽然湿温证不能发汗，也应趁此透达病势；同时白㾦的出现毕竟湿热蕴伏较重，欲使透达必须宣畅内部，不是一般清化所能治。故本方"薷氲汤"以清化透泄为纲，宣透的药以大豆黄卷为佳，性味甘平，能透发中焦陈腐之气从表外泄，不同于宣肺发汗；藿香味辛微温，佩兰味辛平，配合应用芳香化湿，透邪外出；青蒿性寒苦辛、焦栀皮苦平清热祛湿、连翘苦凉清热解毒、滑石甘寒清热利湿，四者合用，清表里热邪；菖蒲辛苦豁痰祛湿、郁金辛苦行气解郁，合用调畅气机，宣郁开窍；通草甘微寒，淡渗利水，使湿邪自小便而出，有上下分消湿热之意。诸药合用，则湿热得化，其病自退。

（二）临床发挥

叶天士所说"在卫汗之可也，到气才可清气，入营犹可透热转气，入血就恐耗血动血。直须凉血散血"，扼要地说明了温病的发病机制，也指出了治疗的关键，其中湿温证比较特殊，治疗比较复杂。简单地说，湿温是温邪夹湿的一个证候，治法是在清温的基础上加入化湿。叶天士说过"法应清凉，然到十分之六七，即不可过于寒凉"，便是照顾湿邪。湿温初期，大多温邪在表，湿邪在里，个别的兼见头胀如裹，关节酸重等表湿症状，治法根据风湿初起，加入藿香、厚朴等芳香化湿，并不困难。主要是湿热氲氲，盘踞中焦。因湿与热性质不同，一经结合，如油入面，故症状复杂，变化多端，都在这一时期。症状复杂，主要表现在矛盾的两方面，如身热而两足不温，口干而不多饮，有头痛、自汗、心烦等热象，又有胸闷、恶心、便溏等湿象；变化多端，即湿温能使患者神昏、谵语；或透发白痦；或发生黄疸、呃逆；症状时轻时重，如同剥茧抽蕉。因此，湿温在中焦的治疗原则，不外苦寒清热，芳香化湿，淡渗利湿，但斟酌病情运用，却不简单。叶天士曰："救阴不在血，而在津与汗；通阳不在温，而在利小便"，在一般温病治法之外，提出了极其重要的指示。

根据秦伯未的临床经验，治疗湿温病无论任何时期，尤其在初、中两期，应侧重化湿，湿浊能化，清热较易；相反地侧重清热，常使缠绵难愈。白痦是湿温证的重要证候，只在湿温出现，可以说是湿温证的特征，治疗白痦就是在治疗湿温证。因此氲氲汤适用于治疗湿热蕴结引起的诸多病证，尤其是蕴结表里所导致的发热、湿疹等疾病。

四、验案

（一）医案记录

张某，男，70岁。1965年6月21日初诊。恶寒发热、周身酸痛2个月。患者于4月16日开始恶寒发热，头晕胀痛，周身酸楚，鼻塞流涕，咽干喉痛，喷嚏连连。自服辛凉解表剂一剂，汗出不解，仍有恶寒现象，咳吐稠黏白痰，胸胁时作窜痛，食纳欠佳，大便干，小溲短赤灼热。现已三夜通宵不寐。舌苔薄黄，干燥少津，脉沉滑。既往有眩晕史（血压220/120mmHg，1962年曾发过心绞痛，晕倒几次），尿血史（已治愈）。经服中药2周后，现体温仍有波动，小便灼痛，纳差，1965年6月21日，服清热之品后身热已退，但溲仍频，尿赤而灼热，腰部疼痛，窜连前阴，脉沉滑，苔薄黄，干燥少津。诊断为湿温。秦伯未处清利下焦湿热法：藿香4.5g，佩兰4.5g，杏仁9g，蔻仁12g，薏苡仁12g，清半夏6g，飞滑石12g（包煎），海金沙12g（包煎），通草3g，竹茹4.5g，枳壳4.5g。水煎服，日1剂。

二诊（1965年6月22日）：患者诉体温昨日下午又升至38℃，下午4时更高至38.4℃。晚间服秦伯未处方清利湿热方后自觉颇适，小便时疼痛大减，几乎不感觉灼热，夜晚睡眠尚安。今晨食欲略有增加，唯体温仍未退清，苔心腻，脉滑不静。秦伯未谓病势仍不稳，急拟芳化清利，急煎服用，处方：大豆黄卷12g，藿香4.5g，佩兰4.5g，焦山栀4.5g，通草3g，干菖蒲1.5g，青蒿6g，光杏仁9g，蔻仁12g，生薏苡仁12g，清半夏6g，枳壳4.5g，海金沙9g（包煎）。1剂，急煎，今日服用。

三诊（1965年6月24日）：患者一般情况良好，腰痛消失，小溲正常，胃纳佳，脉小滑，苔薄，秦伯未用药，以期巩固。处方：竹叶4.5g，清半夏4.5g，赤茯苓9g，生甘草3g，海金沙9g（包煎），车前子9g（包煎），飞滑石12g（包煎），生薏苡仁15g，通草3g。2剂，水煎服，日1剂。

四诊（1965年6月27日）：患者除感一身疲劳外，无其他不适，饮食二便均如常人。病邪去后，正气未复。今日停药，从饮食调摄，小便常规检查二次均完全正常，停链霉素、红霉素。

（二）专家按语

本案患者初诊时以外感风热为主，清热解表后温邪未解，患者老年，脾虚蕴湿，温邪入里夹湿，湿热蕴结而成湿温。湿热最早见于《素问·生气通天论》，其称"湿热不攘，大筋缦短，小筋弛长。"叶天士《温热论》与吴鞠通《温病条辨》提到"外邪入里，内湿为合""在阳旺之躯，胃湿恒多；在阴盛之体，脾湿亦不少，然其化热则一"，说明湿热病证病因为内外合邪，病机涉及湿热交蒸三焦，因此湿温证的治疗以清化三焦湿热为主。本案患者初起有恶寒发热，大便干，小便短赤灼热，是风邪化热之象，经辛凉解表，清热解毒治疗之后，仍有热势反复，尿频且赤热灼痛，腰及前阴疼痛明显，是热邪入里合湿，使热不得越，湿不得泄，所以湿热下注。清利湿热后，患者症状改善，当仍体热难退，应予邪气以出路，病邪发泄，及时芳化清利，宣畅内外，透达病势。此外患者长期小便灼热，下焦湿热较重，可增加下焦清利之药，以上下内外分消湿热。

（三）跟诊手记

本案患者主因恶寒发热来就诊，因患者自己也是一位老中医，曾自服辛凉解表药三天但汗未出透，随即出现头晕胀痛、周身酸痛、口臭发干、咳白黏痰、大便干，小便短赤灼热、纳差眠差，仍以辛凉解表法治疗2周。2周后患者仍有反复发热，体温波动在38.5℃，且多在下午发热，且小便频数灼热一直未解，还有腰痛。患者在诉说病情时一直表达不能理解一个感冒居然2周都没有好，还越来越重，十分影响生活，心情比较急躁，秦老认真聆听了患者的困扰，表示理解患者久治不解的焦躁心情，耐心劝解患者此次用药会很快见效，给予了患者极大的信心。一开始还以为秦老只是安慰患者，没想到第二天患者的小便次数就减少了，灼热感也减轻了，只遗留有反复的发热。秦老通过准确的辨证及时调整了用药重心，从清热利湿转变为宣透祛邪，开了1剂给患者服用，患者居然一整天都没有出现发热，腰痛消失了，小便也正常了。之后秦老继续其清利下焦湿热，患者很快就恢复了正常生活。

秦老在治疗湿温证上有着独特的见解，在本案的治疗中，秦老特别指出了湿温发热的鉴别及治疗原则，即"湿温发热，稽留不清，午后增高，治疗必须全面考虑：不能作日晡潮热治，用凉药则湿不化，用下剂则变泻利；不能作寒热往来治，用和解升散则增加烦闷；不能作表证治，用发汗则湿热熏蒸，容易神昏；也不能作阴虚治，用滋腻之剂，则邪更胶结，纠结不清。合理的治法，应在清化的基础上佐以宣透"。这个患者初起使用辛凉清热类药物后虽身热暂退，但仍有小便热赤之湿热下注之象，就应该考虑到原有清热的重点有所偏颇，同时患者还伴有周身酸痛，纳食不香，脉滑，不得不考虑除热邪之外还有湿邪致病。但早期治疗并未关注湿邪，多用苦寒清热之品，反而热未能尽清，更助湿浊蕴结，湿遏热伏，湿阻而津不上承，所以可见舌苔黄且干燥少津，急需清化，不必急于生津。所以在治疗湿温气分证时应观察湿与热孰轻孰重，注意欲速则不达，辨明因果关系，适当加减，稳步前进。

（杜怀棠）

痛　症

新加活络效灵丹——刘燕池

一、专家简介

刘燕池（1937—2023），首都国医名师、主任医师、博士生导师、国家级名老中医、全国第三、第四批师带徒名老中医。北京中医药管理局"刘燕池名师传承工作站"主持人及国家中医药管理局"名医传承工作室"主持人。其父刘玉初在抗战期间为晋察冀边区中医师，曾为北京中医进修学校的温病老师，后来调到积水潭医院中医科，是积水潭的老中医，曾侍诊于北京四大名医肖龙友。

刘燕池1956年毕业于北京师范大学附属中学，1962年首届毕业于北京中医药大学中医系。出身于中医世家，师承清末太医院御医韩一斋传人北京名医刘奉五，于1961年10月由北京中医学院、北京市中医院推荐，正式拜师（《京城国医谱》）。主持并参与全国统编五版和六版规划《中医基础理论》教材、中国医学百科全书《中医基础理论》卷、大百科全书《中医学》卷、中国大词典《医学卷》等编写工作，任主编副主编或协编。在国内外出版《中国传统医学精要》（美国哥伦比亚大学出版社）、《详解中医基础理论》（日本东洋学术出版社）、《中医基础学》和《中医辨证论治概要》（台湾志远书局）、《中医基础理论》（北京市高等教育立项获奖教材）等论著44种。其中，《中国传统医学精要》一书，为国内作者、译者在美国首部出版和系统、完整介绍中医理论体系以及各科疾病证治的专著，受到国外医学界同道好评，并被美国国会图书馆收藏。前后发表"肾变期肾炎治疗报告""冠心病心绞痛治验""五行的制化和胜复""试论气化学说的内涵、外延和应用"等论文 60 余篇。

治学格言：衷中融西，希望以系统论、信息论和调控观点（即新三论）为基本观点，完善研究和发展中医药的临床和理论体系，提高中医药的疗效，使中医药学的理论体系和临床实践成就，永远光照于世界医学之林。

行医准则：无论贫富与贵贱，对患者都要一视同仁。对患者要有耐心、善心、仁心。

最推崇的古代医家：朱丹溪、张锡纯。

最喜读的著作：《黄帝内经》《伤寒论》《丹溪心法》《温病条辨》。

最擅长治疗的疾病：心脑血管疾病、肝胆系疾病、妇科病、糖尿病。

最常用的方剂：活络效灵丹、六郁汤、四物汤、瓜蒌薤白半夏汤等。

最善用的药物：沙参、麦冬、石斛、生地黄、玄参、山萸肉、当归、丹参等。

二、效方

（一）来源

刘燕池临床六十载，在家传师承的基础上，在糖尿病、高血压、冠心病等慢性老年病方面造诣颇深，因疗效显著故大量老年慢性病患者前来就诊。刘燕池临诊发现这些老年患者或多或少都反映有慢性疼痛的症状，疼痛缠绵难愈，部位或在头或在颈肩腰腿或足等部位，不一而足。他看到患者痛苦于此，因此潜心学习钻研解决之道。

刘燕池祖籍河北，对近代河北中西医汇通派实验大师张锡纯甚为推崇，张锡纯首倡"合中西医融贯为一"的学术见解更是被刘燕池在学术于临床上贯彻实施。在学习过程中刘燕池翻阅到张锡纯在《医学衷中参西录》言活络效灵丹"治气血凝滞，疹癖癥瘕，心腹疼痛，腿疼臂疼，内外疮疡，一切脏腑积聚，经络湮淤。"此方活络效灵丹令刘燕池大受启发，并应用于临床，效果显著，为老年患者大大缓解了慢性疼痛问题。更难能可贵的是，刘燕池并不拘泥于活络效灵丹原方，而是在活络效灵丹（当归、丹参、乳香、没药）的基础上，增加了白及、三七粉这两味药，名曰"新加活络效灵丹。"

（二）组成

当归 15g，丹参 15g，制乳香 3g，制没药 3g，白及 10g，三七粉 3g。

（三）功效

活血舒筋，化瘀止痛。

（四）适应证

1. 内外疮疡，四肢疼痛，凡病之由于气血凝滞则可用。

2. 治心腹疼痛、胃痛、高血压头痛，无论因凉、因热、气郁、血郁皆效。

（五）使用方法

活络效灵丹在《医学衷中参西录》中记载的服用方法有两种：一，做汤剂水煎服用；二，做剂散，一剂分作四次服，温酒送下。临床刘燕池一般嘱患者用作汤剂服用，吸收较快，作用易于发挥，可迅速缓解患者病痛。

内外疮疡瘀阻导致的红肿热痛可用，四肢末节筋骨因血瘀缺乏濡养可用，内在深层脏腑积聚导致的心腹疼痛亦可使用。此方无明显的寒热偏性，四味药物合用不仅活血化瘀，还可养血生新。故在遵守用药剂量的前提下，老年病导致的疼痛之体虚患者用之无虞。值得注意的是因为乳香没药为树脂类药物，因油脂丰富辛香走窜力强，故有碍胃的风险。针对脾胃极度虚弱的患者，则需要减小乳香和没药的剂量或者加减使用。

（六）注意事项

1. 注意辨别确定为瘀血阻滞之患者应用。
2. 孕妇忌用。
3. 脾胃极其虚弱患者慎用。

（七）方歌

老年疼痛范围广，自头到脚皆可见。
丹归乳没及三七，新加活络效灵丹。

三、名论

（一）方论解析

活络效灵丹出自近代中西医结合大家张锡纯所著《医学衷中参西录》，其功效为活血舒筋，化瘀止痛。用于因气血凝滞而导致的内外疮疡，四肢疼痛，心腹疼痛，无论因凉、因热、气郁、血郁皆效。刘燕池在活络效灵丹四味药物基础上，结合当今社会老年慢性病疼痛患者身体情况，增加了白及和三七粉制成经验方"新加活络效灵丹"，用于慢性疼痛患者。"新加活络效灵丹"药物组成：当归、丹参、制乳香、制没药、白及、三七粉。刘燕池认为单纯气滞疼，如胸胁痛腹疼等，还有血脉的痛，滥用桃仁、红花是有风险的。因其有可能增加出血风险，而且对周身肢体疼痛效果往往不佳。活络效灵丹功效的关键在于"活络"二字，此处络是全身的络，随便哪的络，故头痛可用，胳膊腿，胸胁痛，痛经皆可用。

方中当归味甘微辛，气香，液浓，性温，入心、脾、肝三脏。为生血、活血之主药，而又能宣通气分，使气血各有所归，故名当归。可升可降，升因其气浓而温；降因其味浓而辛，内可润脏腑因其液浓而甘，外可达表因其味辛而温。又能润肺金之燥，故《神农本草经》曰："谓其主咳逆上气；能缓肝木之急。"而且用之寒则寒，用之热则热，无定功也。

丹参：味苦，气微寒，无毒。入心、脾二经。专调经脉，理骨筋酸痛，生新血，去恶血。赤走心，心主血，故丹参能走心以治血分之病，又可益心气。古人有训"一味丹参，功同四物"。人体各种损伤的治疗，治血是首要。离经之血，瘀积于肌肉腠理，脉络，骨节之间，不能从新进入经脉循行，必用活血化瘀，使之消散吸收。张锡纯在《医学衷中参西录》言："乳香气香窜，味淡，故善透窍以理气。没药气则淡薄，味则辛而微酸，故善化瘀以理血。其性皆微温，二药并用为宣通脏腑、流通经络之要药。故凡心胃胁腹肢体关节诸疼痛皆能治之。又善治女子行经腹疼，产后瘀血作疼，月事不以时下。其通气活血之力，又善治风寒湿痹，周身麻木，四肢不遂及一切疮疡肿疼，或其疮硬不疼。外用为粉以敷疮疡，能解毒、消肿、生肌、止疼，虽为开通之品，不至耗伤气血，诚良药也。"

为何加白及、三七粉？刘燕池认为，白及是云南白药的成分之一，被广泛外用以收敛止血，而忽略其内治之功。《本草经疏》有言："白及，苦能泄热，辛能散结，痈疽皆由荣气不从，逆于肉里所生；败疽伤阴死肌，皆热壅血瘀所致，故悉主之也。"其味辛苦，能行能泄，且体质柔滑，凡有空隙，皆能补塞，故可入筋骨之中滋养血脉。三七，味苦微甘，性平。善化瘀血，又善止血妄行，为吐衄要药。《本草纲目》云："止血，散血，定痛。"刘燕池认为三七最大的优势是可止血不留瘀，临床面对的老年患者因基础疾病繁杂，患慢性疼痛者往往有应用止血药的既往史，止血之品易导致内在脏腑经络瘀血留存。故刘燕池指出三七的另一优势在于其可补虚，三七为五加科人参属植物。《本草纲目拾遗》云："人参补气第一，三七补血第一，味同而功亦等。"

（二）临床发挥

刘燕池60年临诊观察，中医老年慢性病导致的全身性疼痛是非常多见的。如肝郁之胸胁痛、胃肠气滞之腹痛、肝肾阴虚之腰胸胁痛，及泌尿系统之少腹痛、妇科病痛，纷纭繁杂，大多数大夫面对这些疾病，首先选用桃仁、红花，甚至血府逐瘀汤、少腹逐瘀汤，却没有解决疼痛问题。刘燕池苦苦求索，遍览古籍，终于在张锡纯的临诊经验中获得启发。在当时战乱年代，张锡纯治疗的老年男性和女性周身疼痛为患之人极多，他是治疗方法是什么？他使用的是活络效灵丹，即当归、丹参、乳香、没药四味。《医学衷中参西录》云："治气血凝滞，疯癖癥瘕，心腹疼痛，腿疼臂疼，内外疮疡，一切脏腑积聚，经络湮淤。"刘燕池在此基础上创立了"新加活络效灵丹"。所增加的白及、三七粉两味药，是在中国人均寿命不断增加、老龄化程度加深的背景下，结合个人临床优势病种为老年慢性疼痛病患者而独家定制的处方。提高了活血舒筋、化瘀止痛的传统功效，结合了老年人因基础疾病繁杂而导致素体虚弱的客观条件。不仅为老年患者解决了全身性疼痛的症状，而且更加安全与高效。

四、验案

（一）医案记录

高某，女，59 岁，2021 年 5 月 6 日初诊。主诉：胃痛，西医院检查确诊疣状胃窦炎 7 年，近期胃脘不适加重 1 月余。刻下症：胃脘痞胀，胃脘痛，口苦，口干，泛酸，呃逆，吃凉后吐白沫，口气重，大便干燥日一行，小便可，苔黄厚燥，脉弦细。曾服西药奥美拉唑、阿莫西林等无效，平素急躁易怒，现已退休，生活规律，绝经多年。中医诊断：胃痛。辨证为胃阴不足，气滞血瘀。治法：养阴益胃，化瘀止痛。处方：生地黄 15g，天花粉 10g，沙参 15g，麦冬 15g，当归 15g，醋乳香 3g，醋没药 3g，炒山药 20g，百合 15g，知母 10g，竹茹 15g，炒栀子 10g，白屈菜 6g，石斛 20g，三七粉 3g，生牡蛎 30g，浙贝母 15g，白及 10g，丹参 15g，醋莪术 6g，炒莱菔子 15g，生甘草 6g。14 剂，水煎服，日 1 剂，早晚分服。

二诊（2021 年 5 月 20 日）：服上方症状减轻，胃痛缓解，舌脉依旧。效不更方，继续服用上方。14 剂，水煎服，日 1 剂，早晚分服。

三诊（2021 年 6 月 3 日）：上方大效，胃痛明显减轻，依上方进行加减。方剂：生地黄 15g，玄参 10g，沙参 15g，麦冬 15g，当归 15g，醋乳香 3g，醋没药 3g，炒山药 20g，百合 15g，知母 10g，竹茹 15g，炒栀子 10g，白屈菜 6g，石斛 20g，三七粉 3g，生牡蛎 30g，浙贝母 15g，白及 10g，丹参 15g，醋莪术 6g，炒莱菔子 15g，煅瓦楞子 30g，生甘草 6g。14 剂，水煎服，日 1 剂，早晚分服。

（二）专家按语

患者胃脘痞胀，胃脘痛，泛酸，呃逆，病位在胃，中医辨病属胃痞范畴，患者年事较高，当重视虚实之辨。《景岳全书》云："故凡诊病者，必当先察元气为主，而后求疾病。若实而误补，随可解救，虚而误攻，不可生矣。"患者有口干、口气重、大便干燥等症状。且胃脘痛多年，久病必瘀，痰瘀阻滞，不通则痛。综合分析当辨为胃阴不足，气滞血瘀。胃喜润而恶燥，当以通降为顺，慎用燥热之品，恐加重胃阴耗伤，活血化瘀则选用新加活络效灵丹。治当以养阴益胃为本，兼化瘀热除其标。

吾补胃之阴常用甘寒生津之品，补胃阴常搭配养肺阴之品。沙参、麦冬、石斛为我临床常用之搭配药组，用治胃阴不足疗效显著，因胃喜润而恶燥以通降为顺，而肺为水之上源，肺胃经气相通，补肺胃乃是同源故相互成就，此理念与叶天士所倡导"存津液第一"不谋而合。另外我选用了新加活络效灵丹来治疗其胃痛的症状，当归、丹参、乳香、没药四味加白及、三七粉，化瘀止痛，疗效显著。丹参活血化瘀作用是确切的，不仅在胃痛中疗效明显，在心血管疾病和筋骨病治疗上也是疗效显著。中药药理学试验研究发现丹参的活血作用，使大量钙通过血液由机体钙库带至破坏部位，以利于骨折修复。三七以化瘀止血为主效，我临床运用证明其效佳。药理研究发现三七可降低毛细血管通透性来止血，并且能增加冠状动脉血流量，减少心肌耗氧量，有明显、迅速的降压作用等。

（三）跟诊手记

本案患者是一位退休的中老年妇女，性情急躁易怒，平素退休生活较为憋闷。进入诊室后望其面色萎黄色泽较暗，略带愁容。听其语音较为高亢，语速疾。患者被胃痛困扰多年，情绪明显焦虑，并随身携带大量西医院检查报告。面对这位被病痛折磨多年的患者，刘老看诊全程对待患者态度温和，仔细的询问病史症状，在舌脉基础上还会详细查阅患者所携带的西医各项生化指标及影像资料，力求考虑全面。受刘老温和亲切态度的影响，患者情绪也渐渐缓和，将个人症状、求医经历、曾服药物等关键信息进行了阐述。患者所诉细节，被刘老详细地记录在了处方笺上，随后进行了查舌，切脉也记录在病案进行综合分析。最后，每味药物都灵动而充满生机地从刘老笔尖流露而出，其组方搭配全面而严谨充分考虑患者身体情况。同时，也收获了该位女性患者的信赖与赞誉。这样医患和睦共抗疾病的场景一次又一次发生在刘老所在的诊室，为我们后辈医者提供榜样。

待患者告谢离去后，刘老言："也许是我一生都在课堂授课的原因，性格早就磨炼了出来，面对急躁的患者时并不觉得心烦，反而觉得有些像在给学生授课。"刘老师就是这样，他对待患者如同对待学生般亲切而耐心，会细心解答患者提出的问题，对于患者滔滔不绝的倾诉也不会打断，而是抱以鼓励的态度并从中提炼有助于诊疗的信息。除了注重医技为患者解除病痛外，刘老还十分强调医德，常教诲我们：一个好医生不能只是医术精湛，还应具备高尚的医德。恰如吴鞠通《增订医医病书》云："天下万事莫不成于才，莫不统于德。医也儒也，德为尚也。"

（郝瑞森）

附：刘燕池寄语青年中医

寄语中医才俊

衷中融西，以系统论、信息论和调控思维来完善和发展中医理论体系，让中医药的实践成就继续光照世界医学之林。

刘燕池

2021年

参考文献

1. 刘奉五. 刘奉五妇科经验 [M]. 北京：人民卫生出版社，2006.

2. 史崧. 灵枢经 [M]. 沈阳：辽宁科学技术出版社，1997.

3. 刘振，赵喜颖，钟彩玲，等. 胃痞消治疗亚硝基胍诱发慢性萎缩性胃炎大鼠的作用机制研究 [J]. 中医药导报，2019，25（22）：28-31.

4. 胡乃强，林才志，赵海燕，等. 辛开苦降法治疗萎缩性胃炎临床疗效的 Meta 分析 [J]. 中医药导报，2018，24（1）：89-92+101.

5. 徐卫东，罗红梅，喻建平. 加味活络效灵丹对啤酒诱发痛风模型大鼠关节组织中 IL-1β 表达的影响 [J]. 风湿病与关节炎，2017，6（3）：12-14+63.

致　谢

本专著受国家重点研发计划——基于"道术结合"思路与多元融合方法的名老中医经验传承创新研究（项目编号：2018YFC1704100）课题一"名老中医经验挖掘与传承的方法学体系和范式研究"（课题编号：2018YFC1704101）和北京康仁堂药业有限公司资助，在此一并致谢！